Gastroenterologia para Pediatras

FLUXOGRAMA PARA DIAGNÓSTICO EFETIVO

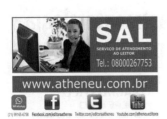

Gastroenterologia para Pediatras

FLUXOGRAMA PARA DIAGNÓSTICO EFETIVO

Editores
Nilton Carlos **Machado**
Mary de **Assis Carvalho**

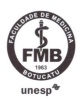

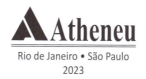

Rio de Janeiro • São Paulo
2023

EDITORA ATHENEU

São Paulo — Rua Maria Paula, 123 – 18º andar
Tel.: (11) 2858-8750
E-mail: atheneu@atheneu.com.br

Rio de Janeiro — Rua Bambina, 74
Tel.: (21) 3094-1295
E-mail: atheneu@atheneu.com.br

CAPA: Equipe Atheneu
PRODUÇÃO EDITORIAL: MWS Design

CIP-BRASIL. CATALOGAÇÃO NA PUBLICAÇÃO
SINDICATO NACIONAL DOS EDITORES DE LIVROS, RJ

G233

Gastroenterologia para pediatras : fluxograma para diagnóstico efetivo / editores Nilton Carlos Machado, Mary de Assis Carvalho. - 1. ed. - Rio de Janeiro : Atheneu, 2023.
: il. ; 24 cm.

Inclui bibliografia e índice
ISBN 978-65-5586-675-9

1. Gastroenterologia pediátrica. I. Machado, Nilton Carlos. II. Carvalho, Mary de Assis.

23-82442 CDD: 618.9233
CDU: 616.33/.34-053.2

Gabriela Faray Ferreira Lopes - Bibliotecária - CRB-7/6643

08/02/2023   13/02/2023

Machado N.C.; Carvalho M.A.
Gastroenterologia para Pediatras – Fluxograma para Diagnóstico Efetivo

©Direitos reservados à EDITORA ATHENEU – Rio de Janeiro, São Paulo, 2023

Editores

Nilton Carlos Machado

Professor Associado e Livre-Docente do Departamento de Pediatria da Faculdade de Medicina de Botucatu da Universidade Estadual Paulista "Júlio de Mesquita Filho" – FMB-Unesp. Responsável pela Disciplina de Gastroenterologia, Hepatologia e Nutrição Pediátrica. Pós-Doutorado pelo Royal Free Hospital and Medical School da University College of London. Pós-Graduação Doutorado pelo Departamento de Clínica Médica da FMB-Unesp. Pós-Graduação Mestrado pelo Departamento de Pediatria da Faculdade de Medicina de Ribeirão Preto da Universidade de São Paulo – FMRP-USP. Residência em Gastroenterologia Pediátrica pelo Hospital das Clínicas da Faculdade de Medicina de Ribeirão Preto – HC-FMRP-USP. Residência em Pediatria pelo HC-FMRP-USP. Graduação em Medicina pela Universidade Estadual de Londrina – UEL.

Mary de Assis Carvalho

Professora Assistente Doutora do Departamento de Pediatria Faculdade de Medicina de Botucatu da Universidade Estadual Paulista "Júlio de Mesquita Filho" – FMB-Unesp. Responsável pelo Setor de Hepatologia Pediátrica. Pós--Graduação Doutorado pelo Departamento de Clínica Médica da FMB-Unesp. Pós-Graduação Mestrado pelo Departamento de Clínica Médica da FMB--Unesp. Residência em Gastroenterologia Pediátrica pelo Hospital das Clínicas da Faculdade de Medicina de Botucatu – HC-FMB-Unesp. Residência em Pediatria pelo HC-FMB-Unesp. Graduação em Medicina pela Universidade Federal do Triângulo Mineiro – UFTM.

Colaboradores

Amauri Pinto da Silva

Coordenador e Professor dos Cursos de Saúde Coletiva e Perícia Médica do Centro Universitário de Lins – UNILINS. Professor de Pediatria da Faculdade de Medicina de Penápolis – FUNEPE. Pós-Graduação Doutorado pela Faculdade de Medicina de Botucatu da Universidade Estadual Paulista "Júlio de Mesquita Filho" – FMB-Unesp. Pós-Graduação Mestrado pela FMB-Unesp. Título de Especialista em Pediatria pela Sociedade Brasileira de Pediatria – SBP e pela Associação Brasileira de Alergia e Imunologia – ASBAI. Residência em Pediatria pelo Instituto de Puericultura e Pediatria Martagão Gesteira da Universidade Federal do Rio de Janeiro – IPPMG-UFRJ. Graduação pela Faculdade de Medicina da Universidade Federal do Rio de Janeiro – UFRJ.

Capítulo 2 – Anemias Nutricionais e Sistema Digestório

Andrea Catherine Quiroz Gamarra

Residente Pediatria pelo Hospital das Clínicas da Faculdade de Medicina de Botucatu da Universidade Estadual Paulista "Júlio de Mesquita Filho" – HCFMB-Unesp. Pós-Graduação Mestrado em Pesquisa Clínica pela Faculdade de Medicina de Botucatu da Universidade Estadual Paulista "Júlio de Mesquita Filho" – FMB-Unesp. Graduação em Medicina pela Faculdade de Medicina da Universidad Peruana Cayetano Heredia – FAMED-UPCH.

Capítulo 91 – Qualidade de Vida Relacionada com a Saúde em Constipação

Bárbara Fontes Corrêa de Noronha

Nutricionista. Pós-Graduação e Mestrado Profissional em Ciências na Área de Pesquisa Clínica do Centro de Estudos de Venenos e Animais Peçonhentos da Universidade Estadual Paulista "Júlio de Mesquita Filho" – Câmpus Botucatu – CEVAP-Unesp. Especialização em Nutrição Clínica Hospitalar e Ambulatorial pela Faculdade Unyleya. Graduação em Nutrição pela Universidade Paulista – UNIP-Bauru.

Capítulo 78 – Fibra Alimentar

Debora Avellaneda Penatti

Medica Assistente Doutora do Serviço de Gastroenterologia, Hepatologia e Nutrição Pediátrica do Hospital das Clínicas da Faculdade de Medicina de Botucatu da Universidade Estadual Paulista "Júlio de Mesquita Filho" – HCFMB-Unesp. Pós-Graduação Mestrado pela Faculdade de Medicina de Botucatu da Universidade Estadual Paulista "Júlio de Mesquita Filho" – FMB-Unesp. Pós-Graduação Doutorado pela FMB-Unesp. Residência Especialização em Gastroenterologia, Hepatologia e Nutrição Pediátrica pelo HCFMB-Unesp. Residência em Pediatria pelo HCFMB-Unesp. Graduação pela FMB-Unesp.

Capítulo 23 – Doença Inflamatória Intestinal

Giovanna Maria Coelho

Fisioterapeuta. Pós-Graduação e Doutorado em Cirurgia e Medicina Translacional pela Faculdade de Medicina de Botucatu da Universidade Estadual Paulista "Júlio de Mesquita Filho" – FMB-Unesp. Pós-Graduação e Mestrado em Cirurgia e Medicina Translacional pela FMB-Unesp. Graduação em Fisioterapia pela Faculdade Marechal Rondon da Universidade Nove de Julho – FMR-Uninove.

Capítulo 87 – Eletroneuroestimulação Transcutânea em Constipação

Joice Ferreira Lopes

Nutricionista Clínica. Pós-Graduação e Mestrado pela Faculdade de Medicina de Botucatu da Universidade Estadual Paulista "Júlio de Mesquita Filho" – FMB-Unesp. Especialização em Ciências da Saúde pela FMB-Unesp. Especialização em Docência no Ensino Técnico e Superior pelo Centro Universitário Toledo – Unitoledo. Residência no Programa de Aprimoramento Profissional em Nutrição Clínica em Pediatria pela FMB-Unesp. Graduação em Nutrição pelo Unitoledo.

Capítulo 84 – Rotulagem em Alergia Alimentar

José Eduardo Gomes Bueno de Miranda

Professor Assistente Doutor da Faculdade de Ciências Médicas e da Saúde da Pontifícia Universidade Católica de São Paulo – PUC-SP. Coordenador da Área de Pediatria e da Residência Médica pela Faculdade de Ciências Médicas e da Saúde da PUC-SP. Pós-Graduação Doutorado pela Faculdade de Medicina de Botucatu da Universidade Estadual Paulista "Júlio de Mesquita Filho" – FMB-Unesp. Pós-Graduação e Mestrado pela Faculdade de Ciências Médicas e da Saúde da PUC-SP. Especialista em Pediatria pela Sociedade Brasileira de Pediatria – SBP. Habilitação em UTI Pediátrica pela SBP. Residência em Pediatria pela Faculdade de Ciências Médicas e da Saúde da PUC-SP. Graduação pela Faculdade de Ciências Médicas e da Saúde da PUC-SP.

Capítulo 86 – Treinamento Esfincteriano Anal

Juliana Tedesco Dias

Medica Assistente-Doutora do Serviço de Gastroenterologia, Hepatologia e Nutrição Pediátrica do Faculdade de Medicina de Botucatu da Universidade Estadual Paulista "Júlio de Mesquita Filho" – FMB-Unesp. Pós-Graduação e Doutorado pela FMB-Unesp. Residência Especialização em Gastroenterologia, Hepatologia e Nutrição Pediátrica pelo Hospital das Clínicas da Faculdade de Medicina de Botucatu da Universidade Estadual Paulista "Júlio de Mesquita Filho" – HCFMB-Unesp. Residência em Pediatria pelo HCFMB-Unesp. Graduação pela FMB-Unesp.

Capítulo 34 – Hipertensão Portal

Juliana Thaísa Vieira Lourenção

Nutricionista da Gerência Técnica de Nutrição e Dietética do Hospital das Clínicas da Faculdade de Medicina de Botucatu da Universidade Estadual Paulista "Júlio de Mesquita Filho" – HCFMB-Unesp. Pós-Graduação e Mestrado pelo Programa de Pesquisa Clínica pela Faculdade de Medicina de Botucatu da Universidade Estadual Paulista "Júlio de Mesquita Filho" – FMB-Unesp. Graduação em Nutrição e Metabolismo pela Faculdade de Medicina de Ribeirão Preto da Universidade de São Paulo – FMRP-USP.

Capítulo 62 – Avaliação do Estado Nutricional

Pedro Luiz Toledo de Arruda Lourenção

Professor Associado do Departamento de Cirurgia e Ortopedia da Faculdade de Medicina de Botucatu da Universidade Estadual Paulista "Júlio de Mesquita Filho" – FMB-Unesp. Médico Cirurgião Pediátrico do Hospital das Clínicas da Faculdade de Medicina de Botucatu da Universidade Estadual Paulista "Júlio de Mesquita Filho" – HCFMB-Unesp. Pós-Graduação e Doutorado pela FMB--Unesp. Residência em Cirurgia Geral e Cirurgia Pediátrica pela FMB-Unesp. Graduação pela FMB-Unesp.

Capítulo 87 – Eletroneuroestimulação Transcutânea em Constipação

Rebeca Mayara Padilha Rêgo

Fisioterapeuta. Pós-Graduação e Doutorado em Cirurgia e Medicina Translacional pela Faculdade de Medicina de Botucatu da Universidade Estadual Paulista "Júlio de Mesquita Filho" – FMB-Unesp. Pós-Graduação e Mestrado em Cirurgia e Medicina Translacional FMB-Unesp. Especialização em Ciências da Saúde em Fisioterapia pela FMB-Unesp. Graduação em Fisioterapia pela Universidade Paulista – UNIP – Câmpus Araçatuba.

Capítulo 87 – Eletroneuroestimulação Transcutânea em Constipação

Renato Guilherme Silveira Corrêa Silva

Professor Assistente de Pediatria da Universidade Federal da Grande Dourados – UFGD. Médico de Gastroenterologia Pediátrica do Hospital Universitário. Mestrado no Programa de Pós-Graduação do Departamento de Patologia pela Universidade Estadual Paulista "Júlio de Mesquita Filho" – Unesp. Especialização em Preceptoria em Saúde pela Universidade Federal do Rio Grande do Norte – UFRN. Residência em Pediatria no Departamento de Pediatria da Faculdade de Medicina de Botucatu da Universidade Estadual Paulista "Júlio de Mesquita Filho" – FMB-Unesp. Residência em Gastroenterologia Pediátrica no Departamento de Pediatria da FMB-Unesp. Graduação pela Universidade São Francisco – USF – Bragança Paulista.

Capítulo 77 – 52 Medicamentos mais Usados em Gastroenterologia Pediátrica

Capítulo 90 – Infecção por *Helicobacter pylori*

Shigueru Mukai

Graduação em Medicina pela Universidade Estadual de Londrina – UEL. Especialização em Ortopedia e Traumatologia. Artista Plástico, Desenhista, Cartunista, Humorista.

As belas ilustrações no início de cada Parte.

Agradecimento

*Aos professores que tiveram imensa
importância na minha formação.*

Mariazinha Rocha
Neusa Machado Justo
Maria Aparecida Alberini
Judith S. Machado
Carmen T. Machado
Maria J. Nogueira
Paul Dequesh
Joel Ribeiro de Camargo
José Carlos de Moraes
Pedro Pastuk
Kimiko Nishioka
Maria Edna Grassano
Aldo Valdrigues
Terezinha Tornero
Nilton Tornero
Faissal J. Muarrek
José M. R. Zeitune
Nelson Rodrigues dos Santos

Kurt Kloestl
José Luis da Silveira Baldi
Zuleika Thomson
Mariza H. M. Muarrek
Lúcio Tedesco Marchese
Edgard F. Collares
Maria do Rosário Leme Brasil
Naul Mota de Souza
Marco Antonio Barbieri
Salim Moisés Jorge
Luis A. B. Vinholis
Gutemberg de Melo Rocha
Suzana S. Queiroz
Herculano Dias Bastos
Paulo Roberto Cury
Clóvis Duarte Costa
John A. Walker-Smith
Simon Murch
Allan D. Phillips

Prefácio

Honra-me sobremaneira prefaciar este livro. Faço-o na condição de quem aprende com o que lê, e anuncia com alegria o que aprendeu. Reconhecemos que esta publicação retrata fielmente a prática médica diária junto aos doentes, aos alunos, e aos médicos-residentes. Cada capítulo traduz a íntima relação com a atividade acadêmica produtiva. Os autores destacam o cotidiano, o vivido, o experimentado e pensado, no rico cenário das suas práticas médicas, o ensino da *Gastroenterologia Pediátrica*.

Na verdade, essa disciplina do Departamento de Pediatria da Faculdade de Medicina de Botucatu (FMB-Unesp), criada nos idos de 1971, renasceu com vocês, pelo trabalho racional, incansável, de muita crítica e lucidez.

Na condição de um dos pioneiros da FMB-Unesp, orgulha-me, sobretudo, o esforço e a luta diária de vocês, que superaram tantos obstáculos e, agora, nos oferecem o resultado deste trabalho obstinado de quem sabe o que quer. Professor Doutor Nilton Carlos Machado e Professora Doutora Mary de Assis Carvalho, vocês não imaginam com que emoção digo, *vocês venceram!*

Durante muitos anos, a *Gastroenterologia Pediátrica* confundiu-se com a atividade diária do Pediatra. As raízes da especialidade estão na Europa e nos Estados Unidos, e as enfermidades que despertaram a atenção foram a doença celíaca e a fibrose cística do pâncreas. Na década de 1960, o Professor Horácio Tocalino a implantou no Hospital de Niños de Buenos Aires (Argentina). Trabalho exemplar e pioneiro, que se expandiu pelo continente.

Em 1974, foi criada a *Sociedade Latino-Americana de Gastroenterologia Pediátrica*, consolidando definitivamente a especialidade. Entre nós, em 1983, nossos colegas professores, Francisco José Penna, Jamal Wehba e Ulysses Fagundes Neto lançaram o livro *Gastroenterologia Pediátrica*, com grande sucesso editorial. Desde então, outros livros e manuais foram publicados, para satisfação de todos os Pediatras.

Esta publicação foi planejada e articulada em sete Partes: 1. Introdução ao Atendimento; 2. Abordagem Baseada em Informações da História Clínica e do Exame Clínico; 3. Abordagem Baseada em Síndromes Clínicas Específicas; 4. Distúrbios da Interação Cérebro-Intestino; 5. Avaliação e Investigação; 6. Terapêutica; e 7. Tópicos Especiais.

Importa-nos ressaltar o papel de um livro dessa qualidade, visando os alunos, os médicos-residentes e os pediatras em geral. Certamente, cumprirá muito bem essa finalidade, por ser extremamente prático e abrangente. Os autores são docentes e profissionais vocacionados para o ensino, a assistência médica e a pesquisa clínica:

Professor Nilton, com formação médica consolidada na Inglaterra (Royal Free Hospital and Medical School – University College of London, orientador Professor John A. Walker – Smith, 1999 e 2000) e a Professora Mary, com Mestrado/Doutorado na FMB-Unesp, trabalhando conosco. Por meio de cuidadosa e inteligente seleção de tópicos de gastroenterologia, criaram uma fonte ímpar de informações de grande impacto para o leitor. Assim, por meio dessa matéria de educação médica continuada, o nosso olhar aos autores é revestido do mais elevado espírito científico e universitário.

Para a realização deste texto fundamental não poderia faltar a participação da Editora Atheneu, com seu excelente padrão de qualidade, prestigiando o presente livro, assim como a Sra. Fernanda Cuzziol, coordenadora de Produção Editorial.

Enfim, este livro é o testemunho eloquente de que nada resiste ao trabalho persistente e de qualidade inestimável.

Parabéns, Professor Nilton e Professora Mary, com votos de grande sucesso editorial. Vocês venceram! Vocês merecem! Grande abraço!

Professor Herculano Dias Bastos
Professor Titular da Faculdade de Medicina de Botucatu da
Universidade Estadual Paulista "Júlio de Mesquita Filho" – FMB-Unesp.

Apresentação

Nas últimas duas décadas, houve uma explosão de pesquisas científicas básicas e clínicas, publicadas no campo da gastroenterologia, hepatologia e nutrição, levando a uma melhor compreensão dos processos patológicos no aparelho digestório das crianças e adolescentes. Esse processo desenvolveu novos métodos diagnósticos, terapias e diretrizes. Este livro visa fornecer respostas para algumas das questões mais relevantes em Gastroenterologia Pediátrica. São abordados diversos tópicos para fornecer uma visão geral básica das doenças gastrointestinais pediátricas, incluindo o trato gastrointestinal, fígado, pâncreas e nutrição associada. Cada capítulo termina com uma lista bibliográfica para leitura adicional, visando indicar textos considerados úteis ao leitor para um estudo mais aprofundado.

O livro se destina como um guia prático ao pediatra, cirurgião pediátrico, residentes de pediatria, estudantes de medicina, bem como médicos gerais, gastroenterologistas e cirurgiões de pacientes adultos que atendem crianças e adolescentes.

Os autores apresentam a prática e a experiência com os tópicos mais frequentes em gastroenterologia e hepatologia pediátrica. As estratégias de abordagem dos problemas são apresentadas de maneira rápida sob a forma de fluxogramas, quadros, figuras e esquemas.

O livro é organizado em sete Partes:

Parte 1. Introdução ao Atendimento.

Capítulo 1. Abordagem do paciente e seus pais/cuidadores. Introduz uma série de estratégias com o objetivo de ampliar o sucesso de uma consulta e alcançar com maior rapidez o diagnóstico.

Parte 2. Abordagem Baseada em Informações da História Clínica e do Exame Físico.

Capítulos 2 a 18. Com a obtenção detalhada de diferentes sinais/sintomas e do exame físico, torna-se mais provável a formação de uma sequência diagnóstica expressa como diagnóstico sindrômico, diagnóstico topográfico (anatômico) e, consequentemente, uma melhor elaboração do plano de investigação para se obter o diagnóstico etiológico.

Parte 3. Abordagem Baseada em Síndromes Clínicas Específicas.

Capítulos 19 a 40. Com a obtenção minuciosa dos sinais/sintomas mais importantes do paciente, pode-se desenhar um quadro sindrômico (especialmente baseando-se no diagrama de Venn). Esta Parte apresenta as principais síndromes clínicas em gastroenterologia e hepatologia pediátrica.

Parte 4. Distúrbios da Interação Cérebro-Intestino.

Capítulos 41 a 59. Os Critérios de Roma em suas versões para a criança e adolescente (critérios de Roma II, III e IV), muito contribuíram para a compreensão de inúmeros distúrbios funcionais gastrointestinais. Esses critérios elucidaram com clareza, tanto o diagnóstico quanto a terapêutica de distúrbios anteriormente confusos e obscuros na sua abordagem.

Parte 5. Avaliação e Investigação.

Capítulos 60 a 75. Esta Parte apresenta a investigação básica em Gastroenterologia Pediátrica, necessária para esclarecer o diagnóstico sindrômico e/ou etiológico.

Parte 6. Terapêutica.

Capítulos 76 a 87. Nesta Parte, as principais modalidades terapêuticas são abordadas com simplicidade.

Parte 7. Tópicos Especiais.

Capítulos 88 a 92. Esta Parte final é dedicada aos tópicos especiais: ALTE/BRUE (onde se enquadram um grande número de pacientes com doença do refluxo gastroesofágico); encefalopatia crônica não progressiva (pacientes, que após a atuação do neurologista pediátrico, necessitam de abordagem minuciosa com empatia e compaixão do gastroenterologista pediátrico, para tratar os inúmeros problemas gastrointestinais e nutricionais); infecção por *Helicobacter pylori* (especialmente gastrites e raramente úlcera, que entram no diagnóstico diferencial das dispepsias em pediatria); qualidade de vida relacionada à saúde (tópico de grande importância em uma abordagem ampla do paciente e que se enquadra frequentemente na avaliação do desfecho de um distúrbio); síndrome pós-fundoplicatura (complicações que necessitam alto grau de suspeita para que sejam diagnosticadas e tratadas).

Os Editores são muito agradecidos aos Colaboradores pelo esforço que empreenderam para a geração de informações imparciais das evidências atualmente disponíveis em cada tópico redigido. Por fim, gostaríamos de agradecer ao Conselho Editorial da Atheneu, especialmente ao Doutor Paulo Rzezinski, pelo entusiasmo e pela confiança em nossa liderança para a redação deste texto.

Sumário

Parte 1 – Introdução ao Atendimento, 1

1 Abordagem do Paciente e Seus Pais/Cuidadores, 3

Parte 2 – Abordagem Baseada em Informações da História Clínica e do Exame Físico, 17

2 Anemias Nutricionais e Sistema Digestório, 19

3 Ascite, 23

4 Choro Excessivo, 31

5 Diarreia Aguda e Diarreia Persistente, 32

6 Dificuldades Alimentares, 41

7 Disfagia, 46

8 Dispepsia, 51

9 Distensão Abdominal, 56

10 Dor Abdominal Aguda e Subaguda, 60

11 Edema, 65

12 *Failure to Thrive* ou Insuficiência do Crescimento, 69

13 Halitose, 74

14 Hepatomegalia e Esplenomegalia, 79

15 Icterícia, 88

16 Lesões Perianais, 94

17 Soluço, 99

18 Vômitos, 102

Parte 3 – Abordagem Baseada em Síndromes Clínicas Específicas, 107

19 Alergia Alimentar, 109

20 Colestase, 117

21 Constipação, 129

22 Diarreia Crônica – Síndrome de Má Digestão, Má Absorção, 136

23 Doença Inflamatória Intestinal, 145

24 Doenças Hepáticas Agudas, 163

25 Doenças Hepáticas Crônicas, 173

26 Doenças Relacionadas com o Glúten/Trigo, 180

27 Doença do Refluxo Gastroesofágico, 191

28 Dor Abdominal Crônica, 201

29 Esofagogastroenterocolopatias Eosinofílicas, 206

30 Falência Intestinal Crônica, 214

31 Gás Gastrointestinal, 227

32 Gastroenteropatias Perdedoras de Proteínas, 231

33 Hemorragia Gastrointestinal, 236

34 Hipertensão Portal, 243

35 Insuficiência Hepática Aguda Pediátrica, 254

36 Insuficiência Pancreática Exócrina e Fibrose Cística, 261

37 Pancreatites, 277

38 Pseudo-Obstrução Intestinal Pediátrica, 287

39 Síndromes Clínicas em Parasitoses Intestinais, 296

40 Síndrome de Supercrescimento Bacteriano no Intestino Delgado, 301

Parte 4 – Distúrbios da Interação Cérebro-Intestino, 305

41 Distúrbios da Interação Cérebro-Intestino – Doenças Funcionais Gastrointestinais, 307

Lactentes e Pré-Escolares

42 Cólica do Lactente, 310

43 Constipação Funcional em Menores de 4 Anos de Idade, 314

44 Diarreia Funcional, 319

45 Disquesia do Lactente, 323

46 Regurgitação do Lactente, 325

47 Ruminação do Lactente e Pré-Escolar, 327

48 Síndrome dos Vômitos Cíclicos do Lactente e Pré-Escolar, 329

Escolares e Adolescentes

49 Síndrome dos Vômitos Cíclicos do Escolar e Adolescente, 335

50 Síndrome da Ruminação do Escolar e Adolescente, 336

51 Aerofagia, 340

52 Distúrbio da Náusea Funcional e do Vômito Funcional, 344

53 Dores Abdominais Funcionais, 348

54 Dispepsia Funcional, 352

55 Síndrome do Intestino Irritável, 357

56 Migrânea Abdominal, 364

57 Dor Abdominal Funcional Não Especificada, 370

58 Constipação Funcional no Escolar e no Adolescente, 372

59 Incontinência Fecal Funcional Não Retentora, 378

Parte 5 – Avaliação e Investigação, 387

60 Investigação Laboratorial, 389

61 Avaliação da Intensidade da Dor Abdominal, 392

62 Avaliação do Estado Nutricional, 394

63 Avaliação Laboratorial em Doenças Hepáticas, 399

64 Escore CoMiSS (*Cow's Milk-Related Symptom Score*), 407

65 Caso Novo – Gastroenterologia Pediátrica, 409

66 Coprograma (Coprologia Funcional Modificada), 412

67 Escala de Bristol – Consistência de Fezes, 415

68 Escore de Leech: Radiografia Simples de Abdome (Deitado), 417

69 Manometria Anorretal, 419

70 pHmetria Esofágica de 24 Horas, 427

71 Semiologia da Diarreia, 431

72 Teste do Hidrogênio no Ar Expirado, 433

73 Testes em Alergia Alimentar, 437

74 Teste de Sobrecarga de Água, 441

75 Tempo de Trânsito Colônico com Marcadores Radiopacos, 444

Parte 6 – Terapêutica, 447

76 Plano Terapêutico, 449

77 52 Medicamentos mais Usados em Gastroenterologia Pediátrica, 450

78 Fibra Alimentar, 453

79 FODMAPs, 458

80 Leites e Fórmulas Lácteas, 461

81 Malnutrição – Abordagem e Tratamento, 468

82 Necessidades de Macronutrientes e Micronutrientes, 478

83 Nutrição Enteral, 484

84 Rotulagem em Alergia Alimentar, 497

85 Vitaminas, 500

86 Treinamento Esfincteriano Anal, 505

87 Eletroneuroestimulação Transcutânea em Constipação, 511

Parte 7 – Tópicos Especiais, 517

88 ALTE/BRUE, 519

89 Encefalopatia Crônica Não Progressiva, 522

90 Infecção pelo *Helicobacter pylori*, 531

91 Qualidade de Vida Relacionada com a Saúde em Constipação, 535

92 Síndrome Pós-Fundoplicatura, 539

Índice Remissivo, 547

Parte 1

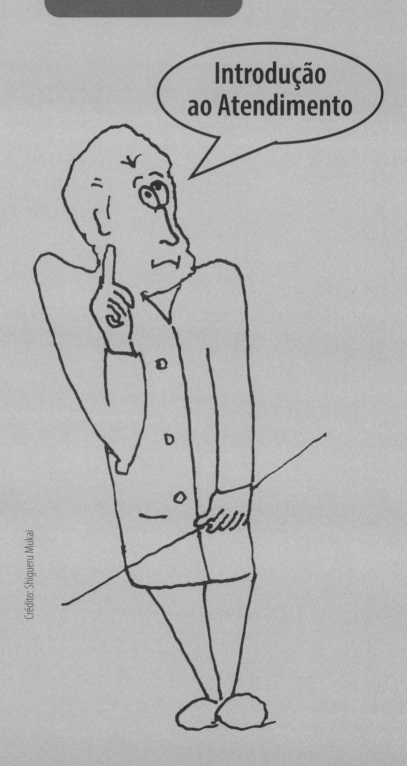

Capítulo 1

Abordagem do Paciente e Seus Pais/Cuidadores

"A pediatria não lida com homens e mulheres em miniatura, com doses reduzidas e a mesma classe de doenças em corpos menores, mas ... tem seu próprio alcance e horizonte independentes ..." Dr. Abraham Jacobi, 1889.

Bases gerais para o atendimento

Alguns aspectos dos atendimentos clínicos são descritos a seguir:

Subtipos de encaminhamentos

» Sem abordagem do problema.
» Encaminhados com múltiplos diagnósticos e/ou tratamentos.
» Para confirmação diagnóstica.

Os pacientes chegam a uma clínica de gastroenterologia pediátrica com

» Diagnóstico e tratamento corretos.
» Diagnóstico correto e tratamento incorreto.
» Diagnóstico incorreto e tratamento correto.
» Diagnóstico e tratamento incorretos.

Subtipos de pacientes

» Têm doença definida e estão doentes.
» Estão doentes e não têm doença definida.
» Têm doença definida e não estão doentes.

Pais/cuidadores de crianças doentes esperam que o pediatra seja

» Maduro, tranquilo, gentil, receptivo, sincero, digno de confiança.
» Não faz julgamentos precoces e respeita a dignidade do paciente.
» Não é excessivamente eloquente.
» Permite que os pais/cuidadores e/ou paciente falem sem interrupções inúteis.

Complicações na relação médico-paciente

» Pais que contestam os serviços de pediatria.
» Famílias que tentam direcionar o comportamento do pediatra.
» Conduta desrespeitosa no consultório.
» Pais que esquecem as consultas.
» Pacientes hostis e defensivos, por experiência prévia.
» Pais negligentes, insensíveis e que cometem abusos físicos e emocionais.

Falhas na abordagem do paciente, cometendo algum dos 7 pecados capitais na pediatria

» Presunção.
» Dogmatismo.
» Alarmismo.
» Intervencionismo.
» Indecisão.
» Displicência.
» Desamor.

Falhas na avaliação da casuística que está sendo atendida

"Estou fazendo com muita frequência um determinado diagnóstico ou raramente um determinado diagnóstico".

Essas preocupações têm dois desdobramentos:

» **Correto:** o erro pode estar nos critérios clínicos para fazer o diagnóstico (rever definições, achados clínicos principais e secundários) ou na investigação laboratorial.
  – Avaliar erros de pré-análise laboratorial, como: coleta, armazenamento, identificação etc.).
  – Erros de análise: do analista (treinamento inadequado, imperícia) ou de erros analíticos por aparelhos e/ou reagentes inadequados.
  – Erros pós-análise (cálculos, transcrições dos resultados e, finalmente, de interpretação do médico).
» **Incorreto:** corresponde à realidade, ou seja, existe uma mudança no perfil da casuística, sendo preciso se adaptar a novas manobras de investigação e condutas terapêuticas.

Princípios de uma abordagem motivacional

Com base em Miller and Rollnick (1991):

A abordagem motivacional é um conjunto de habilidades aprendidas de comunicação, sendo uma maneira de estar com os pacientes, seus pais/cuidadores e ter uma conversa sobre mudanças baseada em compaixão, respeito e empatia e sem julgamentos. Ela é centrada no paciente, enquanto continua sendo objetiva e orientada para mudanças. Ouvir ativamente, refletindo os pensamentos, emoções e compreensão dos pacientes sobre suas situações. Visa a colaborar, fazer parceria, ajudar

ABORDAGEM DO PACIENTE E SEUS PAIS/CUIDADORES

os pacientes a mudar comportamentos específicos. As estratégias das entrevistas motivacionais são mais persuasivas que coercitivas, mais favoráveis que argumentativas. O entrevistador motivacional deve prosseguir com um forte senso de propósito, estratégias e habilidades claras. Apoiar a autoeficácia dos pacientes (sua crença na própria capacidade de obter sucesso) e apoiar a esperança e o otimismo para uma mudança bem-sucedida.

A prática de entrevistas motivacionais se baseia em cinco princípios gerais:

» Expressar empatia através da escuta reflexiva.
» Desenvolver discrepância entre as metas ou valores dos clientes e seu comportamento atual.
» Evitar discussões e confrontos diretos.
» Ajustar a resistência do cliente em vez de se opor diretamente.
» Apoiar a autoeficácia e o otimismo.

Principais componentes de uma consulta pediátrica

A seguir serão descritos 10 passos fundamentais para o sucesso de um atendimento pediátrico, baseando-se em:

» Atender no modelo centrado no paciente.
» Explorar a doença e a experiência com a doença.
» Compreender as ideias e os sentimentos a respeito da doença.
» Compreender as expectativas.
» Observar o impacto na qualidade de vida.
» Especialmente, "deixar o paciente ter o que ele tem, e não forçar para que ele tenha o que eu mais sei".

Encontro inicial, apresentação, tipos de cumprimento e contato físico

Dominar o encontro inicial **é uma tarefa fundamental**. A chave para o sucesso no estabelecimento de relacionamento com os pais/cuidadores e os pacientes é garantir uma introdução apropriada. Impressões poderosas são realizadas durante os primeiros momentos da consulta. Um contato físico breve e apropriado pode criar uma grande conexão humanística entre paciente e o pediatra. Na cultura ocidental, apertar a mão é apropriado como parte do encontro inicial. Com base nas informações verbais e não verbais, o paciente faz uma determinação instintiva sobre a confiabilidade no pediatra.

Consulta centrada no paciente

Uma vez que as apresentações estejam estabelecidas, as informações devem ser obtidas. Deve-se criar uma atmosfera que permita aos pais/cuidadores e paciente se relacionarem livremente. Manifestações sutis de afeto e atitudes do pediatra podem ter um efeito significativo sobre como os pacientes relatam suas queixas. A consulta centrada no paciente tende a ser apreciada pelo paciente e permite uma abordagem mais ampla do diagnóstico diferencial.

Incluído nessa abordagem deve estar uma pergunta sobre aquilo que mais preocupa o paciente.

Deixar a mãe falar, com perguntas mais amplas, como:

» Conte-me a respeito do problema do seu filho.
» Conte-me o que aconteceu com seu filho.
» Até quando ele esteve bem?

Os pontos a seguir incentivarão os pacientes a fornecerem mais informações:

» Mantenha um contato visual respeitoso e adequado com os pacientes e os pais/cuidadores.
» Quando apropriado, faça declarações iniciais que mostrem que você entende os desafios para a definição diagnóstica e terapêutica.
» Demonstre bondade e preocupação. Um sorriso caloroso ou gestos faciais empáticos em resposta à informação reforçam o interesse do pediatra.
» Expresse que você pretende fornecer cuidados completos e especializados.
» Faça perguntas abertas, como consultas gerais que começam com "como" e "por quê".
» Adicione comentários facilitadores em vez de interruptivos.
» Antes de interromper ou alterar o diálogo, verifique se a mensagem do paciente é totalmente compreendida. Os pacientes podem ter dificuldade em articular as informações ou preocupações.

Isso requer habilidade e experiência, mas pode ser realizado por:

» Sentar durante a consulta, em vez de ficar de pé.
» Usar breves interjeições de humor de bom gosto, quando apropriado.
» Tolerar curtos intervalos de silêncio.
» Aceitar momentos de conversas não médicas.
» Ouvir para entender como o paciente está lidando com seus problemas.
» Oferecer expressões de carinho.
» Fornecer garantia de sigilo sobre as informações.

Pais de crianças doentes procuram diferentes informações.

» O que ela tem?
» O que causou?
» O que está errado?
» Como isso acontece?
» Vai acontecer de novo?
» Quais as complicações?
» O que vai acontecer no futuro?
» *"Sempre pensar nos temores da família e nas informações não verbalizadas."*

Obter e interpretar achados do exame físico usando a sua sensibilidade.

Durante o exame físico, aproxime-se da criança cautelosamente e com gentileza, usando uma maneira amigável e uma voz calma. Não toque na criança; primeiro observe-a à distância. Permita que a criança olhe para você. Observe a aparência geral; deixe-a brincar em sua presença. A criança é interativa? Converse com sua mãe. Não faça movimentos bruscos e aproxime-se.

Exame físico do abdome

A regra básica é: "Olhe primeiro, toque depois".

» O exame físico do abdome deve ser um componente do exame físico pediátrico completo, e a história clínica deve orientar para se concentrar nas partes mais relevantes do exame abdominal.
» A criança deve estar deitada em decúbito dorsal, os braços ao lado do corpo e os pés juntos. Os músculos abdominais ficam mais relaxados nesta posição. Os joelhos podem ser flexionados se essa posição ajudar a criança a se sentir mais confortável. Crianças pequenas que podem resistir a essas manobras podem ser examinados no colo dos pais.
» O abdome deve estar totalmente exposto. Escolares e adolescentes devem usar um lençol para cobrir o corpo. O exame da região inguinal, genitália externa e área perianal (em casos selecionados) faz parte do exame abdominal.
» O exame abdominal deve seguir a sequência clássica, ou seja, inspeção, palpação, percussão e ausculta. A ausculta pode ser realizada antes da palpação ou percussão, supondo que os ruídos intestinais induzidos pela palpação podem mascarar sopros vasculares. No entanto, para algumas crianças, o estetoscópio pode ser intimidante se usado no início do exame abdominal.
» Para descrever a localização de qualquer anormalidade, é útil dividir o abdome em quatro quadrantes (recém-nascidos ou lactentes) com uma linha horizontal através do umbigo e uma linha vertical do apêndice xifoide à sínfise púbica, através do umbigo. Para escolares e adolescentes, o abdome pode ser dividido em nove regiões (Figura 1.1).

Inspeção

» O simples olhar para o abdome pode fornecer informações importantes para o diagnóstico subjacente. É plano, distendido ou escavado? A distensão pode ser causada por ar no intestino, fluido na cavidade abdominal (ascite) ou aumento de órgãos sólidos.

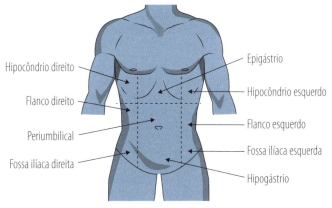

Figura 1.1. Regiões abdominais. (Fonte: Autoria própria.)

» Crianças saudáveis costumam ter um abdome normalmente protuberante como resultado do aumento fisiológico da lordose lombar. Não confundir essa aparência com distensão patológica.

» A distensão abdominal é um sinal importante de obstrução intestinal. Quanto mais baixa a obstrução no intestino, mais acentuada é a distensão. O peristaltismo pode ser visível em pacientes com obstrução intestinal.

» A ligeira separação dos músculos retos abdominais (diástase) é normal em crianças, especialmente em prematuros.

» Cicatrizes na parede abdominal confirmarão a intervenção cirúrgica anterior.

» A parede abdominal normalmente se move com a respiração, especialmente em lactentes. A perda desse movimento secundária à dor pode ser um indicador importante de inflamação abdominal, como peritonite.

» A simetria abdominal é mais bem avaliada pela inspeção ao pé da cama. A assimetria pode resultar de massa intra-abdominal, ascite etc.

» Exame da área inguinal. O aumento da pressão intra-abdominal com tosse ou esforço torna a alteração mais evidente.

Palpação

» O abdome relaxado é essencial à palpação. As mãos devem estar aquecidas e o toque deve ser suave. A criança não deve rir durante o exame. A atenção da criança deve ser desviada por uma conversa.

» Use a palpação superficial para detectar áreas de sensibilidade. Observe o rosto da criança para qualquer expressão de desconforto. Se a criança apresentar queixas em uma área específica, comece a palpar longe dessa área e, a seguir, mova-se gradualmente em direção ao local da dor. Verifique se há defesa e/ou rebote sempre que avaliar uma área sensível à palpação.

» A palpação profunda deve ser seguida de rápida liberação da pressão. Se o paciente sentir mais dor quando a mão é liberada, é sinal de sensibilidade de rebote (sinal importante de irritação peritoneal). Uma palpação mais profunda deve seguir para detectar qualquer massa ou aumento de órgãos.

» Sempre comece a palpação na fossa ilíaca direita. Coloque as pontas dos dedos no abdome e pressione-os suavemente de forma intermitente.

» As excursões respiratórias da criança farão com que o fígado desça para fazer contato com os dedos. Uma ou ambas as mãos (uma em cima da outra) podem ser usadas. Avance seus dedos para cima em direção à margem costal em incrementos de 1 a 2 cm.

» Se a borda do fígado não for palpável, confirme sua borda por percussão. Registre qualquer hepatomegalia em centímetros abaixo da margem costal, não na largura dos dedos. Palpe o epigástrio, pois pode haver aumento isolado do lobo esquerdo.

» O fígado pode ser palpável porque está aumentado (hepatomegalia) ou porque foi deslocado para baixo por um grande derrame pleural do lado direito ou hiperinsuflação pulmonar.

» A textura do fígado pode fornecer informações sobre a causa da hepatomegalia. Um fígado mole e dilatado sugere inflamação ou congestão. Um fígado firme pode representar fibrose, doença metabólica ou neoplasia primária ou secundária.

ABORDAGEM DO PACIENTE E SEUS PAIS/CUIDADORES

» Medir a extensão do fígado fornece uma estimativa de seu tamanho e ajuda a distinguir entre alargamento e deslocamento:
  – A borda inferior do fígado deve ser marcada.
  – Comece a percussão para a borda superior a partir do terceiro espaço intercostal e desça um espaço intercostal de cada vez. O dedo deve estar no espaço intercostal paralelo às costelas.
  – A distância entre as bordas superior e inferior (vão) deve ser medida na linha médio-clavicular.
  – Um fígado palpável com extensão normal implica deslocamento e não hepatomegalia.

Baço

» A ponta do baço é frequentemente palpável em recém-nascidos e em cerca de 10% das crianças saudáveis. Em lactentes, o baço aumenta para baixo em direção ao quadrante inferior esquerdo, enquanto em crianças maiores o aumento ocorre em direção ao quadrante inferior direito.
» A palpação deve começar na fossa ilíaca direita para não perder um baço muito grande. O tamanho deve ser registrado em centímetros abaixo da margem costal esquerda.
» Se o baço não for palpável com a criança em decúbito dorsal, coloque a criança em decúbito lateral direito. Com a mão esquerda levantando a parte mais inferior da caixa torácica esquerda e o flanco anterior, sua mão direita deve ser usada para sentir a ponta do baço na inspiração.

Rins

» Os rins são retroperitoneais, profundos e raramente palpáveis em crianças saudáveis.

Exame retal

» Existem poucas indicações para o exame retal em crianças. O consentimento dos pais e da criança é essencial.
» O procedimento deve ser explicado em detalhes. Se a criança se recusar, não insistir. O exame não deve ser tentado em uma criança que não coopere.
» A privacidade deve ser respeitada. Uma enfermeira deve estar presente para auxiliar no exame. Os pais/cuidadores devem ficar na cabeceira da cama e oferecer conforto. Em crianças maiores, o exame retal é mais bem realizado com a criança na posição lateral esquerda com a coluna vertebral e os joelhos totalmente flexionados.
» As nádegas devem ser suavemente abertas para procurar qualquer fissura anal, escoriações, marcas na pele ou fístulas. As fissuras anais agudas costumam ser difíceis de visualizar porque há um espasmo considerável dos esfíncteres anais e a criança não relaxa o suficiente para uma boa visualização. Verifique o reflexo anal estimulando a pele perto da borda anal. Essa manobra causa contração do esfíncter anal, semelhante ao reflexo cremastérico. A ausência desse reflexo anal sugere comprometimento neurológico subjacente.
» Um dedo indicador bem lubrificado é então introduzido no reto. A contração anal normalmente é sentida. A cavidade retal está vazia ou cheia de fezes? As fezes estão

duras? Há alguma outra massa presente? O reto normal deve estar vazio e com uma parede lisa. Por fim, o dedo deve ser retirado para verificar a presença de sangue.

Percussão
» A percussão do abdome ajuda a detectar se uma distensão presente é causada por gás, tumor sólido ou ascite.
» Na percussão, o dedo em repouso deve estar paralelo à borda do órgão que está sendo examinado. O contato com a pele deve ser suave. Percorra tocando suavemente o dedo médio da mão direita contra o dedo em contato com a pele. O movimento da mão deve ser feito no pulso, não no cotovelo.
» A sensação de fluidez (onda) são sinais clínicos que confirmam a ascite. O fluido livre fluirá para a parte dependente da cavidade abdominal, enquanto o intestino cheio de ar flutuará no meio. Se a criança estiver em decúbito dorsal, o líquido se acumula posteriormente e nos flancos. A percussão, portanto, será timpânica no centro e maciça nos flancos.

Ausculta
» Para conforto do paciente, aqueça o diafragma do estetoscópio.
» A ausculta do abdome determina a presença (ou ausência) de ruídos intestinais e pode detectar sopros vasculares. Os sons intestinais são sons de gorgolejo produzidos pelo peristaltismo do intestino.
» Como o intestino delgado está localizado principalmente no centro do abdome, esse é o local apropriado para a ausculta. Se os sons intestinais não forem ouvidos, outras áreas devem ser auscultadas. Os sons podem ser infrequentes. É necessário ouvir por vários minutos em áreas diferentes antes de concluir que os ruídos intestinais estão ausentes. Ocasionalmente, os sons intestinais podem ser audíveis à distância (borborigmo).
» A ausculta dos pulmões faz parte do exame abdominal. Crianças com pneumonia do lobo inferior às vezes apresentam febre, dor abdominal e vômitos na ausência de quaisquer sintomas respiratórios.

Organização das informações obtidas na história clínica e exame físico

Conhecendo o paciente
» Idade, posição na família, idade dos pais, condição marital e de vida profissional, social e econômica. Antecedentes gestacionais e neonatais, tipos de aleitamento, morbidade no primeiro ano de vida. Consultas, tratamentos e respostas terapêuticas anteriores para a doença atual e doenças prévias. Perspectivas sobre a doença atual, condição emocional da criança e de seus pais/cuidadores.
» A história pediátrica deve incluir uma revisão da doença atual. Identifique os motivos da visita e liste os problemas atuais da criança. Avalie os problemas com relação ao início, duração, progressão, fatores precipitantes ou exacerbadores, fatores de alívio e associações a outros problemas. Determine o comprometimento funcional em relação a comer, brincar, dormir, outras atividades e ausência na escola.

» Entrevistando crianças, procure: saber sobre membros da família (irmãos, avós, tios etc.); vivência escolar; amigos; esportes e recreação; programas favoritos de televisão; jogos no computador; times de futebol ou outros esportes; animais de estimação; personalidades que admira (atletas, cantores, atores etc.).

Principais características das crianças e adolescentes por faixas etárias

Recém-nascido

» Revisar os registros maternos, de nascimento e do berçário antes do exame para ajudar a direcionar o exame e a discussão com os pais.

Primeiro ano de vida

» O primeiro ano de vida é uma época de rápido crescimento e desenvolvimento. A criança muda de um organismo dependente e passivo para interativo e com curiosidade e personalidade. Progride das manobras observacionais e não invasivas para as mais invasivas, do uso das mãos aos instrumentos e das manobras confortáveis para as menos confortáveis.

» As consultas devem ser espaçadas e programadas para coincidir com essa progressão de desenvolvimento.

» Avançar para questões mais específicas para explorar alimentação, sono e comportamento de choro, eliminação e desenvolvimento.

» Observar a interação dos pais e do bebê, a resposta ao bebê e as interações dos pais entre si.

» Fazer um exame físico completo na frente dos pais em cada visita e fazer comentários positivos à medida que o exame progride.

» As crianças de 6 meses são ansiosas para interagir com os cuidadores e iniciam as interações sorrindo, vocalizando e rindo.

» O cuidador deve permanecer visível para o bebê durante o exame.

» Aos 9 meses de idade, deve-se manter o bebê no colo da mãe a maior parte do tempo.

» A introdução de instrumentos de exame deve ser lenta, permitindo que a criança os explore primeiro. O exame físico em si deve evoluir desde os aspectos menos invasivos, como inspeção/observação e palpação, até manobras mais invasivas, como o uso de estetoscópio, otoscópio e abaixadores de língua.

» Aos 12 meses, à medida que a entrevista se desenrola, o médico deve fazer aberturas para a criança, sorrindo, oferecendo brinquedos e tocando suavemente a mão ou o pé da criança para ajudar a dissipar os medos e estabelecer algum senso de harmonia.

» A maioria das crianças de 1 ano apresenta ansiedade significativa com estranhos e pode resistir ao exame. Mantenha a criança no colo da mãe durante a maior parte do exame.

Segundo ano de vida

» Tempo de exploração e desenvolvimento de independência. As crianças aprendem a andar, o que amplia drasticamente sua gama de territórios e atividades lúdicas.

» O exame físico pode ser o mais difícil de realizar.

» A melhor abordagem para a consulta da criança é que o médico se concentre na história e faça o exame de modo breve.

» Realizar o exame físico rapidamente e no colo dos pais tanto quanto possível. Algumas crianças reagem com lágrimas e resistência. A reação do pediatra deve refletir calma, consistência, humor, firmeza e afeto, ao mesmo tempo em que estabelece limites.

» Aos 18 meses é uma mistura paradoxal de curiosidade, desafio, charme e carinho. A criança agora está executando as habilidades de socialização e comunicação.

Primeiros anos da infância, com 2 e 3 anos

» Aos 2 anos se concentra na comunicação e nas habilidades sociais.

» A criança fala em frases de duas ou três palavras e tem uma linguagem receptiva. Embora goste da companhia de outras crianças, a criança é egoísta com os brinquedos e tende a brincar ao lado de outras crianças e não com elas.

» Aos 3 anos tornou-se verdadeiramente interativa, com a capacidade de se comunicar de forma compreensível com parentes e outras pessoas.

» Permanece egocêntrica e resiste a compartilhar.

» A maioria das crianças de 3 anos cooperará na maior parte do exame físico se for feito lentamente e se o médico der explicações cuidadosas em cada etapa.

Idades pré-escolares de 4 e 5 anos

» As idades pré-escolares de 4 e 5 anos marcam a entrada da criança em um mundo de interação social ordenada quando ela começa a pré-escola.

» Uma ida ao médico é uma experiência memorável para crianças em idade pré-escolar, sobre a qual eles falarão por semanas.

» O pediatra deve entrar na sala de exame com uma atitude atenciosa e amigável e interagir com a criança como se ele fosse a criança mais importante do mundo.

» A entrevista deve incluir perguntas dirigidas à criança. Os pais geralmente ouvem com orgulho a conversa de seus filhos e podem acrescentar ou complementar as informações.

» O exame físico nessa idade geralmente é recebido com interesse e leve ansiedade, que normalmente podem ser amenizados por explicações cuidadosas de cada etapa. A criança, com frequência, se sentará-se à mesa de exame. Os pais devem estar à vista e o exame pode prosseguir da cabeça aos pés.

» O médico deve conversar com a criança à medida que o exame avança para responder às perguntas e explicar as partes do exame.

» Aos 5 anos de idade a maioria das crianças entrou no ambiente escolar e experimentou a estrutura necessária para ouvir, responder ao professor e realizar as tarefas de aprendizagem. A criança deve ser um participante ativo na história e no exame físico.

» O pediatra deve falar diretamente com a criança enquanto faz perguntas adequadas à idade. À medida que a criança responde, o médico pode pedir aos pais informações complementares.

Visita de 6 anos

» No ambiente do consultório pediátrico, a criança está ansiosa para agradar e cooperar com a história e o exame físico.
» O médico pode dirigir muitas perguntas diretamente à criança e esperar respostas totalmente francas. A entrevista deve ser dirigida principalmente à criança, com suplementação dos pais.
» Crianças de 7 a 9 anos adquiriram maior responsabilidade em suas atividades do dia a dia, incluindo áreas como higiene pessoal e tarefas domésticas. O pediatra deve dirigir a maioria das perguntas diretamente à criança, que deve ser capaz de fornecer a maior parte da história pertinente.
» O pré-adolescente, de 10 a 11 anos, está à beira da adolescência, que trará mudanças dramáticas na constituição física e psicológica. Desempenho escolar, atividades extracurriculares e esportes são áreas que podem ser usadas durante a consulta. O exame físico deve ser abrangente, com adequado respeito ao pudor da criança.

Adolescente precoce

» A entrevista deve começar com os pais e o paciente na sala juntos. Se essa for a primeira consulta, o médico deve-se apresentar ao adolescente primeiro e depois aos pais.
» Após a entrevista conjunta, o pediatra deve pedir aos pais que se retirem e entrevistar o adolescente sozinho. O exame físico é realizado com os pais dentro ou fora da sala, dependendo da preferência do adolescente. Se os pais não estiverem na sala, um acompanhante, de preferência do mesmo sexo do adolescente, deve estar presente.
» O pediatra deve observar a interação entre pais e filho.
» O adolescente responde às perguntas do profissional de saúde ou pede respostas aos pais? As questões dos pais e as preocupações com a saúde podem ser tratadas com os dois juntos.
» Se os pais parecerem incomodados com o adolescente na sala por causa das informações que desejam discutir, o adolescente pode ser solicitado a sair da sala para que os pais possam falar livremente.

Modelos de organização das informações

Utilizar os esquemas (Figuras 1.2 a 1.4).

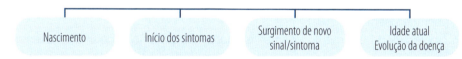

Figura 1.2. Linha da vida. (Fonte: Autoria própria.)

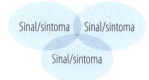

Figura 1.3. Diagrama de Venn. (Fonte: Autoria própria.)

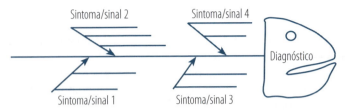

Figura 1.4. Diagrama da espinha de peixe. (Ishikawa.) (Fonte: Autoria própria.)

Construir uma lista de problemas e de diagnóstico diferencial. Preparar um plano de investigação e cuidados com o paciente. Comunicar-se adequadamente com a criança e seus pais/cuidadores

» Após a entrevista inicial, há questões importantes a serem abordadas com o paciente: discussão de possíveis diagnósticos; explicação dos testes necessários para a investigação; quanto tempo, aproximadamente, o paciente deve esperar para o diagnóstico; qualquer tratamento necessário nesse ínterim. É aceitável e até encorajador usar a terminologia médica, desde que seja apresentada uma explicação em linguagem simplificada utilizando termos leigos. Um dos maiores desafios da Pediatria é poder organizar o conhecimento de maneira que as informações apropriadas possam ser usadas com rapidez e precisão. A tomada de decisão clínica apropriada considera a necessidade de fazer um diagnóstico preciso, bem como os custos associados ao uso inadequado ou indiscriminado dos testes laboratoriais. Ele também avalia os custos e possíveis efeitos nocivos das intervenções terapêuticas.
» A tomada de decisão clínica tem três fases integradas: diagnóstico, avaliação da gravidade e manejo. Todas as três fases da tomada de decisão clínica são baseadas na história clínica e exame físico bem-sucedidos. A tomada de decisão clínica geralmente é difícil devido à sobreposição entre muitos tipos de condições, pois um único distúrbio pode produzir amplo espectro de sinais e sintomas, e muitos distúrbios podem produzir sinais e sintomas semelhantes.
» As informações clínicas obtidas a partir da história clínica, exame físico, testes laboratoriais e exames auxiliares são usadas para avaliar o grau de doença que classifica os pacientes em três categorias:
  – Pacientes levemente doentes que têm uma condição autolimitada que se resolve espontaneamente.
  – Pacientes moderadamente doentes requerem tratamento específico em ambiente ambulatorial.
  – Pacientes gravemente doentes necessitam de intervenção e estabilização imediatas para evitar danos irreversíveis e morte ou morbidade grave. Um paciente gravemente doente deve ser hospitalizado por dois motivos:
    - Para receber terapia geralmente não disponível em nível ambulatorial.
    - Para ser observado e monitorado de perto devido ao alto risco de uma complicação ou rápida progressão da doença. A capacidade dos pais e outras pessoas cuidarem de uma criança em casa e a disponibilidade de transporte, isolamento geográfico e clima também podem afetar a decisão de hospitalização.

ABORDAGEM DO PACIENTE E SEUS PAIS/CUIDADORES

Concluindo a consulta

» Fornecer um diagnóstico, quando possível, ou a exclusão de uma doença, quando apropriado. Definir o plano de tratamento, testes futuros e avaliação adicional.

» É essencial estabelecer um plano eficaz de diagnóstico que leva em consideração as necessidades físicas e emocionais do paciente. Deve incluir alívio dos sintomas, acompanhamento adequado e motivos para procurar atendimento emergencial novamente. Comunicar em termos leigos é essencial e confirmar se os pais/cuidadores e/ou pacientes entenderam as instruções. Instruções escritas devem ser acompanhadas de explicação verbal, resumindo os pontos principais.

» Os pacientes podem ter expectativas não atendidas que devem ser avaliadas. Alguns pais/cuidadores pacientes aceitarão o julgamento do médico, outros não. De qualquer forma, uma discussão honesta com os pacientes pode ser benéfica para todos.

» Os pacientes querem saber: O que eu tenho? O que devo fazer sobre isso? Quando vou me sentir melhor?

Maneiras de melhorar a aderência ao tratamento

» Simplificar o esquema de investigação e terapêutico.
» Perguntar sobre as dificuldades.
» Ajudar a reduzir os custos.
» Periodicamente, revisar o tratamento.
» Dispensar tempo para educar sobre a doença e o tratamento.
» Identificar pacientes com risco de má aderência.

Tipos de erros mais frequentes

» Erro ou atraso no diagnóstico.
» Falha em realizar os testes laboratoriais indicados.
» Não fornecer *handouts* para educação do problema do paciente.
» Atraso no tratamento.
» Erro no planejamento do tratamento (fazer sobrecarga de informações).
» Erro na posologia (dose, via etc.).
» Monitoramento inadequado do acompanhamento.

Explicando as incertezas que podem permanecer

» Alguns pacientes terão dificuldade de entender as incertezas relacionadas com um diagnóstico, mas podem entender que existem próximas etapas necessárias para reavaliação. Discutir as incertezas requer habilidade e um plano de monitoramento.

Diagnósticos

Preferencialmente, devemos elaborar três diagnósticos:

» **Diagnóstico sindrômico:** frequentemente é realizado a partir de informações da história clínica e exame físico. Geralmente obtido no início da consulta,

quando os pais/cuidadores e/ou a criança expressam os sinais/sintomas mais preocupantes.
» **Diagnóstico anatômico ou topográfico:** realizado a partir da história clínica, exame físico e de exames subsidiários. O sistema digestório pode ser subdividido em áreas bem definidas de funções fisiológicas (Figura 1.5).
» **Diagnóstico etiológico:** frequentemente realizado a partir de exames laboratoriais, de imagem e histopatológicos.

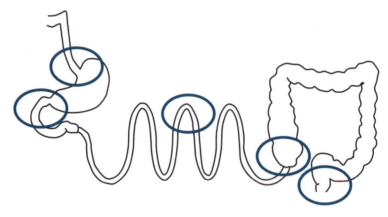

Figura 1.5. Anatomia clínica. (Círculos exemplificando áreas muitos importantes de diagnóstico topográfico.)

Finalmente
Os pacientes devem ter ampla oportunidade de fazer perguntas. Entretanto, nesse ponto, os pacientes geralmente estão exaustos e sobrecarregados. Sair com perguntas não respondidas diminui a adesão do paciente e, portanto, leva a piores resultados na condução da doença. Tudo o que pode ser feito para promover perguntas é incentivado. Tais medidas incluem permanecer sentado direcionar a consulta para outro membro da família. É crucial não parecer apressado.

Leitura recomendada

Collins J, Farrall E, Turnbull DA et al. Do we know what patients want? The doctor-patient communication gap in functional gastrointestinal disorders. Clin Gastroenterol Hepatol. 2009;7:1252-4.

Drossman DA, Chang L, Deutsch JK, Ford AC, Halpert A, Kroenke K et al. A review of the evidence and recommendations on communication skills and the patient-provider relationship: a rome foundation working team report. Gastroenterology. 2021;161(5):1670-88.e7.

Drossman DA, Ruddy J. Improving patient-provider relationships to improve health care. Clin Gastroenterol Hepatol. 2020;18(7):1417-26.

Drossman DA. 2012 David Sun lecture: helping your patient by helping yourself--how to improve the patient-physician relationship by optimizing communication skills. Am J Gastroenterol. 2013;108(4):521-8.

Miller WR and Rollnick S. Motivational interviewing: preparing people to change addictive behavior. New York: Guilford Press, 1991.

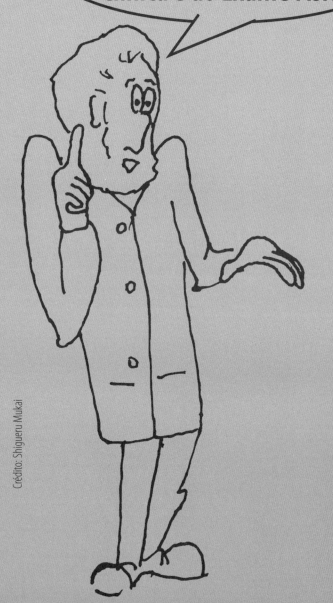

Capítulo 2

Anemias Nutricionais e Sistema Digestório

A anemia pode ser definida como uma redução na concentração de hemoglobina, hematócrito ou no número de glóbulos vermelhos por milímetro cúbico de sangue. A anemia por deficiência de ferro frequentemente se origina no trato gastrointestinal. O teor de ferro corporal é controlando pela entrada através do sistema gastrointestinal e não pela sua excreção. As principais causas da anemia são: ferropriva – não ingestão ou absorção inadequadas de ferro, e a perda excessiva de sangue (Figura 2.1), e por deficiência de vitamina B12 e folatos (Figura 2.2).

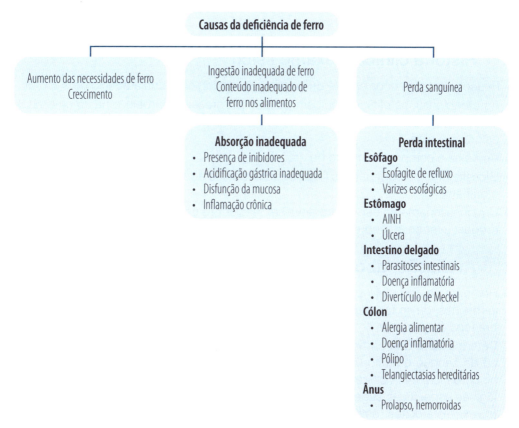

Figura 2.1. Principais causas gastrointestinais da anemia por deficiência de ferro (Fonte: Autoria própria.)

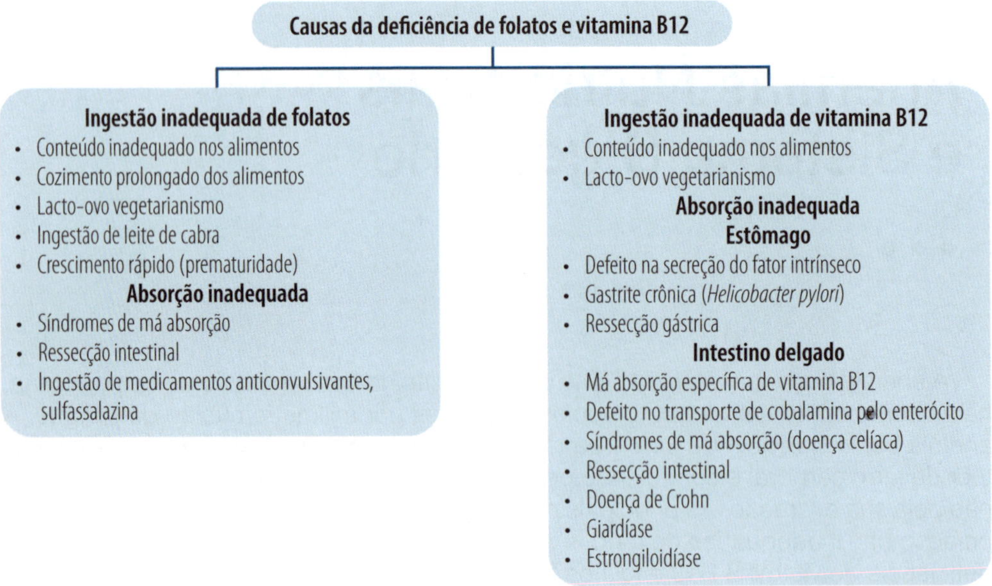

Causas da deficiência de folatos e vitamina B12

Ingestão inadequada de folatos
- Conteúdo inadequado nos alimentos
- Cozimento prolongado dos alimentos
- Lacto-ovo vegetarianismo
- Ingestão de leite de cabra
- Crescimento rápido (prematuridade)

Absorção inadequada
- Síndromes de má absorção
- Ressecção intestinal
- Ingestão de medicamentos anticonvulsivantes, sulfassalazina

Ingestão inadequada de vitamina B12
- Conteúdo inadequado nos alimentos
- Lacto-ovo vegetarianismo

Absorção inadequada
Estômago
- Defeito na secreção do fator intrínseco
- Gastrite crônica (*Helicobacter pylori*)
- Ressecção gástrica

Intestino delgado
- Má absorção específica de vitamina B12
- Defeito no transporte de cobalamina pelo enterócito
- Síndromes de má absorção (doença celíaca)
- Ressecção intestinal
- Doença de Crohn
- Giardíase
- Estrongiloidíase

Figura 2.2. Principais causas gastrointestinais da anemia por deficiência de folatos e vitamina B12. (Fonte: Autoria própria.)

História clínica e exame físico

» Poucos sintomas ocorrem até que o nível de hemoglobina caia abaixo de 7-8 g/dL.

» As características clínicas incluem palidez progressiva na pele e nas membranas mucosas, irritabilidade, anorexia, cansaço, fraqueza, taquicardia e taquipneia aos esforços e pica.

» Anorexia e comprometimento do crescimento.

» Glossite atrófica com papilas linguais achatadas e atróficas que tornam a língua lisa e brilhante.

» Um questionamento específico deve ser feito sobre consumo alimentar, ingestão de drogas, infecções recorrentes e perda de sangue.

Avaliação laboratorial

» Hemograma completo para estabelecer se a anemia é isolada, somente glóbulos vermelhos, ou se faz parte de uma anormalidade em glóbulos vermelhos, glóbulos brancos e plaquetas.

» Determinação das características morfológicas da anemia com base no esfregaço de sangue é muito útil no diagnóstico da anemia. Estabelecem se a anemia é hipocrômica, microcítica, normocítica, macrocítica ou mostra anormalidades morfológicas específicas sugestivas de distúrbios da membrana dos glóbulos vermelhos (p. ex., esferócitos, estomatocitose ou eliptocitose) ou hemoglobinopatias (p. ex., doença falciforme, talassemia).

» VCM e RDW são úteis na definição da morfologia e da natureza da anemia (Figura 2.3).

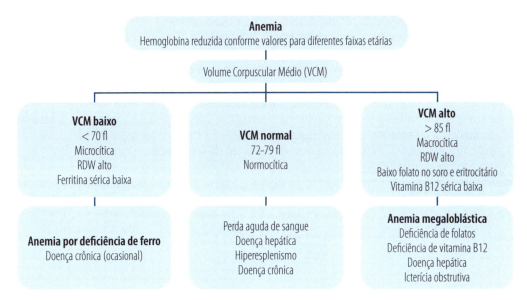

Figura 2.3. Diagnóstico de anemia considerando o valor do VCM. (Fonte: Autoria própria.)

» Contagem de reticulócitos reflete a eritropoiese. Uma contagem elevada sugere perda crônica de sangue ou hemólise; uma contagem normal ou reduzida sugere formação comprometida de eritrócitos. Em pacientes com sangramento ou hemólise, o índice de reticulócitos deve ser de pelo menos 3%, enquanto em pacientes com anemia por diminuição da produção de hemácias o índice de reticulócitos é de 3% e, frequentemente, de 1,5%.
» Na suspeita de deficiência de ferro: níveis de ferritina sérica.
» Pesquisa de sangue oculto e pesquisa para divertículo de Meckel.
» Endoscopia digestiva alta e colonoscopia, se indicada.
» Nível sérico de vitamina B12 e nível de folato sérico na anemia megaloblástica.

Sintetizando o diagnóstico da anemia ferropriva

O diagnóstico de anemia requer uma compreensão dos valores hematológicos normais e sua interpretação. Existem testes-chave de diagnóstico necessários na investigação da anemia. Eles são o exame do esfregaço de sangue periférico e a contagem de reticulócitos.
» Hemoglobina está abaixo do nível aceitável para a idade. É claramente definida de acordo com o Organização Mundial da Saúde (Quadro 2.1).
» VCM inferior ao normal.
» RDW é alto (> 14,5%) e associado a baixo VCM. Em geral, a diminuição dos índices é paralela à diminuição da hemoglobina, sendo bons testes de triagem para deficiência de ferro. RDW alto ocorre tanto na anemia ferropriva quanto na deficiência de vitamina B12 e de folato.
» Contagem de reticulócitos costuma ser normal na anemia por deficiência de ferro.

» O nível de ferritina sérica reflete o nível de estoques de ferro corporal; é quantitativo, reproduzível, específico e sensível. Níveis normais de ferritina, podem existir na deficiência de ferro quando coexistem infecção bacteriana, parasitária, ou condições inflamatórias crônicas, pois a ferritina é um reagente de fase aguda.

» A dosagem do ferro sérico como medida da deficiência de ferro tem sérias limitações. Ela reflete o equilíbrio entre vários fatores, incluindo ferro absorvido, ferro usado para a síntese de hemoglobina, ferro liberado pela destruição dos glóbulos vermelhos e o tamanho dos estoques de ferro. A concentração de ferro sérico representa um equilíbrio entre o ferro que entra e sai da circulação.

Quadro 2.1. Valores inferiores da hemoglobina na definição da anemia, segundo a Organização Mundial da Saúde		
Idade e sexo	Hemoglobina (g/dL)	Hematócrito (%)
Criança (6-59 meses)	11,0	33
Criança (5-11 anos)	11,5	34
Criança (12-14 anos)	12,0	36
Feminino > 15 anos	12,0	36
Masculino > 15 anos	13,0	39

Fonte: Autoria própria.

 Leitura Recomendada

Bayraktar UD, Bayraktar S. Treatment of iron deficiency anemia associated with gastrointestinal tract diseases. World J Gastroenterol. 2010; 16(22): 2720-5.

Bouri S, Martin J. Investigation of iron deficiency anaemia. Clin Med (Lond). 2018;18(3):242-4.

Iron deficiency anaemia: assessment, prevention, and control. A guide for programme managers. Geneva, World Health Organization, 2001 (WHO/NHD/01.3).

Pasricha SR, Tye-Din J, Muckenthaler MU, Swinkels DW. Iron deficiency. Lancet. 2021 16;397(10270):233-48.

Stein J, Connor S, Virgin G, Ong DEH, Pereyra L. Anemia and iron deficiency in gastrointestinal and liver conditions. World J Gastroenterol. 2016; 22(35): 7908-25.

World Health Organization. The World Health Report 2002: Reducing risks, promoting healthy life. Geneva, World Health Organization, 2002.

Capítulo 3

Ascite

Ascite é definida como um acúmulo patológico de líquido intraperitoneal. A causa mais comum de ascite é a hipertensão portal secundária à doença hepática crônica, que representa mais de 80% dos pacientes com ascite.

Composição do líquido ascítico

A formação do líquido peritoneal é um processo dinâmico de produção e absorção.
» **Linfa:** ascite quilosa, causada por obstrução das vias linfáticas.
» **Bile:** complicação da retirada cirúrgica da vesícula biliar, atresia das vias biliares.
» **Suco pancreático:** pancreatite aguda com fístula.
» **Urina:** perfuração das vias urinárias.
» **Plasma:** cirrose.

Mecanismos fisiopatológicos da ascite

» Hipertensão portal.
» Inflamação peritoneal.
» Baixa pressão oncótica do plasma (hipoalbuminemia).
» Lesão/obstrução da circulação linfática.

Classificação da ascite

Quanto à concentração de proteínas

» Exsudativa (alta concentração de proteínas): infecção (tuberculose), tumor, ascite pancreática.
» Transudativa (pequeno teor proteico ≤ 2,5 g/dL de proteína e densidade < 1,016): cirrose oculta; hipertensão venosa direita, aumentando a pressão dos sinusoides hepáticos; nefrose ou enteropatia perdedora de proteína (estados hipoalbuminêmicos), cardiopatia valvar direita, pericardite constritiva.

Quanto à gravidade

Ascite não complicada

» **Grau 1: leve:** detecção somente pela ultrassonografia abdominal.

» **Grau 2: moderada:** moderada distensão abdominal ao exame físico.
» **Grau 3: volumosa:** marcada distensão abdominal ao exame físico.

Ascite complicada

» Associada à peritonite bacteriana espontânea.
» Associada à síndrome hepatorrenal.
» Associada à hiponatremia.

Ascite refratária

» Não pode ser mobilizada ou apresenta recorrência precoce.
» Resistente a diuréticos: não responde à restrição de sódio e aos diuréticos.
» Intratável por diuréticos: não se conseguem dosagens efetivas de diuréticos em decorrência dos efeitos colaterais.

Quanto à condição do peritônio

**Gradiente de Albumina Soro-Ascite (GASA)*

Peritônio normal

Hipertensão portal (GASA > 1,1)

» Doença hepática: cirrose/fibrose hepática.
» Congestão hepática: ICC/Síndrome de Budd-Chiari.
» Trombose aguda *v.* Porta.

Hipoalbuminemia (GASA < 1,1)

» Síndrome nefrótica.
» Enteropatia perdedora de proteínas.
» Desnutrição.

Miscelânea (GASA < 1,1)

» Ascite pancreática.
» Ascite biliar.
» Ascite quilosa.

Doença do peritônio (GASA < 1,1)

» Exsudato inflamatório.
» Infeccioso: tuberculose, bacterianas inespecíficas, fúngica.
» Miscelânea: vasculites, doenças do colágeno, peritonite eosinofílica.
» Leucemia.
» Linfossarcoma.
» Reticuloendoteliose.

» Carcinomatose peritoneal.

» Carcinoma hepatocelular, mesotelioma.

Abordagem do paciente

História clínica e exame físico

» Existência de doença hepática conhecida.

» Hepatites virais (crônicas); doenças colestáticas/icterícia.

» História familiar de doenças hepáticas.

» Transfusões sanguíneas.

» Edema.

» Adolescentes: uso de drogas injetáveis, promiscuidade sexual, tatuagem.

Exame físico

» Distensão abdominal (aumento da circunferência abdominal).

» Ganho de peso inadequado.

» Proeminência de flancos.

» Hérnia umbilical, inguinal, eversão da cicatriz umbilical.

» Edema de membros inferiores, escrotal, periorbitário (lactentes).

» Anasarca (insuficiência cardíaca congestiva e síndrome nefrótica).

» Derrame pleural (80% à direita).

Palpação

» Toque retal (abaulamento do fundo de saco de Douglas) (< 300 mL).

» Palpação pelo rechaço (> 3 L).

Percussão

» Macicez móvel à percussão abdominal (0,3-1 L). É o achado mais seguro no exame físico para confirmar a presença de ascite, mas só surge quando há ascite volumosa.

» Semicírculo de Skoda (1-3 L).

» Sinal do piparote (percussão da onda líquida) (> 3 L).

Sinais de hipertensão portal e doença hepática

» Icterícia.

» *Spiders* (aranhas vasculares).

» Eritema palmar.

» Circulação colateral abdominal em capuz de medusa.

» Esplenomegalia.

» Desnutrição.

Sinais de insuficiência cardíaca

» Anasarca.
» Estase jugular.
» Pressão arterial normal ou baixa.
» Taquicardia.

Investigação

Laboratório (Quadro 3.1)

Quadro 3.1. Interpretação geral dos exames laboratoriais na ascite	
Exame	Interpretação
Leucócitos > 500 ou PMN > 250	Peritonite espontânea ou secundária
Proteína total ≥ 1 g/dL (PMN > 250)	Peritonite secundária em vez de espontânea
Desidrogenase láctica > LSN	Peritonite secundária em vez de espontânea
Glicose < 50 mg/dL	Peritonite secundária em vez de espontânea
Fosfatase alcalina > 240 U/L	Perfuração de víscera oca
Bilirrubina > LSN	Perfuração de víscera oca ou biliar
Amilase > 2.000 U/L ou > 5 × LSN	Ascite pancreática ou perfuração de víscera oca
Triglicerídeos > 200 mg/L	Ascite quilosa
Citologia	Maior sensibilidade (análise imediata em 3 amostras)
Cultura de micobactérias	Sensibilidade de apenas 50%
Antígeno carcinoembrionário (CEA) > 5 ng/mL	Perfuração de víscera oca

LSN = limite superior da normalidade; PMN = polimorfonucleares. Fonte: Autoria própria.

» Hemograma completo; eletrólitos; testes de função hepática (transaminases, protrombina; tempo parcial de tromboplastina; proteína total, albumina, bilirrubina total e fracionada; amilase e lipase; ureia; creatinina. Lactato/piruvato (para avaliação de doença metabólica). Sorologias virais (hepatite A, B e C).
» Ultrassonografia pode detectar tão pouco quanto 100 mL de líquido no abdome. Ultrassonografia com Doppler para diferenciar entre líquido livre e coleção loculada e presença de massa intra-abdominal. Também para avaliar a permeabilidade da vasculatura portal e direcionamento do fluxo.
» Paracentese e análise do líquido ascítico. A paracentese diagnóstica (50-100 mL) deve fazer parte da avaliação de rotina de pacientes recém-diagnosticados com ascite. O líquido deve ser examinado por sua aparência, quantidade de proteínas totais, albumina, contagem de células, contagem diferencial de células, Gram e colorações acidorresistentes, cultura bacteriana, amilase, glicose, LDH, TG e citologia (Quadro 3.2 e Figuras 3.1 e 3.2).
» A paracentese é obrigatória na presença de febre inexplicada e outros sinais de infecção em qualquer paciente com ascite conhecida, bem como em qualquer caso de descompensação da cirrose.

» Uma contagem de neutrófilos do líquido ascítico ≥ 250/mm³ aumenta a suspeita de infecção.
» A ascite quilosa pode resultar de lesão ou obstrução do ducto torácico em sua porção abdominal. O diagnóstico é feito pela demonstração de líquido ascítico leitoso com alto conteúdo de proteína e triglicerídeos, bem como contagem elevada de linfócitos.
» A não diferença entre albumina sérica e da ascite combinada com contagem baixa de neutrófilos sugere a presença de ascite em decorrência de baixa pressão oncótica e perda de albumina na urina. Em crianças, o diagnóstico mais provável é a síndrome nefrótica.

Quadro 3.2. Exames a serem solicitados no líquido ascítico		
Rotina	Opcional	Não usual
Celularidade	Cultura	BAAR e cultura para TB
Albumina	Glicose	pH
Proteínas totais	Desidrogenase lática	Colesterol e triglicerídeos
	Amilase	Bilirrubina
	Coloração de Gram	Lactato

BAAR = bacilos álcool-ácido resistentes. TB = tuberculose. Fonte: Autoria própria.

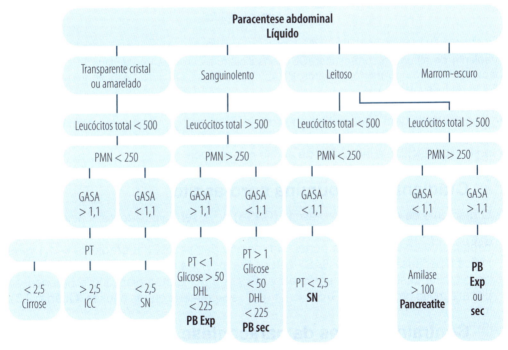

Figura 3.1. Avaliação do líquido ascítico na paracentese abdominal. DHL = desidrogenase lática; GASA = gradiente de albumina soro-ascite; ICC = insuficiência cardíaca congestiva; PB Exp = peritonite bacteriana espontânea; PB sec = peritonite bacteriana secundária; PMN = polimorfonucleares; PT = proteínas totais; PT em g/dL; SN = síndrome nefrótica. (Fonte: Autoria própria.)

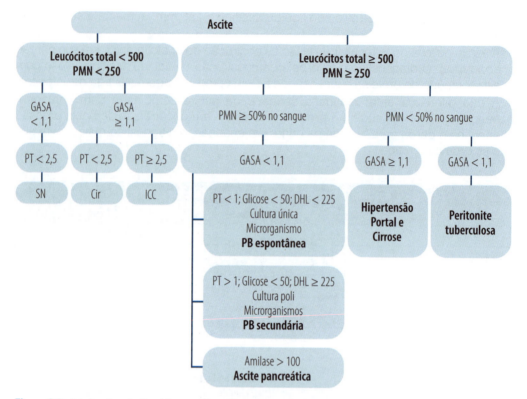

Figura 3.2. Avaliação do líquido ascítico. Cir = cirrose; DHL = desidrogenase láctica; GASA = gradiente de albumina soro-ascite; ICC = insuficiência cardíaca congestiva; PB = peritonite bacteriana; PMN = polimorfonucleares; PT = proteínas totais em g/dL; SN = síndrome nefrótica. (Fonte: Autoria própria.)

» A ascite de origem pancreática ocorre principalmente em pacientes com pancreatite aguda, pancreatite crônica ou trauma pancreático grave. O alto nível de amilase no líquido ascítico é indicativo de ascite pancreática.

Gradiente de albumina soro-ascite

» O gradiente de albumina soro-ascite (GASA) deve ser calculado para determinar se o líquido tem características de transudato ou exsudato. O gradiente se correlaciona diretamente com a pressão portal. Na maioria das vezes, um gradiente > 1,1 g/dL indica hipertensão portal. O GASA categoriza melhor a ascite do que a concentração de proteína total ou outros parâmetros. GASA ≥ 1,1 g/dL indica que a hipertensão portal é muito provável. Se GASA < 1,1 g/dL, suspeitar de outras causas (Quadro 3.3).

Contraindicações da paracentese

Absolutas
» Fibrinólise ou coagulação intravascular disseminada (CIVD) clinicamente evidentes.
» Abdome agudo inflamatório/cirúrgico.

Quadro 3.3. Principais etiologias da ascite segundo a interpretação do GASA	
GASA (gradiente de albumina soro-ascite)	**GASA = albumina soro - albumina do líquido ascítico**
GASA ≥ 1,1 = hipertensão portal (transudato)	GASA < 1,1 = sem hipertensão portal (exsudato)
Ascite da insuficiência cardíaca	Doença neoplásica
Cirrose	Infecção peritoneal por Tb e fungos
Fibrose hepática congênita	Ascite pancreática
Insuficiência hepática fulminante	Ascite biliar
Trombose de veia cava inferior	Ascite quilosa
Trombose da veia porta	Síndrome nefrótica
Doença veno-oclusiva	Serosite
Síndrome de Budd-Chiari	Obstrução intestinal
Metástases hepáticas	Infarto ou perfuração
Mixedema	

Fonte: Autoria própria.

Relativas

» Paciente não cooperante.
» Celulite no sítio da punção.
» Coagulopatia não corrigida: sugere-se correção com plasma fresco congelado apenas se INR > 2,0 (antes e durante procedimento; plaquetas, se plaquetas < 25.000).
» Organomegalias.
» Obstrução intestinal ou íleo paralítico.
» Ingurgitação venosa local.
» Cicatrizes cirúrgicas e bridas cirúrgicas.
» Hematomas.
» Ascite loculada.
» Obesidade.

Tratamento

» Tratamento de base deve ser realizado para doença subjacente.
» Em um paciente com cirrose, evitar sobrecarga de líquido e sódio. A água deve ser restrita a 50%-75% das necessidades de manutenção.
» Terapia diurética: espironolactona (2-3 mg/kg/d) é mais eficaz em pacientes cirróticos em combinação com furosemida.
» Paracentese abdominal terapêutica (grande volume paracentese) deve ser usada apenas em casos resistentes e para ascite tensa, pois o líquido ascítico tende a acumular novamente.
» A antibioticoterapia deve ser iniciada se houver alto índice de suspeita:
  – Leucócitos polimorfonucleares > 250, mas < 500 mm³: antibióticos IV em caso de grande suspeita clínica.

- Leucócitos polimorfonucleares > 500 mm^3: antibióticos EV (por exemplo, cefotaxima + ampicilina).
- Leucócitos polimorfonucleares > 500 mm^3: peritonite secundária.
- Indicação de resposta terapêutica é uma diminuição na contagem de neutrófilos no líquido ascítico em 50% do detectado na apresentação. A duração da terapia depende da resposta clínica, mas deve ser de no mínimo 10 dias.

Leitura recomendada

Giefer MJ, Murray KF, Colletti RB. Pathophysiology, diagnosis, and management of pediatric ascites. J Pediatr Gastroenterol Nutr. 2011;52: 503-13.

Hou W, Sanyal AJ. Ascites: diagnosis and management. Med Clin North Am. 2009;93(4):801-17.

Hou W, Sanyal AJ. Ascites: diagnosis and management. Med Clin North Am. 2009;93:801-17.

Runyon BA. Management of adult patients with ascites due to cirrhosis: an update. Hepatology. 2009;49(6):2087-107.

Wongcharatrawee S, Garcia-Tsao G. Clinical management of ascites and its complications. Clin Liver Dis. 2001;5:833-50.

Yu AS, Hu KQ. Management of ascites. Clin Liver Dis. 2001;5(2):541-68.

Zervos EE. Management of medically refractory ascites. Am J Surg. 2001;181(3):256-64.

Capítulo 4

Choro Excessivo

Chorar é um comportamento fisiológico normal em crianças pequenas. Com 6 a 8 semanas de idade, um bebê chora, em média, 2 a 3 horas a cada 24 horas. "Cólica" é um termo desatualizado usado para descrever o choro excessivo. Os pais muitas vezes ficam angustiados, exaustos e confusos e, muitas vezes, recebem conselhos conflitantes.

História clínica
Cansaço excessivo
Duração total do sono em 24 horas
Fome
Baixo ganho de peso

Exame físico
Efetuar o clássico exame físico da cabeça aos pés
Criança não está bem clinicamente
Hérnia inguinoscrotal
Lesões perineais

Sinais de alerta/gravidade

Início súbito de irritabilidade e choro
Depressão pós-parto dos pais
Traumatismo cranioencefálico, fraturas
Suspeita de pressão intracraniana elevada

Hérnia inguinal encarcerada
Corpo estranho
Dificuldades alimentares
Vômitos frequentes

Diarreia com sangue ou muco
Baixo ganho de peso
Sintomas após 4 meses de idade
Eczema generalizado

Presentes

Ausentes

Choro excessivo secundário
Causa gastrointestinal
Associado à ingestão
• Esofagite de refluxo
• Esofagite alérgica
Associado à evacuação
Somente choro
Causa extragastrointestinal

Choro excessivo primário
Cólica do lactente
(Ver Capítulo 42)

Investigar de acordo com a anormalidade encontrada

Leitura recomendada

Sung V, St James-Roberts I. Infant colic. In: Pediatric neurogastroenterology: gastrointestinal motility and functional disorders in children, 2nd ed. Springer International Publishing, 2017 (Eds. Faure C, Thapar N, Di Lorenzo C). p. 369-79.

Capítulo 5

Diarreia Aguda e Diarreia Persistente

 Diarreia

É um sintoma que consiste na alteração do padrão evacuatório habitual caracterizado por diminuição da consistência das fezes, presença de maior conteúdo líquido e/ou aumento na frequência das evacuações. A maioria dos episódios de diarreia duram menos de 7 dias.

Classificação da diarreia

» Diarreia aguda: tem origem predominantemente infecciosa, evolução potencialmente autolimitada e duração ≤ 14 dias.
» Diarreia persistente: é originária da diarreia aguda e se perpetua por alterações no trato gastrointestinal. Tem duração superior a 14 dias.
» Diarreia crônica: a sua evolução não é potencialmente autolimitada e tem duração superior a 30 dias.

Subtipos especiais de diarreia aguda

» Diarreia aquosa aguda (sem sangue).
» Diarreia aguda com sangue (disenteria).
» Diarreia secretora aguda (aquosa, volumosa).
» Diarreia com desnutrição grave.

Avaliação clínica da criança com diarreia aguda

História e exame físico

A avaliação de uma criança com gastroenterite aguda deve incluir uma história recente de ingestão e perdas para contrastar com a gravidade e a velocidade de instalação da desidratação. Obter as informações detalhadas no Quadro 5.1.

DIARREIA AGUDA E DIARREIA PERSISTENTE **33**

Quadro 5.1. Principais sintomas e sinais para rápida avaliação clínica	
História clínica	**Exame físico**
Diarreia	Estado geral: alerta; inquieto/irritado; letárgico/inconsciente
Duração (horas/dias)	Estado nutricional; peso; peso/estatura
Frequência (≥ 3 ×/24 horas)	Estado de hidratação. Qual grau de desidratação
Consistência: líquidas; semilíquidas; mucoides/sanguinolentas	Olhos: normais encovados
Explosivas; odor ácido	Lágrimas: normais; diminuídas; ausentes
Sinais/sintomas associados	Boca: saliva normal; espessa; seca
Vômitos (frequência)	Turgor (região abdominal lateral)
Febre	Normal; semipastoso; pastoso
Sintomas respiratórios. Quais?	Enchimento capilar prolongado (> 2 segundos)
Convulsão	Padrão respiratório anormal
Líquidos e alimentos ingeridos	Frequência cardíaca
Medicamentos usados	Oferta de SRO: recusa, toma com avidez; incapaz de beber

SRO = solução de reidratação oral. Fonte: Autoria própria.

Baseando-se em história clínica, exame físico e, especialmente, nas características das evacuações, podemos classificar a diarreia aguda em três subtipos descritos no Quadro 5.2

Quadro 5.2. Apresentação das características da diarreia aguda			
	Inflamatória	**Osmótica**	**Secretora**
Frequência	Alta	Moderada	Baixa/moderada
Volume	Pequeno	Moderado	Muito volumosas
Consistência	Pastosa/mucoide	Aquosas	Aquosas (água de arroz)
Odor	Incaracterístico	Ácido	Incaracterístico
Tenesmo	Sim	Ausente	Ausente
Muco/pus	Sim	Ausente	Ausente
Sangue	Frequente	Ausente	Ausente
Durante o jejum	Persiste	Cessa	Persiste
pH fecal	> 5,5	< 5,5	> 5,5
PLF	Positiva (fortemente)	Raramente positiva	Negativa
Etiologias principais	*Shigella* sp. *Salmonella* sp. *Campylobacter jejuni* *Yersinia enterocolítica* *Entamoeba histolytica*	Norovírus, rotavírus *E. coli* enteropatogênica *E. coli* enteroaderente *E. coli* enteroagregativa	*E. coli* enterotoxigênica *Staphylococus aureus,* *Clostridium perfringens*

PLF = pesquisa de leucócitos fecais (Capítulo 66). Fonte: Autoria própria.

Avaliação do grau de desidratação (déficit de líquidos)

Na diarreia ocorre aumento da perda de água e eletrólitos nas fezes líquidas, vômito, suor, urina e respiração. A desidratação ocorre quando essas perdas não são repostas adequadamente. O déficit de líquidos é expresso como a porcentagem do peso corporal (mL/kg de peso). Avaliar segundo o Quadro 5.3.

Quadro 5.3. Avaliação do grau de desidratação segundo a Organização Mundial da Saúde			
	Sem sinais de desidratação	Alguma desidratação	Desidratação grave
Perda de peso Lactentes Crianças maiores	< 5% (50 mL/kg) < 3% (30 mL/kg)	5% a 10% (50-100 mL/kg) 3% a 6% (30-60 mL/kg)	≥ 10% (> 100 mL/kg) ≥ 6% (> 60 mL/kg)
Estado geral	Bem, alerta	Irritado	Letárgico
Sede	Normal	Sedento	Incapaz de beber
Olhos	Normais	Fundos/encovados	Muito fundos
Sinal da prega	Desaparece rapidamente	Desaparece lentamente (< 2 s)	Desaparece muito lentamente (> 2 s)
Lágrimas	Presentes	Ausentes	Ausentes
Boca/língua	Úmidas	Secas	Muito secas
Pulso	Cheio	Fino	Muito fino
Enchimento capilar	Até 3 s	3 a 5 s	> 5 s
Use	Plano A	Plano B	Plano C

Fonte: Autoria própria.

Avaliação de condições especiais

Diarreia associada a antibióticos e *Clostridioides difficile*

» Aqueles que foram tratados com antibióticos (cefalosporinas, clindamicina e aminopenicilinas) nas últimas 8 a 12 semanas e/ou diarreia ocorrendo em hospitais (suspeita com início da diarreia após 3 dias de internação). Avaliação laboratorial é recomendada para detecção de toxina de *C. difficile*. Casos leves geralmente se resolvem com a descontinuação do antibiótico usado. Para doença moderada ou grave, o tratamento de primeira linha é metronidazol oral. A vancomicina oral é reservada a cepas resistentes.

Imunodeficiência

» Culturas bacterianas devem ser realizadas e o tratamento antibacteriano empírico deve ser considerado em crianças imunodeficientes.

Síndrome hemolítico-urêmica

» A síndrome hemolítico-urêmica (SHU) está associada à *E. coli* O157:H7. O uso de antibióticos ou drogas antimotilidade/agentes antidiarreicos nos estágios iniciais da diarreia aumentam o risco de SHU. Os sintomas da diarreia são: sangue nas fezes, náuseas, vômito e cólicas abdominais. A febre pode ser de baixa ou ausente.

DIARREIA AGUDA E DIARREIA PERSISTENTE

» Terapia de suporte (monitoramento rigoroso de líquidos e eletrólitos). Se houver falha terapêutica, iniciar diálise peritoneal ou hemodiálise.

Diagnosticar outros problemas importantes

» Desnutrição energético-proteica prévia ou adquirida nessa infecção; infecção do trato urinário; pneumonia; meningite.

Avaliação de complicações

» Distúrbios hidroeletrolíticos e ácido-básicos.
» Convulsões na infecção por *Shigella* sp.
» Intussuscepção intestinal.
» Síndrome hemolítico-urêmica com insuficiência renal após infecção por *E. coli* produtora de toxina *Shiga-E. coli* êntero-hemorrágica.
» Desnutrição energético-proteica prévia ou adquirida nessa infecção.
» Infecções à distância, sepses.

Investigação

» Diarreia acompanhada de febre, fezes com sangue ou mucoides, cólica ou dor abdominal intensa ou sinais de sepse, as fezes devem ser testadas para *Salmonella*, *Shigella*, *Campylobacter*, *Clostridium difficile*, *E. coli* O157: H7.
» As hemoculturas devem ser realizadas em lactentes menores de 3 meses e em pacientes com sinais de septicemia ou com condições de alto risco, como em crianças imunodeficientes.

Equacionamento do caso

O Quadro 5.4 define o padrão da diarreia aguda em avaliação e auxilia na definição do plano terapêutico.

Quadro 5.4. Informações para o planejamento terapêutico					
Estado nutricional	Padrão da diarreia	Grau de desidratação	Vômitos, sonolência, letargia, acidose, sinais de choque	Condições especiais	Falha terapêutica anterior
Eutrofia	Inflamatória	Hidratada		C. difficile	Hidratação
		Desidratação			Antibióticos
Desnutrição	Osmótica	Leve			
	Secretora	Moderada			
		Grave			

Fonte: Autoria própria.

Indicações para hospitalização?

» Choque.
» Desidratação grave (> 9% do peso corporal).

GASTROENTEROLOGIA PARA PEDIATRAS – FLUXOGRAMA PARA DIAGNÓSTICO EFETIVO

» Anormalidades neurológicas (letargia, convulsões).

» Vômito intratável ou bilioso.

» Falha de reidratação oral.

» Condição cirúrgica suspeita.

» Sem condições para acompanhamento domiciliar.

Plano terapêutico

» Os objetivos do tratamento são: prevenir a desidratação; tratar a desidratação; prevenir danos nutricionais; reduzir a duração e a gravidade da diarreia.

Tratamento da desidratação

A Organização Mundial da Saúde (OMS) sugere três planos para uma reidratação bem-sucedida.

» **Plano A.** Desidratação leve (≤ 5%).
  - A terapia de reidratação oral (TRO) é o tratamento preferido de desidratação leve a moderada. Objetivos:
  - Prevenir a desidratação e tratar a desidratação leve. Após cada evacuação, recomenda-se: < 2 anos (50 a 100 mL); 2 a 10 anos (100 a 200 mL); também podem ser utilizadas crianças maiores e sem vômitos (à vontade).
» **Plano B.** Desidratação moderada (> 6%).
  - O tratamento da desidratação moderada inclui a TRO e, se houver vômitos, associar ondansetrona: 2 mg (peso de 8 a 15 kg), 4 mg (peso de 15 a 30 kg) e 8 mg (peso superior a 30 kg). A dose pode ser repetida se a criança vomitar dentro de 15 minutos após a ingestão do medicamento.
» **Plano C.** Para pacientes com desidratação grave (≥ 10%)
» A hidratação endovenosa está indicada em: choque; alteração do nível de consciência; acidose grave; piora da desidratação ou não melhora com a TRO; distensão abdominal grave e íleo.

Monitoramento do tratamento da desidratação e realimentação

» Quando a reidratação é alcançada, uma dieta normal apropriada para a idade deve ser iniciada. Na diarreia osmótica, o uso de fórmulas sem lactose pode ser indicado.

Tratamento com antimicrobianos

Tratamento empírico com antimicrobianos:

» A escolha do agente antimicrobiano depende da prevalência local dos três patógenos (*Shigella*, *Campylobacter* e *Salmonella*). As opções são: azitromicina, ceftriaxona e ciprofloxacina.

» A terapia antibacteriana empírica deve ser considerada para pacientes imunocomprometidos e com diarreia com sangue ou doença grave.

» O tratamento antiparasitário deve ser utilizado em casos confirmados de giardíase, criptosporidíase ou colite amebiana.

Probióticos e zinco

» As recomendações consideraram que há um bom nível de evidências para recomendar o uso de *Lactobacillus GG*, *Saccharomyces boulardii*, *Lactobacillus reuteri* e *Lactobacillus rhamnosus GG* por até 7 dias.
» A suplementação oral de zinco pode ser realizada em crianças que residem em regiões com alta prevalência de deficiência de zinco ou que tenham sinais evidentes de desnutrição.

Diarreia persistente

A maioria dos episódios de diarreia aguda é de etiologia infecciosa, desenvolve-se agudamente e normalmente regride dentro de 7 dias.

Alguns episódios de diarreia aguda persistem por ≥ 14 dias ou mais e são denominados de diarreia persistente.

Assim, a diarreia persistente é originária da diarreia aguda, portanto, de origem presumivelmente infecciosa, em sua grande maioria, deve-se esclarecer qual o mecanismo da diarreia aguda que favoreceu a persistência.

Uma definição mais ampla: diarreia persistente foi definida como qualquer diarreia com ou sem sangue, que começou agudamente e durou 14 dias ou mais (ou seja, sem qualquer período livre de diarreia ou mais de 48 horas).

Na etiopatogênese da diarreia persistente é multifatorial, há evidência de uma enteropatia crônica com comprometimento da capacidade digestiva-absortiva. Fatores que podem desempenhar um papel incluem infecção, lesão da mucosa, restauração inefetiva da mucosa e suscetibilidade do hospedeiro. Todos fortemente influenciados pela desnutrição (Quadro 5.5).

Fatores de risco para a evolução para diarreia persistente

» Idade: lactentes, especialmente no primeiro ano de vida.
» Crianças sem aleitamento materno e/ou desmame precoce.
» Contaminação ambiental de água e alimentos.
» Desnutrição prévia à diarreia aguda.
» Desnutrição adquirida durante a evolução do episódio de diarreia.
» Imunodeficiência: associada ou não à desnutrição.

» Antecedente de diarreia aguda e/ou persistente.
» Infecções por patógenos específicos: bactérias ou protozoários.
» Intensidade da lesão da mucosa na diarreia aguda.
» Uso incorreto de antimicrobianos.
» Infecções associadas: especialmente respiratórias.

Quadro 5.5. Principais mecanismos para a evolução para diarreia persistente	
1. Persistência do agente etiológico da diarreia aguda	Por virulência do agente etiológico da diarreia aguda, resposta inadequada do hospedeiro ou conduta inadequada no tratamento inicial da diarreia.
2. Desequilíbrio hospedeiro-parasita	A presença do agente infeccioso e, eventualmente, da lesão morfofuncional de mucosa intestinal associada à diarreia aguda pode desequilibrar uma relação hospedeiro-parasita anteriormente com pouca repercussão clínica.
3. Intolerância secundária a carboidratos	A lesão prolongada da mucosa intestinal leva à diminuição das dissacaridases da borda em escova, especialmente da lactase, resultando em má digestão-absorção de carboidratos, com consequente efeito osmótico e fermentação bacteriana no cólon e/ou delgado.
4. Alergia secundária à proteína heteróloga da dieta	O aumento de permeabilidade da mucosa intestinal lesada pode resultar em absorção de macromoléculas proteicas alimentares antigênicas e consequente reação de hipersensibilidade, podendo levar a uma enteropatia por alergia alimentar, o que agrava a lesão de mucosa. As proteínas mais implicadas são: leite de vaca, soja e ovo.
5. Síndrome de supercrescimento bacteriano no intestino delgado	No intestino delgado, bactérias anaeróbias levam à desconjugação de sais biliares, que, no estado livre, aumentam a permeabilidade intestinal e a secreção de ânions, diminuem a absorção intestinal de cátions (Na^+ e Cl^-), monossacarídeos, aminoácidos e dipeptídeos, além de serem menos eficazes na micelação e solubilização de gorduras, resultando em má digestão/absorção destes nutrientes.
6. Lesão ileal com má absorção de sais biliares	Se houver lesão de mucosa em íleo terminal, associada à infecção por *Salmonella sp* e *Yersinea enterocolítica*, pode ocorrer redução da absorção de vitamina B12 e de sais biliares, com consequente prejuízo ao ciclo êntero-hepático e diminuição do *pool* de sais biliares secretados do fígado para a luz intestinal, levando à má absorção de gorduras. Os sais biliares não absorvidos, ao serem desconjugados e desidroxilados pelas bactérias colônicas, exercem efeito tóxico direto nos colonócitos, podendo ocasionar diarreia secretora – aquosa – no cólon, denominada diarreia colerética.

Fonte: Autoria própria.

Investigação

» Hemograma completo.
» Eletrólitos séricos.
» Exame rotina de urina.
» Radiografia de tórax.
» Coprograma (Capítulo 66).
» Fezes para cultura.
» Parasitológico fecal.
» Hemocultura (se suspeita de infecção sistêmica).

Tratamento (Figura 5.1)

Diarreia de início abrupto e com ≥ 14 dias de duração

Sintomas/sinais de alerta que podem sugerir má evolução
< 6 meses de idade
Desnutrição prévia à diarreia aguda
Perda de peso na diarreia atual
Sintomas/sinais de má digestão-absorção de carboidratos
Diarreia mucossanguinolenta
Febre persistente
Persistência de agente bacteriano enteroinvasivo
Infecções associadas (pneumonia, otite média, infecção urinária)

Tratamento
Princípio: interromper o ciclo vicioso diarreia-desnutrição
Farmacológico: antibioticoterapia para diarreia bacteriana enteroinvasiva; tratamento
de infecções associadas. Suplementação de vitamina A, zinco
Dietético: fórmulas lácteas sem lactose, dieta complementar com amido, proteína da carne de frango, óleos vegetais

Melhora
Programar recuperação de estado nutricional

Não melhora
Diarreia persiste
Baixo ganho ponderal
Reavaliar
Capacidade digestivo-absortiva: mudar
fórmula láctea (elementar?)
Infecções associadas
Refazer o diagnóstico (diarreia crônica?)

Figura 5.1. Abordagem da diarreia persistente. (Fonte: Autoria própria.)

Leitura recomendada

Bhutta ZA, Nelson EA, Lee WS, Tarr PI, Zablah R, Phua KB et al. Recent advances and evidence gaps in persistent diarrhea. J Pediatr Gastroenterol Nutr. 2008;47(2):260-5.

Black R, Fontaine O, Lamberti L et al. Drivers of the reduction in childhood diarrhea mortality 1980-2015 and interventions to eliminate preventable diarrhea deaths by 2030. J Glob Health. 2019;9(2):020801.

Das SK, Faruque AS, Chisti MJ, Malek MA, Salam MA, Sack DA. Changing trend of persistent diarrhoea in young children over two decades: observations from a large diarrhoeal disease hospital in Bangladesh. Acta Paediatr. 2012;101(10):e452-7.

Freedman SB, Ali S, Oleszczuk M, Gouin S, Hartling L. Treatment of acute gastroenteritis in children: an overview of systematic reviews of interventions commonly used in developed countries. Evid Based Child Health. 2013;8(4):1123-37.

Guarino A, Ashkenazi S, Gendrel D, Lo Vecchio A, Shamir R, Szajewska H; European Society for Pediatric Gastroenterology, Hepatology, and Nutrition; European Society for Pediatric Infectious Diseases. European Society for Pediatric Gastroenterology, Hepatology, and Nutrition/European Society for Pediatric Infectious Diseases evidence-based guidelines for the management of acute gastroenteritis in children in Europe: update 2014. J Pediatr Gastroenterol Nutr. 2014;59(1):132-52.

Halloran K, Underwood_MA. Probiotic mechanisms of action. Early Human Development. 2019;135:58-65.

Hartman S, Brown E, Loomis E, Russell HA. Gastroenteritis in children. Am Fam Physician. 2019;1;99(3):159-65.

Hill_C, Guarner_F, Reid_G, Gibson_GR, Merenstein_DJ, Pot_B, et al. The International Scientific Association for Probiotics and Prebiotics consensus statement on the scope and appropriate use of the term probiotic. Nature Reviews Gastroenterology and Hepatology. 2014;11(8):506-14.

Islam SB, Ahmed T, Mahfuz M et al. The management of persistent diarrhoea at Dhaka Hospital of the International Centre for Diarrhoeal Disease and Research: a clinical chart review. Paediatr Int Child Health. 2018;38(2):87-96.

King CK, Glass R, Bresee JS, Duggan C; Centers for Disease Control and Prevention. Managing acute gastroenteritis among children: oral rehydration, maintenance, and nutritional therapy. MMWR Recomm Rep. 2003;52(RR-16): 1-16.

Lee KS, Kang DS, Yu J, Chang YP, Park WS. How to do in persistent diarrhea of children?: concepts and treatments of chronic diarrhea. Pediatr Gastroenterol Hepatol Nutr. 2012;15(4):229-36.

National Institute for Health and Clinical Excellence. Diarrhoea and vomiting caused by gastroenteritis: diagnosis, assessment and management in children younger than 5 years. Clinical guideline. 2009.

Persistent diarrhoea in children in developing countries: memorandum from a WHO meeting. Bulletin of the World Health Organization. 1988;66:709-17.

Piescik-Lech M, Shamir R, Guarino A, Szajewska H. Review article: the management of acute gastroenteritis in children. Aliment Pharmacol Ther. 2013;37(3):289-303.

Shane AL, Mody RK, Crump JA, Tarr PI, Steiner TS, Kotloff K et al. 2017 Infectious Diseases Society of America Clinical Practice Guidelines for the diagnosis and management of infectious diarrhea. Clin Infect Dis. 2017. 29;65(12):e45-e80.

Capítulo 6

Dificuldades Alimentares

Dificuldade alimentar é todo processo que afeta negativamente pais ou cuidadores para suprirem alimentos ou nutrientes à criança. Termo que engloba diversos distúrbios alimentares com distintos níveis de gravidade com possibilidade de repercussão no estado nutricional e na relação entre pais e filhos. Início geralmente no primeiro ou segundo ano de vida, próximo à introdução da alimentação complementar ou quando a criança começa a adquirir sua independência.

Definições de terminologia das dificuldades alimentares sugeridas por Kerzner *et al.* (2015)

Dificuldade alimentar	Termo que engloba qualquer problema que afeta negativamente o processo da alimentação da criança. São dificuldades alimentares que os pais ou cuidadores veem como um obstáculo
Transtorno/ distúrbio alimentar	Quando ocorre um problema mais grave na alimentação, com impactos orgânicos, nutricionais e/ou emocionais
Neofobia	Rejeição de alimentos novos ou desconhecidos para a criança com pico entre o primeiro e o segundo ano de vida. Reação natural que se resolve com a repetida exposição o alimento
Seletividade alimentar	Quando o problema é a seletividade alimentar, em geral, se refere à criança agitada com pouco apetite ou uma forma leve de distúrbios sensoriais mais evidentes. Geralmente denota um problema leve ou transitório

O desenvolvimento da capacidade de deglutição de alimentos sólidos está diretamente relacionado com o início da dieta complementar. O Quadro 6.1 apresenta os intervalos das idades e as características do desenvolvimento para a capacidade de se alimentar.

Quadro 6.1. Intervalos de idades e características do desenvolvimento para a capacidade de se alimentar	
Intervalos de idades	**Características**
4 a 6 meses de idade	• Abrem a boca para a colher • Usam a língua para mover o bolo para o fundo da boca e para engolir ou manter a comida na boca
5 a 6 meses	• Sucção progride para uma mastigação fásica, num padrão de mordida e soltura
9 a 12 meses	• Progride para mordida contínua e tem início a mastigação rotativa • Texturas alimentares progridem de purês para alimentos moídos/amassados/picados • Começam a segurar colher e levar alimentos à boca
De 15 a 18 meses	• A maioria das crianças pode-se alimentar com uma colher

Fonte: Autoria própria.

Fatores predisponentes para dificuldades alimentares

» Predisposição genética.
» Dificuldades de alimentação ao nascimento (cólicas, vômitos).
» Primeiro filho (ordem de nascimento).
» Ausência de aleitamento materno.
» Atraso na introdução de alimentos sólidos (após 9 meses).
» Práticas alimentares inadequadas (pouca variedade, textura, refeições não estruturadas).
» História de doenças prévias.
» Padrões de sono alterados.
» Conflitos no momento da refeição.
» História materna de ansiedade, problemas alimentares e autoimagem (até transtornos).

Abordagem da criança

A Figura 6.1 apresenta a classificação das dificuldades alimentares, e a Figura 6.2 os diferentes subtipos de apetite.

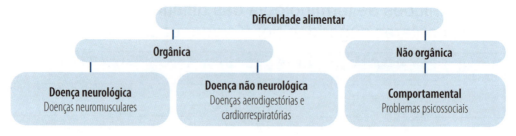

Figura 6.1. Dificuldade alimentar orgânica e não orgânica. (Fonte: Autoria própria.)

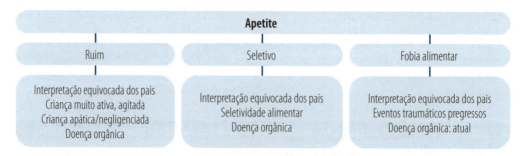

Figura 6.2. Diferentes subtipos de apetite. (Fonte: Autoria própria.)

História clínica e exame físico

» Recusa alimentar com duração superior a 1 mês.
» Refeições aberrantes, prolongadas, interrompidas e estressantes.
» Alimentação noturna em lactente mais velho.
» Manobras de distração para aumentar o consumo.

» Falta de alimentação independente apropriada.
» Falha no avanço de texturas ou número de alimentos.
» Aleitamento materno ou artificial prolongados.

Quadro 6.2. Sinais de alerta (vermelhos) para distúrbios orgânicos e comportamentais associados à dificuldade alimentar

Doença orgânica	Comportamentais
Disfagia	Fixação em alimentos (seletiva, dieta extremamente limitada)
Aspiração	Alimentação forçada e/ou persecutória
Dor à alimentação	Interrupção abrupta da aceitação alimentar após evento crítico
Vômito e diarreia	Ânsia de vômito antecipatória
Atraso de desenvolvimento	Fixação em alimentos (seletiva, dieta extremamente limitada)
Sintomas cardiorrespiratórios crônicos	
Falha de crescimento (*failure to thrive*)	

Fonte: Autoria própria.

 Investigação

» Hemograma completo.
» Painel metabólico abrangente.
» Velocidade de hemossedimentação.
» Ferritina.
» Nível de chumbo.
» IgA total e antitransglutaminase tecidual IgA.
» Análises de urina.
» Dosagem fecal de gordura e elastase.
» Parasitológico de fezes.
» Exames de imagem.

 Avaliação final

Avaliação: família, criança, ambiente, alimentação e ingestão alimentar:
» Total de alimentos consumidos coletados no diário alimentar ou recordatório.
» Texturas, cores, temperatura.
» Forma de seleção dos alimentos.
» Frequência de exposição a novos alimentos.

Comportamento às refeições:
» Duração.
» Regras da família.
» Ambiente.
» Casa *versus* escola.
» Pais *versus* cuidadores.

Quadro 6.3. Perfis de pais/cuidadores de crianças com dificuldades alimentares	
Estilo	Características
Autoritários	Pressionam, ignoram sinais de fome ou saciedade
Permissivos	Alimenta a criança quando e como ela exige. Não estabelecem limites sobre alimentação, acabam por atender a todas as exigências da criança
Indiferentes	Abandonam a responsabilidade e deixam de oferecer comida ou estabelecer limites. Ignoram os sinais de fome e necessidades emocionais e físicas da criança
Responsivos	Confiáveis, guiam, ensinam positivamente, limitam, interagem

Fonte: Autoria própria.

 Tratamento

Diretrizes gerais para todos os perfis de crianças

» Evite distrações durante as refeições (televisão, celulares etc.).
» Mantenha uma atitude neutra e agradável durante toda a refeição.
» Alimente para estimular o apetite.
» Limite a duração da refeição (20 a 30 minutos).
» Ofereça 4 a 6 refeições/lanches por dia e apenas água entre elas.
» Sirva comidas apropriadas à idade.
» Introduza sistematicamente novos alimentos (até 8 a 15 vezes).
» Incentive a autoalimentação.
» Tolere a bagunça apropriada para a idade.

Apetite seletivo

» Educar os pais para expectativas razoáveis.
» Aconselhar a expor as crianças, de maneira consistente e repetida, a novos alimentos, sem pressionar para obter a aceitação.
» Envolver a criança na preparação dos alimentos.
» Dar nomes especiais aos alimentos.
» Apresentá-los em desenhos atraentes.
» Usar "molhos" para melhorar o sabor.
» Modelar a alimentação.
» Indução da fome.
» Suplementação nutricional.
» Ofertar 1 alimento desejado, se aceitar 1 menos desejado.
» Substituir 1 alimento por similar.
» Alteração gradual do sabor, cor, textura e exposição à comida, juntamente com reforço positivo.

Fobia alimentar

» Identificar e tranquilizar a família após avaliação e tratamento da causa do desconforto.

» Reduzir a ansiedade associada à alimentação.
» Descondicionar o medo da criança.
» Alterar ambiente e utensílios de alimentação: copo.
» Indução da fome.
» Dessensibilização motora oral e exposição gradual não ameaçadora aos alimentos.
» Reforço positivo com recompensas, terapia cognitivo-comportamental ou encaminhamento psiquiátrico.

Quando é necessário um suplemento nutricional

» Baixa ingestão de macro ou micronutrientes.
» Comprometimento do crescimento.
» Doença de base (orgânica).
» Recuperação nutricional.
» Seletividade intensa.
» Garantir tempo para a educação nutricional.
» Suplementos nutricionais: frequentemente necessários.
» Optar por oferecer no período noturno, para não interferir com o apetite diurno.
» Escolha dietas hipercalóricas.

Leitura recomendada

Borowitz KC, Borowitz SM. Feeding problems in infants and children: assessment and etiology. Pediatr Clin North Am. 2018;65(1):59-72.

Green RJ et al. How to improve eating behaviour during early childhood. Pediatr Gastroenterol Hepatol Nutr. 2015;18(1):1-9.

Kerzner B et al. A practical approach to classifying and managing feeding difficulties. Pediatrics. 2015;135(2):344-53.

Were FN, Lifschitz C. Complementary feeding: beyond nutrition. Ann Nutr Metab. 2018;73 Suppl 1:20-5.

Capítulo 7

Disfagia

A disfagia é definida como dificuldade na sequência de deglutição que resulta em comprometimento da segurança, eficiência ou adequação de ingestão alimentar e, consequentemente, no crescimento e no desenvolvimento. A disfagia pediátrica pode ser transitória, crônica, ou progressiva, dependendo de sua etiologia. Deve ser distinguida de distúrbios comportamentais da alimentação.

Fisiologia da deglutição

A deglutição normal é um processo dinâmico que requer a coordenação dos músculos labiais, língua, palato, faringe, laringe e esôfago. É dividida em 4 fases: preparatória, oral (sucção ou mastigação, e o transporte do bolo alimentar para a faringe); faríngea (desencadeamento do reflexo de deglutição) e esofágica (transporte do bolo alimentar do esôfago até o estômago (Quadro 7.1).

A disfagia é categorizada em função da fase da deglutição que está comprometida (Quadro 7.2).

Avaliação clínica

» A história clínica e o exame físico completos geralmente orientam a seleção dos testes diagnósticos. Dar ênfase na história de nascimento, do neurodesenvolvimento,

Quadro 7.1. Fisiologia da deglutição		
Fases	**Características**	**Controle**
Preparatória	O alimento na cavidade oral é umedecido com saliva, mastigado e preparado em *bolus* usando a língua e o palato duro	< 6 m: sucção do mamilo > 6 m: desenvolvida Lactente = involuntária Crianças maiores = voluntária
Oral	Propulsão do *bolus* para a orofaringe pela língua e desencadeamento do reflexo de deglutição	Lactente = involuntária Crianças maiores = voluntária
Faríngea	Passagem do *bolus* para o esôfago via contração muscular coordenada da orofaringe e hipofaringe	Lactente = involuntária Crianças maiores = involuntária
Esofágica	Relaxamento do cricofaríngeo, o *bolus* entra no esôfago, passa para o estômago mediante peristaltismo coordenado da musculatura do esôfago	Lactente = involuntária Crianças maiores = involuntária

Fonte: Autoria própria.

Quadro 7.2. Distúrbios da deglutição	
Disfagia oral	• Reflexos orais ausentes; sucção (fraca, imatura, ausente, descoordenada) • Mordida/mastigação descoordenada; manuseio inadequado do bolo alimentar • Pobre contenção de *bolus* • Má propulsão do bolo alimentar
Disfagia faríngea	• Reflexo de deglutição ausente • Desencadeamento retardado da deglutição • Penetração laríngea, aspiração, engasgo • Resíduo faríngeo, refluxo nasofaríngeo • Incoordenação da respiração
Disfagia esofágica	• Obstrução na passagem do *bolus* através do esôfago • Incoordenação das contrações musculares do esôfago

Fonte: Autoria própria.

exame neurológico e comorbidades. O Quadro 7.3 apresenta os principais sintomas/sinais na disfagia segundo as diferentes fases da deglutição.

» História da alimentação: dieta atual, textura com melhor aceitação e dificuldades na aceitação.

» Avaliação da deglutição. Este exame clínico inclui a avaliação da postura, posicionamento, estrutura e função oral, motivação do paciente e interação entre a criança e quem alimenta. O bolo alimentar é apresentado ao paciente e a deglutição é observada pelo clínico/fonoaudiólogo. Diferentes consistências podem ser avaliadas. Objetivo: determinar se a disfunção está na fase preparatória, oral, faríngea ou em combinação. É um teste de triagem suficiente para avaliar aspiração, mas não detecta aspiração silenciosa.

» O Quadro 7.4 apresenta as principais causas de disfagia, e a Figura 7.1 uma sugestão de abordagem.

Quadro 7.3. Sintomas e sinais na disfagia		
Manifestações gerais		
Alimentação insuficiente	Recusa de se alimentar	Aversão alimentar
Dificuldade de alimentação	Infecção respiratória	
Oral	**Faríngea**	**Esofágica**
Sucção fraca	Engasgo, asfixia	Tosse
Retenção do alimento na boca	Tosse	Vômito
Tempo de alimentação longo	Refluxo nasofaríngeo	Regurgitação
Salivação excessiva	Cianose	Arqueamento
Perda de comida ou líquido pela boca	Alteração do choro ou voz	Irritabilidade
Não progressão na consistência	ALTE/BRUE	Odinofagia
Empurrar e expulsar o *bolus* com a língua	Respiração ruidosa após alimentação	Parada do alimento na orofaringe
	Tentativas de limpar as vias aéreas	Preferência por alimentos líquidos

Fonte: Autoria própria.

Quadro 7.4. Causas de disfagia
Oral
Anormalidades da cavidade oral (macroglossia, fenda palatina, micrognatia)
Faríngea
Anormalidades anatômicas: Incoordenação orofaríngea (paralisia cerebral, distrofia miotônica congênita, distúrbios neurodegenerativos)
Esofágica
Alterações anatômicas: • Esofagite péptica, esofagite eosinofílica, ingestão cáustica, epidermólise bolhosa, pós-fundoplicatura, após correção cirúrgica para atresia de esôfago, compressão por anel vascular (disfagia lusória), infecções (cândida, citomegalovírus) Avaliações para lesões estruturais: • Endoscopia digestiva alta • Estudo contrastado de esôfago-estômago-duodeno (EED)

Fonte: Autoria própria.

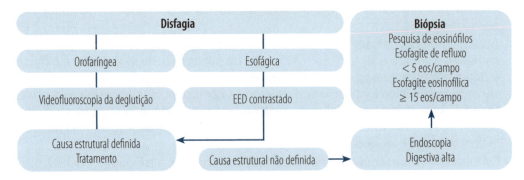

Figura 7.1. Abordagem da disfagia. (Fonte: Autoria própria.)

Avaliação laboratorial

» Hemograma completo pode ser útil como teste de triagem para doenças infecciosas ou inflamatórias.
» Proteína sérica e albumina são úteis para avaliação nutricional.
» Estudo cromossômico, análise metabólica ou testes de DNA específicos podem ser necessários.
» Eletromiografia e biópsia muscular podem ser necessárias quando se suspeita de distúrbios neuromusculares.

Estudos de imagem

» Radiografia de tórax pode demonstrar evidência de pneumonia ou doença pulmonar crônica secundária à aspiração.
» Estudo contrastado de esôfago/estômago/duodeno com o *bolus* impregnado de bário. Durante a deglutição avalia a anatomia desta região.

» Tomografia computadorizada ou ressonância magnética da cabeça, pescoço e/ou tórax: avalia a anatomia anormal; sequelas de aspiração crônica (bronquiectasia e espessamento brônquico).

Videofluoroscopia da deglutição

» Bolos de alimentos de consistência variável são impregnados com contraste radiográfico e ingeridos pelo paciente.
» A criança é posicionada o mais próximo de sua posição normal de alimentação e as 4 fases da deglutição são avaliadas.
» A fluoroscopia é realizada durante a ingestão para avaliar penetração ou aspiração nas vias aéreas.
» Este procedimento confirma a penetração e a aspiração, sendo limitado se a criança não ingerir alimentos por via oral.

Avaliação endoscópica

» Nasofaringoscópio flexível é usado para examinar a nasofaringe, orofaringe, hipofaringe, supraglote e glote. Este teste fornece uma avaliação completa da anatomia do trato aerodigestório superior.
» Laringoscopia direta permite avaliar anomalias anatômicas da cavidade oral, orofaringe, hipofaringe, supraglote, glote e subglote. Distúrbios das vias aéreas, como cisto, laringomalacia, imobilidade de prega vocal e fenda laringotraqueoesofágico pode ser diagnosticada.
» Traqueoscopia pode diagnosticar traqueomalacia, estenose traqueal e fístula traqueoesofágica.
» Broncoscopia pode avaliar broncomalacia, bronquiectasia e evidências de aspiração e pneumonias crônicas.
» Esofagoscopia avalia compressão extrínseca e alterações da mucosa podem ser visualizadas.
» Testes adicionais como biópsias, lavagem brônquica, podem complementar a endoscopia.

pHmetria esofágica de 24 horas (Capítulo 70)

» Útil para estabelecer a presença de refluxo ácido anormal e determinar se existe uma associação temporal entre refluxo ácido e sintomas de disfagia.
» Avaliar a adequação de terapia em pacientes que não respondem ao tratamento com supressão ácida.

Cintilografia

» Útil na avaliação do esvaziamento gástrico e também pode demonstrar episódios de aspiração detectada durante o estudo ou em imagens obtidas até 24 horas após o exame.

Tratamento

Os objetivos do tratamento da disfagia são reduzir a aspiração, melhorar a capacidade de deglutição e melhorar o estado nutricional. O tratamento é bem-sucedido quando a causa é identificada. Deve ser realizado por equipe multidisciplinar: pediatra, neurologista, otorrinolaringologista, pneumologista, gastroenterologista, nutricionista e fonoaudiólogo.

» A terapia de alimentação é o tratamento de primeira linha e diferentes fórmulas podem ser usadas para avaliar aquelas mais bem toleradas pelo paciente.
» Os espessantes mudam a mecânica da deglutição e melhoram a alimentação, diminuindo o trânsito e melhorando a coesão do bolo durante a deglutição.
» Tratamentos do refluxo devem ser prescritos com base nos sintomas clínicos.
» O tratamento cirúrgico da disfagia em crianças é indicado quando uma anormalidade anatômica é identificada como a causa da disfagia.

 Leitura recomendada

Dodrill P, Gosa MM. Pediatric dysphagia: physiology, assessment, and management. Ann Nutr Metab. 2015;66 Suppl 5:24-31.

Durvasula VSPB, O'Neill AC, Richter GT. Oropharyngeal dysphagia in children: mechanism, source, and management. Otolaryngol Clin NorthAm. 2014;47(5):691-720. doi:10.1016/j.otc.2014.06.004

Kakodkar K, Schroeder JW Jr. Pediatric dysphagia. Pediatr Clin North Am. 2013;60(4):969-77. doi:10.1016/j.pcl.2013.04.010

Lawlor CM, Choi S. Diagnosis and management of pediatric dysphagia: a review. JAMA Otolaryngol Head Neck Surg. 2020;1;146(2):183-91. doi: 10.1001/jamaoto.2019.3622.

Miller CK, Willging JP. Fiberoptic endoscopic evaluation of swallowing in infants and children: protocol, safety, and clinical efficacy: 25 years of experience. Ann Otol Rhinol Laryngol. 2020;129(5):469-81. doi: 10.1177/0003489419893720.

Tutor JD. Dysphagia and chronic pulmonary aspiration in children. Pediatr Rev. 2020;41(5):236-44. doi: 10.1542/pir.2018-0124.

Capítulo 8

Dispepsia

A dispepsia representa um complexo de sintomas, não um diagnóstico.
Caracteriza-se por:

» Uma variedade de sintomas no abdome superior presente por 4 semanas ou mais.
» Dor ou desconforto localizado no epigástrio como sintoma principal.
» Um grupo heterogêneo de sintomas associados: queimação epigástrica, eructações excessivas, náuseas, vômitos, regurgitação ácida, saciedade precoce, plenitude pós--prandial, "estufamento" abdominal superior, sensação de digestão anormal ou lenta.

Dispepsia não investigada

» Descreve a condição de qualquer paciente com dispepsia, mas sem investigação anterior (procedimentos diagnósticos), principalmente esofagogastroduodenos-copia (EGD). Esta pode ocorrer secundária a processos orgânicos, sistêmicos ou metabólicos que podem ser identificados por exames detalhados.

Dispepsia não ulcerosa

» Pacientes com sintomas de dispepsia e endoscopia normal.

A dispepsia pode ser dividida em duas categorias etiológicas

Dispepsia orgânica (Quadro 8.1)

» Quando a investigação clínica e laboratorial pode identificar uma doença orgânica subjacente.
» As causas orgânicas identificáveis mais importantes dos sintomas dispépticos são úlcera péptica e doença do refluxo gastroesofágico (DRGE).

Dispepsia funcional

» É um distúrbio gastrointestinal funcional caracterizado por sintomas epigástricos recorrentes sem doenças orgânicas detectáveis no sistema digestório pela investigação, incluindo esofagogastroduodenoscopia.

Quadro 8.1. Principais causas orgânicas de dispepsia em crianças e adolescentes	
Doença do refluxo gastroesofágico (principal causa)	
Infecção	Gastrite por *H. pylori*
Doenças eosinofílicas	Esofagite e gastrite
Doença das vias biliares	Colecistite, coledocolitíase
Doença inflamatória intestinal	Doença de Crohn
Pancreatopatias	Pancreatites agudas e crônicas
Gastropatia induzida por drogas	Anti-inflamatórios não hormonais, anticonvulsivantes, sais de ferro e potássio
Parasitoses intestinais	Giardíase, estrongiloidíase

Fonte: Autoria própria.

» Os sintomas normalmente surgem da região gastroduodenal e se caracterizam por quatro sintomas cardinais (plenitude pós-prandial, saciedade precoce, dor e queimação epigástrica).

A dispepsia funcional se divide em dois subgrupos (Capítulo 54)

» Síndrome da dor epigástrica. Caracterizada pela recorrência de dor ou queimação epigástrica, independente da refeição. Propõe-se que a hipersensibilidade visceral seja o principal mecanismo subjacente.
» Síndrome do desconforto pós-prandial. Sintomas dispépticos relacionados às refeições, caracterizados, principalmente, por plenitude pós-prandial e saciedade precoce. A motilidade alterada, como a acomodação gástrica e o esvaziamento gástrico retardado, são sugeridos no desenvolvimento de sintomas.

Mecanismos fisiopatológicos na dispepsia funcional

» Disfunção do eixo cérebro-intestino é determinante da percepção da intensidade dos sintomas em ambos os subgrupos.
» Hipersensibilidade visceral e hipersensibilidade à distensão gástrica.
» Acomodação gástrica prejudicada após uma refeição.
» Esvaziamento gástrico retardado (ou rápido).
» Tônus e sensibilidade antroduodenal alterados ao volume, lipídeo e ácido.
» Motilidade duodenojejunal anormal.
» Dismotilidade do intestino delgado.
» Disfunção do sistema nervoso central.
» Fatores psicossociais.

Investigação em dispepsia (Figura 8.1)

História clínica e exame físico

» O início dos sintomas (agudo ou insidioso), a sua natureza, frequência e cronicidade, a relação com a ingestão de refeições, ou um componente específico da dieta

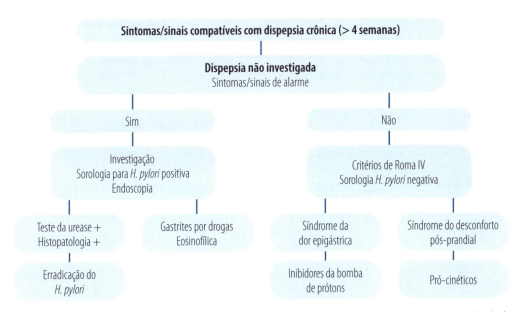

Figura 8.1. Fluxograma para abordagem da dispepsia não investigada. (Fonte: Autoria própria.)

devem ser anotados. Os sintomas são frequentemente intermitentes. O uso de medicamentos prescritos e não prescritos deve ser avaliado. O Quadro 8.2 apresenta os principais sintomas da dispepsia com possibilidade de uma avaliação objetiva da intensidade e relação com a alimentação.

» O histórico médico e o exame físico devem permitir a distinção de dispepsia de sintomas sugestivos de doença esofágica, pancreática ou biliar.
» Os pacientes com sintomas dispépticos podem pertencer a um dos três grupos:
  – Aqueles com dispepsia não investigada, em que a investigação deve revelar o diagnóstico subjacente.

Quadro 8.2. Dispepsia: avaliação objetiva de sintomas e intensidade						
	Não	Leve	Moderada	Intensa	Precipitada por refeição Sim (S) Não (N)
Dor/queimação epigástrica					
Dor/queimação retroesternal					
Desconforto abdominal					
Náusea/enjoo					
Vômito					
Eructação/arroto					
Saciedade precoce					
Empachamento pós-refeição					
Dor abdominal não epigástrica					

Fonte: Autoria própria.

- Aqueles nos quais a investigação revelou uma causa orgânica ou estrutural específica para os sintomas.
- Aqueles onde nenhuma causa orgânica foi encontrada e que podem ser considerados como tendo dispepsia funcional.

Sinais e sintomas de alarme (Quadro 8.3)

A presença de sinais e sintomas de alarme sugere maior probabilidade de doenças orgânicas e pode justificar a realização de exames diagnósticos, especialmente a EGD.

Quadro 8.3. Sintomas e sinais de alarme para crianças e adolescentes com dor abdominal crônica e dispepsia		
Anorexia	**Anemia**	**Uso de AINH**
Vômito persistente	Perda de peso não intencional	Uso de anticonvulsivantes
Disfagia progressiva	Artralgia/artrite	Uso de sais de ferro
Dor persistente no quadrante superior direito	Perda de sangue gastrointestinal	Atraso na puberdade
Dor que interrompe o sono	Doença perianal	História familiar de gastrite/úlcera/câncer
Diarreia noturna		

AINH = anti-inflamatório não hormonal. Fonte: Autoria própria.

Investigação laboratorial

» Testes iniciais como hemograma completo, exame de urina de rotina e parasitológico fecal (especialmente para pesquisa de *Giardia* sp.) são uteis para avaliação diagnóstica e repercussão de uma doença crônica.
» Transaminases, amilase e lipase séricas podem ser avaliadas em função dos achados semiológicos.
» Sorologia IgG para *Helicobacter pylori* é exame importante em nosso meio. Especialmente diante de sinais de alarme.
» Ultrassonografia abdominal, especialmente em suspeita de doenças das vias biliares.
» Esofagogastroduodenoscopia.

Tratamento na dispepsia funcional

» Modificações no estilo de vida representam o tratamento de primeira linha, associado a orientações dietéticas, considerando a modificação global da dieta ou a retirada de alimentos específicos que possam estar relacionados com os sintomas.
» Associar inibidores de bomba de prótons (IBP) na síndrome da dor epigástrica e pró-cinéticos na síndrome do desconforto pós-prandial. Muitas vezes sem uma definição clara do subtipo, a associação de ambos os medicamentos pode ser usada na fase inicial por 6 a 8 semanas. Em seguida, pode-se optar pela retirada de um deles e observar a resposta clínica.

Na dispepsia orgânica

» O tratamento será fundamentado na causa definida.

Leitura recomendada

Caplan A, Walker L, Rasquin A. Development and preliminary validation of the questionnaire on pediatric gastrointestinal symptoms to assess functional gastrointestinal disorders in children and adolescents. J Pediatr Gastroenterol Nutr. 2005;41:296-304.

Ganesh M, Nurko S. Functional dyspepsia in children. Pediatr Ann. 2014;43(4):e101-5. doi: 10.3928/00904481-20140325-12.

Hyams JS, Davis P, Sylvester FA et al. Dyspepsia in children and adolescents: a prospective study. J Pediatr Gastroenterol Nutr. 2000;30:413-8.

Mounsey A, Barzin A, Rietz A. Functional dyspepsia: evaluation and management. Am Fam Physician. 2020 15;101(2):84-8.

Oustamanolakis P, Tack J. Dyspepsia: organic versus functional. J Clin Gastroenterol. 2012;46(3):175-90. doi: 10.1097/MCG.0b013e318241b335.

Wei Z, Yang X, Xing X, Dong L, Wang J, Qin B. Risk factors associated with functional dyspepsia in Chinese children: a cross-sectional study. BMC Gastroenterol. 2021;12;21(1):218. doi: 10.1186/s12876-021-01800-x.

Capítulo 9

Distensão Abdominal

Um abdome distendido com uma massa palpável é uma apresentação em pronto atendimento ou em ambulatório de pediatria. A primeira questão que, então, surge: Qual é a causa dessa massa? Qual é o órgão comprometido? Por quanto tempo essa massa está persistindo? Qual o procedimento terapêutico ou definitivo que pode ser oferecido a essa criança?

» Sinal/sintoma que significa aumento ou protuberância do abdome desproporcional ao tamanho do corpo. A distensão abdominal é o aumento no volume da cavidade abdominal.

» A parede abdominal anterior é forçada para fora pelo aumento da pressão interna por gás, líquido, fezes, um órgão aumentado ou uma massa. A distensão abdominal pode ser difícil de discernir em lactentes e crianças pequenas, pois normalmente elas têm o abdome um pouco protuberante, secundário a: musculatura da parede abdominal ainda não bem desenvolvida, tamanho relativo dos órgãos abdominais em relação à cavidade abdominal e lordose fisiológica.

» A distensão abdominal é um sinal inespecífico que pode ser causado por um grande número de doenças e processos fisiológicos.

» A descoberta de uma massa abdominal em uma criança é motivo de grande preocupação para pais e pediatras.

Grandes possibilidades (Figura 9.1)

» Hipotonia da musculatura ou fáscia da parede abdominal.
» Presença de líquido extraluminal secundário a um exsudato (pus), processo hemorrágico (sangue), perfuração da vesícula biliar (bile), trato geniturinário (urina) ou vasos linfáticos (quilo).
» Aumento do volume intraluminal de gás no trato gastrointestinal (ar deglutido, produzido por fermentação excessiva ou dificuldade na eliminação (Capítulo 31).

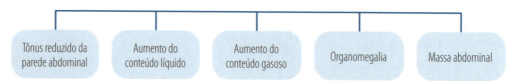

Figura 9.1. Principais possibilidades para a distensão abdominal. (Fonte: Autoria própria.)

» Hepatomegalia, esplenomegalia. Rins aumentados por uropatia obstrutiva (hidronefrose) ou doença renal policística.
» Massas como cistos, tumores. Massas abdominais podem ser um achado incidental no exame abdominal.

Investigação

História clínica

A história deve ser abrangente em razão do grande número de processos que podem causar distensão abdominal. A história clínica deve ser dirigida para a idade e suas causas mais comuns. Pode ser leve ou grave, localizada ou difusa e gradual ou abrupta (Quadro 9.1).

Questionamentos importantes aos pais/cuidadores:
» Como está a saúde geral da criança?
» O crescimento e o desenvolvimento estão adequados?
» História da alimentação pregressa e atual.
» História de alteração do hábito intestinal (diarreia ou constipação).
» História de eliminação de parasitas nas fezes.
» Edema em mãos, pernas e face.
» Massa no abdome.
» Uso de medicamentos.

Quadro 9.1. Principais causas de distensão abdominal segundo os períodos etários		
Período neonatal	**Lactente**	**Pré-escolar/escolar**
Obstrução intestinal	Obstrução intestinal	Apendicite/peritonite
Megacólon congênito	Megacólon congênito	Constipação
Peritonite	Intussuscepção	Síndrome nefrótica
Enterocolite necrosante	Hidronefrose	Íleo (infecção, alteração eletrolítica)
Tumores e cistos	Bandas adesivas	Linfoma
Má rotação com volvo	Tumor de Wilms	Tumor de Wilms
Hidronefrose	Neuroblastoma	Hepatoblastoma
Rim policístico	Hérnia inguinal, encarceramento	Cisto mesentérico

Fonte: Autoria própria.

Exame físico

Para lactentes e pré-escolares, o abdome pode ser dividido em quatro quadrantes com uma linha através do umbigo e uma linha vertical do processo xifoide à sínfise púbica, passando pelo umbigo. Para escolares e adolescentes, o abdome pode ser dividido em nove regiões conforme mostra a Figura 9.2. A região inguinal, a genitália externa e a área perianal fazem parte do exame abdominal. A Figura 9.3 apresenta as principais informações a serem obtidas na sequência do exame físico abdominal.

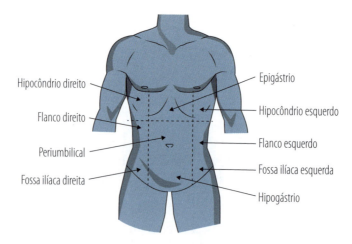

Figura 9.2. Regiões abdominais. (Fonte: Autoria própria.)

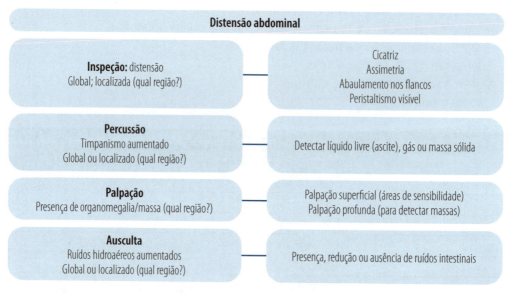

Figura 9.3. Principais informações a serem obtidas na sequência do exame físico abdominal. (Fonte: Autoria própria.)

» Observe assimetria abdominal.
» Verifique se há distensão localizada.
» Avalie a distensão generalizada, o que pode causar taquicardia e dificuldade para respirar quando deitado.
» Verifique se há pele tensa e brilhante e flancos salientes, o que pode indicar ascites.
» Observe se há umbigo evertido ou invertido.
» Inspecione o abdome em busca de sinais de incisão, hérnia inguinal.
» Auscultação para ruídos intestinais, abdominais esfrega e sopra.

» Percussão e palpar o abdome. Prepare o paciente para o exame pélvico e genital na fase pélvica ou exame genital.
» Medir circunferência abdominal.

Na distensão abdominal aguda (Quadro 9.2)

» Verifique rapidamente se há sinais de hipovolemia, dificuldade na respiração ou forte dor abdominal.
» Pergunte sobre acidentes recentes e observe sinais de trauma e sangramento peritoneal, como o sinal de Cullen (equimoses ao redor do umbigo) ou Sinal de Turner (equimoses nos flancos).
» Ausculta e palpar suavemente todos os quadrantes abdominais para rigidez. Se for detectada rigidez junto com ruídos intestinais anormais e o paciente reclamar de dor, comece intervenções de emergência.

Quadro 9.2. Sinais de alerta na distensão abdominal aguda	
Perfuração intestinal	Hemorragia intra-abdominal
Laceração de órgãos	Crise de sequestro esplênico
Pancreatite	Íleo adinâmico
Falência renal	Falência hepática

Fonte: Autoria própria.

Investigação de imagem
» Radiografia simples: suspeita de obstrução ou perfuração.
» Radiologia de bário em caso de estenose.
» Ultrassonografia abdominal: organomegalia, massa, ascite.
» Tomografia computadorizada: massa, trauma, ou pseudocisto de pâncreas.
» Biópsia retal de espessura total: se houver suspeita de Hirschsprung.
» Gonadotrofina coriônica humana beta-sérica (β-hCG): na suspeita de gravidez.

Leitura recomendada

Chandler JC, Gauderer MWL. The neonate with an abdominal mass. Pediatr Clin North Am. 2004;51:979-97.
Malkan AD, Loh A, Bahrami A, Navid F, Coleman J, Green DM, Davidoff AM, Sandoval JA. An approach to renal masses in pediatrics. Pediatrics. 2015;135(1):142-58. doi: 10.1542/peds.2014-1011.
Sharma N, Memon A, Sharma AK, Dutt V, Sharma M. Correlation of radiological investigations with clinical findings in cases of abdominal mass in the paediatric age group. Afr J Paediatr Surg. 2014;11(2):132-7. doi: 10.4103/0189-6725.132803.

Capítulo 10

Dor Abdominal Aguda e Subaguda

A dor aguda é reconhecida como o quinto sinal vital, junto com pressão arterial, pulso, frequência respiratória e temperatura. A dor abdominal aguda não é uma doença em si, mas um sintoma de várias doenças. Nesse texto será dividida arbitrariamente em:

» Dor abdominal aguda: com duração inferior a 5 dias.
» Dor abdominal subaguda: com duração inferior a 30 dias.

Abordagem do paciente

» Todos os pacientes devem ser submetidos a uma história clínica detalhada e um exame completo, cuidadoso e adequado à idade, independentemente do diagnóstico sugerido inicialmente. Observar dados no Quadro 10.1.
» O paciente deve ser continuamente reavaliado pelo mesmo médico.
» A idade da criança é um fator-chave na avaliação da causa e ajuda a restringir as possibilidades diagnósticas, pois diferentes condições variam com a idade (Quadro 10.2).

Quadro 10.1. Listagem para avaliação da dor abdominal aguda	
Problema	Observação e descrição: sublinhar o item positivo
Faixa etária	Idade em anos < 1, 2-5, 6-11, 12-18
Atitudes	Conversa alterada/expressão facial/prostração
Trauma abdominal	Recente/remoto
Dor	Generalizada/localizada/irradiação/migração
Dor	Início súbito/gradual
Dor	Incapacitante/crescente/intermitente
Dor agravada por	Movimento/tosse
Dor anteriormente	Episódios semelhantes
Ingestão de líquidos e alimentos	Normal/alterada
Evacuações	Normais/sem evacuações/diarreicas/constipação
Vômito	Presente/dor melhora com vômito
Vômitos	Biliosos/com sangue/fecaloides

Continua...

Quadro 10.1. Listagem para avaliação da dor abdominal aguda – continuação

Hemorragia gastrointestinal	Alta/baixa
Febre	Presente/ausente
Sinais e sintomas respiratórios	Respiração superficial/tosse/taquipneia
Sinais e sintomas urinários	Disúria/polaciúria/hematúria/dor lombar
Cirurgia abdominal pregressa	Sim/não
Condição clínica preexistente	Normal/alguma sintomatologia
Ciclo menstrual/atividade sexual	Detalhar
Aparência geral	Contato visual/interativa/letargia
Postura corporal	Normal/atípica
Vias aéreas superiores	Sintomas
Palidez	Presente todo o tempo/somente na dor
Distensão abdominal	Generalizada/localizada
Peristaltismo visível e timpanismo	Sim/não
Hérnias, cicatrizes e assimetria	Presente/ausente
Alterações em genitais	Ausente/presente
Ruídos hidroaéreos	Presente/ausente
Hepatomegalia e esplenomegalia	Descrever
Massa abdominal	Descrever localização
Sinais de peritonismo	Rigidez abdominal/descompressão brusca positiva
Região perineal e toque retal	Normal/alterada

Fonte: Autoria própria.

Quadro 10.2. Principais causas de dor abdominal aguda segundo diferentes faixas etárias

< 1 ano	2-5 anos	6-11 anos	12-18 anos
Enterocolite necrosante	Gastroenterite	Gastroenterite	Apendicite
Má rotação intestinal	Infecção urinária	Infecção urinária	Gastroenterite
Atresia intestinal	Intussuscepção	Constipação	Constipação
Íleo meconial	Divertículo de Meckel	Apendicite	Dismenorreia
Intussuscepção	Má rotação	Adenite mesentérica	Torção testicular
Gastroenterite	Adenite mesentérica	Pneumonia	Torção de ovário
Constipação	Apendicite	Trauma	Gravidez ectópica
Infecção urinária	Constipação	Púrpura Henoch-Schönlein	
Hérnia encarcerada	Volvo		
Megacólon agangliônico	Trauma		

Fonte: Autoria própria.

Intensidade e caráter

Três padrões básicos:
» Dor que está incapacitando fisicamente o paciente.
» Padrão alternante de dor intensa alternada com um período de alívio. Náuseas e vômitos são sintomas que podem estar associados a esse grupo.
» Padrão com aumento gradual do desconforto, geralmente vago e mal localizado no início, mas tornando-se mais localizada conforme a dor se intensifica.

 Considerando os achados do Quadro 10.1, podemos avaliar

» Faixa etária: neonatal; < 1 ano; 2-5 anos; 6-11 anos; 12-18 anos.
» Sem episódios de dor semelhante anteriormente.
» Trauma abdominal ausente.
» Sinais de alarme.
» Aparência da criança e classificação de acordo com quadro a seguir.

Leve	Moderada	Grave	Muito grave
Dor interfere pouco com a atividade	Dor interfere com a atividade	Sinais de peritonite ou obstrução	Sinais de choque e do nível de consciência
Associada a uma causa benigna e conhecida	Associada a sinais e sintomas de infecção	Alteração no estado geral e de hidratação	

Causa

» Abdominal/extra-abdominal.
» Com febre/sem febre.
» Clínica/cirúrgica.

 Investigação

Muitas crianças têm o diagnóstico esclarecido apenas pelo exame físico. A necessidade de investigações deve ser adaptada ao caso individual, onde o diagnóstico não é claro. As investigações devem refletir a suspeita clínica levantada durante a história e o exame clínico e devem ser adaptados para responder a questões específicas do diagnóstico diferencial. Dependendo da condição da criança e das suspeitas diagnósticas, os seguintes testes de laboratório podem ser solicitados.

Exame	Observação
Hemograma completo	Na ruptura do apêndice, a contagem leucocitária geralmente sobe
VHS e/ou PCR	Não são sensíveis nem específicos
Eletrólitos	Ajudar no manejo da hidratação

Continua...

Continuação...

Exame	Observação
Ureia e creatinina	Função renal alterada
Testes de função hepática	Dor no abdome superior (suspeita de doença hepática, da vesícula biliar)
Amilase e lipase	A lipase sérica tem sensibilidade e especificidade superiores na pancreatite aguda (preferível à amilase sérica)
Exame de urina	Importante em qualquer sintoma abdominal em crianças. Infecção urinária e urolitíase
Glicemia	Útil na suspeita de cetoacidose diabética
Radiografia simples de abdome em pé e deitado	Avaliar gás no intestino delgado e cólon e sinais de obstrução
Radiografia de tórax	Pneumonia, fratura de costelas
Ultrassonografia abdominal	Exame de escolha em crianças. Avaliação de fígado, baço, trato biliar, pâncreas, apêndice, rins e ovários
Tomografia computadorizada abdominal	Informações: parede intestinal, mesentério e retroperitônio (rins, pâncreas, duodeno e aorta). Ar livre, abscessos, calcificações e coleções de fluidos
Diagnóstico topográfico	
Gastrointestinal / Hepatobiliar/pancreática / Geniturinário / Respiratória / Outras	

Plano terapêutico

Com a história clínica, exame físico e exames laboratoriais iniciais disponíveis, deve-se fazer uma avaliação para estreitar o diagnóstico diferencial e elaborar o plano de tratamento adequado para a etiologia mais provável da dor abdominal aguda. Manejo da dor: estudos controlados randomizados demonstraram segurança no uso dos opioides na dor abdominal aguda em crianças.

A Figura 10.1 apresenta uma possível evolução de dor abdominal aguda.

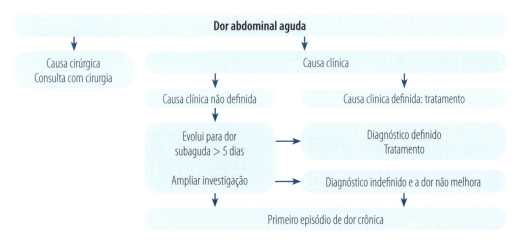

Figura 10.1. Evolução da dor abdominal aguda. (Fonte: Autoria própria.)

Leitura recomendada

Hijaz NM, Friesen CA. Managing acute abdominal pain in pediatric patients: current perspectives. Pediatric Health Med Ther. 2017; 8:83-91.

Kim JS. Acute abdominal pain in children. Pediatr Gastroenterol Hepatol Nutr. 2013;16:219-24.

Leung AKC, Sigalet DL. Acute abdominal pain in children. Am Fam Physician. 2003;67:2321-6.

Levine M & Rappaport L. Recurrent abdominal pain in school children. Pediatr Clin North America. 1984;31:969-91.

Poonai N, Paskar D, Konrad S-L et al. Opioid analgesia for acute abdominal pain in children: a systematic review and meta-analysis. Acad Emerg Med. 2014;21:1183-92.

Reust CE, Williams A. Acute abdominal pain in children. Am Fam Physician. 2016; 93:830-6.

Williams A, Kapilas L. Managing an acute abdomen. Current Paediatrics. 2001;11:311-6.

Capítulo 11

Edema

» Edema é a quantidade anormal de líquido nos espaços extracelulares em decorrência da expansão anormal do volume do líquido intersticial. O líquido de edema é um transudato de plasma que se acumula quando o movimento do líquido do espaço vascular ao intersticial é favorecido. Esse acúmulo de líquido no espaço intersticial ocorre quando a filtração capilar excede a quantidade de líquido retirada pela drenagem linfática. Anasarca é edema maciço e generalizado.

» Em uma primeira etapa, quando o líquido se move do espaço vascular para o interstício, ele reduz o volume plasmático. A má perfusão dos tecidos causa retenção de sódio e água pelos rins. Parte do excesso de líquido será retida no compartimento intravascular. A alteração na hemodinâmica capilar resulta na maior parte do líquido retido entrando no interstício e tornando-se aparente como edema.

» O edema se desenvolve em resposta a uma elevação na pressão capilar, aumento da permeabilidade capilar, pressão oncótica plasmática mais baixa ou combinação dessas alterações. O edema também pode ser secundário à obstrução linfática, levando à retenção de líquido no espaço intersticial.

» Secundário à diminuição da pressão osmótica (hipoalbuminemia), obstrução venosa ou linfática, traumatismo, elevação da pressão capilar (insuficiência cardíaca congestiva) e/ou aumento da permeabilidade capilar (p. ex., inflamação aguda) e obstrução na drenagem linfática (Figura 11.1).

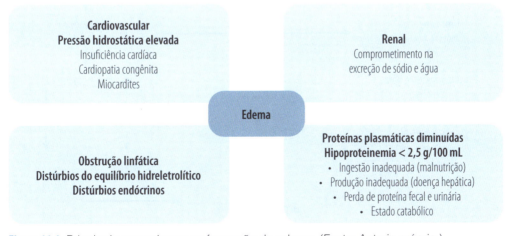

Figura 11.1. Principais mecanismos na formação de edema. (Fonte: Autoria própria.)

O edema pode ser localizado ou generalizado

» **Localizado:** derrame pleural, derrame pericárdico e ascite, inflamação local e alergia.
» **Edema generalizado:** doença renal (síndrome nefrótica); doença hepática, insuficiência cardíaca congestiva, nutricional.

Abordagem ao paciente (Quadro 11.1 e Figura 11.2)

Edema:
» Generalizado ou localizado? Depressivo?
» Início do edema: súbito ou gradual?
» Aumenta ou diminui em determinados momentos do dia? É influenciado pela posição do corpo?
» O paciente é assintomático?
» Evidência de doença cardíaca, renal ou gastrointestinal?
» Tem sintomas associados?

Quadro 11.1. Abordagem do paciente		
Edema		
Periorbital	Ao despertar	Doença renal
Membros superiores, membros inferiores	Não é dependente da gravidade	Edema linfático
Edema de membros inferiores		
Edema bilateral da extremidade inferior	Mais pronunciado depois de ficar em pé	
Edema pulmonar		Origem cardíaca
Ascite		Cirrose

Fonte: Autoria própria.

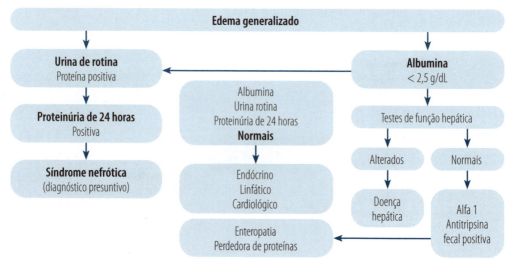

Figura 11.2. Investigação do edema generalizado. (Fonte: Autoria própria.)

Algumas características das principais causas de edema

» **Edema cardíaco:** é resultado de insuficiência cardíaca congestiva. O edema aparece pela primeira vez em partes flácidas do corpo e associado à congestão sistêmica (distensão venosa jugular, hepatomegalia, elevada pressão venosa, hidrotórax, ascite).
» **Edema nefrogênico:** pode ser encontrado em diferentes nefropatias. A característica é o edema facial/pálpebra no início da manhã e, então, se estender para todo o corpo.
» **Edema hepático:** o líquido se acumula na cavidade intraperitoneal como ascite (Capítulo 3). O edema aparece no tornozelo, pode-se espalhar gradualmente para cima. Frequentemente associado a esplenomegalia, ingurgitamento das veias da parede abdominal.
» **Desnutrição ou pacientes com doença debilitante crônica.** O edema é caracterizado pelo início nos pés e gradualmente espalhando por todo o corpo.
» **Edema endócrino (mixedema).** Observado no hipotireoidismo. É edema não depressível.

 Investigação (Figura 11.3)

» A urinálise deve ser realizada em todas as crianças com edema. Existe perda proteica urinária?
» A albumina e os testes de função hepática podem ajudar no diagnóstico de cirrose. O edema geralmente está associado à albumina < 2,5 g/dL.
» Avaliar a função renal.
» A radiografia de tórax é útil na detecção de insuficiência cardíaca, edema pulmonar e derrames pleurais.

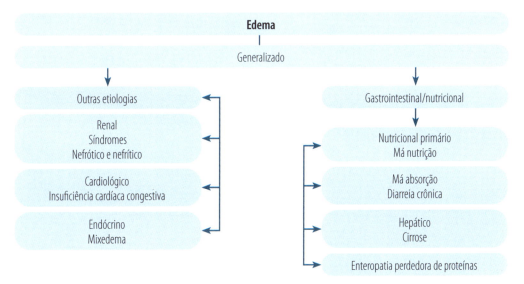

Figura 11.3. Abordagem do paciente com edema generalizado segundo as etiologias. (Fonte: Autoria própria.)

» A ultrassonografia renal permite caracterizar o tamanho do rim e avaliar a doença renal cística e hidronefrose.

» A ecocardiografia cardíaca pode avaliar a função ventricular e auxiliar no diagnóstico de doença cardíaca.

Tratamento

O manejo primário é identificar e tratar a causa subjacente do edema.

Leitura recomendada

Hisano S, Hahn S, Kuemmerle NB, Chan JC, DeSanto NG. Edema in childhood. Kidney Int Suppl. 1997;59:S100-4.

Leung AKC, Robson WLM. Oedema in childhood. Journal Royal Society Promotion Health. 2000;120:212-9.

O'Brien JG, Chennubhotla SA, Chennubhotla RV. Treatment of edema. Am Fam Physician. 2005;71(11):2111-7.

Siddall EC, Radhakrishnan J. The pathophysiology of edema formation in the nephrotic syndrome. Kidney Int. 2012;82(6):635-42. doi: 10.1038/ki.2012.180. 2012 20.

Trayes KP, Studdiford JS, Pickle S, Tully AS. Edema: diagnosis and management. Am Fam Physician. 2013;15;88(2):102-10.

Capítulo 12

Failure to Thrive ou Insuficiência do Crescimento

Failure to thrive (FTT) representa um sintoma que ocorre quando a ingestão calórica é insuficiente para manter o crescimento. É um distúrbio multifatorial, diagnosticado com maior frequência em crianças menores de 2 anos de idade, em que estão implicadas causas clínicas, psicológicas, nutricionais, comportamentais, abuso, ambientais e congênitas.

Pode-se manifestar a qualquer momento na faixa etária pediátrica. Não é um diagnóstico final, mas uma descrição de um estado físico; portanto, uma causa para FTT deve sempre ser buscada (embora, muitas vezes, uma causa física subjacente significativa não seja reconhecida). Sequelas a longo prazo envolvendo todas as áreas de crescimento, comportamento e desenvolvimento podem ser vistas em crianças que sofrem de FTT.

Definição de termos

» FTT descreve uma condição clínica e não um diagnóstico, sendo um marcador de crianças que exibem crescimento inadequado ou a incapacidade de manter o crescimento, especialmente nos primeiros dois anos de vida.
» FTT é um processo em uma criança cujo peso e crescimento foi interrompido por um processo orgânico ou não orgânico.
» Distúrbio alimentar não orgânico é uma condição em que as crianças mostram comportamentos alimentares incorretos, como seletividade, recusa alimentar, medo da ingestão de alimentos, sem doença orgânica subjacente.
» Negligência infantil deve ser considerada quando um cuidador não consegue satisfazer as necessidades básicas de uma criança, como alimentação adequada, abrigo, vestuário, educação, cuidados de saúde.

Critérios antropométricos para o diagnóstico de FTT

As medições de estatura e peso devem ser obtidas em visitas seriadas.
» Peso para idade inferior ao percentil 3 ou escore $z \leq 2$.
» Peso para estatura inferior ao percentil 3 ou escore $z \leq 2$.
» Velocidade de ganho ponderal inferior ao esperado para a idade.
  – 0 a 3 meses: 26 a 31 g/dia.
  – 3 a 6 meses: 17 a 18 g/dia.
  – 6 a 9 meses: 12 a 13 g/dia.

– 9 a 12 meses: 9 g/dia.
– 1 a 3 anos: 7 a 9 g/dia.

Desaceleração do peso de forma que cruze duas linhas de percentis (5, 10, 25, 50, 75, 90, 95 percentis) em tempo de alguns meses (geralmente menos de 6 meses).

Obs.: Em prematuros, todos os índices antropométricos devem ser calculados para idade corrigida até completarem 2 anos. A idade corrigida (ou idade pós-concepção) traduz o ajuste da idade cronológica em função do grau de prematuridade, considerando que o ideal seria nascer com 40 semanas de idade gestacional. Assim: idade corrigida = idade cronológica - (40 semanas - Idade gestacional em semanas).

Avaliação

» **História clínica:** seguir orientações iniciais descritas no Quadro 12.1. A anamnese detalhada e o exame físico completo não podem ser subestimados.
» **História alimentar atual:** completa para determinar a ingestão calórica/proteica e de micronutrientes dessas crianças. Realizar a avaliação da ingestão em recordatório de 24 horas ou diário alimentar de 3 dias. Realizar observação direta da alimentação. O Quadro 12.2 apresenta as principais razões para ingestão inadequada.

Exame físico

Avaliar os parâmetros de crescimento, incluindo (peso, estatura, perímetro cefálico e peso para a estatura) que devem ser plotados em gráficos de crescimento apropriados.

O exame detalhado da "cabeça aos pés" deve ser realizado para identificar em cada um dos principais sistemas, incluindo uma avaliação do desenvolvimento neurológico, a presença de sinais físicos de abuso ou negligência.

Observação do perímetro cefálico:
» Perímetro cefálico, peso e estatura estão todos diminuídos. Doenças genéticas e pré-natais devem ser suspeitadas.

Quadro 12.1. Principais informações clínicas, do desenvolvimento e sociais na avaliação de crianças com FTT	
Pré-natal	Crescimento fetal, diagnóstico pré-natal de síndromes congênitas
Nascimento	Peso, comprimento, prematuridade, intercorrências
História clínica pregressa	Com questões específicas sobre cada aparelho/sistema
História alimentar pregressa	Aleitamento materno, fórmulas lácteas e alimentos no desmame
História do crescimento	Obter dados de peso e comprimento pregressos
História do desenvolvimento	Problemas de desenvolvimento *versus* problemas de crescimento
História familiar	Índices antropométricos dos pais e irmãos, atraso do desenvolvimento na família e doenças significativas
História psicossocial	Emprego, situação financeira, benefícios, abuso de substâncias e violência doméstica, falta de apoio da família
Informações adicionais	Médico de família, nutricionista, serviço social
Fatores de risco	Pais adolescentes, solteiros, problemas conjugais

Fonte: Autoria própria.

Quadro 12.2. Principais informações na avaliação da ingestão inadequada em crianças com FTT	
Técnica	Amamentação materna incorreta Preparação incorreta da fórmula Fórmula láctea inadequada
Dieta complementar	Variedade limitada de alimentos Progressão tardia para alimentos sólidos Excesso de alimentos líquidos × sólidos
Alimentação insuficiente para a idade	Baixa percepção da fome da criança Porções inadequadas Sem tempo suficiente para alimentação Apressar a criança para a alimentação
Estímulo para alimentação	Insuficiente Alimentação irregular
Alimentação *versus* comportamento	Restrição de ingestão pelos pais para evitar "obesidade" Privação de alimentação como punição Ambiente tenso
Problemas estruturais da via alimentar	Fenda palatina, obstrução nasal, hipertrofia adenoideana, lesões dentárias, estenose esofágica
Disfunção	Sucção/deglutição/mastigação
Inapetência	Secundária a distúrbios orgânicos

Fonte: Autoria própria.

» Perímetro cefálico normal e peso e estatura comprometidos. Distúrbios endócrinos e atraso constitucional são possíveis.

» Perímetro cefálico normal e peso baixo em relação à estatura. Sugere alimentação inadequada.

Exame da cabeça aos pés

» Aparência geral: palidez, salivação excessiva, caquexia, cabelos rarefeitos ou alopecia, adiposidade inadequada/reduzida e características dismórficas.

» Pele e membranas mucosas: pele descamativa, candidíase, unhas em vidro de relógio, queilose/queilite, dermatite em área de fraldas, lesões na pele e hematomas.

» Cabeça e pescoço: microcefalia, fechamento tardio das fontanelas, fendas palpebrais reduzidas, catarata, papiledema, apagamento do filtro nasal, aftas orais e alargamento da tireoide.

» Orofaringe: macroglossia, hipoplasia mandibular, hipertrofia tonsilar, defeitos no palato mole ou duro e erupção dentária retardada.

» Tórax: sibilância, crepitações, fase expiratória prolongada, hiperexpansão torácica e sopro cardíaco.

» Abdome: distensão abdominal, ruídos intestinais hiperativos, hepatoesplenomegalia e fístula retal.

» Geniturinário: anomalias geniturinárias.

» Musculoesquelético: baqueteamento digital, deformidades ósseas (craniotabes, rosário costal, escoliose, curvamento distal das pernas, rádio e ulna, alargamento do pulso) e edema.

» Neurológico: reflexos tendinosos anormais, hipotonia, fraqueza muscular e espasticidade.

Observações importantes durante as consultas por FTT

» Os sinais e sintomas são reais? Muito atípicos?
» História inconsistente de diferentes observadores.
» Os sinais e sintomas ocorrem apenas na presença de um cuidador.
» História de doença incomum no cuidador ou familiar.
» História de transtorno mental do cuidador.
» Cuidador insiste em procedimentos invasivos.
» Irmão teve ou tem uma doença incomum.
» Consultas em muitas subespecialidades.
» Falha para responder a tratamentos anteriores adequados.

Com os dados anteriores podemos avaliar a maior possibilidade para FTT com base na Figura 12.1

O FTT expressa o desequilíbrio entre a ingestão e as necessidades nutricionais de macro e micronutrientes. Esse desequilíbrio dificulta o crescimento geral, impactando primeiro o peso, depois comprimento e perímetro cefálico; sendo o comprometimento antropométrico a manifestação predominante de FTT, mas o desenvolvimento de habilidades cognitivas e função imunológica também podem ser afetados, resultando em falha em atingir os marcos de desenvolvimento.

Investigação laboratorial

A investigação laboratorial produz poucos resultados para o diagnóstico. A investigação deve ser baseada no quadro clínico e pode deve incluir:
» Hemograma completo, PCR ou VHS, urina tipo I, urocultura e parasitológico fecal.

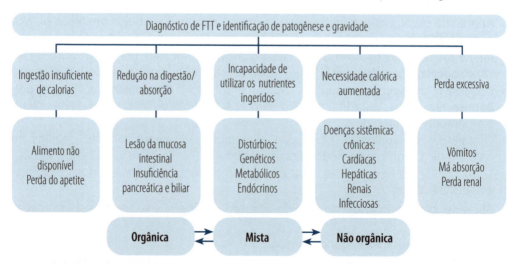

Figura 12.1. Mecanismos com maior possibilidade no desenvolvimento de FTT. O FTT muitas vezes envolve uma combinação de doença orgânica e problemas disfuncionais entre pais e filhos, dificuldades interacionais, dificuldades de alimentação, disfunção oromotora, aversão aos alimentos, e/ou controle do apetite. (Fonte: Autoria própria.)

» Proteínas totais e frações, glicemia, ureia, creatinina, eletrólitos, testes de função hepática, ferritina, imunoglobulinas.
» Exame de testes de função tireoidiana.
» Sorologia para doença celíaca (antitransglutaminase tecidual – IgA) e sorologia para HIV.
» Estudos de imagem indicados com base nos achados clínicos.
» Avaliação genética é indicada para crianças dismórficas.
» Avaliação de erros inatos do metabolismo: gasometria venosa, enzimas musculares, dosagem de amônia sérica, perfil *tandem* de aminoácidos e acilcarnitinas no sangue e dosagem de ácidos orgânicos na urina.

Tratamento

O tratamento é individualizado de acordo com a cronicidade e a gravidade da desnutrição, distúrbios médicos subjacentes e as necessidades da criança e da família. Necessidade ou não de hospitalização e iniciar o tratamento das causas subjacentes do FTT. A hospitalização é indicada nos casos em que o estado clínico e psicológico do paciente esteja severamente afetado.

Sintomas ou sinais que podem indicar um distúrbio subjacente e indicações para hospitalização

» Desnutrição grave: peso/estatura z escore ≤ 3.
» Crescimento linear lento.
» Perda de peso rápida.
» Doença intercorrente grave.
» Falha em responder a tratamento ambulatorial.
» Circunstâncias psicossociais que colocam a criança em risco de danos.
» Interação pais-filho extremamente problemática.
» Impedimento de condução ambulatorial associada à praticidade da distância, transporte ou problemas psicossociais familiares.
» Observar como a criança se alimenta, a interação entre a criança e o cuidador, e as funções fisiológicas diárias da criança.
» Tratamento específico de complicações ou deficiências.

Leitura recomendada

Cole SZ, Lanham JS. Failure to thrive: an update. Am Fam Physician. 2011; 83:829-34.
Gonzalez-Viana E, Dworzynski K, Murphy MS, Peek R; Guideline Committee. Faltering growth in children: summary of NICE guidance. BMJ. 2017;28;358:j4219. doi: 10.1136/bmj.j4219.
Homan GJ. Failure to thrive: a practical guide. Am Fam Physician. 2016 15;94:295-9.
Kerzner B, Milano K, MacLean WC, Berall G, Stuart S, Chatoor I. A practical approach to classifying and managing feeding difficulties. Pediatrics. 2015;135:344-53.
Larson-Nath C, Biank VF. Clinical review of failure to thrive in pediatric patients. Pediatr Ann. 2016;45:e46-e49.
Nützenadel W. Failure to thrive in childhood. Dtsch Arztebl Int 2011;108:642-9.
Rybak A. Organic and nonorganic feeding disorders. Ann Nutr Metab. 2015;66 (suppl 5):16-22.

Capítulo 13

Halitose

» Halitose é um termo geral usado para definir um odor desagradável que emana do hálito, independentemente de o odor ser oriundo da cavidade oral ou não. É uma condição ou sintoma de uma doença subjacente.

» A halitose não deve ser confundida com o odor oral geralmente temporário causado pela ingestão de certos alimentos.

» Indivíduos com halitose experimentam consequências psicológicas que podem levar a limitações sociais e afetivas.

» Uma equipe multidisciplinar desempenha importante papel no tratamento da halitose, incluindo dentista, pediatra, gastroenterologista pediátrico, otorrinolaringologista e pneumologista.

Classificação de halitose

Um sistema de classificação etiológica proposto para halitose é apresentado no Quadro 13.1. Também a halitose pode ser subdividida em três tipos diferentes de mau hálito, ou seja, hálito com:

» Odor sulfuroso.

» Respiração com odor "frutado" causado pela presença de acetona. É frequentemente observado em diabéticos.

» Respiração com odor amoniacal ou de urina, causado pela presença de amônia e outras aminas (dimetilamina, trimetilamina) na uremia e na rara síndrome do odor de peixe.

Formação de halitose

» Halitose é o resultado da degradação das proteínas salivares e alimentares, produzindo aminoácidos, que são transformados em compostos voláteis de enxofre por bactérias anaeróbias Gram-negativas. A halitose pode ser o resultado de interações complexas entre várias espécies bacterianas.

» A formação de compostos voláteis de enxofre na cavidade oral é afetada pela secreção de saliva, redução da concentração de oxigênio e metabolismo bacteriano. Esses gases são sulfeto de hidrogênio, metil mercaptano e dimetilsulfeto. As condições de umidade e temperatura de até 37 °C dentro da cavidade oral fornecem um ambiente ideal para as bactérias florescerem e metabolizarem com eficiência os aminoácidos contendo enxofre.

HALITOSE 75

Quadro 13.1. Sistema de classificação etiológica proposto para halitose	
Fisiológica	
Tipo 0	A halitose fisiológica é descrita como mau odor que surge por meio de processos de putrefação na cavidade oral, sem qualquer doença ou condição patológica específica. A halitose fisiológica é matinal transitória, associada à hipossalivação noturna após o sono. Não há doença sistêmica ou condição patológica oral que possa causar halitose.
Patológica	
Tipo 1	Oral. A maioria (80%-90%) das patologias que causam halitose se origina na boca e orofaringe.
	Extraoral. A halitose extraoral pode ser subdividida em halitose extraoral não transmitida pelo sangue e em halitose extraoral transmitida pelo sangue.
Tipo 2 Respiratória	Originária de regiões nasais, paranasais, laríngeas e pulmonares. Gases odoríferos produzidos nas vias respiratórias são retidos no ar exalado e expressos pelo nariz ou pela boca.
Tipo 3 Gastroesofágica	Originária do sistema digestório superior. Substâncias voláteis odoríferas do estômago, através do esôfago, para a boca e o nariz. Deve ser diferenciado dos compostos voláteis que são absorvidos pela circulação sistêmica e exalados.
Tipo 4 Transmitida pelo sangue	Os compostos voláteis, produzidos no organismo como resultado de vários processos metabólicos, são absorvidos pelo sangue e transportados para os pulmões, onde são exalados.
Tipo 5 Subjetiva	A pseudo-halitose é uma condição em que os pacientes se queixam obstinadamente da existência de halitose, mas não é percebida por outras pessoas. Halitofobia é a condição em que os pacientes persistem em acreditar que têm halitose, mesmo após o tratamento.

Fonte: Autoria própria.

» O sulfeto de hidrogênio e o metilmercaptano estão principalmente associados à halitose intraoral. O sulfureto de dimetil está principalmente associado à halitose extraoral.

» Compostos aromáticos voláteis como indol, escatol; ácidos orgânicos como ácido acético, ácido propiônico; e aminas como cadaverina e putrescina também participam na formação da halitose.

Fatores de risco para halitose

» Boca seca explicada pela redução do fluxo salivar, favorecendo a putrefação bacteriana anaeróbia de restos alimentares que permanecem na cavidade oral após a ingestão. Isso é especialmente evidente pela manhã, pois o fluxo salivar diminuiu durante o período de sono.

» Alguns alimentos, especialmente aqueles que contêm compostos voláteis, como alho, cebola e especiarias, podem causar halitose transitória.

Halitose patológica

Halitose oral

» A maioria (80%-90%) das patologias que causam halitose se origina na boca e orofaringe (saburra, gengivite, periodontite, faringite, gengivite ulcerativa necrosante, periodontite, cárie dentária, ulceração oral, impactação alimentar, abscesso dentário e hipossalivação causada por medicamentos.

» A saburra da língua é considerada o contribuinte mais importante para a halitose. A superfície da língua é extremamente irregular. A estrutura morfológica papilar do dorso da língua fornece um ambiente anaeróbio apropriado para o crescimento bacteriano. A saburra lingual é composta por células epiteliais descamativas, leucócitos de afecções periodontais, diferentes resíduos alimentares e bactérias. A saburra é mais intensa na região posterior do dorso da língua.

» Existem três evidências para considerar as bactérias presentes na cavidade oral como a origem da halitose. Primeiro, os substratos orgânicos orais e as bactérias produzem os compostos odoríferos. Segundo, a halitose é imediatamente reduzida pela redução de substratos e microrganismos, como escovar os dentes e limpar a língua. Terceiro, os agentes antibacterianos reduzem a halitose.

Halitose extraoral

» Aproximadamente 15% da halitose é denominado extraoral e pode ser uma manifestação de doença grave.

» Halitose originada do sistema respiratório. Doenças do sistema respiratório causam a expiração de gases que exalam mau odor na cavidade oral e nariz. O odor é causado por sinusite, corpos estranhos no nariz, amigdalite, faringite, bronquite, bronquiectasia e doenças pulmonares.

» Halitose originada do sistema gastrointestinal. Existe alta correlação entre a presença e a gravidade da doença do refluxo gastroesofágico e a halitose. O divertículo esofágico também pode ser a causa do problema. A infecção por *H. pylori* pode ser a causa da halitose. Isobutano, 2-butanona e acetato de etila estão aumentados na respiração de indivíduos com *H. pylori* gástrico. A terapia de erradicação do *H. pylori* é útil em pacientes com halitose. O fígado é uma das fontes extraorais mais importantes de mau hálito. O termo *fetor hepaticus*, refere-se a um hálito ligeiramente doce e fecal. Está diretamente relacionado com hepatite e insuficiência hepática. O metilmercaptano é o principal composto volátil associado a essa halitose.

» Halitose originada de doenças metabólicas, que incluem diabetes, insuficiência renal aguda ou crônica, trimetilaminúria, hipernatremia e cistinose.

» Halitose originada de drogas. Em uso de quimioterápicos, acetaminofeno, hidrato de cloral, dimetilsulfóxido, dissulfiram, nitrato e nitritos fenotiazinas, antidepressivos, antipsicóticos e narcóticos, pode-se observar halitose.

> ## A halitose extraoral pode ser subdividida em halitose não transmitida pelo sangue e halitose transmitida pelo sangue

» Halitose extraoral não transmitida pelo sangue. Nessa situação os compostos voláteis odoríferos não foram identificados no sangue dos pacientes com halitose. As infecções nasais são a causa mais importante de halitose extraoral. Esses pacientes apresentam mau odor pelo nariz, mas não pela boca. Essa forma é, provavelmente, mais comum em crianças muito pequenas, que costumam inserir corpos estranhos em suas narinas, o que pode levar a um odor desagradável.

» Na halitose extraoral sanguínea, os compostos voláteis, produzidos no organismo como resultado de vários processos metabólicos, são absorvidos pelo sangue e transportados para os pulmões, onde são exalados.
» Os odores também podem escapar do estômago durante eructações ou vômitos.

Investigação

História clínica e exame físico

» A principal abordagem diagnóstica para halitose inclui: anamnese (médica, odontológica). Especialmente avaliação da saúde bucal (tecidos moles), exame dentário e periodontal, saburra lingual. A percepção do paciente sobre o odor do hálito também precisa ser avaliada. Fazer uma anamnese sobre as doenças sistêmicas que o paciente possa ter.
» A diferenciação entre halitose intra e extraoral pode ser facilmente feita examinando-se a respiração bucal e nasal. Pacientes com halitose intraoral apresentam apenas mau hálito pela boca, mas não pelo nariz.
» Os pacientes com halitose sanguínea extraoral apresentam mau hálito tanto na boca quanto no nariz em virtude da presença de compostos voláteis no ar alveolar.

Tratamento

O diagnóstico adequado e a determinação da etiologia da halitose podem contribuir para selecionar e realizar o tratamento adequado (Figura 13.1).
» Os dentistas são profissionais de saúde de primeira linha e desempenham papel importante no diagnóstico, tratamento. Se o problema persistir, deve encaminhar a um especialista médico.
» Os dentistas devem informar o paciente sobre as causas da halitose e procedimentos de higiene oral (fio dental, limpeza da língua, enxaguatório bucal adequado e seleção e uso de creme dental).

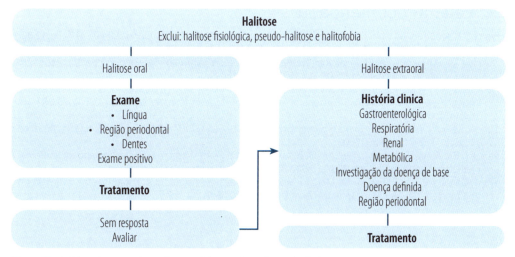

Figura 13.1. Abordagem da halitose. (Fonte: Autoria própria.)

- » As abordagens iniciais devem incluir o controle de patologias orais (principalmente doenças periodontais) e medidas de higiene oral autoexecutadas ou por profissionais.
- » As técnicas de manejo da halitose devem ter como objetivo reduzir os biofilmes bacterianos presentes em diferentes áreas da cavidade oral. A halitose oral geralmente é tratada por redução mecânica/química de microrganismos intraorais.
- » Instruções para higiene oral: uso de pasta de dente e de fio dental interdental, enxaguatório bucal.
- » A língua pode ser limpa com uma escova de dentes, mas, de preferência, com um raspador de língua, estendendo-se o mais para trás possível, pois a parte posterior da língua contém a maior parte da saburra. A limpeza da língua deve ser repetida até que quase nenhum material de revestimento possa ser removido. Essa limpeza deve ser cuidadosa para evitar danos aos tecidos moles.

Probióticos e halitose

- » O desequilíbrio na microbiota da cavidade oral pode ser causado por distúrbios metabólicos, hábitos alimentares, estilo de vida e algumas infecções respiratórias. Os produtos probióticos podem ser usados com eficácia para reduzir a halitose por coagregação e/ou recolonização com certas cepas de probióticos.
- » *Steptococcus salivarus*, considerado um probiótico oral, presente em indivíduos saudáveis como um colonizador precoce das superfícies orais. Representa o microrganismo predominante na microbiota da língua.
- » O *Streptococcus salivarius* K12, como probiótico, pode ser usado para a redução do mau hálito. Eles produzem pelo menos duas bacteriocinas antibióticas, conhecidas como salivaricina A e salivaricina B. Essas bacteriocinas têm um efeito inibitório contra várias espécies de bactérias responsáveis pela halitose.

Leitura recomendada

Bicak DA. A current approach to halitosis and oral malodor- a mini review. Open Dent J. 2018;30;12:322-30. doi: 10.2174/1874210601812010322.

Nakhleh MK, Quatredeniers M, Haick H. Detection of halitosis in breath: Between the past, present, and future. Oral Dis. 2018;24(5):685-95. doi: 10.1111/odi.12699.

Renvert S, Noack MJ, Lequart C, Roldán S, Laine ML. The underestimated problem of intra-oral halitosis in dental practice: an expert consensus review. Clin Cosmet Investig Dent. 2020;3;12:251-62. doi: 10.2147/CCIDE.S253765.

Tangerman A, Winkel EG. Extra-oral halitosis: an overview. J Breath Res. 2010;4(1):017003. doi: 10.1088/1752-7155/4/1/017003.

van den Broek AM, Feenstra L, de Baat C. A review of the current literature on aetiology and measurement methods of halitosis. J Dent. 2007;35:627-35. doi: 10.1016/j.jdent.2007.04.009.

Wu J, Cannon RD, Ji P, Farella M, Mei L. Halitosis: prevalence, risk factors, sources, measurement and treatment - a review of the literature. Aust Dent J. 2020;65:4-11.

Capítulo 14

Hepatomegalia e Esplenomegalia

Hepatomegalia

Ao nascer, o fígado constitui aproximadamente 4% do peso corporal. O peso aumenta duas vezes até o final do primeiro ano de vida, triplica aos 3 anos e aumenta 6 vezes aos 9 anos de idade. No adulto, o peso do fígado é aproximadamente 12 vezes maior que no neonato. Neste ínterim, pode haver um grande número de distúrbios se manifestando com hepatomegalia. A esplenomegalia frequentemente ocorre com hepatomegalia e sugere várias possibilidades diagnósticas ou estágios da doença hepática. Hepatoesplenomegalia é um achado comum na doença hepática avançada com hipertensão portal.

Exame do fígado

O objetivo da palpação abdominal é procurar as estruturas abdominais normais, procurar massas ou líquidos anormais e detectar aumento dos órgãos abdominais. O tamanho do fígado é fundamentado em: extensão do fígado por percussão/palpação, extensão abaixo da margem costal direita, ou comprimento do eixo vertical estimado de técnicas de imagem.

Exame físico do fígado

» Sempre comece a palpação na fossa ilíaca direita para não perder a borda de um fígado muito aumentado. O eixo de sua mão deve ser direcionado para a margem costal direita e perpendicular a ela.
» Descanse a ponta dos dedos no abdome e pressione-os suavemente de forma intermitente. Os movimentos respiratórios da criança farão o fígado baixar para entrar em contato com os dedos. Avance seus dedos para cima em direção à margem costal em aumentos sucessivos de 1 a 2 cm.
» A borda do fígado frequentemente é palpável em crianças e adolescentes saudáveis.
» Registre qualquer hepatomegalia em centímetros abaixo da margem costal, não em dedos.
» Sempre palpar o epigástrio pela possibilidade de aumento isolado do lóbulo esquerdo.
» Um fígado não palpável não exclui hepatomegalia, mas certamente a probabilidade é muito reduzida.
» Valores normais na palpação abaixo de rebordo costal na linha medioclavicular direita seriam: recém-nascido (3,5 cm); crianças (2 cm); adultos (no rebordo costal).

» Além do tamanho do fígado, examinar e perceber qualquer sensibilidade, consistência (mole ou firme), tipo de borda (arredondada ou romba), superfície (lisa, granular ou nodular) e sopros.

Medida da extensão do fígado

» O tamanho do fígado é mais bem avaliado pela "extensão", ou seja, a altura do fígado na linha medioclavicular direita (borda superior por percussão e borda inferior por palpação).
» A borda inferior do fígado deve ser marcada.
» Comece a percussão para a borda superior no terceiro espaço intercostal e desça um espaço intercostal de cada vez. O dedo deve estar no espaço intercostal paralelo às costelas.
» A extensão normal do fígado em centímetros varia com a idade: os valores abaixo são de uma compilação apresentada na literatura.

Dimensões do fígado	
Idade	cm
Nascimento	5,6 a 5,9
2 meses	5
1 ano	6
2 anos	6,5
3 anos	7
4 anos	7,5
5 anos	8
12 anos	9
Adulto feminino	10
Adulto masculino	12

Nesse momento, uma pergunta é fundamental. O fígado está realmente aumentado?
» A presença de fígado palpável nem sempre indica hepatomegalia.
» O fígado pode ser palpável porque está aumentado (hepatomegalia verdadeira) ou porque foi deslocado para baixo "falsa hepatomegalia".
» Em doenças torácicas (pneumotórax, bronquiolite, enfisema, grande derrame pleural do lado direito) e em deformidades torácicas, o fígado pode ser empurrado para baixo, causando uma "aparente" hepatomegalia.
» Um fígado palpável, mas com extensão normal, implica deslocamento em vez de alargamento.
» A ultrassonografia dá uma boa estimativa do tamanho do fígado.

Mecanismos fisiopatológicos que causam hepatomegalia

» Inflamação. Infecção aguda (hepatite A, mononucleose), infecção crônica (hepatites B e C), toxinas, doenças autoimunes (hepatite autoimune).

» Hepatomegalia congestiva (insuficiência cardíaca congestiva, pericardite constritiva), trombose venosa e doença venoclusiva.
» Doenças com armazenamento excessivo no fígado (glicogênio, gordura, metais e proteínas anormais e outros metabólitos).
» Infiltração celular: tumores hepáticos benignos, malignos, metástases e cistos.
» Obstrução biliar (colelitíase, cisto colédoco, atresia das vias biliares, tumores).

Esplenomegalia

Exame físico do baço

» A palpação deve começar pela fossa ilíaca direita. Baço muito grande pode ser perdido se não começar a palpação abaixo do umbigo e deslocar lentamente para cima.
» O baço pode aumentar medialmente, em direção ao umbigo, ou para baixo, em direção à fossa ilíaca esquerda.
» Em lactentes, o baço aumenta para baixo em direção ao quadrante inferior esquerdo, enquanto em crianças maiores o aumento é em direção ao quadrante inferior direito.
» Com o aumento crônico, o baço geralmente se tornará mais firme. Raramente é sensível. Dor à palpação sugere que a cápsula foi distendida agudamente, como em uma infecção aguda ou hemólise.
» O tamanho deve ser registrado em centímetros abaixo da margem costal esquerda.

O baço está realmente aumentado?

» O baço palpável é anormal em uma criança? Isso depende do contexto clínico. Em crianças, um baço palpável pode ou não estar aumentado.
» A ponta do baço é palpável em até 15% dos recém-nascidos, 10% das crianças e 5% dos adolescentes.
» Uma borda esplênica sentida mais de 2 cm abaixo da margem costal esquerda geralmente é anormal.
» A hiperinsuflação pulmonar causada por asma, bronquiolite ou pneumotórax pode causar deslocamento esplênico.
» Os limites superiores do comprimento esplênico normal medido por ultrassonografia são:

Dimensões do baço	
Idade	cm
3 meses	6
12 meses	7
6 anos	9,5
12 anos	11,5
≥ 15 anos	12 para meninas
≥ 15 anos	13 para meninos

Mecanismos fisiopatológicos que causam esplenomegalia

» A esplenomegalia resulta de anormalidades do tecido linfoide, retículo endotelial ou componentes vasculares. É secundária a hiperfunção, fluxo sanguíneo anormal e infiltração.

» Infecções congênitas (infecção por CMV, infecção pelo vírus herpes *simplex*, toxoplasmose, rubéola).

» O baço aumentado está presente em distúrbios hemolíticos crônicos. Determinadas etnias sugerem distúrbios hemolíticos.

» Distúrbios de armazenamento (doença de Gaucher, doença de armazenamento de glicogênio, mucopolissacaridose).

» Esplenomegalia é um achado importante na hipertensão portal de qualquer etiologia. Uma história neonatal de cateterização umbilical é um fator de risco para trombose da veia porta e obstrução venosa subsequente.

» Anemia, perda de peso, suores noturnos, letargia, hematomas, anormalidades ósseas ou sintomas respiratórios podem sugerir um distúrbio sistêmico subjacente.

Abordagem da hepatoesplenomegalia

Hepatomegalia (Quadros 14.1 e 14.2)

» Avaliar a progressão da doença hepática e da hepatomegalia (com ou sem esplenomegalia).

» Gravidade: avaliação de sinais clínicos de insuficiência hepática. Se é uma doença hepática isolada ou faz parte de um distúrbio sistêmico.

» Obter uma história completa que explore não apenas sintomas gastrointestinais, mas também pulmonares e cardíacos que podem apontar o diagnóstico correto.

» Doença hepática neonatal/lactente geralmente se apresenta com icterícia persistente. Icterícia além de 15-21 dias sempre deve ser investigada, mesmo no lactente com amamentação materna.

» Fígado aumentado com consistência firme a dura e margem nítida geralmente implica cirrose ou fibrose.

» Fígado macio, aumentado e sensível ocorre em processos inflamatórios e congestivos, como na hepatite viral e insuficiência cardíaca congestiva.

» Hepatomegalia transitória pode ocorrer com infecções virais.

Hepatomegalia no recém-nascido e lactente

» A icterícia é uma característica frequente na apresentação da doença hepática.

» A maioria das crianças com doença hepática colestática manifesta a doença durante o primeiro mês de vida. A identificação imediata é necessária para minimizar as complicações.

» O objetivo inicial deve ser excluir rapidamente doenças com risco de vida, mas potencialmente tratáveis.

» A possibilidade de doença hepática ou do trato biliar deve ser considerada em qualquer criança com icterícia após 2 semanas de idade.

Quadro 14.1. Sintomas e sinais associados à hepatoesplenomegalia	
Sintoma/sinal que podem indicar	**Suspeitar de**
Idade de início	A idade de início é pista importante para a etiologia de doença hepática
Instalação e progressão do problema	
Febre e linfadenopatia	Hepatomegalia associada a doenças febris geralmente retrocede dentro de semanas
Icterícia	Aparente quando a concentração de bilirrubina atinge (2 a 3 mg/dL)
Fezes acólicas	Em recém-nascido, forte relação com colestase neonatal
Anemia	
Irritabilidade, vômitos e/ou diarreia	Erros inatos do metabolismo
Prurido	Manifestação de colestase em crianças maiores
Má alimentação e baixo ganho ponderal	Erros inatos de metabolismo (EIM)
Hematêmese, melena	
Epistaxe	
Hemangioma cutâneo/telangiectasia	
Hipotonia	
Odor diferente (urina ou respiração)	Acidemias orgânicas; falência hepática
Uso de substâncias hepatotóxicas	
História de viagens	Doenças parasitárias
Consanguinidade	
Cateterismo umbilical	Hipertensão portal
Atraso no desenvolvimento/convulsão	Doença metabólica
História familiar de doenças hepáticas	Morte infantil precoce, doença neurodegenerativa, doença psiquiátrica (etiologia metabólica)
Infecções maternas: hepatite B, toxoplasmose, sífilis, rubéola citomegalovírus, herpes *simplex*, enterovírus e AIDS	Retardo de crescimento intrauterino, microcefalia, púrpura, coriorretinite, baixo peso ao nascer
Dismorfias faciais	Anormalidades cromossômicas
Achados oculares	Catarata, anéis Kayser-Fleischer, coriorretinite, embriotóxon posterior
Microcefalia, hipotonia, ataxia, tremores	
Deformidades esqueléticas	
Padrão venoso abdominal proeminente, eritema palmar e angiomas de aranhas vasculares	
Ascites	
Edema	
Sinais de falência hepática	Deve ser avaliado para doenças hepáticas crônicas e cirrose
Na ausência de doença hepática anterior, é improvável na ausência de icterícia	

Fonte: Autoria própria.

Quadro 14.2. Causas mais frequentes de hepatoesplenomegalia	
Idades	
Neonatal e primeiro ano de vida	**Maiores de 1 ano**
Infecção intrauterina	Infecções
Colestase neonatal	Doença metabólica do fígado
Infecções	Neoplasias
Doença metabólica do fígado	Hipertensão portal
Tumores	Doenças hematológicas
	Cistos, abscessos

Fonte: Autoria própria.

Hepatomegalia em crianças com mais de 1 ano de vida

» Hepatomegalia na criança ou adolescente pode ser um achado isolado em um exame físico de rotina e estar associada a doenças hepáticas ou sistêmicas.

» A doença hepática gordurosa sempre deve ser pesquisada em crianças e adolescentes com obesidade.

Esplenomegalia

» A esplenomegalia é uma característica de ampla gama de doenças, pois muitas vezes é o resultado de doenças sistêmicas e não o resultado de doença esplênica primária. É mais comumente causada por infecção, doenças autoimunes ou anemia hemolítica, mas pode ser uma característica da neoplasia.

» Ao avaliar uma criança com esplenomegalia, a principal função esplênica deve ser mantida em mente: hematopoiética, funções fagocíticas e imunológicas e seu papel como reservatório para elementos veiculados pelo sangue.

» Borda esplênica palpável mais de 2 cm abaixo da margem costal esquerda, com superfície irregular, dolorosa, endurecida deve ser considerada esplenomegalia.

» Esplenomegalia maciça: baço muito aumentado com seu polo inferior dentro da pelve ou cruzando a linha média.

Investigação laboratorial

A avaliação laboratorial inicial deve ser baseada nos achados da história clínica e do exame físico e na principal suspeita diagnóstica.

» Hemograma completo com contagem de plaquetas, VHS, PCR e reticulócitos.

» Testes que avaliam a capacidade funcional do fígado: albumina sérica (avalia a função de síntese hepática – baixos níveis sugerem cronicidade). Tempo de protrombina/INR (meia-vida curta de alguns fatores de coagulação. Alteração indica gravidade da doença hepática).

» Bilirrubinas totais e frações: disfunção hepática (conjugada/bilirrubina direta) e doença hemolítica ou distúrbios congênitos do metabolismo da bilirrubina (não conjugado/bilirrubina indireta).

HEPATOMEGALIA E ESPLENOMEGALIA **85**

» Testes de enzimas hepáticas avaliam a função do fígado, detectam lesão nos hepatócitos e avaliam a obstrução biliar. Aminotransferases hepáticas (alanina aminotransferase (mais específico do fígado) e aspartato aminotransferase (tecido muscular). Testes de obstrução biliar incluem a fosfatase alcalina e a gamaglutamil transpeptidase.
» Na lesão dos hepatócitos (o aumento nas aminotransferases será mais alto que o aumento em fosfatase alcalina e gamaglutamil transpeptidase).
» Níveis elevados de fosfatase alcalina e GGT geralmente indicam colestase.
» Medição da glicose sérica.
» Urinálise (corpos cetônicos) e cultura de urina.

Investigação da hepatomegalia com exames específicos

» Sorologias: TORCHS, hepatite.
» Amônia.
» Ácido láctico, ácido pirúvico.
» Dosagem de carnitina e acilcarnitinas.
» Dosagem de aminoácidos plasmáticos.
» Ácidos orgânicos urinários.
» Alfafetoproteína.
» Ceruloplasmina, excreção de cobre urinário de 24 horas (doença de Wilson).
» Ferritina/capacidade total de ligação do ferro (em inglês *total iron-binding capacity* – TIBC).
» Dosagem sérica de alfa-1-antitripsina (deficiência de alfa-1-antitripsina).
» Anticorpos antinucleares/antimúsculo liso/antimicrossomais fígado/rim (hepatite autoimune).
» Teste de substâncias redutoras na urina (galactosemia).

Exames de imagem

» Radiografia simples de abdome. Calcificações na área do fígado podem sugerir cálculos biliares.
» Ultrassonografia com fluxo Doppler. É muito útil como exame inicial. Ele pode determinar o tamanho, a consistência do fígado e visualizar massa/lesão tão pequena quanto 1 cm.
    É a modalidade de escolha para a árvore biliar. Pode identificar cálculos e barro biliar. A ultrassonografia é o exame de imagem inicial para avaliação de uma criança com esplenomegalia. Ela define com precisão o tamanho e o volume do baço e identifica alterações patológicas focais ou difusas. Um achado de fluxo sanguíneo portal lento ou reverso é sugestivo de hipertensão portal. Lesões focais identificadas na ultrassonografia geralmente devem ser avaliadas posteriormente com tomografia computadorizada ou ressonância magnética.
» Tomografia computadorizada ou ressonância magnética podem ser superiores à ultrassonografia na detecção de pequenas lesões, como tumores, cistos ou abscessos.
» Cintilografia. Útil para distinguir atresia de vias biliares de hepatite neonatal. Na atresia de vias biliares, a captação hepática do radionuclídeo é normal, mas a excreção

para o intestino está ausente. Na hepatite neonatal, a captação pelo parênquima hepático está prejudicada, mas há excreção no intestino.
» A colangiografia visualiza diretamente a árvore biliar (intra e extra-hepática). É útil para definir a causa, a extensão e o nível de obstrução. Colangiografia intraoperatória é o método de escolha para descartar atresia de vias biliares.
» Ressonância magnética e colangiopancreatografia também são modalidades para visualização da árvore biliar.

Biópsia hepática

Na avaliação de uma criança com hepatomegalia, a biópsia hepática percutânea é uma ferramenta valiosa e uma das mais importantes etapas no diagnóstico, prognóstico e tratamento de muitas doenças hepáticas parenquimatosas. A biópsia contribui para a definição do prognóstico em pacientes com hepatite viral crônica, doença hepática induzida por drogas, hepatite autoimune e vários distúrbios metabólicos.

Diagnóstico final (Figura 14.1)

» A pergunta final é: hepatomegalia é causada por uma doença hepática primária ou parte de uma doença sistêmica?
» A investigação deve ser direcionada para definição da etiologia, mecanismo da hepatomegalia e gravidade da doença.
» A hepatoesplenomegalia é maciça? Fígado (doença de depósito de glicogênio tipo1, fibrose hepática congênita, tumores e síndrome de Budd-Chiari); baço (doença de Gaucher, anemias hemolíticas, hipertensão portal, leucemia mieloide crônica).
» Na abordagem diagnóstica da hepatoesplenomegalia, história clínica, exames laboratoriais, e histopatologia hepática fornecem o diagnóstico na maioria dos casos.
» Sinais de alerta sempre devem ser observados (Quadro 14.3).

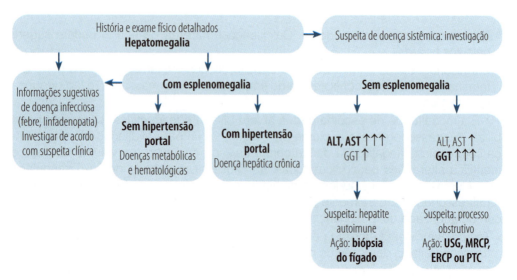

Figura 14.1. Abordagem da hepatoesplenomegalia. (Fonte: Autoria própria.)

Quadro 14.3. Sinais de alerta em doenças com hepatomegalia		
Hiperbilirrubinemia prolongada	Albumina sérica diminuída	Tempo de protrombina prolongado
Fígado endurecido ou nodular	Esplenomegalia endurecida	Hemorragia gastrointestinal
Ascite	Padrão venoso abdominal proeminente	Perda de massa muscular
Aranhas vasculares	Asterixis	Eritema palmar
Mudanças de *status* mental	Doença hepática familiar	Encefalopatia/hipoglicemia

Fonte: Autoria própria.

Leitura recomendada

Megremis SD, Vlachonikolis IG, Tsilimigaki AM. Spleen length in childhood with US: normal values based on age, sex, and somatometric parameters. Radiology. 2004;231(1):129-34. doi: 10.1148/radiol.2311020963.

Naveh Y, Berant M. Assessment of liver size in normal infants and children. J Pediatr Gastroenterol Nutr. 1984;3:346-8.

Rosenberg HK, Markowitz RI, Kolberg H et al. Normal splenic size in infants and children: sonographic measurements. AJR Am J Roentgenol. 1991;157:119.

Walker AW, Mathis RK. Hepatomegaly. An approach to differential diagnosis. Pediatr Clin North Am. 1975;22:929-42.

Wolf AD, Lavine JE: Hepatomegaly in neonates and children. Pediatr Ver. 2000;21:303-10.

Capítulo 15

Icterícia

Icterícia é a pigmentação amarelada da pele, esclera e mucosas causada pelo depósito de bilirrubina que ocorre em vigência de hiperbilirrubinemia. A bilirrubina é um pigmento derivado da degradação do heme, proveniente, principalmente, da hemoglobina de eritrócitos senescentes, mas também da mioglobina e citocromos.

Bilirrubina

» A bilirrubina não conjugada (BNC) livre, ou bilirrubina "indireta", originária do metabolismo do heme, é pouco solúvel em água, sendo lipossolúvel e potencialmente tóxica em altas doses, especialmente para o sistema nervoso central.
» É transportada para o fígado ligada à albumina plasmática, sem possibilidade de excreção renal, sendo captada pelos hepatócitos para detoxificação.
» A BNC é, a seguir, conjugada no retículo endoplasmático liso com açúcares solubilizantes, formando diglucuronídeos de bilirrubina (e, menos comumente, monoglucuronídeos) sob a ação da enzima glucuronosiltransferase.
» A bilirrubina conjugada (BC) ou direta, hidrossolúvel e atóxica é secretada para a bile por mecanismo de transporte ativo no canalículo biliar.
» Ao alcançar o intestino delgado de crianças maiores e adultos saudáveis, a BC, hidrossolúvel, transita sem possibilidade de circulação êntero-hepática. Ao alcançar o cólon, a BC sofre a ação de bactérias e é transformada em urobilinoides incolores, urobilinogênio e estercobilinogênio, que é parcialmente oxidado em estercobilina, pigmento que dá cor marrom às fezes.
» Uma pequena porção de urobilinogênio pode ser absorvida passivamente, sendo parte ressecretada pelo fígado e parte excretada pelos rins, local onde, ao ser oxidado, transforma-se em urobilina, pigmento que dá cor amarelada à urina.

No intestino dos recém-nascidos

» Ocorre a desconjugação da BC transformando-a em BNC pela ação da betaglucuronidase intestinal (enzima intestinal abundante no feto e recém-nascido, facilitando sua reabsorção pelo ciclo êntero-hepático da bilirrubina).
» A presença de betaglucuronidase no leite materno (mas não no leite de vaca) pode exacerbar esse processo.

Hiperbilirrubinemia

Diferentes definições da hiperbilirrubinemia	
Hiperbilirrubinemia	Quando bilirrubina total é maior que 1,3 mg/dL. A icterícia só é clinicamente visível em recém-nascidos quando superior a 5 mg/dL, e em crianças maiores e adultos quando maior que 2,5 a 3 mg/dL
Hiperbilirrubinemia não conjugada	Caracteriza-se pelo predomínio de elevação da bilirrubina indireta, com bilirrubina direta inferior a 1 mg/dL ou a 20% do total, ausência de bilirrubina na urina e coloração normal das fezes
Hiperbilirrubinemia conjugada	A bilirrubina total é elevada e a bilirrubina direta é superior a 1 mg/dL ou a 20% do total, a bilirrubina é encontrada na urina (colúria) e as fezes podem ser acólicas. Denominada icterícia colestática ou colestase, a toxicidade hepática decorre, especialmente, do acúmulo concomitante de ácidos biliares e cobre o parênquima hepático

Mecanismos da hiperbilirrubinemia

» Desconjugação intestinal aumentada da BC resultando em reabsorção da BNC.
» Aumento de produção de BNC (hemólise).
» Diminuição da captação hepática de BNC.
» Diminuição da conjugação hepática de BNC.
» Diminuição da excreção canalicular de BC pelo hepatócito.
» Diminuição do fluxo biliar da BC nas vias biliares intra- ou extra-hepáticas.

Investigação

História clínica e exame físico (Quadro 15.1)

Quadro 15.1. Achados clínicos associados à icterícia com base nos segmentos corporais				
Cabeça	Tórax	Abdome	Membros	Sistema nervoso
Fácies sindrômica Microcefalia	Deformidade do esterno	Distensão Ascite Cicatrizes abdominais	Mãos (leuconíquia, baqueamento, eritema palmar, xantomata)	Postura anormal
Coriorretinite Catarata Anel de Kayser-Fleischer	Cardiopatia congênita Miocardite	Ascite *Caput* medusa Hérnia umbilical	Pulsos: alargamento epifisário	Reflexos primitivos
Embriotóxon posterior	Poliesplenia/ dextrocardia	Hepatomegalia Esplenomegalia	Eritema nodoso, edema das articulações	Movimentos involuntários
Disartria	Vértebra: asa de borboleta	Região perianal hemorroidas	Asterixis	Hipodesenvolvimento do SNC
Características dismórficas		Fígado ausculta de sopros	Edema articular	
		Linfadenopatia inguinal	Linfedema	

Fonte: Autoria própria.

» Coloração amarelada da pele associa-se à hiperbilirrubinemia indireta, coloração mais alaranjada associa-se à icterícia hepatocelular, e matiz verde-escuro pode indicar obstrução biliar prolongada por oxidação cutânea da bilirrubina em biliverdina.

GASTROENTEROLOGIA PARA PEDIATRAS – FLUXOGRAMA PARA DIAGNÓSTICO EFETIVO

» Nos recém-nascidos, a icterícia progride de forma cefalocaudal com concentrações crescentes de bilirrubina sérica total.
» Em lactentes mais velhos, a icterícia deve ser distinguida da carotenemia, uma coloração amarelo-alaranjada difusa da pele (e somente dela) causada pela ingestão de grandes quantidades de alimentos contendo caroteno (p. ex., cenoura, abóbora).

Para definir o diagnóstico

Classificação

A hiperbilirrubinemia pode ser dividida por:
» Faixa etária. Recém-nascidos e lactentes jovens *vs.* crianças maiores e adolescentes.
» Tipo de hiperbilirrubinemia (não conjugada *vs.* conjugada).

Hiperbilirrubinemia conjugada

Hiperbilirrubinemia por BNC em recém-nascidos e lactentes jovens (Figura 15.1)

Icterícia fisiológica

» Ocorre em quase todos os RN, observando-se icterícia em até 60% dos RN de termo na primeira semana de vida, sendo por isso denominada. A icterícia fisiológica é a causa mais comum de icterícia no período neonatal imediato, resultando da combinação de hiperprodução de BNC pela destruição das hemácias fetais, diminuição da captação e conjugação pelo hepatócito pela sua relativa imaturidade e aumento da circulação êntero-hepática após a desconjugação pela enzima intestinal β-glucuronidase.
» A icterícia torna-se visível no segundo ou no terceiro dia de vida e o seu pico ocorre em torno do quarto dia, geralmente sendo inferior a 6 mg/dL, com resolução ao final da primeira semana. Em prematuros, o pico e a resolução são mais tardios, com níveis máximos de até 12,9 mg/dL.
» Em geral, a icterícia é mais comum e mais intensa em lactentes amamentados com leite materno (i.é, icterícia fisiológica exagerada).

Icterícia vinculada ao leite materno (dois tipos)

» Icterícia pelo "aleitamento materno insuficiente". No aleitamento materno insuficiente a icterícia se inicia nos 5 primeiros dias de vida; a menor ingestão calórica lentifica o trânsito intestinal, propiciando maior ação da β-glucuronidase intestinal do recém--nascido e da glucuronidase láctea do leite materno, com consequente aumento da circulação êntero-hepática de BNC, até que o fornecimento de leite materno adequado seja estabelecido.
» "Icterícia do leite materno" tem início ao final da primeira semana de vida ou logo depois. Os mecanismos ainda não estão totalmente esclarecidos, mas acredita-se serem dois os principais: presença de glucuronidase láctea favorecedora do ciclo êntero-hepático, e também a presença de possíveis fatores inibidores da enzima de conjugação de BC

no hepatócito (ácidos graxos livres e metabólitos da progesterona). Raramente, nestes recém-nascidos, a BNC pode atingir 15 a 27 mg/dL na segunda ou terceira semana. Esta hiperbilirrubinemia geralmente apresenta intensa queda com a interrupção da amamentação por 24-48 horas e não se repete quando esta é retomada.

Encefalopatia bilirrubinúrica aguda

» Embora a maioria desses processos tenha evolução benigna, em alguns casos a BNC pode alcançar níveis séricos críticos e levar ao *kernicterus* ou encefalopatia bilirrubinúrica aguda, uma síndrome neurológica grave resultante da deposição de BNC nos núcleos da base e do tronco cerebral. O nível tóxico para uma criança individual é imprevisível, mas, em geral, o *kernicterus* ocorre geralmente em lactentes com bilirrubina > 20 mg/dL. Outros fatores, além dos níveis de BNC, podem facilitar a passagem da BNC livre (não ligada à albumina) pela barreira hematoencefálica, facilitando seu acesso ao SNC. Assim, as diretrizes da Academia Americana de Pediatria (AAP) tem oferecido parâmetros para o manejo prático da hiperbilirrubinemia no RN a termo saudável, na decisão entre conduta expectante, fototerapia ou exsanguinotransfusão.
» Em geral as hiperbilirrubinemias por BNC suficientemente graves para justificar fototerapia ou exsanguinotransfusão estão associadas a aumento da hemólise, mais comumente secundária à incompatibilidade sanguínea materno-fetal, muitas vezes com história similar em irmão prévio e geralmente já presentes nas primeiras 24 horas da vida.

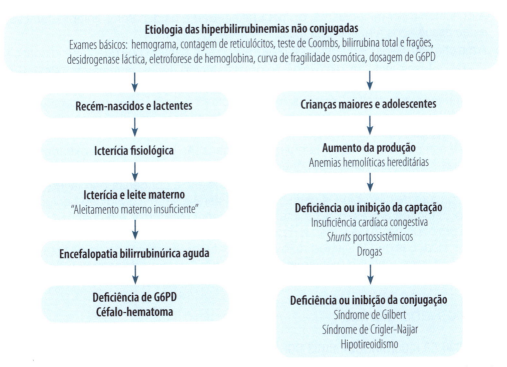

Figura 15.1. Etiologias de hiperbilirrubinemias não conjugadas segundo a idade. (Fonte: Autoria própria.)

Causas incomuns

» Outras causas de hemólise incluem doenças congênitas, como a esferocitose hereditária e a deficiência de glicose-6-fosfato desidrogenase. Hemorragias graves ou céfalo-hematoma secundário a trauma durante o parto também podem resultar em aumento do metabolismo das proteínas heme e hiperbilirrubinemia não conjugada. A hiperbilirrubinemia não conjugada também pode resultar de uma variedade de causas incomuns. Estes incluem hipotireoidismo, síndrome de Down e estenose pilórica. As infecções bacterianas, incluindo as do aparelho urinário, podem causar hiperbilirrubinemia não conjugada, embora também possa haver um componente da bilirrubina conjugada.

Hiperbilirrubinemia por BNC em crianças maiores e adolescentes

Na criança maior, a hiperbilirrubinemia por BNC geralmente é o resultado de uma doença hemolítica ou um defeito hereditário na conjugação da bilirrubina.

» A anemia hemolítica pode ser congênita ou adquirida. Ao exame físico estão presentes sinais de anemia, com mucosas hipocoradas e ictéricas, esplenomegalia na maioria dos pacientes, deformidades ósseas. Pode haver história de crises álgicas recorrentes associadas à icterícia (anemia falciforme).
» As anemias hemolíticas autoimunes frequentemente demonstram um teste de Coombs direto positivo ou uma formação de "*rouleaux*" no esfregaço.
» A pneumonia por micoplasma, o vírus Epstein-Barr e os distúrbios linfoproliferativos estão associados a anticorpos frios.
» A maioria dos casos de anemia hemolítica associada a anticorpos quentes é idiopática.
» Outras causas incluem distúrbios linfoproliferativos, lúpus eritematoso sistêmico, malignidade, infecção, imunodeficiência e medicamentos (p. ex., penicilinas, cefalosporinas, tetraciclina, eritromicina, ibuprofeno e paracetamol). A hemólise por mecanismo mecânico de fragmentação pode ocorrer em distúrbios sistêmicos, como coagulação intravascular disseminada, trombocitopenia trombótica ou síndrome hemolítico-urêmica, e também em oxigenação por membrana extracorpórea, válvulas cardíacas protéticas e queimaduras.
» A síndrome de Gilbert é causada por uma deficiência congênita parcial da enzima conjugadora de bilirrubina, a glucuronosiltransferase. É uma condição benigna cujo único sintoma é a presença de icterícia ocasional recorrente em crianças maiores ou o prolongamento da icterícia neonatal. A recorrência da icterícia pode-se associar a situações onde haja redução mais acentuada da atividade da enzima, como exercício físico, período menstrual, fatores hormonais em adolescentes do gênero masculino, infecções e jejum prolongado.

Exames laboratoriais

Avaliação da hiperbilirrubinemia por BNC

» Recém-nascidos e lactentes com BNC superior a 5 a 6 mg/100 mL após 2 a 3 dias de vida merecem investigação.

» Em geral é útil avaliar o paciente para a presença de anemia hemolítica, obtendo-se hemograma completo, contagem de reticulócitos e teste de Coombs.
» Se uma infecção bacteriana for uma consideração, são obtidas culturas de sangue, líquido cefalorraquidiano e urina, além de um exame simples de urina.
» Em bebês com vômitos, uma obstrução intestinal deve ser descartada.
» O diagnóstico de icterícia do leite materno é feito após a exclusão de causas patológicas de hiperbilirrubinemia e a bilirrubina sérica diminui quando a amamentação é interrompida.
» A maioria dos recém-nascidos com hiperbilirrubinemia não conjugada evoluem bem com conduta expectante, com especial atenção à manutenção de uma hidratação adequada.
» Solicitar hemograma completo (com hematoscopia), contagem de reticulócitos, Coombs direto, bilirrubina total e frações, desidrogenase láctica (DHL) e haptoglobina sérica.
» Investigações adicionais a seguir poderão incluir eletroforese de hemoglobina, curva de fragilidade osmótica, dosagem de G6PD, estudo imunoematológico, função renal e hepática, sorologias específicas.
» Na síndrome de Gilbert não há qualquer alteração na estrutura do fígado (avaliado pela biópsia) ou nos exames de função hepática ou de lesão hepatobiliar além da elevação de bilirrubina. Os níveis de bilirrubina em geral não ultrapassam 6 mg/dL e este é o único achado laboratorial. Não é necessário tratamento específico, exceto orientar sobre o diagnóstico.

Leitura recomendada

Bhatia V, Bavdekar A, Matthai J, Waikar Y, Sibal A. Management of neonatal cholestasis: consensus statement of the Pediatric Gastroenterology Chapter of Indian Academy of Pediatrics. Indian Pediatr. 2014;51(3):203-10.

Brumbaugh D, Mack C. Conjugated hyperbilirubinemia in children. Pediatrics in Review. 2012;33:291-303.

Crain EF, Gershel JC, Cunningham SJ. Jaundice. In: Crain EF. Clinical manual of emergency pediatrics, 5th ed. Cambridge: Cambridge University Press; 2010. p. 249-53.

Fawaz R, Baumann U, Ekong U, Fischler B, Hadzic N, Mack CL et al. Guideline for the Evaluation of Cholestatic Jaundice in Infants: Joint Recommendations of the North American Society for Pediatric Gastroenterology, Hepatology, and Nutrition and the European Society for Pediatric Gastroenterology, Hepatology, and Nutrition. J Pediatr Gastroenterol Nutr. 2017;64(1):154-68.

Pomeranz AJ. Jaundice. In: Pomeranz AJ, Sabnis S, Busey SL, Kliegman RM (Eds.). Pediatric decision--making strategies, 2nd ed. Philadelphia: Saunders; 2016. p. 98-101.

Capítulo 16

Lesões Perianais

Lesões perianais constituem um grupo de condições que afetam o reto, ânus e a pele ao redor do ânus. Eles podem ser amplamente agrupados em quatro diferentes categorias baseadas em sintomas: prurido, dor, *rash* e massa palpável. Entretanto, esta divisão não ajuda a estabelecer o diagnóstico correto, pois a simultaneidade de vários sintomas e sobreposições destas categorias ocorre com frequência. Exame físico completo deve ser realizado para detectar todas as possíveis lesões anorretais (Figura 16.1).

Dermatite na área das fraldas

» É uma das doenças dermatológicas mais comuns em lactentes.
» A dermatite da fralda é uma reação inflamatória aguda de contato. Nos estágios iniciais da doença, apenas o ressecamento é observado. Em estágios posteriores, lesão eritematosa e edema podem ser vistos. Infecções secundárias bacterianas e por cândida podem complicar a dermatite.
» No diagnóstico diferencial da doença; dermatite de contato alérgica, intertrigo, psoríase, dermatite atópica e seborreica, e outras doenças devem ser consideradas.
» Troca de fralda infrequente, umidade excessiva, pouca higiene, fricção com urina e fezes em áreas expostas da pele, diarreia e uso recente de antibióticos podem ser fatores favorecedores. Resulta em erupção cutânea eritematosa e brilhante na superfície interna das coxas, genitais, nádegas e abdome, mas poupa as áreas intertriginosas.

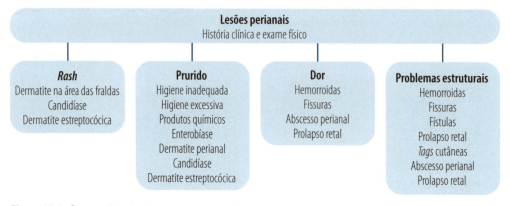

Figura 16.1. Categorias de lesões perianais. (Fonte: Autoria própria.)

» Presença de eritema, dor, prurido, descamação que comumente afeta as partes inferiores do abdome, coxas e área da fralda.
» Localização do eritema, presença de bolhas, escamas ou lesões-satélite ajudam a distinguir uma causa subjacente. Raramente, a dermatite na área das fraldas pode ser secundária a uma doença grave.

Candidíase

Clinicamente, a candidíase é caracterizada por manchas eritematosas, brilhantes e por lesões papulares com uma margem acentuada elevada e lesões-satélite pontuais características. A diferenciação de outros distúrbios da região anal frequentemente é difícil. As infecções bacterianas concomitantes podem causar erosões e ulcerações. Pode ocorrer durante ou imediatamente após a administração de antibióticos.

Dermatite estreptocócica perianal

» É causada por estreptococos beta-hemolíticos do grupo A.
» Clinicamente, as crianças apresentam eritema perianal inespecífico ou pápulas exsudativas, bem como prurido intenso.
» Muito frequentemente, a dermatite estreptocócica perianal é mal interpretada como eczema anal ou infecção fúngica.
» Se houver suspeita de dermatite estreptocócica perianal, um *swab* deve ser enviado para análise microbiológica e cultura bacteriana.

Prurido e queimação

» Dermatite perianal resulta de várias doenças dermatológicas, microbiológicas ou proctológicas, sendo o prurido intenso o principal sintoma, mesmo diante de sinais clínicos leves.
» A dermatite perianal alérgica resulta de uma inflamação imunomediada específica contra uma substância estranha. Geralmente é causada por ingredientes de medicamentos, produtos para a pele e lenços úmidos de limpeza que podem ter sido usados anteriormente sem problemas.
» Dermatite tóxico-irritante causada por irritação externa sem imunológico é a mais comum. Especialmente pelos danos diretos das fezes na epidérmica.
» A causa, frequentemente, pode ser encontrada em doenças proctológicas, levando a um distúrbio leve da continência (hemorroidas, prolapso, fissura anal, insuficiência esfincteriana), causando secreção na região perianal ou impedindo a higiene anal.
» Além disso, irritação mecânica por excessivos procedimentos de limpeza por papel higiênico, sabonetes, lenços de limpeza.
» As doenças mais comuns que dão origem a prurido crônico e eritema são eczema anal irritativo (tóxico) e eczema anal atópico. Esses sintomas podem ser divididos em agudos (menos de 6 semanas) e crônicos (mais de 6 semanas).
» O eczema anal, especialmente a dermatite de contato alérgica, causa prurido e eritema agudos. Outros distúrbios incluem dermatite estreptocócica perianal e candidíase (especialmente em crianças).

Enterobíase (Capítulo 39)

» Causada pelo *Enterobius vermicularis*. Os vermes adultos vivem no cólon, com uma vida útil de cerca de 3 meses. Vermes fêmeas adultas podem produzir mais de 10.000 ovos com vida útil de 6 semanas.

» Os ovos são depositados por fêmeas que migraram para a pele perianal, normalmente à noite.

» Crianças, em particular, são afetadas e com altas taxas de reinfecção mais comum em crianças em idade pré-escolar e escolar.

» A maioria das infecções é assintomática, mas em caso de prurido anal sem lesões clinicamente visíveis, a enterobíase deve ser considerada. A queixa mais comum é intenso prurido perianal noturno, entretanto, pode alcançar o trato geniturinário, com prurido vaginal e/ou secreção e disúria.

» O exame físico da região perianal pode revelar outras etiologias de prurido, como corpo estranho, dermatite ou infecção estreptocócica.

» O diagnóstico é confirmado pela visualização dos vermes adultos ou ovos. Os pais podem relatar visualização dos vermes ao redor do ânus (vermes filiformes, móveis, brancos, com aproximadamente 1 cm de comprimento) quando trocam as fraldas ou limpam a criança. Geralmente são vistos apenas à noite.

» Os ovos normalmente não são liberados nas fezes, portanto, parasitológicos de fezes geralmente não são úteis. Ovos podem ser identificados por exame microscópico de uma amostra de fita adesiva da região anal (fita adesiva pressionada na pele perianal e, em seguida, em uma lâmina de vidro: os ovos aparecem em forma de feijão). O melhor horário para realizar este exame é pela manhã, antes do banho.

» Pouca higiene, dermatite das fraldas, fissura anal e infecção bacteriana são diagnósticos diferenciais.

Fissura anal

» É uma úlcera linear no canal anal, resultante de ruptura mecânica da mucosa anal ou da pele externa ao ânus.

» Tem mecanismo multifatorial com um círculo vicioso de dor, aumento do tônus do esfíncter, perfusão reduzida, infiltrado inflamatório e infecção crônica. Comumente associada à passagem de fezes duras. A dor pode desencadear a retenção de fezes, aumentando assim a constipação e estabelecendo um ciclo de agravamento da dor com fissura crônica.

» As crianças podem reter as fezes voluntariamente para evitar a dor associada. No entanto, a diarreia também é um fator predisponente.

» O diagnóstico clínico é caracterizado por dor aguda em pontadas durante a defecação. A dor anal durante ou após a defecação pode ser acompanhada por estrias de sangue vermelho vivo. Os lactentes podem apresentar choro inconsolável.

» As fissuras anais ocorrem na linha média posterior (às 6 horas) e raramente na linha média anterior. Durante o exame físico, o espasmo do esfíncter anal pode obscurecer a visualização.

LESÕES PERIANAIS **97**

» Outras causas além da constipação devem ser consideradas: fissuras múltiplas ou fissuras não medianas podem ser o resultado de abscesso perianal. As fissuras anais podem ser observadas em associação à doença inflamatória intestinal.
» O objetivo do tratamento de fissuras anais é reduzir a hipertensão esfincteriana e quebrar o círculo vicioso.
» Dor durante as evacuações geralmente indica uma fissura.

Hemorroidas

» Corresponde ao aumento do complexo vascular arteriovenoso retal. A sua patogênese tem predisposição hereditária, bem como fatores resultantes da tensão no assoalho pélvico.
» Hemorroidas são classificadas como internas, externas e mistas, com base em seu local de origem. Hemorroidas externas começam abaixo da linha dentada, enquanto hemorroidas internas originam-se acima do linha dentada.
» Constipação e como fezes muito moles podem contribuir para o aparecimento.
» A continência fecal pode ser comprometida, levando a pequenas manchas de fezes nas roupas e dermatite perianal irritante pruriginosa. Pode ocorrer sangramento vermelho brilhante.
» Os sintomas não são típicos e não correspondem, necessariamente, ao tamanho.
» A dor pode ocorrer durante um prolapso agudo, encarcerado e edematoso.
» No exame proctológico, o diagnóstico é realizado por proctoscopia, pois apenas estágios avançados podem ser classificados apenas por inspeção visual.
» O tamanho e a aparência clínica determinam o tratamento.

Abscesso perianal (perirretal)

» É uma coleção de pus localizada nos tecidos ao redor do ânus ou na parede do reto. São classificados com base em sua localização anatômica. Os locais mais comuns são:
» Abscesso perianal: queixa de desconforto, irritabilidade, recusa em sentar, andar ou defecar. Características: massa subcutânea, pequena, eritematosa, bem definida, sensível, geralmente lateral ao ânus. É doloroso ao toque, podendo haver flutuação. É fundamental examinar os glúteos para observar a extensão do abscesso.
» Abcesso isquiorretal ocorre quando a infecção penetra no esfíncter anal externo (espaço isquiorretal). Ocorrem febre, calafrios e forte dor perirretal. Os sinais externos podem ser mínimos, mas pode incluir eritema, endurecimento e flutuação nas nádegas. Ao toque retal, uma massa endurada flutuante pode ser encontrada.
» Abcesso interesfincteriano é o resultado do comprometimento do espaço entre os esfíncteres interno e externo. Apresenta dor retal e, frequentemente, sem sinais externos.
» Abcessos supraelevadores são o resultado de qualquer propagação superior do espaço interesfincteriano. Apresenta: febre, calafrios, dor pélvica severa ou dor anorretal e, ocasionalmente, retenção urinária.
» Predomina a flora entérica mista como: *Escherichia coli, Enterococcus*, bacteroides, estreptococos e *Staphylococcus aureus*. A cultura do conteúdo dos abscessos pode ser útil para otimização do uso de antibióticos.

Plicomas (*tags* cutâneas)

» Nódulos da cor da pele localizados na borda anal, podendo ser solitários ou múltiplos. Podem ter consistência macia ou firme e variar em tamanho de alguns milímetros a vários centímetros.
» Ocorrem como lesões primárias de causa indeterminada, sendo as mais comuns; ou secundárias, associadas a fissuras anais crônicas.
» Raramente são sintomáticas e a maioria está localizada na posição de 12 horas.
» Além de serem uma preocupação cosmética, também interferem na higiene anal. A irritação causada por higiene anal e contato com roupas íntimas pode levar a alterações inflamatórias, resultando em prurido, queimação, secreção e aparecimento de sangue em papel higiênico ou na roupa íntima.
» A histologia mostra um angiofibroma caracterizado por tecido conjuntivo e vascularização. O epitélio da superfície é queratinizado e, na maioria casos, não requer tratamento.

Prolapso retal

» Ocorre quando o revestimento do reto se projeta através do ânus e para fora do corpo. Isso ocorre porque os ligamentos e músculos estão enfraquecidos em consequência de constipação crônica, diarreia crônica ou esforço ao evacuar.

Condições subjacentes, como desnutrição, fibrose cística e doença de Hirschsprung também podem causar prolapso retal.

» O principal sintoma do prolapso retal é a protrusão de parte ou de todo o revestimento do reto pelo esfíncter anal. Uma massa vermelho-escura projeta-se do ânus, às vezes acompanhada de sangue ou muco, principalmente após esforço.
» O prolapso retal geralmente não é doloroso, mas pode causar desconforto. Outros sintomas podem incluir: incontinência fecal, sensação de evacuação incompleta, prurido ou irritação anal.

Doença de Crohn perianal (Capítulo 23)

Leitura recomendada

Cappello M, Hotez PJ. Intestinal nematodes. In: Long SS, Pickering LK, Prober CG (Eds.). Principles and practice of pediatric infectious diseases. 3rd ed. Philadelphia, PA: Churchill Livingstone; 2008.
Klunk C, Domingues E, Wiss K. An update on diaper dermatitis. Clin Dermatol. 2014;32(4):477-87. doi: 10.1016/j.clindermatol.2014.02.003.
Pfenninger JL, Zainea GG. Common anorectal conditions: Part I. Symptoms and complaints. Am Fam Physician. 2001;15;63(12):2391-8.
Pfenninger JL, Zainea GG. Common anorectal conditions: Part II. Lesions. Am Fam Physician. 2001;1;64(1):77-88.
Stites T, Lund D. Common anorectal problems. Semin Pediatr Surg. 2007;16(1):71-8.
Tüzün Y, Wolf R, Baglam S, Engin B. Diaper (napkin) dermatitis: a fold (intertriginous) dermatosis. Clin Dermatol. 2015;33(4):477-82. doi: 10.1016/j.clindermatol.2015.04.012.
Xu M, Liu H, Glick S, Khachemoune A. Perianal lesions in children: an updated review. Am J Clin Dermatol. 2017 Jun;18(3):343-54. doi: 10.1007/s40257-017-0259-z.

Capítulo 17

Soluço

Normalmente é benigno, transitório e autolimitado. Somente quando ocorrem episódios múltiplos ou prolongados é considerado patológico. Soluços persistentes podem ser a primeira apresentação de uma doença grave que requer investigação. A ocorrência de soluços não se limita aos adultos, mas também é observada em crianças.

Mecanismo do soluço

» Os soluços são contrações espásticas involuntárias do diafragma e dos músculos intercostais, levando à inspiração e ao fechamento abrupto da glote. Tem som característico, refletindo a vibração de pregas vocais fechadas de repente. Muitas vezes apenas contrações diafragmáticas unilaterais esquerdas estão envolvidas.
» Soluços são mediados por um arco reflexo que consiste em nervos aferentes (vago, frênico e simpáticos); processamento central no tronco cerebral; e sinalização eferente para os músculos do diafragma e músculos intercostais.
» Qualquer lesão ou estímulo que afete a via aferente, central ou eferente do arco reflexo pode desencadear soluços.
» A etiologia dos soluços é muito ampla e sua etiologia pode ser dividida em causas centrais e periféricas. Podendo ser desencadeados por estímulo neurológico, cardiovascular, pulmonar, infeccioso e psicogênico.
» As causas periféricas em geral afetam o ramo aferente do arco reflexo. Soluços são mais frequentes em distúrbios gastrointestinais.

Classificação

A classificação dos soluços é baseada em sua duração:
» Temporários (transitórios): crise aguda que dura menos de 48 horas.
» "Soluços persistentes" duram mais de 2 dias.
» "Soluços intratáveis" duram mais de 1 mês.
» Soluços recorrentes ocorrem com repetição.

Causas gastrointestinais mais frequentes

» Os distúrbios gastrointestinais mais frequentes são: distensão do estômago por uma grande refeição ou bebidas carbonatadas ou comer muito rápido. Soluços também podem ser desencadeados por superexcitação ou ansiedade, especialmente se

acompanhados de respiração excessiva ou aerofagia ou insuflação gástrica durante endoscopia.
» Mudanças de ambiente frio para ambiente quente, ou vice-versa, banhos frios, ingestão de bebidas quentes ou frias.

Investigação (Figura 17.1)

» Pacientes com soluços persistentes ou intratáveis devem ser investigados para identificar a patologia orgânica subjacente.
» Causas periféricas são dominadas por doenças gastrointestinais (esofagite de refluxo e hérnia de hiato são frequentes).

História clínica e exame físico

» História detalhada e exame físico completo podem fornecer pistas sobre a etiologia dos soluços.
» Qual o fator desencadeante? Gravidade, duração e características dos soluços? Soluços que persistem durante o sono sugerem uma etiologia orgânica.

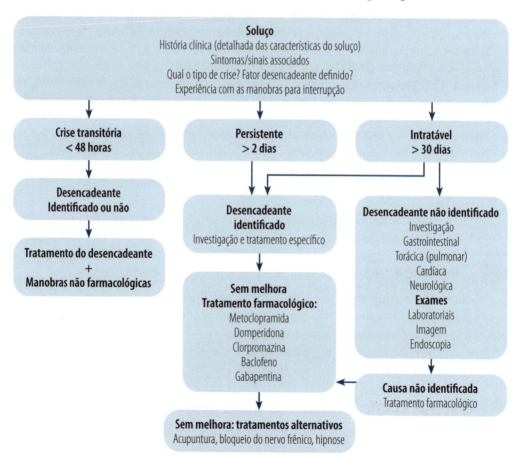

Figura 17.1. Abordagem do soluço. (Fonte: Autoria própria.)

» Outros sintomas associados: distensão abdominal, dispepsia, dor abdominal, anorexia, saciedade precoce, plenitude pós-prandial, náusea e vômito.
» Exame físico completo, incluindo: exame de cabeça e pescoço e avaliação neurológica.

Laboratório

Os testes devem ser escolhidos com base na suspeita clínica:
» Hemograma completo, função renal e eletrólitos, testes de função hepática, ureia, amilase, lipase.
» Radiografia de tórax: anormalidades pulmonares, cardíacas e mediastinais.
» Investigação mais detalhada: em função da suspeita e da gravidade do soluço.

Tratamento

» O tratamento deve ser direcionado à causa subjacente, sempre que possível.
» Surtos de soluços com menos de 48 horas raramente requerem intervenção médica, pois geralmente desaparecem em minutos ou com manobras físicas. Estas manobras visam interromper o arco reflexo do soluço. Elas podem ser alcançadas por: irritação da nasofaringe por meio de bebida ininterrupta, gargarejo de água ou ingestão de açúcar granulado, manobra de Valsalva, pressão da órbita, indução de espirros, susto, hiperventilação, prender a respiração etc., também, mudanças no estilo de vida.
» O tratamento farmacológico deve ser considerado quando os soluços são incômodos, persistentes ou intratáveis (Figura 17.1). As modalidades de tratamento incluem a farmacoterapia e, muito raramente, intervenção cirúrgica.

Leitura recomendada

Howard RS. Persistent hiccups. BMJ. 1992;305:1237-8.
Kahrilas PJ, Shi G. Why do we hiccup? Gut. 1997;41:712-3.
Leung AKC, Leung AAM, Wong AHC, Hon KL. Hiccups: a non-systematic review. Curr Pediatr Rev. 2020;16(4):277-84. doi: 10.2174/1573396316666200508112951.
Polito NB, Fellows SE. Pharmacologic interventions for intractable and persistent hiccups: a systematic review. J Emerg Med. 2017;53(4):540-9. doi: 10.1016/j.jemermed.2017.05.033.
Reichenbach ZW, Piech GM, Malik Z. Chronic hiccups. Curr Treat Options Gastroenterol. 2020; doi: 10.1007/s11938-020-00273-3.
Steger M, Schneemann M, Fox M. Systemic review: the pathogenesis and pharmacological treatment of hiccups. Aliment Pharmacol Ther. 2015;42(9):1037-50. doi: 10.1111/apt.13374.
Yallanki N, Wilks-Gallo L, Cifuni JL, Small-Harary L. Case 3: persistent hiccups and vomiting in an adolescent. Pediatr Rev. 2020;41(8):423-6. doi: 10.1542/pir.2018-0031.

Capítulo 18

Vômitos

» Normalmente é benigno, transitório e autolimitado. Somente quando ocorrem episódios múltiplos ou prolongados é considerado patológico. Soluços persistentes podem ser a primeira apresentação de uma doença grave que requer investigação. A ocorrência de soluços não se limita aos adultos, mas também é observada em crianças.

» O vômito abrange um espectro de problemas que vão desde refluxo gastroesofágico leve até a catastrófica obstrução do intestino delgado. Assim, o vômito pode ser o sintoma de apresentação para várias condições clínicas ou cirúrgicas. O clínico deve ser capaz de diferenciar condições benignas de verdadeiras emergências cirúrgicas.

» Vômito se origina pelas contrações da musculatura do diafragma e da parede abdominal em conjunto com o fechamento do piloro e relaxamento do esfíncter esofágico inferior. Esta atividade motora ocorre em resposta à estimulação do "centro de vômito" com impulsos de uma variedade de locais anatômicos (vísceras abdominais, pélvicas, coração, peritônio, labirinto) e a "zona de gatilho quimiorreceptora" que é sensível a drogas e toxinas em circulação.

Três fases temporais do vômito

» Fase 1. Pródromo. Neurônios vagais eferentes iniciam uma "contração retrógrada gigante" que começa no intestino médio para retornar o conteúdo luminal ao compartimento gástrico, que relaxa proximalmente.

» Fase 2. Náusea. Eferentes espinhais produzem contrações abdominais, do diafragma crural e do diafragma costal, que causam aumento de pressão na cavidade abdominal para posicionar o conteúdo luminal gástrico sob o esôfago.

» Fase 3. Vômito. Contrações musculares abdominais e diafragmáticas. Consequentemente, o conteúdo gástrico flui livremente para cima e para fora do esôfago (expulsão).

O Quadro 18.1 apresenta as definições dos termos associados aos vômitos.

Investigação

História clínica e exame físico

O vômito constitui manifestação de muitos transtornos na faixa etária pediátrica, podendo-se apresentar como sintoma único em algumas doenças. O primeiro passo

Quadro 18.1. Principais definições de termos associados aos vômitos	
Vômito	Expulsão forçada do conteúdo gástrico pela boca e nariz, associada à palidez e contração da musculatura da parede abdominal e torácica em conjunto com o relaxamento do esfíncter gastroesofágico inferior.
Náusea	É uma sensação desagradável da necessidade de vomitar, mas nem sempre leva ao vômito.
Regurgitação	É a expulsão passiva, não forçada do conteúdo gástrico até o esôfago, e comumente na boca e orofaringe, não associadas a palidez ou sinais autonômicos.
Ruminação	É uma regurgitação deliberada de alimento não digerido dentro de minutos a horas após a ingestão, mas sem esforço. Está associada à remastigação e à deglutição do alimento regurgitado.
Ânsia de vômito	Ânsia de vômito são movimentos respiratórios espasmódicos contra a glote fechada, utilizando contrações da musculatura abdominal, sem expulsão de qualquer conteúdo gástrico.

Fonte: Autoria própria.

na investigação de vômitos é a definição de vômitos agudos ou vômitos crônicos (contínuos ou recorrentes). O segundo passo é a idade da criança que está sendo investigada, pois alguns distúrbios são próprios de determinada faixa etária. Assim, o conhecimento de sintomas e sinais típicos e atípicos das diferentes doenças que se apresentam com vômitos vão ajudar na definição diagnóstica em tempo hábil. Depois se deve procurar definir se a causa dos vômitos é causa gastrointestinal ou não. A doença extragastrointestinal deve ser suspeitada quando existem sintomas neurológicos (cefaleia, rigidez de nuca, visão turva, diplopia, letargia ou irritabilidade); queixas de infecção (febre, dor de garganta, exantema); queixas respiratórias (tosse, dor torácica taquipneia) ou sintomas geniturinários (dor lombar, disúria, urgência miccional, amenorreia) estão presentes.

A aparência do vômito pela história e pela inspeção frequentemente é útil para estabelecer o local da patologia subjacente. O Quadro 18.2 apresenta as principais características dos vômitos e possíveis localizações anatômicas de desencadeamento. As principais causas de vômito, segundo os diferentes sistemas, são apresentadas no Quadro 18.3. O diagnóstico frequentemente é auxiliado por exames laboratoriais e um período de observação (Quadro 18.4). Quadro 18.5 apresenta um método mnemônico para relembrar etiologias de vômito.

Quadro 18.2. Características dos vômitos e possíveis localizações anatômicas de desencadeamento do vômito	
Característica do vômito	**Possível localização**
Alimentos não digeridos	Lesão do esôfago ou doença do refluxo
Alimentos digeridos	Coágulos de leite: estômago (proximal ao piloro)
Amarelo/esverdeado (bilioso)	Obstrução distal à ampola de Vater
Fecaloides	Obstrução intestinal distal; estase colônica
Sanguinolento	Lesão proximal ao ligamento de Treitz
Sangue vermelho-vivo	Esôfago ou estômago acima da cárdia (mínimo contato do sangue com a secreção gástrica)
Marrom/cor-de-café	Sangramento gástrico ou sangue deglutido e misturado com a secreção gástrica
Mucoide	Vias aéreas superiores ou hipersecreção gástrica

Fonte: Autoria própria.

Quadro 18.3. Causas de vômitos e principais etiologias

Causas de vômitos	Principais etiologias
Infecciosas	Diarreia (viral, bacteriana ou parasitária)
Neurológicas	Meningite, migrânea, tumor
Mecânicas/obstrutivas	Estenose hipertrófica de piloro, atresia e má rotação do intestino delgado, intussuscepção e aderências intestinais
Motilidade	Doença do refluxo gastroesofágico, síndrome dos vômitos cíclicos, dispepsia, gastroparesia
Inflamatórias	Gastrites, úlceras, pancreatites, hepatites, apendicite, doença inflamatória intestinal
Endócrinas/metabólicas	Diabetes, erros inatos do metabolismo
Geniturinárias	Infecção urinária, nefrolitíase
Toxinas/drogas	Ingestão de produtos tóxicos, medicamentos
Respiratórias	Infecções das vias aéreas superiores, pneumonia
Psicológicas	

Fonte: Autoria própria.

Quadro 18.4. Exames laboratoriais, de imagem e endoscopia na avaliação do vômito

Exame laboratorial	Diagnóstico potencial
Hemograma	Anemia pode ocorrer na gastrite/esofagite e úlcera péptica
Exames bioquímicos	Anormalidades dos eletrólitos: na estenose pilórica ou doenças endocrinometabólicas; aumento das transaminases e da bilirrubina podem indicar doença hepática, da vesícula biliar ou doença metabólica
Amilase e lipase	Pancreatites agudas e crônicas
Ureia/creatinina	Elevadas na doença renal
Urina rotina	Pielonefrite, cálculo
Cultura de urina	Infecção do trato urinário
Radiografia simples de abdome	Obstrução intestinal e cálculo renal
Ultrassonografia abdominal	Avaliação do fígado, vesícula biliar, rins, pâncreas, ovário e útero. É o exame de escolha para estenose hipertrófica de piloro. Útil no abscesso abdominal e apendicite
Trânsito intestinal ou enema opaco	Anormalidades anatômicas (má rotação, volvo, intussuscepção)
Tomografia computadorizada de abdome	Eficaz quando detalhes anatômicos são necessários (abscesso, tumor)
Endoscopia digestiva alta	Lesões do esôfago, estômago e duodeno (esofagite, gastrite, úlcera)
Tomografia computadorizada de crânio	Diagnóstico de tumores, meningite, encefalite e abscessos

Fonte: Autoria própria.

Quadro 18.5. Método mnemônico para relembrar etiologias de vômito

V	Vestibular: otite média
O	Obstrução: estenose pilórica, má rotação, volvo, intussuscepção, hérnia encarcerada
M	Metabólico: cetoacidose diabética, erros inatos do metabolismo, hiperplasia adrenal congênita, síndrome de Reye
I	Infecções: gastrointestinal – gastrite, gastroenterite, enterocolite necrosante, apendicite, hepatite, pancreatite, colecistite Outros: infecções, faringite, sinusite, pneumonia, sepse
T	Toxinas e drogas: vários venenos, quimioterápicos, ferro, teofilina, salicilatos, chumbo e outros metais pesados
A	Aumento da pressão intracraniana de qualquer etiologia
R	Doenças renais: insuficiência renal aguda e crônica, pielonefrite, acidose tubular renal, uropatia obstrutiva

Fonte: Autoria própria.

Sinais de alerta em crianças com vômitos que identificam a necessidade de maior investigação:
» Alteração do sensório ou choro/irritabilidade excessiva.
» Sinais e sintomas sugestivos de quadro séptico.
» Vômitos biliosos ou com sangue.
» Sinais de desidratação.
» Hipoglicemia sintomática.
» Evidente perda aguda de peso.

 Tratamento

Abordagem terapêutica requer uma avaliação inicial do estado de hidratação, condição cardiorrespiratória, neurológica e a probabilidade de distúrbios clínicos ou cirúrgicos graves. Estas variáveis definirão a necessidade de admissão em unidade de internação. A abordagem inicial do paciente deve ter como objetivos: 1. corrigir as consequências dos sintomas (desidratação e distúrbios eletrolíticos); 2. identificar a causa subjacente e fornecer a terapia específica. Os medicamentos antieméticos mais utilizados estão no Quadro 18.6.

Quadro 18.6. Principais medicamentos antieméticos utilizados			
Medicamento	Dose		Via	Efeitos colaterais
Dimenidrinato	1,0-1,5 mg/kg/dose (máximo 50 mg/dose)	6/6 h	IM, VO	Sonolência, excitabilidade
Prometazina crianças > 2 anos	0,25-0,5 mg/kg/dose (máximo 25 mg/dose)	6/6 h	IM, VO	Sedação, liberação extrapiramidal
Metoclopramida	0,15 mg/kg/dose (máximo 10 mg/dose)	6/6 h	IV, VO	Sedação, liberação extrapiramidal
Ondansetrona	0,15 mg/kg/dose ou 8-15 kg, 2 mg 15-30 kg, 4 mg > 30 kg 8 mg (máximo 8 mg/dose)	8/8 h	IV, VO	Cefaleia, fadiga, tontura
Clorpromazina crianças > 2 anos	0,5-1,0 mg/kg/dia máximo por 24 horas < 5 anos, 40 mg 5-12 anos, 75 mg	8/8 h	VO	Sonolência

Fonte: Autoria própria.

 Leitura recomendada

Allen K. The vomiting child. What to do and when to consult. Australian Family Physician. 2007;36:684-7.
Fedorowicz Z, Jagannath VA, Carter B. Antiemetics for reducing vomiting related to acute gastroenteritis in children and adolescents. Cochrane Database Syst Rev. 2011;(9):CD005506. doi: 10.1002/14651858. CD005506.pub5
Freedman SB, Powell EC, Nava-Ocampo AA, Finkelstein Y. Ondansetron dosing in pediatric gastroenteritis. Pediatr Drugs. 2010;12:405-10.
Li BU, Sunku BK. Vomiting and nausea in pediatric gastrointestinal and liver disease. In: Wyllie R, Hyams JS Eds. Pathophysiology/ Diagnosis/Management. 3rd ed. Philadelphia: Saunders; 2006. p. 127-49.
Sondheimer J. Vomiting. In: Walker WA, Goulet O, Kleinman RE et al. Eds. Pediatric gastrointestinal disease. 4th ed. Ontario: BC Decker Inc; 2004;12:203-9.
Stevens MW, Henretig FM. Vomiting. In: Fleisher GR, Stephen L, Henretig FM Eds. Textbook of Pediatric Emergency Medicine. 5th ed. Philadelphia: Lippincott Williams & Wilkins; 2006. p. 681-9.
Yilmaz HL, Yildizdas RD, Sertdemir Y. Clinical trial: oral ondansetron for reducing vomiting secondary to acute gastroenteritis in children-a double-blind randomized study. Aliment Pharmacol Ther. 2010;31:82-91.

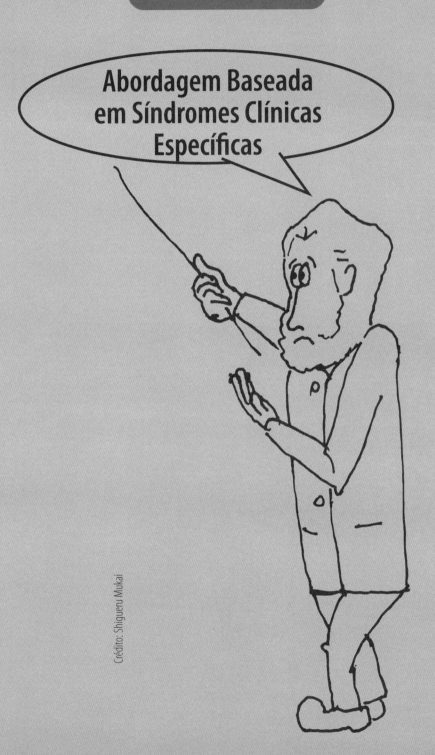

Capítulo 19

Alergia Alimentar

» Alergia alimentar é uma reação adversa aos alimentos mediada por mecanismo imunológico, com os subtipos: IgE mediada, Não IgE mediada ou mecanismo misto (mediada por IgE e por células).

» A alergia alimentar é uma falha na indução de tolerância oral.

» A alergia alimentar pode resultar em morbidade considerável, impactar negativamente na qualidade de vida da criança e seus familiares e ser de custo elevado para os serviços de saúde.

» Embora mais de 160 alimentos possam causar reações alérgicas, 8 alimentos são alérgenos significativos (leite de vaca, soja, ovo, trigo, peixes, crustáceos, amendoim e nozes) e responsáveis por 90% das reações alimentares, principalmente, em crianças no primeiro ano de vida.

» De forma otimista, em mais de 80% dos casos essas alergias se recuperam espontaneamente nos primeiros 3 anos de vida.

Definição de termos

» **Alérgenos alimentares:** são os componentes específicos de alimentos ou ingredientes dentro dos alimentos (normalmente proteínas, mas às vezes também haptenos químicos) que induzem reações imunológicas específicas, resultando em sintomas característicos.

» **Reatividade cruzada:** ocorre quando um anticorpo reage não apenas com o alérgeno original, mas também com um alérgeno semelhante. Este compartilha estruturas ou similaridade de sequência com um alérgeno alimentar ou aeroalérgeno. Podem desencadear uma reação adversa semelhante àquela desencadeada pelo alérgeno alimentar original.

» **Dieta oligoalergênica:** eliminação empírica de grandes alérgenos alimentares.

» **Tolerância oral:** estado de não responsividade imunológica local e sistêmica induzido pela administração oral de antígenos/alérgenos inócuos.

Diagnóstico

As reações podem ser desencadeadas por ingestão, inalação e contato dos alimentos com a pele. Uma história alimentar cuidadosa é fundamental para o diagnóstico de alergia alimentar. Pode estabelecer a probabilidade do diagnóstico, sugerir se um mecanismo IgE ou não IgE está envolvido, e identificar os potenciais desencadeantes alimentares.

A suspeita clínica de alergia alimentar fica mais provável se:
» Os sintomas têm uma base imunológica subjacente.
» A história clínica e o exame físico permitem classificar em reação imediata/tardia (IgE mediada; não IgE mediada) e em sintomas gastrointestinais, respiratórios e dermatológicos (Figura 19.1).
» Informações são positivas para: tempo em relação à ingestão, gravidade, frequência, alimento suspeito pela família, local onde ocorre a reação, antecedentes de introdução de novos alimentos.
» A reação ocorre com reprodutibilidade dos sintomas/sinais em exposições sucessivas a um determinado alimento suspeito.
» Um diário da alimentação de 24 horas aponta um alérgeno em especial.
» O escore CoMiSS (Cow's Milk-related Symptom Score) ≥ 9 é sugestivo de alergia alimentar (Capítulo 64).

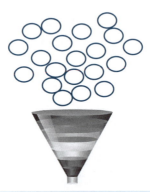

Sintomas e sinais que têm início: imediato (em < 2 horas) ou tardios (> 6 horas) após ingestão do alimento suspeito
IgE mediada e não IgE mediada
Importante: ocorrência de um ou mais sintomas/sinais em diferentes sistemas, aparelhos

Respiratórios	**Gastrointestinais**	**Dermatológicos**
Tosse crônica	Prurido oral	Urticária
Sibilos	Regurgitação	Eczema
Estridor	Vômito/náuseas	Prurido
Prurido nasal	Disfagia	Eritema
Espirros	Cólica	Angioedema (face, olhos, lábios)
Rinorreia	Dor abdominal	Dermatite perineal
Laringospasmo	Anorexia	
	Recusa para se alimentar	
	Diarreia	
	Constipação	
	Anemia	
	Perda proteica, sangue	
	Atraso no crescimento	

Figura 19.1. História clínica e exame físico exploram um número grande de sintomas/sinais, que devem ser filtrados segundo o tempo para que ocorra a reação e os sistemas implicados. (Fonte: Autoria própria.)

Diagnóstico laboratorial

Dois métodos mais comumente usados para confirmar a alergia alimentar (Capítulo 73):

» Testes cutâneos de puntura (*prick test*) são recomendados para auxiliar na identificação de alimentos que podem estar provocando uma reação alérgica IgE mediada. O uso de alérgeno alimentar de boa qualidade é fortemente recomendado.

» Medição de IgE específica no soro (RAST *test*) para alérgenos alimentares é recomendada.

» O teste *patch* é realizado pela mesma técnica usada na dermatite alérgica de contato, e a mesma graduação de reatividade é adotada. Uma reação eczematosa é esperada. Em decorrência da falta de padronização, não são recomendados para diagnósticos de rotina em alergia alimentar.

Dietas de eliminação para fins diagnósticos

» A determinação de quais alimentos devem ser evitados é baseada na história de sintomas típicos após a ingestão de alimentos específicos e no *prick test* e/ou RAST.

» Os desafios alimentares orais podem ser realizados de forma aberta ou cega. Os desafios cegos podem ser simples ou duplos-cegos. Em muitos casos, um desafio aberto com um objetivo inequívoco é suficiente para o diagnóstico de alergia alimentar.

» Dietas com eliminação de alimentos podem ser usadas para investigar se os alérgenos suspeitos fazem desaparecer os achados clínicos. A dieta de eliminação para diagnóstico deve ser bem monitorada e deve usar fórmula de aminoácidos (isenção total de antígenos alimentares). Assim, quando a eliminação é adequada e não ocorre melhora dos sintomas, a alergia alimentar é muito pouco provável.

» A duração da dieta de eliminação geralmente é de 2-4 semanas para sintomas mediados por IgE e mais tempo para os não IgE (6 semanas).

» Quando a dieta de eliminação leva a um alívio significativo dos sintomas, deve ser continuada até que o teste de provocação seja realizado. Por outro lado, quando a dieta de eliminação não leva a um alívio significativo dos sintomas, alergia alimentar aos alimentos eliminados é altamente improvável.

» A suspeita de alergia alimentar e a necessidade de prova terapêutica com fórmula de aminoácidos está especialmente indicada em: prematuridade; comorbidades nos primeiros 3 meses de vida; alergia alimentar múltipla; deficiência de IgA; formas não IgE mediadas; má resposta à fórmula extensamente hidrolisada; resposta clínica rápida em lactentes gravemente enfermos; desnutrição energético-proteica.

» O padrão ouro para fazer um diagnóstico de alergia alimentar é o desafio alimentar oral (com supervisão médica) e, de preferência, conduzido de forma duplo-cega e controlada por placebo. Entretanto, existe grande dificuldade de realização desse procedimento na prática clínica rotineira.

Diagnóstico diferencial

» Reações alimentares adversas não imunológicas: doenças metabólicas; má absorção de carboidratos (intolerância à lactose, sacarose); galactosemia.

» Resposta a componentes alimentares farmacologicamente ativos: intoxicação por cafeína; tiramina (queijos envelhecidos, peixe em conserva); teobromina (chá, chocolate); reações tóxicas (intoxicação alimentar); toxinas fúngicas (aflatoxinas).
» Reações psicológicas; aversões alimentares; fobias alimentares.

Classificação da doença

O passo que antecede o tratamento consiste em classificar a alergia alimentar por mecanismo imunológico, nos subtipos IgE mediados, não IgE mediados ou mecanismos mistos (Quadros 19.1 e 19.2).

Quadro 19.1. Principais formas de apresentação da alergia alimentar segundo o mecanismo imunológico subjacente		
IgE mediada	**IgE e não IgE mediada**	**Não IgE mediada**
Generalizada Anafilaxia		
Gastrointestinal Gastrointestinal imediata Síndrome da alergia oral	Esofagogastroenterocolites eosinofílicas	Proctocolite Enterocolite Enteropatia Doença celíaca
Respiratória Rinoconjuntivite aguda Laringospasmo Broncospasmo	Asma	
Dermatológica Urticária/angioedema *Rush* morbiliforme	Dermatite atópica	Dermatite herpetiforme

Fonte: Autoria própria.

Quadro 19.2. Formas gastrointestinais não IgE mediadas induzidas por proteína alimentar	
Proctocolite	Fezes macias amolecidas, estrias de sangue, baixo risco de anemia Teste de provocação oral: sintomas em 6 a 72 horas Idade de início: recém-nascido até 6 meses (maioria entre 2-8 semanas) 60% em aleitamento materno exclusivo; proteínas implicadas (leite de vaca, soja, ovo) Leucócitos fecais presentes, eosinofilia periférica Patologia: colite focal a difusa, erosões lineares, eosinofilia intensa (> 20/campo) hiperplasia nodular linfoide (20%) Eliminação da proteína da dieta materna ou hidrolisado para a criança. Resolução sintomas em 3 dias
Enterocolite	Diarreia com sangue, anemia, vômitos, distensão abdominal Teste de provocação oral: surgem vômitos e diarreia em 3 a 8 horas com gravidade variável (risco de choque) Idade de início: recém-nascido a 1 ano Proteínas implicadas: leite de vaca, soja, peixe Leucócitos fecais presentes, IgE normal No teste de provocação oral: leucocitose e leucócitos fecais em 4 a 6 horas 80% respondem a fórmulas com hidrolisados proteicos em 3 a 10 dias 20% requerem fórmula de aminoácidos ou nutrição parenteral

Continua...

ALERGIA ALIMENTAR

Quadro 19.2. Formas gastrointestinais não IgE mediadas induzidas por proteína alimentar – continuação	
Enteropatia	Diarreia, má absorção, *failure to thrive*, vômitos, dor e distensão abdominal, saciedade precoce, anemia, edema, enteropatia perdedora de proteína, resposta rápida à exclusão da proteína, geralmente sem atopia Teste de provocação oral: vômitos/diarreia em 2-3 dias Idade de início: depende de idade de exposição ao antígeno alimentar implicado (leite de vaca, soja, ovo, peixe) Linfócitos intraepiteliais, poucos eosinófilos, atrofia vilosa variável, focal, inversão vilocripta Forma celíaca-*like*

Fonte: Autoria própria.

Tratamento e acompanhamento (Figuras 19.2 e 19.3)

Estratégias a longo prazo:
» A dieta de eliminação deve ser baseada em diagnóstico formal de alergia, identificando o(s) alérgeno(s) alimentares responsáveis pelos sintomas do paciente.
» Pacientes com alergia alimentar que estejam em dietas de eliminação a longo prazo devem ter acesso ao aconselhamento dietético adequado, de preferência por nutricionista com experiência em alergia alimentar e monitoramento do crescimento.
» O tratamento deve ser reavaliado em intervalos regulares.
» Existem diferentes tipos de fórmula (Capítulo 80):
  – Fórmula de aminoácidos.
  – Fórmulas extensivamente hidrolisadas.
  – Fórmula com proteína isolada de soja.
  – Outros leites de mamíferos (cabra, búfala, égua etc.).

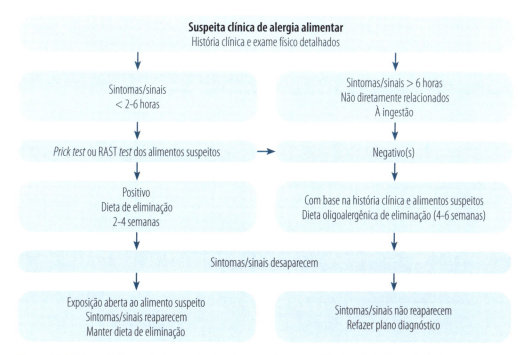

Figura 19.2. Diagnóstico e tratamento da alergia alimentar. (Fonte: Autoria própria.)

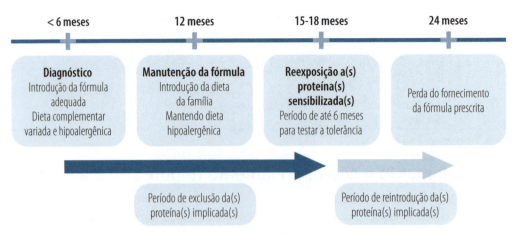

Figura 19.3. Acompanhamento da alergia alimentar. (Fonte: Autoria própria.)

» Fórmulas lácteas extensivamente hidrolisadas devem ser recomendadas como primeira escolha para lactentes e crianças pequenas.
» As fórmulas de aminoácidos devem ser recomendadas para o subgrupo de crianças com sintomas graves.
» As fórmulas de soja não devem ser recomendadas antes dos 6 meses de idade. De 6 a 12 meses, pode ser considerada caso a caso.
» O Quadro 19.3 apresenta um exemplo de papa hipoalergênica pra introdução da dieta complementar.
» Os Quadros 19.4 e 19.5 apresentam exemplos de dieta para manutenção do aleitamento materno e exclusão de proteína do leite de vaca, soja e ovo da dieta materna para mães de crianças com proctocolite induzida por proteína alimentar.

Quadro 19.3. Papa hipoalergênica para início da dieta complementar	
Proteína	Carne de frango
Lipídeos	Óleos de milho, canola, girassol, azeite de oliva
Carboidratos	Cereais e tubérculos Arroz, fubá, batata, inhame, mandioca, mandioquinha, cenoura, beterraba
Vitaminas minerais	Hortaliças e legumes: abóbora, abobrinha, acelga, couve, alface, chuchu, escarola
Fibra alimentar	Frutas: abacate, banana, mamão, maçã, melancia, melão, pera

Fonte: Autoria própria.

Quadro 19.4. Dieta para manutenção do aleitamento materno e exclusão de proteína do leite de vaca, soja e ovo da dieta materna para mães de crianças com proctocolite induzida por proteína alimentar		
Refeição	Preparação	Quantidade
Desjejum	Suco de abacaxi com hortelã Bolo de cenoura Pera	1 copo duplo 1 fatia grossa 1 unidade

Continua...

Quadro 19.4. Dieta para manutenção do aleitamento materno e exclusão de proteína do leite de vaca, soja e ovo da dieta materna para mães de crianças com proctocolite induzida por proteína alimentar – continuação

Refeição	Preparação	Quantidade
Colação	Mamão	½ unidade
Almoço	Salada de rúcula com tomate seco Salada de couve-flor Arroz Branco Feijão Filé com champignon Uva	5 folhas e 3 tomates 2 colheres sopa 2 escumadeiras 1 concha 1 unidade média 1 cacho
Lanche da tarde	Banana com *mix* de fibras e mel	1 unidade 2 colheres de sopa
Jantar	Salada de alface, tomate e palmito Salada de cenoura com grão de bico Arroz à grega Frango grelhado Maçã cozida com canela e açúcar	1 prato de sobremesa 2 colheres de sopa 2 escumadeiras 1 unidade 1 unidade
Ceia	Chá de camomila	1 xícara

Fonte: Autoria própria.

Quadro 19.5. Dieta para manutenção do aleitamento materno e exclusão de proteína do leite de vaca, soja e ovo da dieta materna para mães de crianças com proctocolite induzida por proteína alimentar

Refeição	Preparação	Quantidade
Desjejum	Café com açúcar Pão francês	1 xícara de chá 1 unidade
Colação	Laranja	1 unidade
Almoço	Salada de alface e tomate Abobrinha refogada Arroz branco Feijão Maçã	À vontade 3 colheres de sopa 2 escumadeiras 1 concha 1 unidade
Lanche da tarde	Banana	1 unidade
Jantar	Salada de couve Cenoura cozida Arroz branco Tutu de feijão Almôndega ao molho Mexerica	À vontade À vontade 2 escumadeiras 1 concha 3 unidades 1 unidade
Ceia	Chá mate	1 xícara

Fonte: Autoria própria.

 ## Problemas mais frequentes no tratamento

» Palatabilidade da fórmula alimentar.
» Aderência ao tratamento.

» Transgressão na dieta: inadvertida, intencional.
» Crianças em creches (possibilidade de exposição).
» Frustração quanto ao aleitamento materno (na proctocolite).
» Aceitação do diagnóstico por outros familiares.
» Não percepção da relação ingestão × sintomas com as formas não IgE mediadas.
» Novas sensibilizações ao longo do tempo.
» Comprometimento do crescimento.
» Comprometimento da qualidade de vida da mãe/cuidador.

Educação

» A educação é fundamental para uma eliminação eficaz da dieta a longo prazo.
» Pais, cuidadores, familiares, parentes próximos devem estar cientes das situações de risco e devem estar instruídos na leitura de rótulos e como evitar a exposição aos alérgenos alimentares dentro e fora de casa.
» Os pacientes devem ser reavaliados em intervalos regulares para evitar inadequação da eliminação alimentar ou eliminação desnecessariamente prolongada.

Leitura recomendada

Allen KJ, Koplin JJ. The epidemiology of IgE-mediated food allergy and anaphylaxis. Immunol Allergy Clin North Am. 2012;32(1):35-50.

Bird JA, Lack G, Perry TT. Clinical management of food allergy. J Allergy Clin Immunol Pract. 2015;3:1-11.

Boyce J, Assa'ad AH, Burks AW et al. Guidelines for the diagnosis and management of food allergy in the United States: Summary of the NIAID sponsored expert panel report. J Allergy Clin Immunol. 2010;126(6 Suppl):S1-S58.

Gupta M, Cox A, Nowak-Wegrzyn A, Wang J. Diagnosis of food allergy. Immunol Allergy Clin North Am. 2018 Feb;38(1):39-52. doi: 10.1016/j.iac.2017.09.004.

Sicherer SH, Sampson HA. Food allergy. J Allergy Clin Immunol. 2010;125:S116-25.

Waserman S, Bégin P, Watson W. IgE-mediated food allergy. Allergy Asthma Clin Immunol. 2018;12;14(Suppl 2):55. doi: 10.1186/s13223-018-0284-3.

Capítulo 20

Colestase

Introdução

» Definida como condição patológica caracterizada por diminuição ou ausência do fluxo de bile para o intestino, decorrente de defeitos funcionais na secreção biliar dos hepatócitos ou obstruções/lesões estruturais dos canais biliares intra ou extra-hepáticos.
» Laboratorialmente, a colestase é caracterizada pelo aumento dos componentes da bile no sangue, a bilirrubina conjugada (BC), os sais biliares e o colesterol.
» Em geral, utiliza-se a dosagem de bilirrubinas para o diagnóstico.
» Definição laboratorial em recém-nascidos e lactentes até 3 meses completos: bilirrubina total (BT) elevada (superior a 1,3 mg/dL) e BC superior a 1 mg/dL.
» Definição laboratorial em crianças com mais de 3 meses completos: BT elevada (maior que 1,3 mg/dL) e BC superior a 1 mg/dL, se BT menor ou igual a 5 mg/dL ou BC superior a 20% da BT, se BT for superior a 5 mg/dL.

Fisiopatologia e etiologia

» Na hiperbilirrubinemia, a bilirrubina não conjugada (BNC) é o fator potencialmente tóxico cerebral, especialmente no período neonatal.
» Na colestase (hiperbilirrubinemia por BC), a toxicidade hepática decorre do acúmulo concomitante de ácidos biliares e cobre no parênquima hepático, uma vez que a BC é atóxica. A retenção dos constituintes da bile e a redução da concentração dos sais biliares na luz intestinal desencadeiam uma série de eventos, como icterícia, prurido, deficiência de vitaminas, desnutrição e progressão da hepatopatia.

Etiologia

» A etiologia das colestases pode ser dividida conforme o mecanismo fisiopatogênico, o local da lesão (hepatócito *versus* vias biliares intra-hepáticas *versus* vias biliares extra-hepáticas) e por faixa etária (recém-nascidos e lactentes *versus* crianças maiores e adolescentes) (Quadros 20.1 e 20.2).

Colestase em recém-nascidos e lactentes jovens

Há três entidades clinicopatológicas mais frequentes conforme local de lesão (Quadro 20.1).

Quadro 20.1. Etiologias da colestase em recém-nascidos e lactentes		
Obstrução/lesão de vias biliares extra-hepáticas	**Obstrução/lesão de vias biliares intra-hepáticas**	**Lesão de hepatócitos**
Atresia biliar Cisto de colédoco Estenose do ducto biliar Perfuração espontânea do ducto biliar comum Barro biliar e colelitíase	**Hipoplasia ductal** Sindrômica (síndrome de Alagille) Não sindrômica **Malformação da placa ductal** Fibrose hepática congênita Doença de Caroli	**Hepatite neonatal idiopática** Colestase neonatal multifatorial (geralmente recém-nascidos prematuros) **Doenças genéticas/metabólicas/endócrinas** Colestase intra-hepática familiar progressiva (PFIC) Defeitos da síntese de sais biliares Galactosemia Intolerância hereditária à frutose Tirosinemia Deficiência de alfa-1-antitripsina Fibrose cística Lipidoses: doença de Wolman, Niemann-Pick, Gaucher Síndrome de Zellweger Hipotireoidismo Pan-hipopituitarismo **Doenças tóxicas** Nutrição parenteral total Medicamentos **Doenças infecciosas** Vírus: rubéola, citomegalovírus, vírus Epstein-Barr, vírus da hepatite A, vírus da hepatite B, vírus da hepatite C, vírus da hepatite E, vírus da imunodeficiência humana, vírus herpes simples, parvovírus 19, varicela, paramixovírus Sepse entérica viral (Echo, Coxsackie, Adenovírus) Bactérias: sepse bacteriana, infecção urinária, sífilis, listeriose, tuberculose Parasitas: toxoplasmose **Doenças imunológicas** Hemocromatose neonatal (doença gestacional autoimune) Lúpus eritematoso neonatal Hepatite neonatal com anemia hemolítica autoimune **Doenças cromossômicas** Síndrome de Down **Miscelânea** Histiocitose Choque Asfixia neonatal

Fonte: Autoria própria.

Quadro 20.2. Etiologias da colestase em crianças e adolescentes		
Obstrução/lesão de vias biliares extra-hepáticas	**Obstrução/lesão de vias biliares intra-hepáticas**	**Lesão de hepatócitos**
Cisto de colédoco Barro biliar e coledocolitíase Colecistite Colangite esclerosante primária ou secundária Parasita (áscaris) Tumores	**Hipoplasia ductal** Sindrômica (síndrome de Alagille) Não sindrômica **Malformação da placa ductal** Fibrose hepática congênita Doença de Caroli **Miscelânea** Colangite esclerosante primária Colangite biliar primária	**Autoimune** Hepatite autoimune **Doenças genéticas/metabólicas/endócrinas** Síndrome de Rotor Síndrome de Dubin-Johnson Deficiência de alfa-1-antitripsina Fibrose cística Doença de Wilson Hemocromatose hereditária Colestase intra-hepática familiar progressiva (PFIC) Colestase intra-hepática benigna recorrente (BRIC) Doenças mitocondriais Hipotireoidismo **Doenças infecciosas** Vírus: citomegalovírus, vírus Epstein-Barr, vírus da hepatite A, vírus da hepatite B, vírus da hepatite C, vírus da hepatite E, vírus da imunodeficiência humana, vírus herpes simples Sepse entérica viral (*echo, coxsackie* e adenovírus) Bactérias: sepse bacteriana, enterocolite **Doenças tóxicas** Nutrição parenteral total Medicamentos **Doenças vasculares** Síndrome de Budd-Chiari Síndrome da obstrução sinusoidal Choque e insuficiência cardíaca **Doenças cromossômicas** Síndrome de Down

Fonte: Autoria própria.

Doença hepatocelular

» A colestase intra-hepática por lesão hepatocelular pode ocorrer secundária a infecções congênitas, muitas vezes associadas a retardo do crescimento intrauterino, microcefalia e anormalidades oftalmológicas (catarata, coriorretinite, embriotóxon posterior), outras anomalias congênitas e hepatoesplenomegalia.

» O trato urinário é um sítio comum de infecção e pode envolver bactérias Gram-negativas, como a *Escherichia coli*, sendo muitas vezes a causa de sepse bacteriana. Nestas infecções, em geral, o paciente está gravemente enfermo, mas a icterícia, em alguns casos, pode ser a única manifestação de infecção.

» Além das infecções, embora incomuns, várias anormalidades metabólicas podem resultar em hiperbilirrubinemia conjugada, como a deficiência de alfa-1-antitripsina, fibrose cística e galactosemia. A maioria destes distúrbios metabólicos terá manifestações clínicas, além da icterícia, que levarão ao diagnóstico; na galactosemia o paciente geralmente está toxemiado, apresenta vômitos, hipoglicemia, catarata e, eventualmente, sepse por *Escherichia coli*. A hepatite neonatal idiopática é diagnosticada quando não há uma etiologia óbvia, depois de terem sido excluídas causas infecciosas, metabólicas e genéticas.

Distúrbios dos ductos biliares intra-hepáticos

» A colestase intra-hepática por doença ductal é causada, principalmente, por hipoplasia/rarefação sindrômica de ductos biliares intra-hepáticos: a síndrome de Alagille. Essa se caracteriza por cinco alterações principais: colestase crônica associada à hipoplasia ductal, alterações faciais típicas, defeitos oculares, anormalidades cardiovasculares, anormalidades nos arcos vertebrais. O paciente geralmente tem baixo peso ao nascer e encontra-se em bom estado geral, sem acometimento neurológico.

Ductos biliares extra-hepáticos

» A principal causa extra-hepática da hiperbilirrubinemia conjugada na infância é a atresia biliar, caracterizada por obstrução biliar completa em algum ponto entre o hilo hepático e o duodeno, com o paciente geralmente com bom peso ao nascer e em bom estado geral.
» Os pacientes se apresentam com icterícia, colúria e fezes hipocólicas/acólicas, persistente e progressivamente, e hepatomegalia de consistência firme. A história de fezes hipocólicas favorece a etiologia obstrutiva.
» Outra causa de obstrução biliar extra-hepática é o cisto do colédoco, uma dilatação sacular congênita da via biliar comum. Pode apresentar-se com icterícia e uma massa do quadrante superior direito, ou com sintomas de colangite, incluindo febre e leucocitose.

Investigação

História clínica e exame físico

» Colestase se caracteriza pela tríade icterícia, colúria e hipocolia/acolia fecal.
» Na maioria dos casos estas crianças apresentarão icterícia no primeiro mês de vida, porém com duas principais apresentações clínicas da colestase. Na primeira, a queixa principal é a icterícia e a criança encontra-se em ótimo estado geral, sem outros sintomas (p. ex., atresia de vias biliares); na outra, no entanto, exibe outros sinais e sintomas que são potencialmente sérios, tendo aspecto agudamente enfermo (p. es., infecções e doenças metabólicas) e, portanto, a avaliação e a intervenção precoces são sugeridas, com indicação de internação em ambos os casos.
» A icterícia só é clinicamente visível em recém-nascidos quando superior a 5 mg/dL e em crianças maiores e adultos quando superior a 2,5 a 3 mg/dL. A tonalidade da icterícia em indivíduos de pele clara pode indicar a etiologia mais associada: coloração amarela na hiperbilirrubinemia indireta, coloração mais laranja na icterícia hepatocelular e matiz verde-escuro na obstrução biliar prolongada (oxidação cutânea da bilirrubina em biliverdina).
» A hipocolia fecal persistente e progressiva também é sugestiva de obstrução de vias biliares.
» Podem ocorrer outros sinais/sintomas, como prurido, xantomas e xantelasmas, além de hepatomegalia e esplenomegalia.

Laboratorial

» Exames a serem obtidos inicialmente: hemograma, coagulograma, bioquímica mínima (perfil hepático, glicemia, função renal), urina tipo I e urocultura.

» Os achados laboratoriais de lesões hepatobiliares podem ser divididos em dois padrões:
  - Padrão de lesão do ducto biliar ou obstrutivo, onde a gamaglutamil-transpeptidase (GGT) e a fosfatase alcalina (FA) tendem a predominar em relação às aminotransferases (a AST, ou aspartato aminotransferase, e a ALT, ou alanina aminotransferase).
  - Padrão de lesão hepatocelular em que ocorre o contrário. Entretanto, deve-se considerar que há sobreposições consideráveis entre tipos de lesões, especialmente na faixa etária pediátrica. Ainda assim, enzimas hepáticas normais indicam baixa probabilidade de lesão hepática ou doença das vias biliares. A GGT é normal na colestase intra-hepática familiar progressiva (PFIC) I e II e alguns erros inatos da síntese de sais biliares. Uma elevação significativa na GGT (eventualmente associada a aumento de FA) sugere obstrução ou lesão das vias biliares intra ou extra-hepáticas.

» Na icterícia obstrutiva há, frequentemente, tempo e atividade de protrombina (TAP) prolongado associado à diminuição da absorção de vitaminas lipossolúveis que se corrige com a administração de vitamina K.

» A elevação predominante das transaminases séricas é causada por doença hepatocelular intrínseca. Em doenças hepáticas graves pode ocorrer diminuição da função sintética causando hipoalbuminemia e aumento do TAP que não se corrige com a vitamina K.

» A presença adicional de hipoglicemia reflete dano hepatocelular significativo e indica presença de doença mais grave, com falência hepática aguda e necessidade de investigação e intervenção emergencial.

» Estão indicados estudos adicionais bioquímicos e sorológicos para o diagnóstico de entidades clínicas específicas como a sorologia para pesquisa das hepatites virais, dosagem de alfa1-antitripsina, pesquisa para erros inatos (dosagem de GALT, perfil *tandem* de aminoácidos e acilcarnitinas, TSH, cortisol, dosagem urinária de ácidos orgânicos, dosagem de succinilacetona urinária, pesquisa de substâncias redutoras na urina, cloro no suor), ferro e ferritina sérica, entre outros.

Imagem

» A ultrassonografia de abdome total com enfoque em fígado e vias biliares deve ser realizada sob jejum de 4 a 6 horas. Esse exame tem ótima acurácia para o diagnóstico de cisto de colédoco. A hipoplasia ou ausência de vesícula biliar, especialmente se associada ao sinal do cordão triangular (cone fibroso no hilo hepático) pode sugerir atresia biliar. Devem-se observar alterações em outros órgãos, em especial os rins, em que podem estar presentes alterações malformativas ou tóxicas.

Histopatologia

» Biópsia hepática. Se a biópsia hepática demonstrar proliferação dos ductos biliares, rolhas biliares e fibrose portal e periportal intensaa, indica-se a colangiografia intraoperatória para a confirmação da atresia biliar.

GASTROENTEROLOGIA PARA PEDIATRAS – FLUXOGRAMA PARA DIAGNÓSTICO EFETIVO

» O protocolo investigatório para atresia biliar deve possibilitar o diagnóstico em no máximo 5 dias úteis, para rápida abordagem cirúrgica. Achados histopatológicos de doença hepatocelular grave e difusa, com distorção da arquitetura lobular, infiltração de células inflamatórias e necrose hepatocelular focal, ductos biliares com pouca alteração e com ou sem transformação celular gigante (achado inespecífico), sugerem hepatite neonatal idiopática, se tiverem sido excluídos outros diagnósticos.

Diagnóstico

» A hiperbilirrubinemia por BC é sempre patológica e requer um diagnóstico precoce e preciso para que a terapia apropriada, clínica ou cirúrgica, possa ser instituída. Toda colestase nesta faixa etária é considerada urgência pediátrica e requer encaminhamento imediato para internação em centro de referência que disponha de equipe experiente, além de recursos propedêuticos adequados.
» Uma investigação detalhada deve ser direcionada para descartar anormalidades anatômicas, infecciosas, doenças metabólicas e síndromes colestáticas familiares (Quadro 20.3).

Quadro 20.3. Achado clínico/laboratorial e sugestão diagnóstica para investigação	
Achado	**Sugestão diagnóstica**
Peso ao nascimento (baixo)	Infecção congênita, síndrome de Alagille
Hipoglicemia	Galactosemia, frutosemia, hipopituitarismo idiopático
Vômito	Sepse, galactosemia, frutosemia, infecção urinária
Linfedema	Síndrome de Aagenaes
Febre, vômitos, dor (hipocôndrio direito) e hepatomegalia	Hepatite aguda viral
Anemia	Doenças hemolíticas
Estado geral comprometido	Infecção congênita, sepse, galactosemia, tirosinemia
Fácies sindrômico	Síndrome de Alagille, síndrome de Down
Microcefalia/corioretinite	Infecção congênita
Catarata	Galactosemia, rubéola congênita
Embriotóxon posterior	Síndrome de Alagille
Anel de Kayser-Fleischer	Doença de Wilson
Hipodesenvolvimento do SNC	Doença de Zelwegger
Cardiopatia congênita	Síndrome de Alagille, atresia de vias biliares extra-hepáticas, rubéola congênita
Miocardite	"Coxsackiose"
Vértebra: asa de borboleta	Síndrome de Alagille
Má rotação intestinal	Atresia de vias biliares extra-hepáticas
Íleo meconial	Fibrose cística

Fonte: Autoria própria.

Atresia de vias biliares extra-hepáticas (Figura 20.1)

» A principal causa extra-hepática da hiperbilirrubinemia conjugada na infância é a atresia biliar, uma doença caracterizada pela obstrução biliar completa em algum ponto entre o hilo hepático e o duodeno, estando o paciente em bom estado geral.
» Os pacientes se apresentam com icterícia, colúria e fezes hipocólicas/acólicas e hepatomegalia de consistência firme. A história de fezes hipocólicas favorece etiologia obstrutiva.
» Os Quadros 20.4 a 20.6 são úteis no diagnóstico da atresia de vias biliares extra-hepáticas.

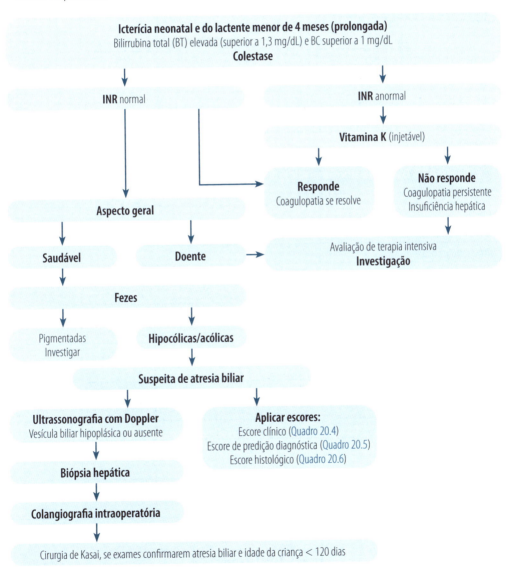

Figura 20.1. Abordagem da colestase neonatal e do lactente com enfoque na atresia de vias biliares extra-hepáticas. (Fonte: Autoria própria.)

Quadro 20.4. Escore clínico para atresia de vias biliares extra-hepáticas (AIIMS Clinical Score – Gupta, 2001)

Critério	Característica	Escore
Idade de início	< 6 semanas	2
	> 6 semanas	1
Icterícia	Flutuante, leve a moderada	2
	Grave, BT > 8 mg%	1
Urina	Normal, amarela	2
	Anormal, laranja a "Coca-Cola"	1
Fezes	Normal, amarelo-claro	2
	Pálida, hipocolia ou acolia	1
Fígado	Macio	4
	Firme	1
Total	Hepatite neonatal	> 10
	Atresia de vias biliares extra-hepáticas	< 10

Fonte: Autoria própria.

Quadro 20.5. Escore pediátrico de predição diagnóstica de atresia de vias biliares extra-hepáticas

Variável	Sim	Não
Clínica		
1. Fezes acólicas/hipocólicas	2,907	0
Ultrassonográfica		
2. Sinal do cordão triangular	2,418	0
3. Vesícula contrátil	0	2,773
4. Comprimento da vesícula > 20,5 mm	0	2,576
5. Diâmetro da artéria hepática $\geq$ 2,05 mm	2,037	0
6. Diâmetro artéria hepática/diâmetro da veia porta $\geq$ 0,445 mm	1,705	0
7. Fluxo subcapsular hepático	6,735	0
Laboratorial		
8. GGT $\geq$ 286 U/L	2,576	0
9. Plaquetas $\geq$ 349.000/mcL	1,417	0
Histopatológica		
10. Proliferação ductular	5,239	0
11. *Plugs* biliares	3,914	0
12. Hepatócitos gigantes multinucleados	0	2,883
Escore total do paciente =		
Escore máximo = 37,18 **Escore > 23,927 = atresia biliar** Escore < 23,927 = não é atresia biliar		

Fonte: Autoria própria.

Quadro 20.6. Escore histológico de predição diagnóstica de atresia de vias biliares extra-hepáticas		
Parâmetro	**Caracterização histológica**	**Escore histológico**
Proliferação ductal portal	Nenhuma	0
	Leve	1
	Moderada	2
	Intensa	3
Rolhas biliares em dúctulos portais	Ausente	0
	Presente	2
Pontes porto-portais	Nenhuma	0
	< 50% dos tratos portais	1
	> 50% dos tratos portais	2
Infiltrado linfocítico na região portal	Nenhum	2
	Leve	1
	Moderado/intenso	0
Hepatócitos multinucleados	Nenhum	2
	Somente ao redor da veia porta	1
	Difuso	0
Neutrófilos no infiltrado	Ausente/leve	1
	Moderado/intenso	0
Edema hepatocellular	Ausente	2
	Leve/focal	1
	Periportal/difuso	0
Escore total		
Escore máximo = 15 **Escore ≥ 7 = atresia biliar** Escore < 7 = não é atresia biliar		

Fonte: Autoria própria.

Assim, o Quadro 20.4 apresenta um escore clínico (AIIMS Clinical Score,– Gupta, 2001) que auxilia no diagnóstico diferencial com a hepatite neonatal; o Quadro 20.5 apresenta um escore pediátrico de predição diagnóstica (escore > 23,927 é muito sugestivo de atresia biliar).

» A biópsia hepática é uma das etapas diagnósticas mais importantes e pode ser realizada com segurança mesmo em lactentes. Assim, a biópsia hepática percutânea é particularmente útil na suspeita de atresia biliar e, consequentemente, a avaliação histopatológica com: proliferação ductular biliar, obstrução biliar, células gigantes multinucleadas, necrose focal do parênquima hepático, hemopoiese extramedular e infiltrado de células inflamatórias na área portal são todas características histológicas bem conhecidas. A proliferação ductular biliar é considerada uma característica altamente específica e sensível, enquanto as outras são menos específicas e sensíveis. As características histológicas da hepatite neonatal, por outro lado, são mais heterogêneas, com hepatite de células gigantes uma característica proeminente, mas outras como degeneração hepatocitária difusa, grau mínimo de proliferação ductular biliar e infiltração portal de linfócitos, eosinófilos e neutrófilos menos específicos. O Quadro 20.6 apresenta um escore histológico de predição diagnóstica.

Colestase em crianças maiores e adolescentes

Principais etiologias (Quadro 20.2)

» Em crianças maiores, as doenças colestáticas são mais raras que em lactentes e incluem as hepatites virais, a hepatite tóxica, hepatite autoimune, a colangite esclerosante primária e secundária, além das colangites agudas (pós-cirurgia de Kasai, por cálculos biliares ou na doença de Caroli associada ou não à colelitíase). A hepatite viral ou aquela induzida por drogas/toxinas são as etiologias mais comuns.

» A hepatite é mais comumente causada pelos vírus da hepatite A, hepatite B ou hepatite C. A primeira é definida por transmissão oro-fecal e as últimas por transmissão vertical, sexual ou sangue contaminado. O início agudo da icterícia, geralmente associada à dor no quadrante superior direito, hepatomegalia, náuseas e mal-estar, com febre variável, sugere hepatite infecciosa.

» Vários fármacos podem causar hiperbilirrubinemia em crianças maiores, incluindo antibióticos (eritromicina, tetraciclina), anticonvulsivantes (valproato, fenitoína), paracetamol, aspirina, álcool, clorpromazina, hormônios (estrogênios, androgênios), isoniazida e antineoplásicos.

» As crianças em nutrição parenteral total também estão sob risco, com icterícia que geralmente surge após a segunda semana da introdução da parenteral. A suspensão destas hepatotoxinas tende a resolver o problema.

» Certas doenças como síndrome da imunodeficiência adquirida, fibrose cística, distúrbios hemolíticos, hemoglobinopatias e doença inflamatória intestinal estão associadas a complicações hepáticas específicas.

» Doenças genéticas como a deficiência de alfa-1antitripsina ou a doença de Wilson podem-se apresentar como doença hepática aguda (com sintomas como mal-estar, anorexia, náuseas, vômitos, icterícia) ou como doença hepática crônica. A doença de Wilson é um distúrbio autossômico recessivo do metabolismo do cobre que se apresenta na faixa etária pré-adolescente ou adolescente. Achados neurológicos adicionais, como tremor, incoordenação motora fina, alterações comportamentais, alterações na marcha e movimentos involuntários sugerem o diagnóstico, e o exame ocular pode revelar anéis de Kayser-Fleischer na córnea, secundário ao depósito local de cobre.

» A hepatite autoimune também pode ter apresentação aguda ou crônica. Podem estar presentes outros problemas autoimunes, como anemia hemolítica, trombocitopenia autoimune, artrite, tiroidite, vasculite, nefrite, diabetes *mellitus* ou doença inflamatória intestinal.

Investigação

História clínica e exame físico

» Na anamnese deve-se indagar sobre viagens, atividade sexual, tatuagens, uso de drogas e álcool e possível exposição a um surto de hepatite. História familiar de icterícia, anemia, doença pulmonar, doença renal, doença hepática, esplenectomia ou colecistectomia sugere uma doença hereditária.

» Um fígado de tamanho reduzido ao exame é consistente com uma doença hepática crônica (hepatite ou cirrose). Um fígado aumentado sugere hepatite aguda ou insuficiência cardíaca congestiva.

» A esplenomegalia ocorre em distúrbios hemolíticos, em algumas doenças metabólicas e distúrbios oncológicos ou como expressão de complicação por hipertensão portal.

Laboratorial

» O diagnóstico de hepatite viral se dá pela positividade de sorologias. Na suspeita de hepatopatia aguda deve-se solicitar anti-HAV IgM (hepatite A), HBsAg e anti-HBc IgM (hepatite B) e anti-HCV (hepatite C). Em investigação de hepatopatia crônica solicita-se HBsAg e anti-HBc IgG total (hepatite B) e anti-HCV (hepatite C). Ocorre elevação dos níveis de AST e ALT, em geral pelo menos 2 a 3 vezes o limite superior do normal, embora o grau de hiperbilirrubinemia possa ser variável.

» Na hepatite autoimune, a avaliação laboratorial revela níveis elevados de transaminases, hiperbilirrubinemia moderada, hipergamaglobulinemia e autoanticorpos (anticorpo antinúcleo – ANA, anticorpo antimúsculo liso – SMA e anticorpos antimicrossomal fígado-rim tipo1 – LKM1). Os anticorpos antimitocôndria (AMA) também podem estar elevados, embora geralmente estejam associados à colangite biliar primária.

» O diagnóstico da doença de Wilson é sugerido pelo baixo nível de ceruloplasmina sérica, excreção urinária elevada de cobre e aumento do nível de cobre hepático na biópsia hepática. O diagnóstico de confirmação destas doenças inclui biópsia hepática e/ou diagnóstico genético, o que fica a critério do gastro-hepatologista pediátrico.

» O diagnóstico de deficiência de alfa1-antitripsina é sugerido pela sua baixa concentração sérica e confirmado pela fenotipagem anômala da alfa1-antripsina.

Tratamento

» As doenças passíveis de tratamento específico devem ser rapidamente tratadas: dieta sem galactose para a galactosemia; dieta sem frutose para intolerância hereditária à frutose; antibioticoterapia se ITU, imunossupressão se hepatite autoimune, quelantes de cobre para a doença de Wilson e cirurgia, se atresia biliar, coledocolitíase ou cisto de colédoco. A portoenterostomia de Kasai, cirurgia indicada para a atresia biliar, deve ser realizada, preferencialmente, antes de 60 dias de vida para que seja obtida melhor drenagem biliar; se o diagnóstico ocorrer após os 4 meses, o paciente provavelmente já apresentará cirrose biliar secundária e então indica-se transplante hepático.

» Na hepatite por drogas deve-se suspender a mesma e considerar sua substituição.

» Não há terapia específica para hepatite neonatal idiopática ou para hepatite viral aguda, indicando-se conduta expectante; ambas costumam apresentar evolução benigna, com resolução espontânea. Para estas e outras doenças sem tratamento específico (por exemplo.

» Deficiência de alfa-1-antitripsina; síndrome de Alagille) indicam-se medidas de suporte direcionadas à prevenção e ao tratamento de complicações como a hipertensão portal, e ao monitoramento da função hepática em longo prazo para indicação apropriada de transplante hepático.

» O suporte nutricional pode incluir dieta hipercalórica, hiperproteica (exceto se encefalopatia hepática), suplementação de triglicerídeos de cadeia média (TCM) e vitaminas lipossolúveis (ADEKs).

» Pode-se, adicionalmente, indicar tratamento colerético, anti-inflamatório ou antipruriginoso (ácido ursodesoxicólico – contraindicado em obstrução biliar completa, colestiramina, rifampicina, naltrexona, ondansetron, fenobarbital, dexclorfeniramina) para as hepatopatias crônicas.

Leitura recomendada

Bhatia V, Bavdekar A, Matthai J, Waikar Y, Sibal A. Management of neonatal cholestasis: consensus statement of the Pediatric Gastroenterology Chapter of Indian Academy of Pediatrics. Indian Pediatr. 2014;51(3):203-10.

De Bruyne R, Van Biervliet S, Vande Velde S, Van Winckel M. Clinical practice: neonatal cholestasis. Eur J Pediatr. 2011;170(3):279-84. doi: 10.1007/s00431-010-1363-8.

El-Guindi MA, Sira MM, Sira AM, Salem TA, El-Abd OL, Konsowa HA et al. Design and validation of a diagnostic score for biliary atresia. J Hepatol. 2014;61(1):116-23. doi: 10.1016/j.jhep.2014.03.016.

Fawaz R, Baumann U, Ekong U et al. Guideline for the Evaluation of Cholestatic Jaundice in Infants: Joint Recommendations of the North American Society for Pediatric Gastroenterology, Hepatology, and Nutrition and the European Society for Pediatric Gastroenterology, Hepatology, and Nutrition. J Pediatr Gastroenterol Nutr. 2017;64(1):154-68. doi: 10.1097/MPG.0000000000001334.

Feldman AG, Sokol RJ. Neonatal cholestasis. Neoreviews. 20131;14(2):10.1542/neo.14-2-e63. doi: 10.1542/neo.14-2-e63.

Feldman AG, Sokol RJ. Neonatal cholestasis: emerging molecular diagnostics and potential novel therapeutics. Nat Rev Gastroenterol Hepatol. 2019;16(6):346-60. doi: 10.1038/s41575-019-0132-z.

Feldman AG, Sokol RJ. Recent developments in diagnostics and treatment of neonatal cholestasis. Semin Pediatr Surg. 2020;29(4):150945. doi: 10.1016/j.sempedsurg.2020.150945.

Fischler B, Lamireau T. Cholestasis in the newborn and infant. Clin Res Hepatol Gastroenterol. 2014;38(3):263-7. doi: 10.1016/j.clinre.2014.03.010.

Gupta DK, Srinivas M, Bajpai M. AIIMS clinical score: a reliable aid to distinguish neonatal hepatitis from extra hepatic biliary atresia. Indian J Pediatr. 2001;68(7):605-8.

Lane E, Murray KF. Neonatal Cholestasis. Pediatr Clin North Am. 2017;64(3):621-39. doi: 10.1016/j.pcl.2017.01.006.

Lee WS, Looi LM. Usefulness of a scoring system in the interpretation of histology in neonatal cholestasis. World J Gastroenterol. 2009;14;15(42):5326-33. doi: 10.3748/wjg.15.5326.

Nicastro E, Di Giorgio A, Marchetti D, Barboni C, Cereda A, Iascone M, D'Antiga L. Diagnostic yield of an algorithm for neonatal and infantile cholestasis integrating next-generation sequencing. J Pediatr. 2019;211:54-62.e4. doi: 10.1016/j.jpeds.2019.04.016.

Capítulo 21

Constipação

» É uma síndrome que consiste na eliminação, com esforço, de fezes de consistência aumentada ou mesmo ressecadas, sem levar em conta o número de evacuações por dia ou o intervalo entre elas.
» Assim, três aspectos são fundamentais na definição de constipação:
  – Diminuição na frequência evacuatória.
  – Mudança na característica das fezes.
  – Ato evacuatório difícil.
» A constipação pode ser dividida em funcional, segundo os critérios de Roma IV (Capítulos 43 e 58), e orgânica. Na faixa etária pediátrica, a constipação funcional (CF) é responsável por cerca de 95% e a causa orgânica, como estrutural, endócrina ou metabólica, ocorre em menos de 5% das crianças.
» A constipação, se não reconhecida e tratada adequadamente, pode ter complicações, como a incontinência e a impactação fecal. Como essas complicações afetam o estado emocional, com consequências na vida social e familiar das crianças, elas devem ser prevenidas por diagnóstico e tratamento precoces.
» A dor abdominal e a incontinência fecal podem comprometer a qualidade de vida da criança.
» O Quadro 21.1 apresenta a definição de termos relacionados com os distúrbios da evacuação.

Quadro 21.1. Definição de termos
Constipação: distúrbio que consiste na eliminação, com esforço, de fezes de consistência aumentada ou mesmo ressecadas sem levar em conta o número de evacuações por dia ou o intervalo entre elas
Incontinência fecal associada à constipação ou escape fecal: passagem involuntária de fezes líquidas ou semilíquidas nas vestes em uma criança com fezes impactadas no reto
Impactação fecal: massa fecal endurecida palpável no abdome inferior. Na radiografia simples de abdome na posição deitada, observa-se reto dilatado e massa fecal impactada em reto e porções distais do cólon
Pseudodiarreia da constipação: quadro clínico de escape fecal líquido com maior volume que o habitual e que é relatado/confundido pelos pais ou cuidadores como diarreia
Constipação intratável: constipação que não responde ao tratamento convencional ideal por pelo menos 3 meses

Fonte: Autoria própria.

Ciclo de perpetuação da constipação

A Figura 21.1 apresenta o ciclo de perpetuação da constipação com base no ciclo dor-retenção-dor. Este processo pode ter longa duração e o diagnóstico pode ocorrer somente durante a procura por dor abdominal aguda em uma unidade de emergência pediátrica.

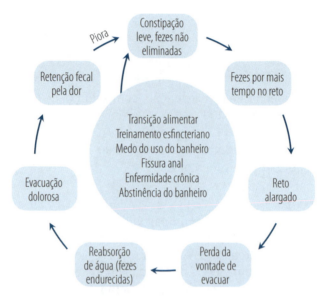

Figura 21.1. Ciclo de perpetuação da constipação – dor-retenção-dor. (Fonte: Autoria própria.)

Investigação

História clínica e exame físico

» As crianças podem apresentar sintomas gerais: anorexia, irritabilidade, náusea e vômitos.
» Evacuações infrequentes e dolorosas com fezes cibalosas, de grande calibre, ou somente endurecidas. O escore de Bristol tipos 1 e 2 ajuda muito na caracterização das fezes.
» Dor e distensão abdominal que aparecem ou pioram quanto maior o espaçamento entre as evacuações e que melhoram com a evacuação.
» Ao exame físico: distensão abdominal com timpanismo aumentado, especialmente no hemiabdome superior, e massa fecal à palpação abdominal. Pode haver fissura anal e história de sangue nas fezes.
» Ocasionalmente, pode não haver história típica de constipação, especialmente em crianças que já apresentam treinamento esfincteriano anal e pais que não acompanham o hábito intestinal dos seus filhos.
» Como existe uma clara ligação entre constipação e hábito urinário, as crianças podem apresentar enurese noturna ou mesmo diurna e infecções urinárias recorrentes.
» Alguns sinais/sintomas de alerta podem sugerir constipação de etiologia orgânica (Quadro 21.2).

Quadro 21.2. Sintomas/sinais de alerta para constipação orgânica	
Passagem de mecônio por mais de 48 horas de vida	Distensão abdominal intensa
Início com menos de 1 mês de idade	Doença perianal
Início no primeiro ano de vida	Anormalidades anais/sacrais
Crescimento deficiente, perda de peso	Posição anormal do ânus
Fezes finas em forma de fita	Neurologia anormal de membro inferior
Irritabilidade/choro ao evacuar	Reflexo anal ou cremastérico ausente
Sangue nas fezes sem fissuras anais	Má resposta ao tratamento convencional
Sintomas extraintestinais (sistêmicos)	Impactação fecal em menores de 1 ano
Erupções cutâneas (atópica/eczema)	Sintomas urinários

Fonte: Autoria própria.

Investigação

» Rotineiramente não é necessária investigação laboratorial para avaliar a CF. A investigação da constipação de origem orgânica deve seguir o protocolo clínico indicado para a suspeita.

» Escore de Bristol. Avalia as características das fezes, tanto pela criança quanto pelos pais. Escore de Bristol tipos 1 e 2 é típico da constipação (Capítulo 67).

» Avaliação radiológica. Existem três modos mais frequentemente utilizados de avaliação radiológica em constipação:
  – Radiografia simples de abdome deitado. Quando existe dúvida diagnóstica ou quando é necessária a demonstração do grau de retenção fecal, a radiografia simples de abdome na posição deitada pode ser realizada. A radiografia de abdome também auxilia na explanação da natureza do problema para a criança e os familiares.
  – O grau de retenção fecal pode ser avaliado pelo escore de Leech (Capítulo 68). O escore de Leech permite uma boa relação clinicorradiológica do grau de retenção fecal e deve ser utilizado.
  – Avaliação com marcadores rádio-opacos. Permite distinguir trânsito normal, retenção anorretal ou constipação de trânsito lento. Este teste é confiável e reproduzível (Capítulo 75).

Diagnóstico

» O diagnóstico da constipação é baseado na história clínica e no exame físico.

» Na suspeita de uma constipação orgânica, os seguintes sintomas/sinais de alerta (Quadro 21.2) devem ser pesquisados e as principais causas de constipação orgânica avaliadas.

» Principais causas de constipação orgânica: malformação anatômica colônica e retal; ânus imperfurado; ânus anteriorizado; estenose anal; defeitos de fechamento do tubo neural; hipotireoidismo; paralisia cerebral; doença de Hirschsprung; displasia neuronal intestinal; proctocolite induzida por alergia alimentar.

Tratamento

Tratamento ambulatorial

O tratamento ambulatorial após a desimpactação fecal (quando necessária) consiste na abordagem em três partes; terapia farmacológica, dietética e treinamento das evacuações. Algumas condições são importantes para o planejamento terapêutico (Quadro 21.3).

Quadro 21.3. Condições essenciais para o tratamento da constipação funcional
Entender as preocupações dos pais e/ou cuidadores sobre os tratamentos e procedimentos a serem realizados
Compreender a fisiologia colônica e o processo de desenvolvimento da constipação
Conhecer a história natural da doença
Entender que a programação terapêutica depende da idade da criança, do subtipo, da gravidade e da cronicidade da constipação
Os resultados terapêuticos serão alcançados em longo prazo
Evitar o máximo possível o tratamento por via retal

Fonte: Autoria própria.

 Terapia farmacológica

» Os laxantes devem ser escolhidos em função de: faixa etária, subtipo e gravidade da constipação, experiência anterior do paciente com o uso de laxantes, facilidade de administração, segurança, preferência da criança e do custo. São frequentemente utilizados: leite de magnésia, lactulose, picossulfato de sódio, bisacodil e o PEG 3350.

» Para lactentes, os laxantes osmóticos como lactulose e leite de magnésia são uma boa opção para se iniciar o tratamento. O PEG 3350 também pode ser usado nessa faixa etária. O óleo mineral não deve ser usado em lactentes, sob o risco de aspiração pulmonar com pneumonia lipoídica de difícil tratamento. Entretanto, é uma boa opção quando associado ao picossulfato de sódio ou ao PEG 3350 em quadro de constipação grave e nas crianças maiores e com história de retenção fecal. As doses sempre devem ser prescritas de acordo com a idade e a gravidade e devem ser ajustadas de acordo com a resposta clínica. Os pais devem ser educados para a titulação da dose. O Quadro 21.4 apresenta os principais laxantes e suas respectivas doses mais utilizadas.

Manutenção

» Os pais devem ser treinados a ajustar a dose do laxante de acordo com a resposta clínica.
» Aumentar a dose a cada 2 ou 3 dias até a criança apresentar evacuações normais.
» Ou diminuir a dose se a criança apresentar fezes amolecidas.
» Os laxantes são usados por longo período (meses).
» Os pais devem ser orientados quanto ao horário da medicação.
» Laxantes agem entre 8-12 horas após a ingestão.
» Não coincidir o efeito máximo do laxante com horário da escola, lazer ou atividades sociais.

Quadro 21.4. Doses habituais de laxantes utilizados em crianças		
Laxantes osmóticos		**Efeitos colaterais**
Lactulose	1-3 mL/kg/dia (máximo 15 mL) 1 ×/dia	Cólica e flatulência
PEG 3350/eletrólitos	Desimpactação fecal: 1-1,5 g/kg/dia (máximo 6 dias consecutivos) Manutenção: 0,2-0,8 g/kg/dia 1 ×/dia	Cólica, náuseas e vômitos
Leite de magnésia (hidróxido de magnésio)	2-5 anos: 1-3 mL/kg/dia (máximo 30 mL) 1 ×/dia	Risco de hipermagnesemia
Emolientes fecais		
Óleo mineral	> 2 anos: 1-3 mL/kg/dia 1 ×/dia Desimpactação fecal: máximo 60 mL/dia Manutenção: máximo 30 mL/dia	Aspiração com pneumonia lipoídica
Laxantes estimulantes		
Bisacodil	3-10 anos: 5-10 mg/dia 1 ×/dia > 10 anos: 5-15 mg/dia 1 ×/dia (até 15 mg na desimpactação)	Cólica, diarreia
Picossulfato de sódio	1-4 anos: 2,0-5,0 mg/dia 1 ×/dia 4-18 anos: 2,5-7,5 mg/dia 1 ×/dia	Cólica, diarreia
Laxantes/enemas retais		
Fosfato de sódio	> 2 anos 5 mL/kg/dose 2 ×/dia (máximo 135 mL/dose)	Hiperfosfatemia, hipocalcemia
Glicerina	< 1 ano: ½ supositório infantil < 6 anos: 1 supositório infantil > 6 anos: 1 supositório adulto	

Fonte: Autoria própria.

Terapia dietética

É recomendada a ingestão normal de fluidos e de fibra alimentar (Capítulo 78). A quantidade recomendada de fibra alimentar em gramas por dia é = idade + 5. Pré-bióticos e probióticos não são recomendados rotineiramente, mas são agentes promissores para o tratamento.

Orientação alimentar

Para melhorar a aderência à sua proposta:
» Orientação alimentar gradual.
» Diálogo com a criança e os familiares sobre as dificuldades.
» Fornecimento de cardápios.
» Orientação na compra de produtos industrializados.
» Lembrança de dados da consulta anterior.
» Retornos bem programados.

Terapia comportamental

» Desmistificação, explanação e orientação para o treinamento esfincteriano anal são condutas obrigatórias para se obter sucesso terapêutico. Orientar para a criança e a família permanecerem calmas quando os escapes fecais acontecerem. Evitar a punição e comentários negativos. Fazer atividade física normalmente.

Educação

» Usar desenhos para explicar o processo da evacuação normal.
» A natureza da constipação.
» Explicar que o escape fecal normalmente é involuntário e secundário à retenção fecal.

Intervenções comportamentais

» Encorajar a família a ser positiva e a dar suporte.
» Permanecer calma quando os escapes fecais acontecerem.
» Evitar punição.
» Evitar comentários negativos.
» Estabelecer um sistema de recompensa.

Problemas no tratamento

Os principais problemas no tratamento da constipação estão relacionados com o médico e com os pais, e os erros mais frequentemente cometidos são:
» Pediatras: não realizar a desimpactação fecal; remover a impactação, mas não iniciar o tratamento de manutenção com laxantes; usar dose baixa ou dividir a dose dos laxantes ao longo do dia e interromper precocemente o uso de laxantes.
» Pais/cuidadores: não dar os medicamentos; não insistir para que a criança use a toalete regularmente; descontinuar o uso de laxantes; não retornar para avaliação da resposta terapêutica.

Desimpactação fecal

Em algumas situações torna-se necessária a realização da desimpactação fecal. Pode ser realizada no domicílio, unidade de emergência pediátrica ou em unidade de internação pediátrica, com laxantes de uso oral, retal ou ambos. O tratamento convencional sem a realização da desimpactação fecal frequentemente leva à falha terapêutica. A escolha da rota a ser utilizada é baseada na gravidade da constipação e na discussão com os pais e a criança.
» **Tratamento via oral:** deve ser realizado em 3 a 7 dias, ou até que apresente pelo menos 2 dias de fezes amolecidas/pastosas. Podem ser utilizados picossulfato de sódio, bisacodil, óleo mineral e polietilenoglicol (PEG) 3350. Essa via deve ser preferida, pois é menos invasiva e ocorre desimpactação de todo o cólon.
» **Tratamento via retal:** os enemas devem ser evitados em crianças com menos de 2 anos de idade e naquelas com problemas neurológicos graves. Essas são de alto risco para fazerem retenção prolongada do enema, com maior absorção dos compostos da solução infundida e subsequente toxicidade, especialmente dos fosfatos e do magnésio. A via retal pode trazer um benefício mais imediato, especialmente naquelas crianças com dor abdominal aguda, mas é mais invasiva e pode não promover um esvaziamento completo do cólon. Podem ser utilizados enemas com solução de fosfato de sódio hipertônico.

A desimpactação pode ser realizada em nível

Domiciliar

Utilizar picossulfato de sódio ou bisacodil mais óleo mineral:
- » Nos primeiros 2 ou 3 dias, dar somente óleo mineral (crianças maiores: 2-3 colheres de sopa/dia para que haja lubrificação da massa fecal).
- » No terceiro dia, iniciar o picossulfato de sódio (crianças maiores: iniciar com 10 a 14 gotas) ou bisacodil (crianças maiores: 1 ou 2 comprimidos). A dose pode variar com a idade e a gravidade do quadro clínico.
- » A partir do terceiro dia, manter o tratamento até que haja boa resposta terapêutica, o que deve ocorrer em 5-7 dias. Programar retorno em 1 semana para avaliar se ocorreu a desimpactação.

Hospitalar

- » Enema com solução de fosfato de sódio hipertônico (*Fleet* enema) (1 ou 2 unidades) mais picossulfato de sódio (10 a 14 gotas) ou bisacodil (1 ou 2 comprimidos). O PEG 3350 também pode ser utilizado no lugar do picossulfato de sódio ou bisacodil.
- » Se depois de 1 ou 2 dias tiver ocorrido a desimpactação, manter o picossulfato de sódio ou bisacodil ou o PEG 3350 e associar óleo mineral.
- » Se houve desimpactação e estabilização do quadro clínico, dar alta hospitalar e marcar retorno em 1 semana para observar estabilização da resposta terapêutica.

Leitura recomendada

Leech SC, McHugh K, Sullivan PB. Evaluation of a method of assessing faecal loading on plain abdominal radiographs in children. Pediatr Radiol. 1999;29:255-8.

Leech SC, McHugh K, Sullivan PB. Evaluation of a method of assessing faecal loading on plain abdominal radiographs in children. Pediatr Radiol. 1999; 29:255-8.

Martinez AP, Azevedo GR. The Bristol Stool Form Scale: its translation to Portuguese, cultural adaptation and validation. Rev Latino-Am Enfermagem. 2012;20:583-9.

NICE clinical guideline 99. NICE guideline on constipation in children and young people. May 2010. Available from: URL: https://www.nice.org.uk/guidance/cg99/resources/guidanceconstipation- in children and-young-people-pdf

Rao SS, Kuo B, McCallum RW, et al. Investigation of colonic and whole-gut transit with wireless motility capsule and radiopaque markers in constipation. Clin Gastroenterol Hepatol. 2009;7:537-44.

Tabbers MM, DiLorenzo C, Berger MY et al. Evaluation and treatment of functional constipation in infants and children: evidence-based recommendations from ESPGHAN and NASPGHAN. J Pediatr Gastroenterol Nutr. 2014;58:258-74.

Capítulo 22

Diarreia Crônica – Síndrome de Má Digestão, Má Absorção

» A absorção intestinal de macronutrientes (proteínas, carboidratos e gorduras) e micronutrientes (vitaminas, minerais e oligoelementos) líquidos, eletrólitos, é um processo complexo. Vários fatores estão envolvidos, incluindo a digestão de nutrientes dentro do lúmen intestinal, comprimento intestinal e superfície absortiva e o funcionamento dos sistemas de transporte de membrana do epitélio do intestino delgado.

» Numerosos distúrbios podem alterar os mecanismos fisiológicos que garantem uma digestão-absorção adequada.

» Mecanismos fisiopatológicos levam à má digestão (hidrólise intraluminal comprometida) ou má absorção (defeito na absorção pela mucosa), e suas consequências clínicas, incluindo sintomas gastrointestinais, extraintestinais e/ou anormalidades laboratoriais.

» A abordagem da diarreia crônica (síndrome de má digestão-absorção) pode seguir várias possibilidades (Quadro 22.1).

Quadro 22.1. Abordagem da diarreia crônica segundo	
1. Fase da absorção que está alterada	Luminal Fase mucosa (absortiva) Pós-absorção (fase de processamento)
2. Aspecto das fezes	Diarreia aquosa Diarreia com sangue e/ou pus (inflamatória) Diarreia gordurosa (esteatorreia)
3. Má absorção de macronutrientes específicos	Carboidratos Lipídeos Proteínas
4. Órgão comprometido	Doenças do intestino delgado, cólon, pâncreas, fígado, vias biliares
5. Etiologias mais prevalentes por faixa etária	Lactentes Pré-escolares Escolares Adolescentes
6. Estado nutricional	Sem falha no crescimento Com falha no crescimento

Fonte: Autoria própria.

Abordagem segundo a fase da absorção que está alterada (Quadro 22.2)

Fase luminal

A fase luminal afeta, principalmente, a digestão de macronutrientes (gorduras e proteínas) e de micronutrientes (vitaminas lipossolúveis: A, D, K e E) vitamina B12, bem como o cálcio.

Quadro 22.2. Condições que causam má digestão-absorção segundo a fase da absorção que está alterada	
Fase luminal	
Hidrólise de substrato	Deficiência de enzimas digestivas Inativação de enzimas digestivas Dissincronia de liberação de enzima
Solubilização de gordura	Diminuição da síntese e/ou secreção de ácidos biliares conjugados Desconjugação do sais biliares Aumento da perda de sais biliares
Disponibilidade luminal de nutrientes específicos	Ácido gástrico diminuído Fator intrínseco diminuído
Fase mucosa (absortiva)	
Hidrólise da borda da escova	Deficiência de lactase Deficiência de dissacaridases (congênita) Deficiência de trealase Intolerância à frutose
Transporte epitelial	Defeitos globais no transporte
Pós-absorção (fase de processamento)	
Nos enterócitos Na via linfática	

Fonte: Autoria própria.

Hidrólise de substrato

» **Deficiência de enzima digestiva.** A estimulação do pâncreas após uma refeição aumenta o fluxo de água, bicarbonato (para neutralizar o quimo gástrico para uma digestão ideal) e um grande volume de líquido alcalino rico em enzimas. Tudo isso é controlado por mecanismos hormonais e neuronais (secretina e a colecistocinina). A digestão e a absorção prejudicada de lipídeos ocorrem quando a secreção de enzimas pancreáticas (lipases, colipases e esterases) e/ou a atividade estão prejudicadas. Nesse contexto ocorre uma diminuição da hidrólise luminal. Da mesma forma, o comprometimento da proteólise também ocorre com a insuficiência pancreática exócrina (erros inatos na síntese de enzimas proteolíticas: deficiência de tripsinogênio) ou por ativação defeituosa de proenzimas pancreáticas resultantes da deficiência congênita de enteroquinase intestinal.

» **Dissincronia de liberação de enzima, mistura inadequada.** Para digestão e absorção, a gordura da dieta deve ser misturada de forma adequada às secreções digestivas. Distúrbios da motilidade gastrointestinal que resultam em aumento do esvaziamento gástrico ou trânsito intestinal rápido podem comprometer essa mistura e causar má absorção.

Solubilização de gordura

A solubilização de gorduras em água (emulsão) depende da adequada síntese, transporte e concentração de sais biliares no lúmen intestinal. Se as concentrações luminais de ácidos biliares conjugados são menores do que a concentração crítica necessária à formação de micelas, ocorre diminuição da formação de micelas e consequente má absorção de gordura.

» **Diminuição da síntese e/ou secreção de ácidos biliares conjugados.** Falha na síntese e excreção de sais biliares ocorre especialmente nas formas de colangite biliar primária, onde a colestase é uma característica proeminente. Assim, ocorre também má digestão de gordura.

» **Desconjugação do sal biliar.** No supercrescimento bacteriano do intestino delgado (Capítulo 40) ocorre desconjugação luminal de ácidos biliares resultando em má absorção de gordura. A desconjugação bacteriana também leva à produção de ácido litocólico, que pode ser tóxico para o epitélio intestinal, com absorção prejudicada de gordura e outros nutrientes. Ácidos graxos hidroxilados (e ácidos biliares livres) também estimulam a secreção de água e eletrólitos, levando à diarreia.

» **Aumento da perda de sal biliar.** Doenças do intestino delgado distal ou ressecção do íleo terminal resultam em grave comprometimento da circulação êntero-hepática de sais biliares. Assim, a capacidade de o fígado regular positivamente a síntese de ácido biliar de novo é inadequada para atender às necessidades fisiológicas, resultando em má absorção de gordura. Também, a passagem aumentada de ácidos biliares para o cólon pode induzir uma diarreia secretora e motora com estímulo da secreção de água e eletrólitos (diarreia colerreica).

Disponibilidade luminal de nutrientes específicos

» **Ácido gástrico diminuído.** Condições médicas que causem hipossecreção de ácido gástrico (gastrite atrófica crônica) ou inibição da secreção ácida pelo uso crônico de inibidores da bomba de prótons podem interferir na absorção normal de ferro.

» **Fator intrínseco diminuído.** A secreção de fator intrínseco pelas células parietais é essencial para a absorção da vitamina B12. A vitamina B12 nos alimentos se dissocia no meio ácido do estômago com a ajuda da pepsina. Proteínas adicionais de ligação à vitamina B12, conhecidas como ligantes R, são secretadas na saliva e se ligam à vitamina B12 no estômago. As proteases pancreáticas secretadas no duodeno de pH mais alto clivam os ligantes R, permitindo que a vitamina B12 se ligue ao fator intrínseco. Em condições que resultam em uma inibição profunda do ácido gástrico levam a um estado de má absorção seletiva de vitamina B12.

Fase mucosa (absortiva)

A digestão inicial dos carboidratos complexos começa com a α-amilase salivar na boca. No intestino delgado, a hidrólise do amido pela α-amilase resulta em di, tri

DIARREIA CRÔNICA – SÍNDROME DE MÁ DIGESTÃO, MÁ ABSORÇÃO

e os oligossacarídeos. Esses produtos da hidrólise do amido devem ser posteriormente decompostos pelas dissacaridases (maltase, complexo sacarase-isomaltase e complexo α-glicosidase, que inclui lactase e glucosil-ceramidase) encontradas como enzimas da borda em escova das células epiteliais intestinais (enterócitos).

Hidrólise na borda da escova

» **Deficiência de lactase.** A lactose é um dissacarídeo composto de galactose ligada à glicose por meio de uma ligação glicosídica α1→4. A lactose é hidrolisada por β-galactosidase (lactase) ligada à membrana da borda em escova do intestino delgado e os monossacarídeos glicose e galactose são ambas ativamente absorvidas no intestino delgado. Intolerância à lactose é uma das formas mais comuns de intolerância alimentar e ocorre quando a atividade da lactase é reduzida na borda em escova da mucosa do intestino delgado. Existem três tipos de intolerância à lactose:
  – Deficiência congênita de lactase: uma doença autossômica recessiva extremamente rara caracterizada pela ausência ou redução da atividade enzimática desde o nascimento.
  – Intolerância primária à lactose ou deficiência de lactase do tipo adulto: uma condição autossômica recessiva resultante de uma alteração da lactase regulada por expressão genética.
  – Deficiência secundária de lactase: uma condição transitória decorrente de lesão intestinal secundária a várias doenças.
» **Deficiência de dissacaridases (deficiência congênita de sucrase-isomaltase).** É uma doença primária geneticamente determinada. As principais deficiências secundárias ou induzidas podem ser categorizadas em três grupos principais: (a) aqueles que são induzidos por lesões no intestino; (b) aqueles que são causados por meio da função inibitória de alguns componentes da dieta ou agentes terapêuticos; e (c) aqueles que estão ligados a infecções ou distúrbios autoimunes, incluindo doença celíaca.
» **Deficiência de trealase.** A trealase é um dissacarídeo, sendo os cogumelos a principal fonte alimentar. A deficiência de trealase intestinal isolada é rara.
» **Intolerância à frutose.** A frutose é consumida em duas formas (como monossacarídeo e como dissacarídeo) uma vez que é um componente do dissacarídeo sacarose (glicose-frutose). A capacidade de absorver a frutose depende não só da quantidade de frutose consumida, mas também da presença de outros açúcares ingeridos conjuntamente. A ingestão concomitante de glicose, galactose e alguns aminoácidos aumentam a absorção de frutose, enquanto o sorbitol a diminui.

Transporte epitelial

Os monossacarídeos que resultam da digestão de carboidratos pela α-amilase e as enzimas de membrana da borda em escova são absorvidos pelos enterócitos por meio de proteínas específicas de transporte, por processos ativo ou passivo. Por outro lado, após a digestão pelas enzimas pancreáticas, aminoácidos, dipeptídeos e tripeptídeos podem ser absorvidos por cotransportadores na membrana da borda em escova. Transportadores para dipeptídeos e tripeptídeos são distintos daqueles responsáveis por transporte de aminoácidos livres. Peptidases adicionais estão localizadas na membrana da borda em escova e no citoplasma das células absortivas.

Nos lipídeos, a translocase de ácido graxo parece desempenhar papel fundamental na absorção de ácidos graxos de cadeia longa no intestino delgado, com níveis mais elevados encontrados na mucosa intestinal proximal.

» **Defeitos globais no transporte.** A má absorção ocorre mais frequentemente em doenças que levam a uma redução na área absortiva, como na doença celíaca e outras doenças que causam enteropatia e atrofia das vilosidades.

Pós-absorção (fase de processamento)

» Processamento de enterócitos. Os produtos da hidrólise de triglicerídeos que entram nas células epiteliais intestinais pelas membranas apicais são reconstituídos em lipídeos complexos. Triglicerídeos, ésteres de colesterol, fosfolipídeos e apoproteína B48 formam um agregado que é processado em quilomícron, que então se liga à membrana basolateral e é transportado para a circulação linfática.

» Obstrução linfática. Linfangiectasia intestinal. Linfangiectasia intestinal primária é uma doença rara que resulta em enteropatia perdedora de proteínas. A doença é causada por uma dilatação difusa ou localizada e/ou ruptura dos vasos linfáticos intestinais na mucosa, submucosa, ou subserosa em decorrência da alta pressão nos vasos linfáticos. A dilatação e o vazamento de vasos linfáticos intestinais levam à hipoalbuminemia, hipogamaglobulinemia e linfopenia.

⬤ Abordagem pelo aspecto das fezes

Informações importantes sobre doenças que afetam o sistema digestório podem ser obtidas com o exame das fezes por: macroscopia, microscopia, análise química, imunologia e microbiologia. As amostras de fezes a serem examinadas devem ser coletadas em um recipiente limpo, fresco e mantido em condições apropriadas.

» O aspecto das fezes em uma diarreia crônica pode ser dividido em três categorias: aquosa, gordurosa (esteatorreia) ou diarreia com sangue e/ou pus (inflamatória). No entanto, em algumas situações essas categorias se sobrepõem (Figura 22.1).

» Fezes aquosas: caracterizadas por alto conteúdo líquido, frequentemente sem forma definida.

» Fezes gordurosas (esteatorreia): têm cheiro desagradável, aparência volumosa, cor pálida. A avaliação da diarreia gordurosa é feita se disponível, quantitativamente, por coleta de gordura nas fezes de 72 horas. A elastase fecal é um teste inicial útil, pois pode ajudar a distinguir entre as condições resultantes da insuficiência pancreática e as causadas pela má absorção de gordura intestinal,

» Fezes com sangue: contêm sangue misturado com as fezes. A presença de grandes volumes de sangue vermelho vivo ou melena deve desencadear a avaliação de sangramento gastrointestinal vascular ou anatômico, bem como infecção.

Má absorção de macronutrientes específicos

Carboidratos

» Os carboidratos da dieta são predominantemente absorvidos no intestino delgado proximal. Antes da absorção, carboidratos complexos precisam ser

DIARREIA CRÔNICA – SÍNDROME DE MÁ DIGESTÃO, MÁ ABSORÇÃO

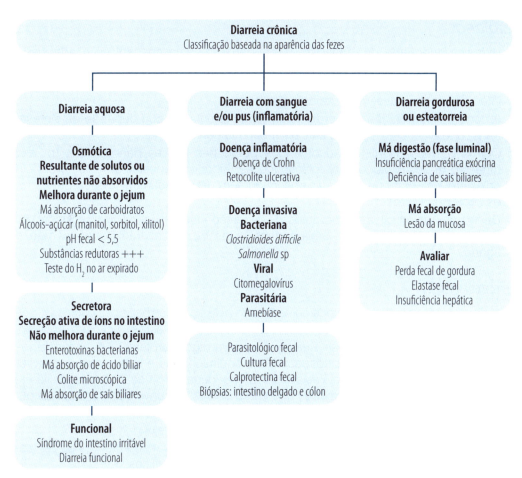

Figura 22.1. Abordagem da diarreia crônica segundo o aspecto das fezes. (Fonte: Autoria própria.)

hidrolisados por amilase salivar e pancreática em glicose, maltose, maltotriose e oligossacarídeos.

» Junto com dissacarídeos dietéticos (principalmente sacarose e lactose), esses metabólitos são posteriormente hidrolisados pelas enzimas maltase, sacarase-isomaltase e lactase da borda em escova do enterócito, resultando em monossacarídeo.

» Monossacarídeos luminais, como glicose e galactose são transportadas por mecanismos da borda em escova de enterócitos. O principal cotransportador de sódio-glicose presente no intestino humano é SGLT-1. Até 50% desse transporte é um processo ativo e depende de um gradiente de íon sódio.

» A má absorção de carboidratos complexos pode ocorrer devido à insuficiência pancreática exócrina, mas esse processo desempenha um papel clínico secundário por conta de mecanismos compensatórios, em particular amilase salivar e enzimas de borda em escova.

» Uma proporção significativa de carboidratos ao entrar no cólon pode ser, significativamente, para o fornecimento de energia após o metabolismo bacteriano com a formação de ácidos graxos de cadeia curta.

Lipídeos

» Hidrólise adequada do substrato, dependente de uma concentração adequada de enzimas pancreáticas. Os triglicerídeos de cadeia longa são os lipídeos mais importantes na dieta. Sua absorção requer digestão intraluminal que depende da interação entre lipase, colipase e ácidos biliares.
» A correta solubilização de gorduras em água (emulsão), que depende da síntese, transporte e concentração de sais biliares no lúmen intestinal.
» Outros lipídeos da dieta são digeridos por outras lipases pancreáticas (p. ex., digestão de fosfolipídeos por fosfolipase A2, hidrólise de éster de colesterol pelo colesterol esterase) ou pode ser absorvido sem degradação enzimática previa (p. ex., colesterol livre).
» Dentro dos enterócitos, os produtos da digestão intraluminal de triglicerídeos são ressintetizados para formar triglicerídeos antes de serem transportados para o fígado.

Proteínas

» A digestão das proteínas começa no estômago pela ação das pepsinas gástricas, que são liberadas como proenzimas (pepsinogênio 1 e 2) e sofre autoativação em pH baixo.
» No duodeno, várias proteases atuam juntas para digerir proteínas em aminoácidos ácidos, ou dipeptídeos e tripeptídeos. Enteroquinase, que é liberada da microvilosidade da membrana das células absortivas duodenais pela ação dos sais biliares, converte o tripsinogênio à tripsina, que então catalisa a conversão de todas as outras proteases pancreáticas em seus formulários ativos.
» A absorção ocorre principalmente na região proximal do jejuno.
» O transporte para os enterócitos ocorre pelos principais transportadores de carreadores ativos para neutro, dibásico e aminoácidos dicarboxílicos.
» A terapia de supressão de ácido gástrico dificulta a assimilação de proteínas. No entanto, ocorre uma importância relativa de digestão gástrica de proteínas, considerando a alta atividade proteolítica das enzimas pancreáticas.
» A digestão de proteínas depende muito da conversão intragástrica adequada de proteínas dietéticas em aminoácidos, que desempenham um papel na liberação de colecistoquinina do epitélio endócrino duodenal e jejunal e liberação de enzimas pancreáticas para o lúmen duodenojejunal. Também uma concentração adequada de sais biliares no lúmen intestinal (responsável pela liberação de enteroquinase).

Órgão comprometido

As secreções gástricas facilitam a digestão de proteínas que começa no estômago por desnaturação ácida e hidrólise por proteases gástricas ou pepsinas. A má absorção pode ser causada por muitas doenças do intestino delgado, pâncreas, fígado, trato biliar e estômago.

Etiologias mais prevalentes por faixa etária

0-30 dias. Diarreias congênitas, alergia alimentar, pós-ressecções intestinais.

Diarreias congênitas

» Diarreias congênitas são causas raras de diarreia crônica em lactentes.
» A avaliação é um processo demorado e raramente leva a um diagnóstico claro. No entanto, as análises genômicas aumentaram a compreensão da patogênese dessas diarreias.
» A apresentação clínica ocorre quase sempre nos primeiros meses de vida e está associada à diarreia aquosa de alto volume.
» Informações importantes a serem obtidas incluem histórico e testes pré-natais; idade de início dos sintomas (início muito precoce aumenta a chance); natureza dos sintomas; manifestações extraintestinais; condições infecciosas e relacionadas com o sistema imunológico (geralmente têm um período pós-natal livre de sintomas de pelo menos algumas semanas antes que os sintomas clínicos se tornem aparentes), algumas condições, o volume da diarreia pode ser tão grave que pais e profissionais de saúde menos experientes podem confundir diarreia com urina nutrição e história da dieta; história familiar completa, incluindo consanguinidade e etnia.
» Com esses avanços, uma nova abordagem diagnóstica é necessária com base na análise de fezes, características histológicas, respostas a modificações dietéticas e testes genéticos.

A diarreia congênita é um subtipo de diarreia crônica classificada em:
» Defeito na digestão, absorção e transporte de nutrientes e eletrólitos. Exemplos: Má absorção de glicose-galactose; deficiência de sacarase-isomaltase; doença da retenção do quilomícron; cloridorreia congênita; defeito no receptor ileal de sais biliares; deficiência de enteroquinase.
» Distúrbios da diferenciação e polarização dos enterócitos: doença de inclusão das microvilosidades; *tufting* enteropatia congênita
» Defeito na diferenciação das células enteroendócrinas: síndrome IPEX; diarreia intratável sindromática; diarreias que acompanham várias síndromes.
» Desregulação da resposta imune intestinal: enteropatia autoimune.
  – **Lactentes e pré-escolares:** alergia alimentar, diarreia parasitária (giardíase), diarreia funcional, doença celíaca, diarreia associada a antibióticos.
  – **Escolares e adolescentes:** síndrome do intestino irritável, intolerância à lactose, doença inflamatória intestinal.

Estado nutricional

Quadro 22.3. Diarreia crônica de acordo com o estado nutricional	
Sem comprometimento do estado nutricional	**Com comprometimento do estado nutricional**
Diarreia funcional	Diarreias inflamatórias
Síndrome do intestino irritável	Doença celíaca
Má digestão-absorção de carboidratos (leve)	Má digestão-absorção de carboidratos e lipídeos: moderada/grave
Giardíase leve/moderada	

Fonte: Autoria própria.

Investigação

» A investigação e o manejo da diarreia crônica podem ser desafiadores em decorrência de sua longa lista de etiologias. Quando se emprega uma abordagem prática, dividindo diarreia segundo o aspecto das fezes, há uma grande simplificação para a etiologias e, consequentemente, na avaliação laboratorial.
» Para semiologia da diarreia (Capítulo 71).
» Para testes laboratoriais (Quadro 22.4).

Quadro 22.4. Exames laboratoriais básicos na investigação de diarreia crônica

Exames de sangue	Hemograma completo (VHS e/ou PCR) Ferro sérico, ferritina Dosagem do folato, vitamina B12 Dosagem da 25-hidroxivitamina D Cálcio, fósforo, magnésio Lipidograma Albumina, pré-albumina Protrombina
Exames com fezes	Coprograma (Capítulo 66) Parasitológico Pesquisa de *Clostridioides difficile* Pesquisa de *Cryptosporidium* Amostra de excreção de gordura em 24 horas Elastase fecal Calprotectina fecal
Testes de função hepática	
Imunoglobulinas séricas	IgA, IgG, IgM, IgE
Painel para doença celíaca	Antitransglutaminase-IgA
Culturas	Fezes, urina
Testes do hidrogênio no ar expirado	Com lactose Com glicose
Endoscopia/histologia do intestino delgado e cólon	Avaliação da arquitetura epitelial: relação vilosidade/cripta Quantidade e tipo de células epiteliais Avaliação do compartimento intraepitelial

Fonte: Autoria própria.

 Leitura recomendada

Chu C, Rotondo-Trivette S, Michail S. Chronic diarrhea. Curr Probl Pediatr Adolesc Health Care. 2020;50(8):100841. doi: 10.1016/j.cppeds.2020.100841.

Corinaldesi R, Stanghellini V, Barbara G, Tomassetti P, De Giorgio R. Clinical approach to diarrhea. Intern Emerg Med. 2012;7 Suppl 3:S255-62. doi: 10.1007/s11739-012-0827-4.

Schiller LR, Pardi DS, Sellin JH. Chronic diarrhea: diagnosis and management. Clin Gastroenterol Hepatol. 2017;5:182-93.

Schiller LR, Pardi DS, Spiller R, Semrad CE, Surawicz CM, Giannella RA et al. Gastro 2013 APDW/WCOG Shanghai working party report: chronic diarrhea: definition, classification, diagnosis. J Gastroenterol Hepatol. 2014;29(1):6-25. doi: 10.1111/jgh.12392.

Zella GC, Israel EJ. Chronic diarrhea in children. Pediatr Rev. 2012;33(5):207-17. doi: 10.1542/pir.33-5-207.

Capítulo 23

Doença Inflamatória Intestinal

Introdução

» A doença inflamatória intestinal (DII) é um espectro de condições crônicas, progressivas e imunomediadas do trato gastrointestinal que resultam na inflamação crônica e recorrente.

» Apresenta inflamação intestinal crônica, com grande variação na gravidade, características fenotípicas, localização, extensão da doença, comportamento (inflamatório, obstrutivo ou penetrante) e manifestações extraintestinais.

» A incidência e a prevalência de DII pediátrica estão aumentando em todo o mundo e em aproximadamente 25% dos pacientes os sintomas começam durante a infância ou adolescência.

» O início da doença de Crohn (DC) e da retocolite ulcerativa (RCU) nas primeiras duas décadas de vida apresenta uma série de desafios diagnósticos e terapêuticos.

Patogênese

A etiologia da DII é descrita como multifatorial, incluindo predisposição genética, disbiose, desregulação na resposta imunológica e fatores ambientais. A hipótese mais provável descreve que fatores ambientais e imunológicos geram uma desregulação na resposta inflamatória que originam lesão da mucosa em indivíduos geneticamente suscetíveis.

Predisposição genética

» As investigações em gêmeos monozigóticos e dizigóticos, baseadas na premissa de um meio ambiente semelhante, fornecem forte evidência da influência genética na etiologia da DII.

» Foram observadas taxas de concordância mais altas entre gêmeos monozigóticos com DC e RCU do que gêmeos dizigóticos. Ocorrem taxas de concordância mais altas na DC do que na RCU.

Desregulação na resposta imunológica

» O trato gastrointestinal humano é local de alta densidade de células do sistema imunológico.

» O sistema imunológico do trato gastrointestinal é subdividido em compartimentos anatômicos e funcionais que agem de forma coordenada para iniciar e propagar respostas inflamatórias. Esses compartimentos incluem o epitélio e a lâmina própria, folículos linfoides isolados, placas de Peyer e nódulos linfáticos mesentéricos. Cada compartimento é fundamental para facilitar respostas inflamatórias apropriadas a patógenos, comensais e promoção da tolerância a antígenos alimentares.

» A exposição antigênica do trato gastrointestinal é imensa e diversificada. Está continuamente exposto a alimentos, compostos inertes, toxinas, organismos comensais e patógenos. Como resultado, tem a tarefa de distinguir essas diferentes exposições. Erros com resposta inflamatória inadequada resultam em morbidade.

Fatores ambientais

» A taxa de concordância para DC em gêmeos monozigóticos é de 50% e ainda menor para RCU, sugerindo que fatores não genéticos podem contribuir para o desenvolvimento da DII.

» A crescente incidência de DII e a maior prevalência em países desenvolvidos sugere contribuição do meio ambiente.

» Fatores ambientais, como melhor saneamento, aumento no uso de antibióticos, família de menor tamanho, vacinações, refrigeração, diminuição das infecções por parasitas, estilo de vida sedentário, cesariana, processamento de alimentos e mudanças na dieta, estão sendo implicadas na alteração da microbiota intestinal.

» A microbiota intestinal é considerada um fator crítico no desenvolvimento da DII.

» A DII é menos comum em países em desenvolvimento, mas à medida que esses países se desenvolvem, a incidência de DII aumenta.

Hipótese mais aceita para a patogênese da DII

» A inflamação se desenvolveria no intestino após interações entre a microbiota intestinal, mecanismos imunológicos, fatores genéticos subjacentes associados a fatores ambientais.

» Após as interações entre esses fatores patogenéticos, inicia-se uma inflamação subclínica. Com a incapacidade do hospedeiro em regular negativamente esse distúrbio imunológico, os sintomas consistentes com DII se desenvolvem.

» Após a ativação do sistema imunológico, citocinas e quimiocinas, que são proteínas produzidas pelas células envolvidas na resposta imune, desencadeiam uma cascata de reações. Essas citocinas podem ter efeitos pró e/ou anti-inflamatórios, sendo importantes na patogênese da DII.

Classificação da DII

Classificação de Paris

Essa classificação foi um passo significativo na padronização e definições da DII (Quadro 23.1). Avanços nas modalidades de diagnóstico por imagem, endoscopia por cápsula endoscópica e biomarcadores sorológicos e fecais também aumentaram a capacidade de detectar e caracterizar essas doenças.

» Essa classificação propôs duas categorias de idade: A1a (antes dos 10 anos de idade) e A1b (de 10 a 17 anos de idade). A DC ao diagnóstico parece ser diferente

Quadro 23.1. Classificação de Paris da doença inflamatória intestinal

Doença de Crohn	Retocolite ulcerativa
Idade no diagnóstico	
A1a < 10 anos A1b 10 ≤ 17 anos	
Localização	**Extensão da doença**
L1. 1/3 do íleo distal ± doença limitada ao ceco L2. colônica L3. Ileocolônica L4a Doença proximal ao ligamento de Treitz L4b Doença distal ao ligamento de Treitz, mas proximal ao 1/3 do íleo distal L4a e L4b Podem coexistir com L1, L2 ou L3 ou podem ocorrer isoladamente	E1. Proctite ulcerativa. Doença limitada ao reto E2. Doença distal à flexura esplênica E3. Doença extensa. Proximal à flexura esplênica, mas não se estendendo proximal à flexura hepática E4. Pancolite. A doença se estende proximal à flexura hepática
Comportamento	**Gravidade**
B1. Não obstrutiva, não penetrante B2. Obstrutiva B3. Penetrante B2B3. Obstrutiva e penetrante • A doença perianal está presente se houver fístulas, abscessos ou úlceras do canal anal • Doença perianal pode coexistir com qualquer comportamento, B1, B2, B3, B2B3 • *Skin tags* não fazem parte da definição de doença perianal	S0. Nunca grave (pontuação PUCAI nunca ≥ 65) S1. Sempre grave (pontuação PUCAI > 65 pelo menos uma vez durante o curso de acompanhamento)
Crescimento	
G0. Nenhuma evidência de retardo de crescimento no diagnóstico e subsequentemente G1. Retardo do crescimento em qualquer momento (no diagnóstico ou ao longo do acompanhamento)	

Fonte: Autoria própria.

nessas duas idades, com o grupo com menos de 10 anos, mais propenso a terem doença colônica isolada e sem envolvimento ileal.

» A classificação de Paris também descreve uma lista de características clínicas que excluem o diagnóstico de RCU:

– Doença perianal.

– Lesões microscópicas salteadas.

– Estenose mucosa em "pedra de calçamento" e úlceras ileais lineares.

– Inflamação macroscópica do íleo na ausência de inflamação do ceco.

– Presença de um granuloma bem formado em um local que não é adjacente a uma cripta rompida.

– Reto sem macroscopia e microscopia características de inflamação.

Classificação segundo os Critérios do Porto (revisados)

» Os Critérios do Porto revisados identificam diferentes subtipos de DII pediátrica: RCU típica, RCU atípica, doença de Crohn e DII não classificada (DII-NC). Os fenótipos da RCU atípica estão no Quadro 23.2.

» De acordo com os Critérios do Porto, DII-NC é um termo que se aplica a pacientes que têm alterações inflamatórias limitadas ao cólon. Entretanto, certas características tornam a diferenciação entre RCU e DC muito difícil, apesar de uma avaliação abrangente (história clínica, exame físico, exames de imagem, achados endoscópicos macroscópicos e microscópicos do trato gastrointestinal superior e inferior).

Quadro 23.2. Fenótipos da retocolite ulcerativa pediátrica ao diagnóstico

	Macroscopia	Microscopia
Típica		
	Doença contínua proximalmente a partir do reto	Distorção arquitetônica, infiltrado linfoplasmocitário, doença mais grave distalmente, sem granulomas
Atípica		
1. Poupando o reto	Nenhuma doença macroscópica no reto e sigmoide	Igual à forma típica, especialmente no segmento acima da área poupada. Deve haver inflamação microscópica
2. Forma de curta duração	Doença contínua proximalmente a partir do reto. Pode ter área poupando o reto	Pode ser focal. Os sinais de cronicidade ou distorção arquitetônica podem estar ausentes. Geralmente ocorre em crianças pequenas com sintomas de curta duração
3. *Patch cecal*	Características de RCU do lado esquerdo e inflamação isolada no ceco, geralmente periapendicular, com mucosa intermediária normal	Típica; biópsias do *patch* podem mostrar inflamação inespecífica
4. Envolvimento do trato gastrointestinal superior	Erosões ou pequenas úlceras no estômago, mas não serpiginosos nem lineares	Gastrite difusa ou focal, sem granuloma (exceto pericriptal)
5. Colite aguda grave	Doença contínua proximalmente a partir do reto	Pode ter inflamação transmural com ou sem úlceras profundas e outras características da forma típica. Os agregados linfoides estão ausentes. Úlceras são fissuras em forma de V

Fonte: Autoria própria.

 Investigação

História clínica e exame físico

Os principais dados clínicos estão no Quadro 23.3.

» A história familiar é um fator de risco na DII pediátrica, sendo mais importante do que a DII de início na vida adulta.
» A DII de início em crianças e adolescentes é mais extensa, mais agressiva, tem maior atividade inflamatória e maior taxa de complicações em comparação com a DII de início na idade adulta.
» Muitas crianças diagnosticadas com DII-NC são subsequentemente reclassificadas como RCU ou DC.
» Na apresentação os sintomas predominantes para a DC são dor abdominal, diarreia, perda de peso, anorexia e comprometimento do crescimento, enquanto o sintoma predominante para RCU é a diarreia com sangue.
» Sintomas/sinais de alerta em crianças com suspeita de DII: evacuações (com sangue, despertar noturno, tenesmo e urgência para evacuar); febre; perda de peso; diminuição da velocidade de crescimento; sinais peritoneais, massa palpável; região perianal com fístulas, abscessos, estenose retal; úlceras orais; hepatomegalia; articulações (edema, eritema, calor ou derrame); pele (erupções, nódulos e ulcerações).

Quadro 23.3. Sintomas/sinais na doença inflamatória intestinal em crianças e adolescentes

Deve haver suspeita clínica de DII em qualquer criança com dor abdominal, diarreia, hematoquezia e perda de peso persistente (≥ 4 semanas) ou recorrente (≥ 2 episódios em 6 meses)

Dor abdominal	Dor noturna	Associada à massa abdominal
Dor/distensão abdominal	Obstrução, íleo	Perfuração, megacólon tóxico
Características da evacuação	Diarreia, evacuação noturna	Cólica, tenesmo, urgência para evacuar
Mal-estar	Fadiga/cansaço fácil	Anorexia
Sangramento retal	Quantidade	Mais provável na RCU
Crescimento	Baixo ganho/perda de peso	Puberdade retardada
Palidez	Anemia	Palidez não anêmica
Febre recorrente/persistente	Persistindo mais de 3 semanas sem uma causa definida	
Náusea/vômito		
Artrite	Pauciarticular	Grandes articulações
Achados orais	Lesões aftosas	Edema labial
Achados oculares	Uveíte	Episclerite
Erupções cutâneas	Pioderma gangrenoso	Eritema nodoso
Exame perianal	Abscesso/úlcera perirretal. Fissuras profundas. Estenose anal. Grandes *tags*	Fístulas: Intestino/intestino Intestino/pele

Fonte: Autoria própria.

Doença perianal

» A doença perianal é relatada em aproximadamente 15% a 20% das crianças com DC. Existem vários fenótipos, incluindo fístulas anorretais/retovaginais, abscessos perianais, fissuras, *skin tags* e estenoses. A presença de 2 ou mais desses achados reforça a possibilidade de DC subjacente.

Comprometimento de crescimento

» O comprometimento do crescimento é multifatorial e consequente à soma de: insuficiente ingestão calórica, anorexia mediada por citocinas, saciedade precoce, náusea, dor abdominal, deficiência de ingestão de alimentos pelo temor da exacerbação dos sintomas, citocinas inflamatórias produzidas cronicamente (inibição do IGF-1; interferência com a cinética do crescimento ósseo), perda fecal por diarreia, enteropatia perdedora de proteínas, aumento das necessidades nutricionais e uso de corticosteroides.

» Inflamação crônica e contínua pode resultar em perda de peso, baixo ganho ponderal ou comprometimento de crescimento e desenvolvimento puberal. Esses achados podem ser o único sintoma de apresentação da DII em pacientes pediátricos.

Manifestações extraintestinais

» Manifestações extraintestinais são comuns tanto na DC quanto na RCU, afetando até 15% dos pacientes no diagnóstico.
» A DII é uma doença multissistêmica. Manifestações extraintestinais podem estar presentes ao diagnóstico ou desenvolver-se posteriormente. Podem-se tornar o sintoma predominante.
» As manifestações podem ser musculoesqueléticas (artrite, osteopenia, espondiloartropatias), dermatológicas (pioderma gangrenoso, eritema nodoso), hepatobiliar (pancreatite, colangite esclerosante primária), manifestações oculares I (uveíte, episclerite, irite) e hematológico (anemia, tromboembolismo venoso profundo), comprometimento do crescimento e osteoporose/osteopenia.
» Algumas manifestações extraintestinais são paralelas à atividade da doença intestinal (episclerite, eritema nodoso, artrite), enquanto outras (colangite esclerosante primária, pioderma grangrenoso) tendem a ser independentes da inflamação intestinal.

 Escores clínicos

» Os escores clínicos permitem uma estratificação, avaliação da progressão da doença e o efeito das intervenções terapêuticas. O índice de atividade de colite ulcerativa pediátrica (PUCAI) é exclusivamente subjetivo, com pontuação variando de 0 a 85 (Quadro 23.4). O índice ponderado de atividade da doença de Crohn pediátrica (PCDAI-ponderado) é composto por itens subjetivos (sintomas do paciente) e objetivos (exame físico) e de investigação laboratorial (Quadro 23.5).

Quadro 23.4. Índice pediátrico de atividade de retocolite ulcerativa (PUCAI)	
1. Dor abdominal	
Sem dor	0
Dor pode ser ignorada	5
Dor não pode ser ignorada	10
2. Sangramento retal	
Nenhum	0
Pequeno volume somente, em menos de 50% das evacuações	10
Pequeno volume na maioria das evacuações	20
Grande quantidade (> 50% do conteúdo fecal)	30
3. Consistência fecal na maioria das evacuações	
Formadas	0
Parcialmente formadas	5
Completamente não formadas	10
4. Número de evacuações por 24 horas	
0-2	0
3-5	5
6-8	10
> 8	15
5. Evacuações noturnas (qualquer episódio que o acorde)	
Não	0
Sim	10

Continua...

DOENÇA INFLAMATÓRIA INTESTINAL 151

Quadro 23.4. Índice pediátrico de atividade de retocolite ulcerativa (PUCAI) – continuação				
6. Nível de atividade Sem limitações na atividade Limitação ocasional na atividade Grave restrição na atividade				0 5 10
Soma do PUCAI (0-85)				
Classificação da atividade	Pontuação	Classificação da resposta terapêutica	Queda na pontuação	Observação
Grave	≥ 65	Grande melhora	≥ 35	
Moderada	35-64	Melhora moderada	≥ 20	
Leve	10-34	Discreta melhora	≥ 10	
Nenhuma	< 10	Nenhuma melhora	< 10	

Fonte: Autoria própria.

Quadro 23.5. Índice pediátrico de atividade da doença de Crohn (PCDAI – Ponderado)	
	Pontos
1. Dor abdominal (últimos 7 dias) Sem dor Leve – curta duração, não interfere nas atividades Moderada a grave – mais duradoura, interfere nas atividades diárias noturnas	0 10 20
2. Nível de atividade (últimos 7 dias) Sem limitações na atividade Ocasional limitação na atividade própria da idade, atividade menor que os pares Frequente limitação na atividade, muito pouca atividade	0 10 20
3. Número de evacuações por 24 horas (últimos 7 dias) 0-1, líquidas, sem sangue Até 2 pastosas e com pouco sangue ou 2-5 líquidas Sangramento importante ou ≥ 6 líquidas ou diarreia noturna	0 7,5 15
4. VHS < 20 20-50 > 50	0 7,5 15
5. Albumina $\geq 3,5$ 3,1-3,4 $\leq 3,0$	0 10 20
6. Peso Ganho ponderal estável ou perda de peso voluntária Estabilidade de peso involuntária ou perda de peso involuntária 1%-9% Perda de peso involuntária $\geq 10\%$	0 5 10
7. Doença perianal Nenhuma, plicoma assintomático 1-2 fístulas, drenagem escassa, sem enduração Fístula ativa, com drenagem, enduração ou abscesso	0 7,5 15

Continua...

Quadro 23.5. Índice pediátrico de atividade da doença de Crohn – continuação				
				Pontos
8. Manifestações extraintestinais (Febre ≥ 38,5°C por 3 dias na última semana, artrite, uveíte, eritema nodoso, pioderma gangrenoso)				
Nenhum				0
≥ 1				10
Soma do PCDAI-ponderado				**0 a 125**
Classificação da atividade	**Pontuação**	**Classificação da resposta terapêutica**	**Queda na pontuação**	
Grave	> 57,5	Melhora moderada	≥ 37,5	
Moderada	40-57,5	Discreta melhora	17,5-37,5	
Leve	12,5-40	Nenhuma melhora	< 17,5	
Remissão	< 12,5			

Fonte: Autoria própria.

Investigação laboratorial

» A investigação laboratorial básica está no Quadro 23.6.

» A anemia por deficiência de ferro é frequente na DII. Valores da hemoglobina, hematócrito e volume corpuscular médio associados a dosagens do ferro sérico, ferritina (o nível pode ser elevado ou normal na presença de inflamação) e saturação da transferrina são indicados.

» Calprotectina fecal.

Quadro 23.6. Avaliação laboratorial na doença inflamatória intestinal	
Hemograma completo	Anemia: avaliar deficiências de ferro, B12 e folato Avaliar a gravidade da perda de sangue
PCR e VHS	Marcadores inespecíficos de inflamação. Tanto PCR quanto VHS podem estar elevados em vários graus. Utilizado para: (1) diagnóstico e diagnóstico diferencial, (2) avaliação da atividade da doença (3) previsão de recidiva de DC ou RCU, e (4) para monitorar o efeito da terapia
Calprotectina fecal	Membro da família de proteínas de ligação ao cálcio e zinco. Constituem 60% da proteína citosólica. Proteína abundante em neutrófilos e, em menor grau, macrófagos e monócitos. Com a morte celular é liberada no lúmen intestinal em uma forma não degradada, sendo resistente à degradação bacteriana Simples de coletar. As amostras podem ser mantidas por até 7 dias em temperatura ambiente antes da medida (refrigeração recomendada) Medida direta da inflamação intestinal de forma confiável por ELISA Demonstrou ter forte correlação com a inflamação ativa no intestino Calprotectina prevê recidiva de DII e avalia a resposta aos medicamentos
Contagem de plaquetas	Plaquetose: marcador inespecífico de inflamação
Lactoferrina fecal	Marcador inflamatório alternativo, sendo uma medida direta da inflamação intestinal. Tem potencial na avaliação da atividade da doença, prevenção de recidiva e para monitorar a resposta à terapia
Testes de função hepática	AST/ALT/fosfatase alcalina/GGT: papel na avaliação para complicações extraintestinais da DII

Continua...

Quadro 23.6. Avaliação laboratorial na doença inflamatória intestinal – continuação	
Albumina sérica	Hipoalbuminemia pode ser em decorrência da lesão do parênquima hepático com diminuição da síntese e/ou devido à perda fecal
Culturas de fezes	Avaliação de enterocolite infecciosa: *E. coli, Salmonella, Shigella, Campylobacter*. Deve ser realizada mesmo se os sintomas forem prolongados
Pesquisa de *C. difficile*	Avalie a infecção primária e a coinfecção. Em pacientes com DII é o agente infeccioso mais comum
Parasitológico fecal	Pesquisar especialmente a *Entameoba histolytica*. Sempre avaliar antes de procedimentos invasivos
ASCA (IgA e IgG)\n\npANCA	Anti-*Saccharomyces cerevisiae* (ASCA)\nPerinuclear anticorpo citoplasmático antinuclear (pANCA)\nPode ajudar na classificação do subtipo de DII\nFerramenta de triagem inadequada em virtude da baixa sensibilidade em comparação com a história clínica e testes laboratoriais de rotina

Fonte: Autoria própria.

Os resultados são expressos por grama de fezes. Atualmente, a faixa normal para calprotectina fecal é considerada < 50 mcg/g de fezes. Contudo, o teste parece ter melhor precisão diagnóstica para DII quando > 200 mcg/g para crianças com mais de 4 anos de idade. Vários fatores incluindo idade, sexo, dieta, microbiota e certos medicamentos podem influenciar os níveis da calprotectina fecal. Medir os níveis de calprotectina fecal é fundamental na investigação inicial. Valores elevados sugerem inflamação da mucosa intestinal. Usos clínicos da calprotectina fecal:

» Pacientes sem diagnóstico de DII: importante na triagem.
» Pacientes com DII: importante no monitoramento da resposta clínica; na recorrência da doença e na previsão de recidiva clínica.

Imagem

As técnicas de imagem são úteis na apresentação inicial para distinguir RCU da DC. Auxiliam no estabelecimento do diagnóstico e avaliar localização, extensão, atividade inflamatória, gravidade e complicações da doença (abscessos, fístulas ou estenoses).

Radiografia simples de abdome

» Espessamento mural, dilatação e padrão anormal de gases e fezes são achados inespecíficos.
» As radiografias simples continuam sendo a primeira linha de investigação no paciente com abdome agudo, em quem as alças intestinais dilatadas e os níveis de fluido de ar indicam obstrução intestinal aguda e o pneumoperitônio indica perfuração intestinal.
» Na RCU o megacólon tóxico geralmente se manifesta como dilatação do cólon.

Trânsito intestinal contrastado

» Tem muitos benefícios, incluindo baixo custo, ampla disponibilidade e a capacidade de completar o estudo sem sedação na população pediátrica. Fornece avaliação da anatomia luminal do intestino delgado, detectando estenoses ou espessamento da parede. Não avalia inflamação do cólon.

Enterografia por tomografia computadorizada (TC) e enterografia por ressonância magnética (RM)

» Enterografia por TC e enterografia por RM tornaram-se as modalidades de escolha em razão da excelente qualidade de imagem, tempo de aquisição rápido, sem necessidade de preparo intestinal e capacidade de ajudar no diagnóstico de complicações extraintestinais de DII. A RM é livre de radiação.

» As principais vantagens da enterografia em comparação com a EGD e a ileocolonoscopia são: (a) não necessidade de preparo intestinal; (b) a capacidade de visualizar toda a espessura da parede intestinal, além do lúmen e da mucosa intestinal; e (c) a capacidade de visualizar manifestações extraentéricas.

» Os principais achados são:

- Espessamento da parede intestinal (definido como espessura da parede do intestino delgado superior a 3 mm em uma alça distendida, sendo achado comum na DII ativa).

- Hiper-realce da mucosa (é o achado mais sensível da DC ativa na enterografia por TC e um dos indicadores mais sensíveis de inflamação ativa na enterografia por RM).

- Estratificação mural (na DII crônica pode haver deposição de gordura submucosa levando à estratificação mural. Embora seja frequentemente observada na doença ativa, pode estar ausente na doença crônica em razão de fibrose transmural).

- Lesões salteadas (são áreas descontínuas de inflamação no intestino delgado ou no cólon e caracterizadas por hiperaumento da mucosa ou espessamento da parede intestinal. Essas lesões são patognomônicas da DC).

- Estreitamento luminal (quando o diâmetro luminal do intestino afetado é menor do que o de um segmento adjacente de intestino normal).

- Estenoses e fístulas.

» Manifestações extraintestinais da DC, tais como a hepatobiliar, a pancreática, a urinária e a musculoesquelética também são prontamente avaliadas.

» A enterografia por RM parece ser mais útil do que a enterografia por TC na detecção de estenoses, fístulas enterocutâneas, enteroentéricas e fístulas perianais.

Ultrassonografia abdominal (USG abdominal)

» A USG abdominal avalia complicações extraintestinais, como abscessos, linfadenopatias, estenose ou fístula.

» Tem muitas vantagens, incluindo baixo custo, sem radiação ionizante, altamente precisa em detectar inflamação intestinal, avaliação intestinal em tempo real e sem necessidade de sedação.

» A USG abdominal pode ser usada para investigar doenças intestinais e descartar cálculos renais e da vesícula biliar. É um exame que deve ser complementado com enterografia por RM.

Esofagogastroduodenoscopia e ileocolonoscopia

» A Esofagogastroduodenoscopia (EGD) seguida de ileocolonoscopia são as investigações de primeira linha e o padrão ouro para diagnóstico e classificação da DII. Permite a visualização direta do lúmen e da mucosa intestinal. Permite a realização de biópsia com possibilidade de diagnóstico definitivo.

» As desvantagens da EGD seguida de ileocolonoscopia são a natureza invasiva e a incapacidade de avaliar todo o intestino delgado. A EGD deve ser realizada, pois um terço à metade das crianças com DC têm envolvimento gastrointestinal alto.

Histopatologia

» Utilizar os critérios histopatológicos propostos pela Organização Europeia de Crohn e Colite (ECCO) e a European Society of Pathology (Magro *et al.*, 2013). O diagnóstico histológico deve ser baseado na presença de alterações inflamatórias na mucosa, sendo consideradas as seguintes características: distorção e atrofia de criptas, criptite, microabscessos de cripta, inflamação focal ou difusa, grau de inflamação da mucosa, superfície viliforme, plasmocitose, eosinofilia, presença ou ausência de granulomas e agregados linfoides.
» Os achados histopatológicos estão no Quadro 23.7.

Quadro 23.7. Achados na colonoscopia e histopatologia	
Retocolite ulcerativa	**Doença de Crohn**
Achados na colonoscopia	
Inflamação difusa e contínua começando no reto	Imagem em "pedra de calçamento"
Perda do padrão vascular	Perda do padrão vascular
Úlceras superficiais em fundo de inflamação difusa	Estenose do intestino com dilatação pré-estenótica
Exsudatos mucopurulentos	Lesões salteadas com úlceras jejunais ou ileais
Linha de demarcação – transição abrupta entre cólon anormal e normal	Espessamento da parede intestinal com estreitamento luminal
Ileíte de retrolavagem – eritema sem ulceração linear	Lesões perianais, fístula(s), abscessos
	Estenoses anais, úlceras do canal anal
Granularidade (aparência áspera da mucosa)	Granularidade, edema, eritema
Friabilidade (hemorragia de contato – a mucosa sangra ao ser tocada por endoscópio	Friabilidade
Inflamação periapendicular sem pancolite	
Achados na histopatologia	
Distribuição da inflamação	Inflamação descontínua, transmural
Hiperplasia linfoide	Comum
Criptite	Sim
Microabscessos de cripta	Focal
Distorção e atrofia de criptas	Sim
Inflamação da mucosa Linfoplasmocitose	
Depleção de muco frequente	Infrequente
Granulomas não	Sim
Superfície viliforme comum	Infrequente
Fibrose submucosa rara	Comum

Fonte: Autoria própria.

» Para avaliação histopatológica deve-se utilizar o sistema de pontuação proposto por Boyle *et al.* (2017). Os graus de inflamação aguda e crônica são registrados em escala de 5 pontos:

I = nenhuma inflamação aguda e nenhum aumento na inflamação crônica.

II = apenas inflamação crônica.

III = inflamação aguda, incluindo criptite aguda, mas sem abscessos de cripta.

IV = inflamação aguda, incluindo abscessos de cripta em 10% ou menos das criptas.

V = inflamação aguda, incluindo abscessos de cripta em mais de 10% das criptas.

» Para o grau de inflamação eosinofílica, os critérios para avaliar a densidade de eosinófilos nas biópsias colonoscópicas devem ser baseados em Boyle *et al.* (2017) caracterizada como:

Grau 1. Espécimes com 30 eosinófilos ou menos por campo de maior aumento.

Grau 2. Espécimes com mais de 30 eosinófilos por campo de maior aumento (hpf), mas sem invasão epitelial (< 2 eosinófilos no epitélio superficial/hpf, < 9 eosinófilos no epitélio da cripta/hpf).

Grau 3. Inflamação com criptite eosinofílica (> 9 eosinófilos intraepiteliais).

Grau 4. Abscessos de eosinófilos em 10% ou menos de criptas.

Grau 5. Abscessos de eosinófilos em mais de 10% de criptas.

Diagnóstico

» A primeira etapa na investigação é avaliar os diagnósticos diferenciais mais importantes como: colite infecciosa; colite amebiana; alergia induzida por proteína alimentar; enterocolite autoimune; doença granulomatosa crônica; imunodeficiências primárias e secundárias; colite microscópica; doença de Behçet; enterocolite da doença de Hirschsprung; colite inespecífica com hiperplasia nodular linfoide.

» Para o diagnóstico de DII é necessária uma combinação de dados clínicos, laboratoriais, de imagem, endoscopias e histopatologia para definir DC, RCU ou DII-NC (Quadro 23.8).

Quadro 23.8. Passos para definir o diagnóstico na doença inflamatória intestinal	
História clínica e exame físico detalhados	
Idade ao diagnóstico	< 17 < 10 < 6 < 2 anos < 29 dias
Localização da doença	Somente colônica Ileocolônica Aparelho digestório alto
Comportamento	Inflamatório (luminal) Fistulizante Obstrutiva
Doença perianal	Presente	Ausente
Manifestação extraintestinal	Sim	Não
Atraso no crescimento	Sim	Não
Gravidade	PCDAI-Ponderado	PUCAI
Atividade inflamatória	PCR/VHS/Plaquetas	Calprotectina
Endoscopia	Alta	Colonoscopia
Imagem		
Histopatologia	Padrão Doença de Crohn	Padrão retocolite ulcerativa

Continua...

Quadro 23.8. Passos para definir o diagnóstico na doença inflamatória intestinal – continuação			
RCU típica	RCU atípica ↓ Poupa o reto Curta duração Forma aguda grave Envolvimento do ceco Sistema digestório alto	DII-Não classificada	Doença de Crohn

Fonte: Autoria própria.

RCU

» As características macroscópicas típicas da RCU incluem eritema, granularidade, friabilidade, exsudatos purulentos e pequenas úlceras superficiais. A inflamação pode terminar em uma zona de transição em qualquer ponto do cólon ou envolver todo o cólon de modo contínuo.
» O íleo terminal pode mostrar eritema não erosivo ou edema se a pancolite estiver presente e a válvula ileocecal estiver envolvida (denominado "ileíte de retrolavagem").
» A definição que considerava a RCU uma DII confinada ao cólon, envolvendo uniformemente o reto e progredindo proximalmente em vários graus, foi modificada com as descrições da RCU atípica (Quadro 23.2).
» A inflamação crônica contínua da mucosa do cólon, sem granulomas epitelioides, se caracteriza por criptite ou abscessos de cripta. Normalmente a inflamação é mais grave distalmente.
» O fenótipo atípico de curta duração (doença irregular em biópsias ou falta de distorção arquitetônica típica em espécimes patológicos que foram submetidos a uma colonoscopia logo após o início dos sintomas. Esse fenótipo pode ser compatível com RCU em crianças com menos de 10 anos.

Doença de Crohn

» Pode envolver qualquer parte do trato gastrointestinal, embora, mais comumente, envolva o íleo terminal, o cólon e a região perianal. Pode-se apresentar como um fenótipo inflamatório, penetrante (fistulizante) ou obstrutivo ou qualquer combinação.

DII-NC

» O termo é reservado àqueles pacientes que apresentam sintomas e achados tanto da DC como da RCU.

Doença inflamatória intestinal de início muito precoce (DII-VEO)

» A DII-VEO é categorizada quanto à idade de início em: neonatal (< 29 dias), infantil (idade < 2 anos), muito precoce (< 6 anos).
» As crianças com DII-VEO desenvolvem uma doença com características clínicas e história natural que diferem significativamente da DII comumente observada em

crianças mais velhas e adultos: tendem a ter doença colônica isolada na apresentação clínica; demonstram gravidade e um curso mais agressivo e complicado, bem como por falha de crescimento e, geralmente, com maior dificuldade de tratamento.
» Os pacientes com meno de 6 anos e, especialmente, aqueles com menos de 2 anos de idade que se apresentam com suspeita de DII devem ser avaliados com dosagem de imunoglobulinas, função de neutrófilos, função e tipagem de linfócitos. Qualquer anormalidade identificada deve levar a uma investigação mais extensa e detalhada como: triagem para imunodeficiências primárias (doença granulomatosa crônica, imunodeficiência comum variável, agamaglobulinemia, hiper-IgM, hiper-IgE e imunodeficiência severa combinada.
» A heterogeneidade clínica, endoscópica e histológica da DII-VEO, especialmente na primeira infância, torna difícil diferenciá-lo de DC ou colite ulcerativa (CU). Recomenda-se descrever os pacientes como DC-*like* ou RCU-*like*. O acompanhamento em longo prazo ajuda a caracterizar melhor esses pacientes.
» Ao diagnóstico, todas as faixas etárias são caracterizadas por predomínio de lesões inflamatórias na mucosa intestinal com: gravidade da inflamação, formação de múltiplos abscessos, fissuras anais e fístulas enterocutâneas e retovaginais.
» A doença estenosante e penetrante é relativamente incomum em crianças. A doença perianal é mais frequente em crianças do que em adultos.

Quando suspeitar de DII-VEO

» Idade de início da doença inferior a 6 anos e, especialmente, inferior a 2 anos de idade.
» História familiar de consanguinidade.
» Membros da família com fenótipos semelhantes ou imunodeficiência primária na família.
» Doença perianal complexa.
» Infecções graves recorrentes.
» Infecções atípicas em pacientes não recebendo terapia imunossupressora.
» Manifestações autoimunes concomitantes.
» Acompanhamento anormalidades na unha, pele ou cabelo.
» Desenvolvimento de doenças malignas.
» Não resposta a múltiplos agentes imunobiológicos.

Tratamento da doença de Crohn (Figura 23.1) e da retocolite ulcerativa (Figura 23.2)

Objetivos

» O tratamento da DII é desafiador e está em constante evolução. Os principais objetivos são: modificar a história natural da DII, minimizando a toxicidade relacionada com o tratamento.
» Em pacientes pediátricos, manter o crescimento e o desenvolvimento é parte essencial do tratamento. Assim, o crescimento normal é um marcador de sucesso terapêutico.

Tratamento clínico
Corticosteroides orais

São eficazes tanto na DC quanto na RCU. Tem com boa taxa de resposta em aproximadamente 4-6 semanas. Entretanto, poderá ocorrer dependência. Os esteroides não devem ser usados para terapia de manutenção, pois os efeitos colaterais são significativos no uso a longo prazo.

Os corticosteroides orais são usados para a indução da remissão na DC leve a moderada.

Os corticosteroides sistêmicos são eficazes na indução de remissão em pacientes com RCU moderada a grave, colite fulminante aguda grave e DC moderada a grave. Efeitos colaterais dos corticosteroides: catarata, glaucoma, supressão suprarrenal, hiperglicemia, osteoporose, acne, fácies em lua cheia, atrofia dérmica, pancreatite, retenção de sódio e água, hiperlipidemia e maior suscetibilidade a infecções. Portanto, devem ser usados com cautela e indicação precisa.

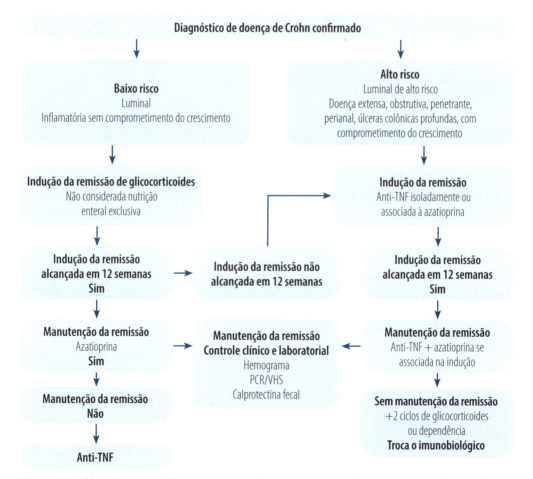

Figura 23.1. Algoritmo simplificado para iniciar o tratamento da doença de Crohn. (Fonte: Autoria própria.)

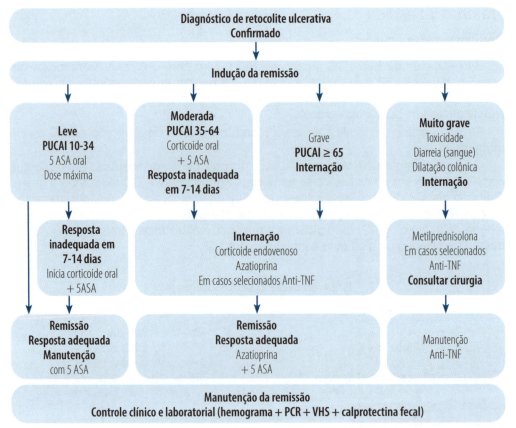

Figura 23.2. Algoritmo simplificado para iniciar o tratamento da retocolite ulcerativa. (Fonte: Autoria própria.)

Aminossalicilatos

Os aminossalicilatos (5-ASA) têm efeito anti-inflamatório na mucosa intestinal, por via oral. Os 5-ASA (mesalamina, balsalazida, olsalazina) são mais bem tolerados do que a sulfassalazina. São eficazes na indução de remissão e terapia de manutenção em pacientes com RCU leve a moderada.

Antibióticos

Imunomoduladores

As tiopurinas como azatioprina e 6-mercaptopurina, e metotrexato são os principais imunomoduladores usados como terapia de manutenção por longa data. A azatioprina é uma pró-droga que sofre conversão inicial para 6-mercaptopurina em sua forma ativa. Não são eficazes para induzir remissão tanto da DC quanto da RCU em virtude do início retardado da ação. Eles são eficazes na manutenção da remissão da DII moderada a grave. Terapia combinada de azatioprina e infliximabe em pacientes com DC está associada a taxas mais altas de remissão, de retirada de corticosteroides e cicatrização da mucosa em comparação com esses agentes administrados isoladamente. A introdução precoce (dentro de 8 semanas do diagnóstico inicial) a um regime de corticosteroides reduz a necessidade de corticosteroides e melhora a manutenção da remissão. Os principais efeitos colaterais, dependentes da dose, são a mielotoxicidade, hepatotoxicidade e reação alérgica. Entretanto, a principal preocupação de segurança dos imunomoduladores em crianças são infecções oportunistas e o risco para doenças linfoproliferativas.

Imunobiológicos

Os imunobiológicos revolucionaram o tratamento da DII. O infliximabe é recomendado para indução da remissão da DC. Induzem a cicatrização da mucosa e são os únicos medicamentos com a capacidade de curar fístulas perianais em DC. Quando os pacientes com DC desenvolvem anticorpos para infliximabe, o adalimumabe, que é um anticorpo monoclonal TNF-α humano, deve ser utilizado na terapia biológica. Terapia combinada de imunomoduladores com imunobiológicos pode diminuir a formação de anticorpos anti-TNF e beneficiar o uso do infliximabe por mais tempo.

Fatores preditivos para evolução inadequada

» Ulcerações colônicas profundas na endoscopia.
» Doença grave persistente apesar da terapia de indução adequada.
» Doença extensa.
» Retardo de crescimento acentuado.
» Osteoporose grave.
» Obstrução e doença penetrante (comportamento de B2 e/ou B3).
» Doença perianal grave.

Abordagem psicossocial

Crianças com DII têm qualidade de vida comprometida, maiores taxas de ansiedade, depressão, redução da atividade social e extracurricular em comparação com crianças com outras condições crônicas. Devemos fazer todo o esforço para que a criança ou adolescente tenham uma remissão sustentada, toxicidade mínima das drogas, crescimento ideal e bom desenvolvimento psicossocial.

 Leitura recomendada

Boyle B, Collins MH, Wang Z, Mack D et al. Histologic correlates of clinical and endoscopic severity in children newly diagnosed with ulcerative colitis. AmJ Surg Pathol. 2017;41(11):1491-8.

Chanchlani N and Russell RK. Mistakes in paediatric inflammatory bowel disease and how to avoid them. UEG Education. 2018;18:1-6.

IBD Working Group of the European Society for Paediatric Gastroenterology Hepatology and Nutrition. Inflammatory bowel disease in children and adolescents: recommendations for diagnosis – the Porto criteria. J Pediatr Gastroenterol Nutr. 2005;41(1):1-7.

Levine A, Griffiths A, Markowitz J, Wilson DC, Turner D, Russell RK et al. Pediatric modification of the Montreal classification for inflammatory bowel disease: the Paris classification. Inflamm Bowel Dis. 2011;17(6):1314-21. doi:10.1002/ibd.21493.

Levine A, Koletzko S, Turner D et al. ESPGHAN revised Porto criteria for the diagnosis of inflammatory bowel disease in children and adolescents. J Pediatr Gastroenterol Nutr. 2014;58:795-806. doi:10.1097/MPG.0000000000000239

Magro F, Langnerb C, Driessen A et al. European consensus on the histopathology of inflammatory bowel disease. Journal of Crohn's and Colitis. 2013;7:827-51.

Oord T, Hornung N. Fecal calprotectin in healthy children. Scand J Clin Lab Invest. 2014;74(3):254-8. doi: 10.3109/00365513.2013.879732.

Turner D, Levine A, Escher JC et al. Management of pediatric ulcerative colitis: joint ECCO and ESPGHAN evidence-based consensus guidelines. J Pediatr Gastroenterol Nutr. 2012;55:340-61.

Turner D, Otley AR, Mack D, Hyams J, de Bruijne J, Uusoue K et al. Development, validation, and evaluation of a pediatric ulcerative colitis activity index: a prospective multicenter study. Gastroenterology. 2007;133:423-32. doi:10.1053/j.gastro.2007.05.029.

Uhlig HH, Schwerd T, Koletzko S, Shah N, Kammermeier J, Elkadri A et al. The diagnostic approach to monogenic very early onset inflammatory bowel disease. Gastroenterology. 2014;147(5):990-1007.e3. doi: 10.1053/j.gastro.2014.07.023.

van Rheenen PF, Aloi M, Assa A et al. The medical management of Paediatric Crohn's Disease: an ECCO-ESPGHAN Guideline Update. J Crohns Colitis. 2020;7:jjaa161. doi: 10.1093/ecco-jcc/jjaa161.

Capítulo 24

Doenças Hepáticas Agudas

» Uma criança com doença hepática aguda (DHA) deve ser tratada como uma emergência, mesmo que não pareça muito doente, pois estabelecer um diagnóstico correto, reconhecer e tratar complicações em tempo hábil pode prevenir sequelas que alteram a vida de uma criança.

» No atendimento primário de uma criança com suspeita de DHA, algumas questões devem surgir inicialmente. O encaminhamento pode esperar até que mais informações de diagnóstico estejam disponíveis? Quais são os testes apropriados para fazer e com que urgência? Qual é a progressão provável e existem consequências potencialmente fatais do diagnóstico e tratamento tardios?

Diagnóstico da DHA

Um diagnóstico com segurança e eficiência deve ser baseado na fisiopatologia da doença hepática. A suspeita de que um paciente tem doença hepática, geralmente é realizada a partir de um número limitado de sintomas/sinais clínicos: icterícia, hepatomegalia localizada (p. ex., lobo esquerdo) ou generalizada, esplenomegalia (combinada com hepatomegalia ou isolada), ascite. Ocasionalmente, pode ocorrer suspeita de problemas hepáticos antes do aparecimento dos sinais clínicos (comumente pela ultrassonografia).

História clínica e exame físico

» É importante entender a evolução dos sintoma/sinais, bem como os sintomas extra-hepáticos e do trato gastrointestinal. História médica prévia, história familiar e história social são cruciais e devem incluir qualquer exposição a drogas e suplementos alimentares; produtos domésticos e medicamentos de tratamentos alternativos. História de contato com doenças infecciosas e exposição a quaisquer atividades profissionais (toxinas/poluentes industriais). Examinar a cor da urina e das fezes, se possível, ou pedir aos pais que descrevam as fezes (usar tabelas de cores das fezes para essa finalidade).

» Na avaliação clínica de um paciente com suspeita de doença hepática, levar em consideração a idade de apresentação, pois muitas doenças têm uma idade típica de início.

» Considerar etiologias infecciosas após viagem recente para uma área de risco.

» Avaliar se a mãe tem uma infecção crônica transmissível, particularmente hepatite B, hepatite C, HIV, pode simplificar o diagnóstico de uma criança com doença hepática.

» A investigação inicial básica nas DHA estão no Quadro 24.1.

Quadro 24.1. Investigação inicial na avaliação da doença hepática aguda

Bilirrubina conjugada	Elevada: disfunção de hepatócitos ou obstrução biliar
Aminotransferases Aspartato (AST) Alanina (ALT)	Elevadas: inflamação/lesão do hepatócito
Fosfatase alcalina	Elevada: inflamação/obstrução biliar
Gamaglutamil transpeptidase (GGT)	Elevada: inflamação/obstrução biliar
Albumina	Reduzida: doença hepática crônica
Tempo de protrombina	Prolongado: disfunção hepatocelular, deficiência de vitamina K
Amônia	Elevada: catabolismo proteico anormal/defeito no ciclo da ureia/outra doença metabólica hereditária
Glicose	Reduzida: insuficiência hepática aguda ou crônica/doença metabólica

Sorológica nas hepatites virais agudas

IgM antivírus A	HbsAg	IgM anti-HBc	Antivírus C	IgM antivírus E	Interpretação Hepatite...
+	-	-	-	-	A
-	+/-	+	-	-	B
-	+	-	-	-	B crônica
-	-	-	+	-	C aguda/crônica
-	-	-	-	+	E
-	-	-	-	-	*Não A-E

*Avaliar para mononucleose, citomegalovirus, herpes simplex, toxoplasmose.

O anti-HDV deve ser testado na hepatite B grave e/ou fulminante, doença crônica grave por hepatite B, hepatite B crônica com exacerbação de hepatite aguda e pessoas com hepatite B de área endêmica. Fonte: Autoria própria.

Principais etiologias de doença hepática aguda (Figura 24.1)

Compreende padrões clínico/laboratoriais, histológicos por vírus hepatotrópicos, não hepatotróficos, doenças autoimunes, drogas/toxinas.

Hepatites agudas (Quadro 24.2)

» A hepatite infecciosa aguda é caracterizada por um início agudo de sintomas, associados a níveis séricos elevados de alanina aminotransferase (ALT) acima de 100 UI/mL, documentados pelo menos duas vezes em um intervalo de uma semana e sem história de uma doença hepática preexistente. A prevalência do tipo varia de acordo com as áreas geográficas e o calendário de vacinação obrigatório local. Entretanto, continuam sendo a principal etiologia de DHA em todo o mundo. As principais causas das infecções virais são os vírus hepatotrópicos primários (90%) e, em menor grau, os vírus hepatotrópicos secundários.

DOENÇAS HEPÁTICAS AGUDAS

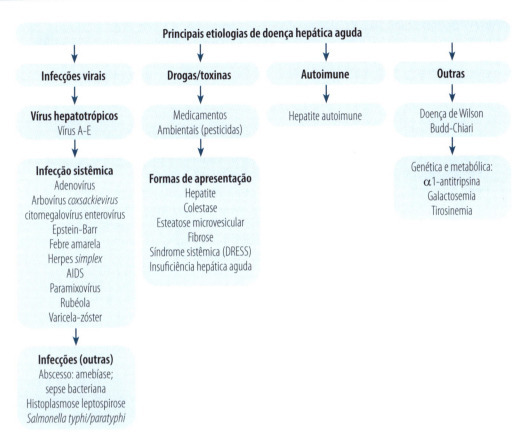

Figura 24.1. Principais etiologias de doença hepática aguda. (Fonte: Autoria própria.)

Quadro 24.2. Características das hepatites virais A-E					
Hepatite viral	Período de incubação (dias)	Transmissão	Hepatite aguda	Vacina
A	15-45	Oral-fecal Pessoa a pessoa alimentos/água	Doença leve	Sim
B	30-180	Parenteral Percutânea Sexual Perinatal	Recém-nascido: assintomático Crianças: doença leve	Sim
C	15-160	Parenteral Percutânea	Doença leve	Não
D	30-180	Parenteral Percutânea Sexual Perinatal	Coinfecção (doença leve) superinfecção (doença grave)	Não
E	15-45	Água Pessoa a pessoa Associada à transfusão	Doença leve	Em teste

Fonte: Autoria própria.

» As infecções pelos vírus das hepatites se apresentam como uma síndrome clínica de hepatite aguda. Não é possível diferenciar as hepatites virais apenas pelas manifestações clínicas. A doença pode-se apresentar como infecção subclínica, elevação isolada de aminotransferases até hepatite fulminante com icterícia franca e insuficiência hepática de rápida evolução. Cerca de 20% das infecções apresentam icterícia. A infecção é assintomática durante o período de incubação.

Os sintomas podem ser divididos em duas fases:

– **Pródromo:** duração de 1 dia a 2 semanas. Os pacientes queixam-se de sintomas gerais (mal-estar, perda de apetite, náuseas, vômitos e febre). Pode ocorrer desconforto abdominal e alteração do hábito intestinal.

– **Fase ictérica:** com o aparecimento da icterícia, há redução significativa dos sintomas. A icterícia se aprofunda rapidamente e atinge um platô em poucos dias a semanas, seguido por lento recrudescimento. A duração da fase ictérica varia de alguns dias a alguns meses, mas, em média, 4-6 semanas. Durante a fase ictérica, o paciente desenvolve características de colestase.

Hepatite A

» A hepatite passa por quatro fases: período de incubação (15 a 45 dias), sintomas prodrômicos (1 a 7 dias), período ictérico (2 a 6 semanas) e convalescença (até 6 semanas). A infecção em crianças com menos de 6 anos de idade é assintomática ou subclínica, enquanto crianças mais velhas e adultos comumente apresentam doença sintomática. A infecção aguda geralmente é autolimitada, sem sequelas crônicas, e fornece imunidade vitalícia. No entanto, alguns pacientes apresentam manifestações atípicas como colestase prolongada, pancreatite aguda, icterícia redicivante, anemia hemolítica, trombocitopenia etc.

Hepatite B

» As síndromes clínicas com infecção aguda pelo vírus da hepatite B estão diretamente relacionadas com a idade de ocorrência da doença. A hepatite B aguda em neonatos (transmissão perinatal) é invariavelmente assintomática, com enzimas hepáticas normais e histologia hepática com HBeAg positivo e HBV DNA circulante. A maioria desses recém-nascidos (> 98%) não consegue eliminar o vírus e se tornam portadores crônicos do HBV.

» Crianças e adultos jovens geralmente são infectados por meio de transmissão horizontal da infecção pelo HBV. Esses pacientes são HBsAg/HBeAg positivos e têm HBV DNA circulante detectável. As pessoas eliminam rapidamente o DNA do VHB circulante e cerca de 10% tornam-se portadores crônicos do VHB.

Hepatite C

» Hepatite C aguda geralmente é assintomática ou apresenta sintomas inespecíficos como febre leve, mal-estar, náusea, anorexia, artralgia e desconforto abdominal vago. A doença aguda não causa hepatite fulminante, a menos que haja coinfecção concomitante com outro vírus da hepatite, como o HBV. A maioria dos pacientes com infecção aguda progride para infecção crônica. A recuperação espontânea com eliminação do vírus ocorre em uma pequena porcentagem de pacientes.

Hepatite D

» A hepatite D só pode ocorrer na presença de infecção pelo vírus B, seja como coinfecção ou como superinfecção.

» A coinfecção ocorre quando a aquisição de vírus B e vírus D é simultânea. O quadro clínico simula o da infecção aguda pelo HBV. A fase pré-ictérica geralmente dura de 3 a 7 dias, durante os quais febre, anorexia, náusea, fadiga e mal-estar predominam, sendo acompanhada por aminotransferases elevadas. A fase ictérica é manifestada por hepatoesplenomegalia, prurido, urina escura e fezes cor de argila. Esses sinais podem persistir por 1-2 meses. Durante a fase de convalescença, os sintomas desaparecem.

» Coinfecção com HBV e HDV geralmente são transitórios e autolimitados, embora possa ocorrer insuficiência hepática grave. A progressão para a infecção crônica é paralela à da infecção aguda por hepatite B isolada.

» A superinfecção ocorre quando indivíduos com HBV crônica são superinfectados com o vírus D. Podem-se apresentar como hepatite ictérica grave em um indivíduo portador do vírus da hepatite B não diagnosticada ou como simulando uma exacerbação da hepatite B crônica. No quadro agudo pode levar rapidamente à insuficiência hepática fulminante.

Hepatite E

» As manifestações clínicas da infecção pelo vírus da hepatite E são semelhantes às de outras hepatites virais, embora a doença pareça mais grave quando comparada à infecção por hepatite A. Geralmente é uma doença aguda autolimitada, mas o HEV pode causar insuficiência hepática aguda naquelas com doença hepática preexistente.

» A infecção aguda pelo HEV não evolui para hepatite E crônica, exceto em casos esporádicos de hospedeiros imunocomprometidos.

» Geralmente a infecção pelo HEV se manifesta como hepatite ictérica aguda em adolescentes. A fase prodrômica, com duração de 1 a 4 dias, está associada a sintomas semelhantes aos da gripe, febre, calafrios leves, dor abdominal, anorexia, náuseas, vômitos, diarreia, artralgias e erupção macular transitória. Esses sintomas são seguidos por icterícia, urina escura, fezes cor de argila e, às vezes, prurido.

» A avaliação laboratorial revela elevação acentuada das aminotransferases e da gamaglutamiltransferase, e aumento variável da bilirrubina conjugada. Entretanto, ocorre modesta elevação da fosfatase alcalina. Os testes hepáticos voltam ao normal em 6 semanas.

Outros microrganismos

» Numerosos outros vírus que causam doenças sistêmicas podem estar associados à hepatite. A maioria desses vírus resulta em uma doença com sintomas multissistêmicos. O fígado pode ser envolvido em graus variados, dependendo do modo de transmissão e da idade. Esses vírus incluem citomegalovírus (CMV), vírus Epstein-Barr (EBV), vírus Herpes *simplex* (HSV), vírus Herpes humano 6 (HHV-6), rubéola, enterovírus, parvovírus, paramixovírus e vírus da imunodeficiência humana (HIV).

» As manifestações clínicas e o prognóstico dessas infecções virais são amplamente determinados por fatores relacionados com o hospedeiro, como idade e imunocompetência.

» Infecções virais congênitas. Muitas infecções virais não A–E que causam hepatite também estão implicadas em malformações congênitas. Essas incluem rubéola, citomegalovírus, herpes simples, varicela-zóster, gripe, caxumba, enterovírus e HIV. A idade gestacional em que a infecção ocorre na mãe é muito importante.

» Hepatite neonatal. Refere-se à hepatite observada nos primeiros meses de vida, geralmente secundária a uma infecção viral. Os principais são: CMV, rubéola, herpes simples, HHV-6, vírus *coxsackie*, ecovírus, parvovírus B19, enterovírus e paramixovírus.

» Infecções não virais (toxoplasmose, leptospirose) também causam hepatite aguda em crianças.

Doença hepática induzida por drogas – DILI (*Drug Induced Liver Injury*)

» Uma das principais funções do fígado é a biotransformação de medicamentos, suplementos e ervas em compostos que podem ser metabolizados e excretados. Entretanto, em algumas situações, o fígado não metaboliza todos os compostos de forma segura. Assim, podem ocorrer lesões induzidas por drogas através de uma variedade de mecanismos.

» O fígado metaboliza e excreta medicamentos usando três etapas:
  – **Fase 1:** ativação do citocromo P450 (CYP450). Enzimas inserem um resíduo de oxigênio no medicamento, tornando-o mais solúvel em água, mas também mais tóxico.
  – **Fase 2:** desintoxicação. Enzimas modificam o metabólito da fase 1 ou composto original, aumentando sua solubilidade em água e neutralizando sua toxicidade.
  – **Fase 3:** excreção. O produto solúvel em água é transportado para o espaço canalicular e secretado pela bile.

» Lesão hepática induzida por drogas (DILI) é mais frequentemente causada pelo acúmulo de metabólitos da fase 1, podendo seguir um de dois padrões: hepatotoxicidade intrínseca (causa lesão hepática previsível de forma dose-dependente quando em quantidades excessivas) e hepatotoxicidade idiossincrática (imprevisível e sem dependência da dose; mecanismo que ocorre para a maioria das drogas que causam DILI).

» O diagnóstico de DILI requer alto índice de suspeição e exclusão metódica de outras hepatopatias pediátricas. Os sintomas clínicos incluem dor abdominal, erupção cutânea, náuseas, icterícia, prurido e urina escura. O diagnóstico é por exclusão e depende de uma história precisa. A retirada imediata do agente implicado é essencial, embora o tempo de recuperação e normalização dos parâmetros laboratoriais do fígado possa levar meses.

Para o diagnóstico da DILI os seguintes aspectos são importantes (Figura 24.2):

» **Exclusão de outros diagnósticos:** hepatites virais, doença pancreatobiliar, esteato-hepatite não alcoólica, hepatite autoimune, doença de Wilson, síndrome de Alagille, colangite esclerosante primária, doença metabólica e distúrbios mitocondriais. Também, a presença de condições concomitantes ou anteriores, como insuficiência cardíaca, hipotensão, sepse e nutrição parenteral.

» **Tempo de início do medicamento:** a latência é medida desde o primeiro dia de ingestão do medicamento, até o dia do início dos sintomas/sinais ou anormalidades laboratoriais. Entretanto, a latência é difícil de ser determinada, pois algumas crianças tomam muitos medicamentos, com início em momentos diferentes; os sintomas podem

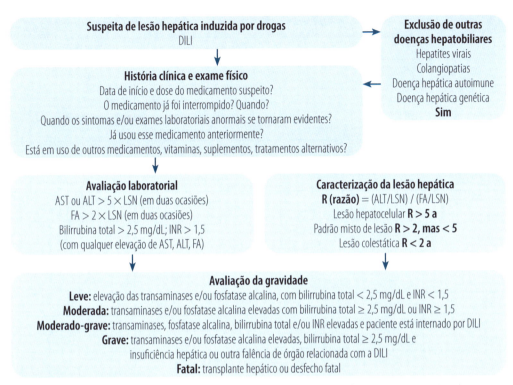

Figura 24.2. Abordagem da lesão hepática induzida por drogas. LSN = limite superior da normalidade. (Fonte: Baseada em Fontana et al., 2009.)

ser ignorados inicialmente; anormalidades laboratoriais podem ser tardias para detectar DILI. O início da lesão pode ocorrer semanas após a interrupção medicamentos.

» **Características clínicas:** a DILI pode ser subclínica com apenas anormalidades laboratoriais. No entanto, quando causa sintomas, estes podem refletir o tipo de lesão. Quando os metabólitos da fase 1 danificam os hepatócitos, as crianças geralmente apresentam com náuseas, vômitos, anorexia e transaminases elevadas. Quando os metabólitos da fase 1 lesionam os colangiócitos, os sintomas de prurido e icterícia podem ser mais proeminentes. Os metabólitos da fase 1 também lesionam outras células hepáticas, incluindo células endoteliais, que podem levar a uma apresentação vaso-oclusiva, marcada por ganho de peso em decorrência de ascite, hepatomegalia e bilirrubina elevada. Quando os metabólitos desencadeiam uma resposta imunoalérgica, podem ocorrer sintomas de febre, erupção cutânea, artralgia e edema facial. Muitas vezes a DILI afeta vários tipos de células no fígado, resultando em quadro clínico misto hepático-colestático. A DILI pode levar a fibrose hepática, cirrose e insuficiência hepática. Os mecanismos de lesão hepática e as principais drogas estão no Quadro 24.3.

» **Tempo para recuperação:** a cessação do agente agressor deve ser seguida por melhora clínica e laboratorial. Entretanto, o tempo para recuperação pode variar de dias a meses. Quando as anormalidades laboratoriais continuam após 3-6 meses, a DILI é denominada crônica, podendo evoluir para insuficiência hepática crônica.

» **Fatores de risco:** observar distúrbios metabólicos ou mitocondriais e história prévia de reações de hipersensibilidade.

Quadro 24.3. Mecanismos da lesão hepática e principais drogas

	Medicamento	Sintomas/sinais	Laboratório
Hepatite	Paracetamol Halotano Isoniazida Fenitoína Ciclofosfamida Cetoconazol	Assintomático ou mal-estar, náusea, vômito, dor no quadrante superior direito, febre baixa, erupção cutânea, coagulopatia, encefalopatia	ALT 3 × LSN (pode ser muito alta) Bilirrubina sérica Pode estar elevada
Colestase	Carbamazepina 6-Mercapturina Ceftriaxona	Prurido, icterícia, acolia fecal, urina escura	Fosfatase Alcalina Pelo menos 2 × LSN Bilirrubina elevada
Misto hepatite e colestase	Eritromicina Amoxicilina/clavulanato Azatioprina	Assintomático ou mal-estar, náuseas, vômitos, febre baixa, dor abdominal, coagulopatia, encefalopatia, prurido, icterícia, fezes acólicas, urina escura	ALT 3 × LSN Fosfatase alcalina 2 × LSN Bilirrubina sérica pode estar elevada
Esteatose micro vesicular	Valproato de sódio Tetraciclina		
Fibrose	Metotrexato		
Síndrome sistêmica (DRESS)	Anti-inflamatórios não hormonais Anticonvulsivantes	*Rash* cutâneo, linfadenopatia, envolvimento multiórgãos	Eosinofilia
Insuficiência hepática aguda	Paracetamol Halotano Isoniazida Valproato de sódio	Icterícia, disfunção na síntese hepática	

Fonte: Autoria própria.

Doença hepática autoimune

» A hepatite autoimune (HAI) é uma doença inflamatória crônica. A HAI tipo 1 está associada a anticorpos antinucleares e de músculo liso positivos. A HAI tipo 2 tem anticorpos microssomais de fígado-rim (LKM) positivos. Em mais de 90% dos pacientes a IgG está significativamente aumentada e o complemento (C3 e C4) está baixo.

» A apresentação clínica pode ser como: hepatite aguda, hepatite crônica, cirrose, hipertensão portal ou insuficiência hepática aguda. Outros fenômenos autoimunes são comuns, particularmente na HAI tipo I e incluem tireoidite imune, doença celíaca, doença inflamatória intestinal, anemia hemolítica e glomerulonefrite.

Outras

Doença de Wilson

» É uma doença multissistêmica de herança autossômica recessiva causada por mutações do gene ATP7B, que codifica um transportador de cobre intracelular. É essencial para a incorporação de cobre na ceruloplasmina e para a excreção de cobre na bile.

DOENÇAS HEPÁTICAS AGUDAS **171**

» A falta ou disfunção dessa enzima resulta em acúmulo progressivo de cobre em vários órgãos, principalmente no fígado, sistema nervoso, córneas, rins e coração.
» A apresentação clínica é variada e inclui DHA ou crônica. As crianças podem apresentar doença hepática assintomática, cirrose ou insuficiência hepática aguda, com ou sem sintomas neurológicos e psiquiátricos e anéis de Kayser-Fleischer (deposição de cobre na junção escleral corneana).
» O diagnóstico é baseado nas características clínicas e investigações laboratoriais (dosagem do cobre sérico, cobre urinário de 24 horas, dosagem da ceruloplasmina). A ressonância magnética do cérebro demonstra a deposição de cobre nos gânglios da base. A histologia mostra, caracteristicamente, a deposição de cobre no fígado.
» Os objetivos do tratamento são reduzir os níveis de cobre e prevenir seu acúmulo no fígado e em outros órgãos, principalmente no sistema nervoso central. O manejo inclui terapia com penicilamina e/ou zinco. O transplante de fígado pode ser necessário para insuficiência hepática aguda ou não resposta à terapia. Triagem familiar e tratamento de irmãos afetados é essencial.

Doenças vasculares do fígado

» As doenças vasculares do fígado compreendem um grupo heterogêneo de distúrbios hepáticos em sua maioria raros. Cada parte da vasculatura hepática pode ser afetada, sinusoides hepáticos, veia porta, artéria hepática e veias hepáticas. A apresentação clínica varia amplamente, dependendo do tipo de doença. Podem-se apresentar como distúrbios agudos, doença hepática crônica, necrose hepatocelular, colestase, lesões tumorais ou hipertensão portal.
» Distúrbios das veias hepáticas. A síndrome de Budd-Chiari é a única entidade definida de doença venosa hepática. É definida como obstrução do fluxo venoso hepático em qualquer nível das pequenas veias hepáticas até a junção da veia cava inferior (VCI) e o átrio direito, independentemente da causa da obstrução.
» A obstrução do fluxo hepático pode surgir de lesões endoluminais (trombose, membranas, endoflebite) ou de fora do sistema venoso por invasão luminal ou por compressão extrínseca (tumor, abscesso, cistos).
» A apresentação clínica depende da localização da obstrução e do número de vasos envolvidos. Apresentação clínica varia entre doença subclínica e sintomas leves até queixas agudas dramáticas que podem evoluir para insuficiência hepática aguda. A doença pode apresentar um curso recidivante envolvendo, sucessivamente, diferentes veias hepáticas. Ocorre ascite em mais de 80%, dor abdominal (> 60%) e varizes esofágicas (> 50%) dos pacientes.

Síndrome da doença hepática crônica agudizada

» Caracterizada pela deterioração aguda das funções hepáticas, resultante de um evento precipitante subjacente, em pacientes com doença hepática crônica. Os eventos agudos e doenças hepáticas subjacentes são muito diferentes em crianças daqueles observados em adultos. Em crianças, os eventos agudos ocorrem na hepatite autoimune, doença de Wilson.
» A síndrome da doença hepática crônica agudizada difere da:

- **Insuficiência hepática aguda:** definida como uma forma de coagulopatia que não pode ser corrigida com vitamina K, e quando os dados bioquímicos indicam a presença de lesão hepática aguda sem evidência prévia de doença hepática crônica.
- **Cirrose descompensada aguda:** definida como a perda da capacidade de síntese normal do fígado ao longo do tempo, acompanhada pelo desenvolvimento de icterícia e complicações da hipertensão portal, ascite, sangramento por varizes e encefalopatia hepática.

Leitura recomendada

Bajaj JS, O'Leary JG, Lai JC, Wong F, Long MD, Wong RJ, Kamath PS. Acute-on-chronic liver failure clinical guidelines. Am J Gastroenterol. 2022. doi: 10.14309/ajg.0000000000001595.

Centers for Disease Control and Prevention (CDC) (2012) National notifiable diseases and conditions and current case definitions. Available from: http://www.cdc.gov/nndss/document/2012_ Case%20 Definitions.pdf. Accessed on 2019 November.

Chugh A, Maximos M, Perlman M, Gonzalez-Peralta RP. Viral hepatitis in children: a through E. Pediatr Ann. 2016;45(12):e420-e426. doi: 10.3928/19382359-20161114-01.

Daniels D, Grytdal S, Wasley A, Centers for Disease Control and Prevention (CDC). Surveillance for acute viral hepatitis — United States, 2007. MMWR Surveill Summ. 2009;58:1-27.

Fontana RJ, Watkins PB, Bonkovsky HL et al. DILIN Study Group. Drug-Induced Liver Injury Network (DILIN) prospective study: rationale, design and conduct. Drug Saf. 2009;32(1):55-68. doi: 10.2165/00002018-200932010-00005.

Hardikar W. Viral hepatitis. J Paediatr Child Health. 2019;55(9):1038-43. doi: 10.1111/jpc.14562.

Pisano MB, Giadans CG, Flichman DM, Ré VE, Preciado MV, Valva P. Viral hepatitis update: progress and perspectives. World J Gastroenterol. 2021;27(26):4018-44. doi: https://dx.doi.org/10.3748/wjg.v27.i26.4018.

Shi Q, Yang X, Greenhaw JJ, Salminen AT, Russotti GM, Salminen WF. Drug-induced liver injury in children: clinical observations, animal models, and regulatory status. Int J Toxicol. 2017;36(5):365-79. doi: 10.1177/1091581817721675.

Siew SM, Kelly DA, Evaluation of jaundice in children beyond the neonatal period, Paediatrics and Child Health. 2016, http://dx.doi.org/10.1016/j.paed.2016.06.005.

Capítulo 25

Doenças Hepáticas Crônicas

» O fígado desempenha um papel crucial em muitos processos metabólicos, incluindo a regulação do metabolismo de proteínas, gorduras e carboidratos; armazenamento e ativação de vitaminas e desintoxicação e excreção de produtos residuais.
» Em crianças com doença hepática crônica (DHC), a interrupção desses processos resulta em digestão, absorção e uso inadequados de nutrientes e, finalmente, desnutrição.
» A DHC é definida como a destruição progressiva e a regeneração do parênquima hepático levando à fibrose e à cirrose. Resulta em lesão hepática com comprometimento irreversível da função hepática, alterações na arquitetura e na circulação sanguínea.
» A incidência de DHC na população pediátrica está aumentando em muitos países, principalmente em razão da crescente incidência de doença hepática gordurosa não alcoólica.

História natural da doença hepática crônica

A maioria das crianças desenvolve doença hepática terminal secundária à DHC que se originou durante os primeiros meses de vida. A doença subjacente mais importante é a atresia de vias biliares. A maior diferença na DHC em crianças e adultos é o déficit de crescimento (incapacidade de ganhar peso adequado, crescimento linear, deficiências nutricionais e comprometimento do desenvolvimento).

Causas de doenças hepáticas crônicas

» Uma grande variedade de condições causa DHC em crianças. Em lactentes, a atresia de vias biliares é a mais comum, seguida por doenças metabólicas hereditárias, anormalidades genéticas e biliares. Em crianças maiores, hepatite autoimune, doença hepática gordurosa não alcoólica, hepatite viral crônica são as principais causas.
» A doença hepática gordurosa não alcoólica, atualmente, é a causa mais comum de DHC pediátrica no mundo desenvolvido, enquanto a atresia de vias biliares continua sendo a causa mais frequente de transplante de fígado em crianças.
» As principais causas de DHC em crianças são apresentadas no Quadro 25.1.

Apresentação clínica

» História clínica e exame físico bem realizados: incluir detalhes sobre a gravidez (drogas, álcool, tabagismo, doenças intercorrentes, prurido na gravidez, hepatite, abuso

Quadro 25.1. Causas mais frequentes de doenças hepáticas crônicas em crianças e adolescentes

Doenças infecciosas	Citomegalovírus, hepatite B crônica + agente delta, hepatite C crônica, vírus herpes simples, rubéola, colangite ascendente, sepse neonatal recorrente
Doenças metabólicas	Deficiência de alfa-1-antitripsina, fibrose cística, frutosemia, galactosemia, doença de Gaucher, doença de armazenamento de glicogênio (tipo III e tipo IV), hemocromatose, histiocitose X, doença de Niemann-Pick tipo C, tirosinemia, doença de Wilson, doenças de Wolman
Malformações biliares	Atresia de vias biliares, síndrome de Alagille, hipoplasia biliar intra-hepática, cisto de colédoco, fibrose hepática congênita, doença de Caroli
Vasculares	Síndrome de Budd-Chiari, insuficiência cardíaca congestiva, pericardite, doença hepática venoclusiva
Doenças inflamatórias	Hepatite autoimune, colangite esclerosante primária
Distúrbios tóxicos	Toxinas (cogumelos), solventes orgânicos, drogas hepatotóxicas (metotrexato)
Doenças idiopáticas	Síndrome cérebro-hepatorrenal (síndrome de Zellweger), colestase intra-hepática familiar progressiva, hepatite neonatal idiopática

Fonte: Autoria própria.

de drogas). História familiar e consanguinidade. Peso ao nascer (ganho de peso) e idade gestacional. Administração de vitamina K. Data de início da icterícia, cor das fezes e urina, história de drogas, nutrição parenteral, sangramento, petéquias, hematomas, história da alimentação, diarreia, vômito e imunizações.

Situações especiais

» As crianças podem apresentar testes de função hepática anormais realizados como triagem para sintomas inespecíficos (detecção incidental de enzimas hepáticas anormais). As transaminases hepáticas (AST/ALT) podem estar aumentadas à primeira apresentação da doença hepática gordurosa não alcoólica, esteato-heaptite não alcoólica (NASH), colangite esclerosante, deficiência de alfa-1-antitripsina e doença de Wilson.
» Achado incidental, também, de hepatoesplenomegalia ou esplenomegalia isolada. Na doença hepática compensada pode não haver sinais ou sintomas.
» Triagem familiar para hepatites B/C ou distúrbios metabólicos (doença de Wilson).
» Doença coexistente (doença inflamatória intestinal). Uso de um agente tóxico conhecido (metotrexato).
» Crianças podem apresentar: fadiga intermitente, anorexia e perda de peso.

Achados de exame físico muito sugestivos

» Crianças com doença hepática colestática terão sinais ou sintomas predominantes de icterícia e/ou prurido persistentes, acolia fecal e coluria.
» Na cirrose, o fígado pode ser pequeno e impalpável, mas pode estar aumentado, endurecido ou nodular, com um lobo direito pequeno.
» Características cutâneas como: aranhas vasculares, veias proeminentes irradiando do umbigo e eritema palmar podem fornecer uma pista para a presença de DHC.
» É mais provável que o baqueteamento digital ocorra na cirrose biliar.
» Ao exame intranasal, telangiectasia proeminente da área de Kiesselbach é comum, associada à epistaxe recorrente.

DOENÇAS HEPÁTICAS CRÔNICAS **175**

» A desnutrição com redução da massa muscular e reservas de gordura, bem como o crescimento linear deficiente são características importantes da DHC em crianças.
» Ascite, edema periférico, coagulopatia e sangramento gastrointestinal (hematêmese ou melena).
» Sintomas/sinais de insuficiência renal são um evento tardio e grave.

Investigação

O Quadro 25.2 apresenta os principais testes laboratoriais que devem ser realizados na DHC.

	Quadro 25.2. Investigação em doenças hepáticas crônicas
1	Testes baseados em substâncias sintetizadas pelo fígado Albumina, protrombina, fatores de coagulação (fator VII e fator V), triglicerídeos, colesterol, lipídeos e lipoproteínas
2	Testes que detectam lesão hepática com base no nível sérico de enzimas liberadas pelo fígado (inflamação/dano de hepatócitos) Alanina aminotransferase (ALT), aspartato aminotransferase (AST), desidrogenase lática (LDH)
3	Testes que detectam fluxo biliar prejudicado (colestase) com base no nível sérico de substâncias endógenas liberadas do tecido danificado Fosfatase alcalina (FA), gamaglutamil transferase (GGT), 5-nucleosidase (5ONT), leucina aminopeptidase, urobilinogênio
4	Testes da função excretora hepática com base nas concentrações séricas de substâncias metabolizadas e transportadas pelo fígado, incluindo compostos endogenamente produzidos Bilirrubina conjugada, ácidos biliares
5	Síntese e excreção biliar Má absorção de gordura $\uparrow$ bilirrubina conjugada $\uparrow$ GGT $\uparrow$ FA $\uparrow$ colesterol
6	Testes de função metabólica hepática baseados em substâncias desintoxicadas e depuradas pelo fígado Substâncias endógenas (amônia)

Fonte: Autoria própria.

Diagnóstico de doença hepática crônica

O diagnóstico envolve investigação clínica, laboratorial, radiológica e histotológica que pode seguir os seguintes passos:

Confirmar a doença hepática

Investigação laboratorial

» Exames laboratoriais e de imagem devem ser realizados antes da confirmação com biópsia hepática. Concentrar na determinação da etiologia e da gravidade da doença hepática.
» Função de síntese hepática anormal. Hipoalbuminemia e tempo de protrombina prolongado.
» Biópsia hepática. Em todas as formas de DHC a confirmação dependerá da interpretação dos achados da biópsia que podem confirmar a presença, o tipo, o grau de atividade da cirrose e o diagnóstico da etiologia.

» A DHC pode ser ativa ou inativa (dependendo da evidência histológica de necrose hepatocelular, apoptose e inflamação); compensada ou descompensada (dependendo da presença ou ausência de características clínicas ou laboratoriais de insuficiência hepática).

Determinar a etiologia

Avaliar complicações

As complicações da DHC devem-se, principalmente, ao comprometimento da função hepática.

» Desnutrição. Crianças gravemente desnutridas com DHC têm risco aumentado de morte enquanto aguardam transplante hepático e má evolução após o transplante.
» Deficiência de vitaminas lipossolúveis e doença óssea metabólica. Um complexo de alterações ósseas estruturais e metabólicas, incluindo osteoporose, osteomalacia ou raquitismo ocorre em crianças com DHC. A osteoporose, em que a densidade mineral óssea está diminuída, é uma causa comum de fraturas. Tem impacto negativo significativo na qualidade de vida.
» Cirrose e hipertensão portal. Levam a uma variedade de complicações com morbidade significativa (hemorragia por varizes gastroesofágicas, ascite, peritonite bacteriana espontânea, hiperesplenismo)
» Encefalopatia hepática (Quadro 25.3).
» Síndrome hepatopulmonar. Definida pela tríade clínica de DHC, dilatação vascular intrapulmonar e alterações na troca gasosa, resultando em hipoxemia em ar ambiente.
» Colestase.
» Coagulopatia.
» Síndrome hepatorrenal.
» Alterações da resposta imune.
» Carcinoma hepatocelular.

Quadro 25.3. Fases da encefalopatia hepática				
	Fase I	**Fase II**	**Fase III**	**Fase IV**
Estado mental	Alerta, orientado, irritável; ritmo do sono reverso	Letárgico, confuso, combativo	Estupor, confusão bem definida	Comatoso; pode responder a estímulos dolorosos
Motor	Obedece aos comandos; tremor, caligrafia ruim	Movimento proposital, careta, tremor	Resposta local à dor, tremor	Reflexos anormais, sem atividade motora
Asterixis	Incomum	Geralmente presente	Presente, se cooperativo	Incapaz de provocar
Tônus muscular	Normal	Aumentado	Aumentado	Aumentado ou flácido
Reflexo	Normal	Hiper-reflexivo	Hiper-reflexivo	Hiper-reflexivo/ausente
Esforço respiratório	Normal/hiperventilação	Hiperventilação	Hiperventilação	Irregular
Olhos	Abertura espontânea	Abre com estímulos verbais	Abre com estímulos verbais	Lento ou fixo; pode abrir os olhos com estímulos nocivos
Eletroencefalografia	Sem anormalidade grosseira	Grosseiramente anormal com ritmo mais lento	Atividade teta e ondas trifásicas	Ondas delta presentes

Fonte: Autoria própria.

Determinar o prognóstico

» As DHC podem ser classificadas em "potencialmente" curáveis, tratáveis não curáveis e doenças em estágio final. Para todas as causas de doença em estágio terminal, idade, valor da bilirrubina, albumina, razão normalizada internacional (INR) e falha de crescimento são significativos para avaliar o prognóstico.
» A avaliação clínica usando os escores PELD ou MELD é necessária para determinar o prognóstico e prever a necessidade de transplante. O Quadro 25.4 mostra ambos os escores.
» O Quadro 25.5 apresenta o escore de Child-Turcotte-Pugh que também avalia a reserva funcional hepática.

Quadro 25.4. Reserva funcional hepática			
MELD Model for End-stage Liver Disease ($\geq$ 12 anos)			
PELD Pediatric End-stage Liver Disease (< 12 anos)			
MELD	Risco de mortalidade em 3 meses (%)	PELD	Risco de mortalidade em 3 meses (%)
6-10	2-8	0-10	1,8
10-19	6-29	11-20	3,2
20-29	50-76	21-30	13,9
30-39	62-83	31-40	19,2
$\geq$ 40	100	> 40	33,3

MELD = 3,78 [Ln bilirrubina sérica (mg/dL)] + 11,2 [Ln RNI] + 9,57 [Ln creatinina sérica (mg/dL)] + 6,43.
Caso os valores de laboratório sejam < 1, arredondar para 1

PELD = 10 × [0,480 × Log e (bilirrubina mg/dL) + 1,857 × Log e (RNI) − 0,687 × Log e (albumina mg/dL) + 0,436
Se o paciente tiver até 24 meses de vida + 0,667 se o paciente tiver déficit de crescimento z $\leq$ 2
Caso os valores de laboratório sejam < 1, arredondar para 1
Cálculo do valor do déficit de crescimento com base no sexo, peso e altura

Fonte: Autoria própria.

Quadro 25.5. Reserva funcional hepática. Avaliação de Child-Turcotte-Pugh			
	Pontos		
Avaliação clínica laboratorial	1	2	3
Encefalopatia	Ausente	1 ou 2	3 ou 4
Ascite	Ausente	Leve	Moderada
Bilirrubina	< 2	2-3	> 3
Albumina	> 3,5	2,8-3,5	< 2,8
TP (s) ou	1-4	4-6	> 6
INR	< 1,7	1,7-2,2	> 2,2

Pontos	Classificação	% função hepática	Sobrevida em 1 ano	Sobrevida em 2 anos	Conduta	Mortalidade em cirurgia abdominal
5-6	Child A	70%	100%	85%	Tratamento clínico	0%-5%
7-9	Child B	50%	81%	57%	Tratamento clínico + avaliação p/ transplante	10%-15%
10-15	Child C	10%	45%	35%	Tratamento clínico + avaliação p/ transplante	> 25%

Fonte: Autoria própria.

Tratamento

As metas relacionadas com o tratamento de DHC podem ser divididas em:

» Prevenção ou minimização de dano hepático progressivo em DHC curável, tratando a causa primária.

» Prevenção ou controle de complicações em DHC tratável com as melhores modalidades terapêuticas disponíveis.

» Previsão de desfechos potencialmente fatais em DHC fornecendo terapia definitiva, incluindo transplante de fígado.

Desnutrição na doença hepática crônica

» O efeito que a DHC tem no estado nutricional é determinado por causa, gravidade e idade de início. Há uma interação bidirecional entre DHC e desnutrição: DHC leva à desnutrição, e a desnutrição afeta negativamente o curso da doença hepática.

» Muitas crianças com DHC precisarão de transplante de fígado. Quando a desnutrição ocorre no período do transplante de fígado está associada a risco aumentado de morbidade e mortalidade.

» Quando necessidades nutricionais específicas são identificadas, elas devem ser rapidamente abordadas por uma equipe multidisciplinar experiente.

» O Quadro 25.6 apresenta os principais mecanismos da desnutrição na DHC.

Quadro 25.6. Mecanismos da desnutrição em crianças com doença hepática crônica	
Diminuição da ingestão de energia	Não conseguem ingerir calorias adequadas para as necessidades energéticas. São fatores contribuintes: anorexia, alterações do paladar, saciedade precoce, náuseas e vômitos
	Anorexia. Atribuída a alterações no metabolismo de aminoácidos, resultando em aumento dos níveis de triptofano e aumento subsequente na atividade serotoninérgica cerebral. O triptofano é o aminoácido precursor da serotonina, que regula o comportamento alimentar. Concentrações cerebrospinais aumentadas de triptofano são associadas à anorexia
	Deficiência de zinco ou magnésio. Também contribuem para alterações do paladar
	Suplementação com fórmulas não palatáveis desencorajam a ingestão
	Saciedade precoce. Resultam do volume gástrico diminuído e do desconforto por ascite e organomegalia
	O aumento de citocinas pró-inflamatórias resulta em náuseas e vômitos
Necessidades energéticas aumentadas	Pode ocorrer aumento nas necessidades energéticas em até 140%
	Na doença hepática terminal, no estado hipermetabólico, em que há aumento da atividade metabólica e excesso de oxidação lipídica
	Agravado por episódios de sepse, peritonite, colangite e sangramento por varizes
	Níveis altos de citocinas pró-inflamatórias estão relacionados com o aumento do consumo de energia
Disfunção endócrina	A falha de crescimento é agravada por comprometimento da relação: hormônio do crescimento (GH)/fator de crescimento semelhante à insulina (IGF-I)
	O IGF-I é sua principal proteína de ligação circulante sintetizada no fígado
Má absorção/ metabolismo	O fígado recebe sangue rico em glicose pela veia porta, sintetiza e armazena glicogênio. A glicose circula do fígado para os músculos, onde lactato, piruvato e alanina são gerados via glicólise
	Na DHC, os estoques de glicogênio estão esgotados, resultando em hipoglicemia
	Perda significativa de hepatócitos, como na insuficiência hepática fulminante, também pode causar hipoglicemia

Fonte: Autoria própria.

Avaliação do estado nutricional (Capítulo 62)

Avaliação do estado nutricional deve ser realizada de forma rotineira.
» A medida de peso pode ser imprecisa, pois pode haver sobrecarga de líquidos, ascite e organomegalia. Assim, o peso corporal pode subestimar a incidência de desnutrição. O crescimento linear (altura) é um parâmetro mais sensível.
» Assim, outras medidas devem ser utilizadas: dobras cutâneas (tricipital e subescapular), circunferência do braço e medidas da área muscular do braço. Essas medidas são indicadores de gordura e proteína corporal e podem revelar perda precoce antes que a altura e o peso sejam afetados. A dobra cutânea do tríceps é mais sensível em comparação com os escores z do peso e estatura.

Principais etiologias da doença hepática terminal pediátrica

» Lactentes: atresia de vias biliares; colestase induzida por nutrição parenteral; síndromes de colestase intra-hepática familiar progressiva; defeitos da síntese de ácidos biliares; síndrome de Alagille; síndromes metabólicas; tirosinemia; distúrbios do ciclo da ureia; doença de armazenamento de glicogênio.
» Crianças mais velhas e adolescentes: hepatite autoimune; cirrose criptogênica; atresia biliar pós-Kasai; deficiência de alfa-1-antitripsina; colangite esclerosante primária; doença de Wilson.

Leitura recomendada

Chalasani N, Younossi Z, Lavine JE et al. The diagnosis and management of nonalcoholic fatty liver disease: Practice Guideline by the American Association for the Study of Liver Diseases, American College of Gastroenterology, and the American Gastroenterological Association. Hepatology. 2012;55:2005-23.
El-Shabrawi MH, Kamal NM. Medical management of chronic liver diseases in children (part I): focus on curable or potentially curable diseases. Paediatr Drugs. 2011;13(6):357-70. doi: 10.2165/11591610-000000000-00000.
El-Shabrawi MHF, Kamal NM. Medical management of chronic liver diseases (CLD) in children (part II): focus on the complications of CLD, and CLD that require special considerations. Pediatr Drugs. 2011;13(6):371-83.
Leonis MA, Balistreri WF. Evaluation and management of end-stage liver disease in children. Gastroenterology. 2008;134(6):1741-51. doi: 10.1053/j.gastro.2008.02.029.
McDiarmid SV, Anand R, Lindblad AS. Development of a pediatric end-stage liver disease score to predict poor outcome in children awaiting liver transplantation. Transplantation. 2002;74:173-81.
Mouzaki M, Bronsky J, Gupte G et al. Nutrition Support of Children With Chronic Liver Diseases: A Joint Position Paper of the North American Society for Pediatric Gastroenterology, Hepatology, and Nutrition and the European Society for Pediatric Gastroenterology, Hepatology, and Nutrition. J Pediatr Gastroenterol Nutr. 2019;69(4):498-511. doi: 10.1097/MPG.0000000000002443.
Nel ED, Terblanche AJ. Nutritional support of children with chronic liver disease. SAMJ: South African Medical Journal. 2015;105(7):607. doi.org/10.7196/SAMJNEW.7783.
Reyes J. A critical analysis to a critical analysis: breaking the circle of organ allocation in the United States. Liver Transpl. 2005;11:737-8.
Shneider BL, Neimark E, Frankenberg T, Arnott L, Suchy FJ, Emre S. Critical analysis of the pediatric endstage liver disease scoring system: a single center experience. Liver Transpl. 2005;11:788-95.
Smart KM, Alex G, Hardikar W. Feeding the child with liver disease: a review and practical clinical guide. J Gastroenterol Hepatol. 2011;26(5):810-5. doi: 10.1111/j.1440-1746.2011.06687.x.

Capítulo 26

Doenças Relacionadas com o Glúten/Trigo

» Trigo, arroz e milho são os grãos mais consumidos no mundo e fontes de amido – o componente básico da dieta para a população humana.

» Alimentos à base de trigo têm sido alimentos básicos há 10.000 anos e constituem grande fonte de energia, fibra alimentar e micronutrientes para a população mundial.

» O glúten representa 75%-80% das proteínas do trigo e compreende 2 grupos principais: a glutenina e a gliadina. As proteínas do glúten são parcialmente resistentes à digestão no trato gastrointestinal superior, resultando na formação de vários peptídeos com alto grau imunogenicidade.

» Apesar dos inúmeros benefícios, as proteínas do trigo podem desencadear reações de hipersensibilidade em indivíduos suscetíveis, conhecidas como "doenças relacionadas com o glúten/trigo".

» Doenças relacionadas com o glúten/trigo se constituem em três tipos principais: Quadro 26.1.

    1. Doença celíaca (DC).

    2. Alergia ao trigo (AT).

    3. Sensibilidade ao glúten/trigo não doença celíaca (SGTnDC).

Quadro 26.1. Características clínicas das doenças relacionadas com o glúten/trigo			
	Doença celíaca	**Alergia ao trigo**	**SGTnDC**
Patogênese	Autoimunidade	Alérgica	Não autoimune/não alérgica
	Doença celíaca Ataxia pelo glúten Dermatite herpetiforme	Alergia respiratória Alergia alimentar WDEIA Urticária de contato	Sensibilidade ao glúten/trigo não doença celíaca
Da exposição aos sintomas	Dias — semanas	Minutos — horas	Horas — dias
Histopatologia duodenal	Atrofia das vilosidades		Normal
HLA	Dq2/8 restrito	Dq2/8 não restrito	Dq2/8 não restrito
Autoanticorpos	Sempre presentes no soro tTG-IgA; EMA	IgE sérica para trigo Em 25%: IgG AGA	Em 50%: IgG-AGA
Melhor teste confirmatório	Biópsia duodenal	Desafio oral	Nenhum necessário

Continua...

DOENÇAS RELACIONADAS COM O GLÚTEN/TRIGO **181**

Quadro 26.1. Características clínicas das doenças relacionadas com o glúten/trigo – continuação			
Manifestações clínicas			
	Dor abdominal	Dor abdominal	Dor abdominal
	Diarreia crônica	Cólica abdominal	Distensão abdominal
	Constipação	Diarreia	Diarreia
	Vômitos	Vômitos	Vômitos
	Distensão abdominal	Urticária, angioedema	Náusea
	Anorexia	Eritema	Constipação
	Perda de peso	Sintomas orofaríngeos	Flatulência
	FTT, baixa estatura	Dispneia, rinite, asma	Dispepsia
	Anemia	Prurido, eczema	Saciedade precoce
	Irritabilidade		Anorexia
	Perda de peso inexplicável		

EMA = anticorpo antiendomísio; IgG AGA = anticorpo antigliadina da classe IgG; SGTnDC = sensibilidade ao glúten/trigo não doença celíaca; tTG-IgA = anticorpo antitransglutaminase da classe IgA; WDEIA = anafilaxia induzida por exercício dependente de trigo. Fonte: Autoria própria.

Doença celíaca

A doença celíaca (DC) é uma enteropatia inflamatória crônica, autoimune, desencadeada pela sensibilidade ao glúten da dieta em indivíduos geneticamente suscetíveis e com genótipos HLA-DQ2 e/ou HLA-DQ8. É caracterizada pela presença de anticorpos sorológicos específicos, como: antitransglutaminase tecidual (tTG) IgA, IgA antiendomísio (EMA) e anticorpo antipeptídeo de gliadina deaminado, IgA e IgG (anti-DPG IgA/IgG) (Figura 26.1 e Quadro 26.2).

Patogênese

Elementos-chave que desempenham papel importante na patogênese da doença celíaca: autoimunidade, genética HLA-DQ2/HLA-DQ8 (mais de 99% dos pacientes celíacos têm HLA-DQ2 ou HLA-DQ8 em comparação com 40% na população em geral), fatores ambientais (ingestão de glúten) e autoantígenos para transglutaminase tecidual (tTG).

Glúten

As proteínas do glúten representam as principais proteínas de armazenamento do trigo, cevada e centeio que estão no endosperma dos grãos. As proteínas do glúten têm nomes diferentes de acordo com as espécies de grãos: (a) gliadina (monômeros) e glutenina (polímeros) no trigo, (b) hordeínas na cevada e (c) secalinas no centeio. Após a ingestão, as proteínas do glúten são altamente resistentes às proteases digestivas humanas e não se degradam totalmente durante a digestão gástrica e pancreática. A gliadina, mesmo em indivíduos saudáveis, pode determinar aumento rápido e temporário na permeabilidade intestinal.

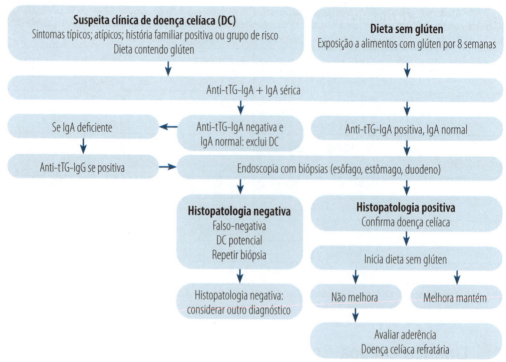

Figura 26.1. Diagnóstico da doença celíaca. (Fonte: Autoria própria.)

Quadro 26.2. Definições dos subtipos de doença celíaca (DC)	
DC clássica	Forma crônica de enteropatia determinada imunologicamente afetando o intestino delgado em crianças e adultos geneticamente predispostos. Isso é precipitado pela ingestão de alimentos contendo glúten. Também é conhecida como enteropatia sensível ao glúten. Sintomas gastrointestinais (diarreia, desnutrição, perda de peso, esteatorreia e edema secundário à hipoalbuminemia)
DC não clássica	Sem sintomas/sinais de má absorção. Os pacientes podem apresentar sintomas gastrointestinais (dor abdominal, sintomas de refluxo gastroesofágico, vômitos, constipação, sintomas semelhantes à síndrome do intestino irritável, distensão, borborigmo). Sintomas não gastrointestinais, geralmente são monossintomáticos ou oligossintomáticos
DC subclínica	Sem sintomas suficientes para sugerir testes clínicos
DC sintomática	Sintomas gastrointestinais ou extraintestinais ocorrendo em decorrência de ingestão de glúten
DC potencial	Presença de anticorpos celíacos, HLA-DQ2 ou HLA-DQ8. Biópsia intestinal não é compatível com doença celíaca. Classificação Marsh (0 ou 1). O risco de desenvolver DC é aumentado
DC refratária	Sintomas/sinais persistentes e atrofia das vilosidades apesar de dieta sem glúten por 12 meses e na ausência de outras causas
DC soronegativa	Presença de sinais clínicos de má absorção grave e atrofia das vilosidades intestinais e anticorpos celíacos negativos. Pode ser confirmada com melhora nos sintomas e histologia 1 ano após o início de uma dieta sem glúten, associada à taxa mais alta de doenças autoimunes, e risco maior de desenvolver doença celíaca refratária. Excluir outras doenças com atrofia vilositária
Crise celíaca	Apresenta-se com diarreia aquosa abundante, desidratação grave, disfunção renal e distúrbios metabólicos. Esses pacientes geralmente requerem hospitalização e podem requerer tratamento com corticosteroides e nutrição parenteral

Fonte: Autoria própria.

Fatores ambientais

O glúten é essencial ao desenvolvimento da DC na presença de uma predisposição genética. A perda da tolerância ao glúten pode ocorrer em qualquer momento na vida como consequência de outros gatilhos além do glúten.

Genética

Dentre os fatores genéticos, a principal contribuição para a hereditariedade na DC é conferida pelo HLA-DQ2 (presente em ~95%), enquanto o resto é portador de HLA-DQ8. A ausência de HLA-DQ2/HLA-DQ8 exclui DC. Estudos em gêmeos revelou uma taxa de concordância de 70% para DC entre gêmeos monozigóticos, sugerindo que fatores ambientais devem ser considerados tão importantes quanto os genéticos.

Microbiota

A microbiota intestinal desempenha papel fundamental na manutenção do estado de saúde em indivíduos normais. Composição anormal e desequilíbrio da microbiota intestinal (disbiose) estão associados a doenças inflamatórias autoimunes. A disbiose faz parte das alterações produzidas em pacientes com DC não tratada e a Dieta sem glúten reverte parcialmente esta anormalidade.

Desequilíbrio imunológico

As células dendríticas na mucosa intestinal modulam a tolerância do indivíduo em relação aos muitos antígenos que alcançam o intestino. Em indivíduos com predisposição para a DC, o glúten é reconhecido como um agente nocivo e desencadeia uma resposta inflamatória anormal que envolve imunidade inata e adaptativa. Uma série de citocinas pró-inflamatórias é produzida com recrutamento de outras células imunes e amplificação da inflamação. Como consequência, os linfócitos infiltram a mucosa intestinal, levando a vilosidades encurtadas e criptas hiperplásicas.

Investigação

Os sintomas clássicos da DC ocorrem em uma minoria de pacientes, enquanto escolares/adolescentes apresentam sintomas mínimos ou atípicos. Testes sorológicos devem ser realizados em pacientes com sintomas/sinais crônicos ou intermitentes e em crianças que pertencem a grupos específicos em risco. O diagnóstico precoce é importante para prevenir as complicações a longo prazo. Na investigação inicial deve-se manter o consumo contínuo de glúten, sendo fundamental evitar os testes falso-negativos. As principais manifestações clínicas da DC estão no Quadro 26.1. Condições que requerem triagem para doença celíaca estão no Quadro 26.3 e a avaliação laboratorial no Quadro 26.4.

Avaliação histopatológica pela classificação de Marsh-Oberhuber

» A avaliação histopatológica do intestino delgado deve ser realizada em biópsias que contenham de 3 a 4 unidades consecutivas de cripta/vilosidade visualizadas em sua totalidade e dispostas paralelamente.

GASTROENTEROLOGIA PARA PEDIATRAS – FLUXOGRAMA PARA DIAGNÓSTICO EFETIVO

Quadro 26.3. Condições que requerem triagem para doença celíaca	
Diabetes *mellitus* tipo 1	Baixa estatura
Deficiência seletiva de IgA	Anemia por deficiência de ferro inexplicável
Doença autoimune da tireoide	Osteoporose/osteopenia inexplicada
Dermatite herpetiforme	Puberdade tardia, menarca tardia
Síndromes de Down/Turner/William	Defeitos do esmalte dentário
Enzimas hepáticas elevadas	Estomatite aftosa recorrente
Doença hepática autoimune	Neuropatia periférica, ataxia
Artrite crônica juvenil	Infertilidade/amenorreia
Parentes de primeiro/segundo grau	

Fonte: Autoria própria.

Quadro 26.4. Avaliação laboratorial para triagem na doença celíaca	
Anticorpo antitransglutaminase tecidual (anti-tTG)	tTG-IgA é a triagem de primeira linha para detectar DC na população em geral. tTG-IgA sensibilidade (90-99) e especificidade (94-99). tTG-IgG sensibilidade (45-95) e especificidade (94-97)
Anticorpo antiendomísio (EMA)	Teste altamente específico e sensível. Exige que o técnico de laboratório tenha experiência em avaliar imunofluorescência. Tem potencial de variabilidade interobservador na interpretação. O teste é bastante caro. Utiliza esôfago de macaco ou cordão umbilical humano. EMA-IgA sensibilidade (85-98) e especificidade (97-100)
Anticorpo antigliadina (AGA)	Devido à sua sensibilidade e especificidade relativamente baixas, não deve ser usado para triagem. AGA-IgA Sensibilidade (69-85) e Especificidade (73-90). AGA-IgG sensibilidade (75-90)) e especificidade (82-95)
Anticorpo antipeptídeo de gliadina deaminado (anti-DPG IgA/IgG)	Teste sorológico de última geração. Não oferece vantagem sobre o anticorpo tTG como teste de triagem primário. O anticorpo DGP baseado em imunoglobulina G (IgG) é ligeiramente mais sensível que o anticorpo tTG-IgG e deve ser considerado o teste de escolha em pacientes com deficiência seletiva de IgA
HLA II DQ2 e/ou DQ8	A ausência exclui a presença ou o desenvolvimento de DC
Fatores que podem resultar em testes sorológicos falso-negativos	
Idade < 2 anos Erro de laboratório Deficiência seletiva de IgA Redução ou eliminação de glúten da dieta Uso de corticosteroides ou drogas imunomoduladoras	

Fonte: Autoria própria.

» Linfócitos intraepiteliais dispersos estão normalmente presentes. São mais proeminentes ao longo da borda lateral das vilosidades, diminuindo em número da base ao ápice das vilosidades.

» A classificação de Marsh-Oberhuber representa estados progressivos de lesão da mucosa (Quadro 26.5).

Quadro 26.5. Classificação de Marsh-Oberhuber	
Tipo 0	Não há alteração das vilosidades ou cripta, com menos de 40 linfócitos intraepiteliais/100 enterócitos
Tipo 1	Arquitetura da vilosidade e cripta normal com ≥ 30 linfócitos intraepiteliais/100 enterócitos
Tipo 2	Arquitetura da vilosidade normal, hiperplasia de cripta, ≥ 30 linfócitos intraepiteliais/100 enterócitos
Tipo 3a	Atrofia parcial da vilosidade. Com proporção vilosidades/cripta < 3:1 ou 2:1. Hiperplasia de cripta e ≥ 30 linfócitos intraepiteliais/100 enterócitos
Tipo 3b	Atrofia subtotal da vilosidade com proporção vilosidades/cripta de < 1:1. Hiperplasia cripta e ≥ 30 linfócitos intraepiteliais/100 enterócitos
Tipo 3c	Atrofia total da vilosidade (mucosa plana) com intensa hiperplasia de cripta e ≥ 30 linfócitos intraepiteliais/100 enterócitos
Tipo 4	Lesão atrófica hipoplásica (mucosa plana) com apenas algumas criptas. Contagem quase normal de linfócitos intraepiteliais
O tipo 2 raramente é encontrado na prática. Tipos 3a, 3b e 3c são frequentemente encontrados em pacientes com sintomas de doença celíaca. Tipo 4 é raro e visto em pacientes com DC refratária	
Doenças que causam atrofia das vilosidades: giardíase, enteropatia autoimune, alergia alimentar, imunodeficiência comum variável, linfoma intestinal	

Fonte: Autoria própria.

Tratamento

» O tratamento mais eficaz para DC é uma dieta sem glúten (significa evitar trigo, centeio e cevada ao longo da vida). O glúten de aveia é seguro se não tiver sido contaminado com proteína de trigo durante a moagem.

» Maior aderência à dieta sem glúten está associada a melhores resultados, especialmente no crescimento/desenvolvimento normais.

» A resolução dos sintomas ocorre dentro de várias semanas com uma dieta sem glúten e a normalização da mucosa intestinal pode levar de 6 a 12 meses.

» Verificar novamente a tTG-IgA, a cada 3-6 meses após o início da dieta sem glúten para avaliar a aderência e a resposta clínica. Concentrações decrescentes de anti-tTG-IgA indicam redução da ingestão de glúten. Quando os anticorpos normalizarem, um aumento subsequente pode ser considerado um bom indicador de ingestão de glúten.

» Verificar anualmente a tTG-IgA para pacientes assintomáticos e dieta sem glúten.

» O risco de mortalidade da DC não tratada é 2-3 vezes maior que o da população em geral e está diretamente relacionado com a duração do tempo de dieta contendo glúten. As causas de mortalidade estão associadas ao linfoma de células T, linfoma não Hodgkin e adenocarcinoma do intestino delgado.

» Inadequações nutricionais comuns na dieta sem glúten podem ocorrer: excesso de calorias, de carboidratos simples, lipídeos saturados ou deficiências de zinco, magnésio, ferro, cálcio, vitamina B, vitamina D, fibra alimentar.

Causas de má resposta ao tratamento

» Diagnóstico inicial incorreto.

» Sensibilidade ao glúten/trigo não doença celíaca.

» Atrofia vilosa soronegativa.

- » Exposição inadvertida ao glúten (causa comum).
- » Síndrome do intestino irritável sobreposto.
- » Supercrescimento bacteriano no intestino delgado.
- » Intolerância alimentar (lactose ou frutose).
- » Insuficiência pancreática exócrina.
- » Colite microscópica.
- » Doença celíaca refratária.

Alergia ao trigo

- » É uma reação imunológica adversa mediada por IgE às proteínas do trigo que ocorre de forma reproduzível dentro de minutos ou horas após a exposição, resultando em sintomas respiratórios, gastrointestinais e dermatológicos.
- » Uma grande variedade de proteínas do trigo, incluindo glúten e proteínas não glúten, é identificada como alérgenos. Dependem da via de exposição aos alérgenos e do mecanismo imunológico subjacente.
- » Alergia ao trigo pode ser classificada em quatro categorias: alergia alimentar, anafilaxia induzida por exercício dependente de trigo (WDEIA), alergia respiratória e alergia cutânea.
- » O glúten/trigo induz reações alérgicas mediadas por IgE, cujos sintomas variam de leves a graves. As reações mais comuns são: dermatites e vermelhidão na pele; inflamação da pele, lábios e garganta; diarreia, vômito, dor abdominal; sintomas/sinais rinofaríngeos.
- » Na WDEIA (anafilaxia induzida por exercício dependente de trigo) os pacientes apresentam uma variedade de sintomas clínicos, desde urticária generalizada, dispneia, sintomas gastrointestinais até anafilaxia grave quando realizam exercícios físicos dentro de 3-4 horas após o consumo do trigo.
- » O *Prick* Teste e o RAST (pesquisa de anticorpos da imunoglobulina E para proteínas do trigo) representam o diagnóstico de primeiro nível para a alergia ao trigo e um desafio alimentar oral deve ser realizado para o diagnóstico conclusivo de alergia ao trigo.
- » A prevalência de alergia ao trigo é significativamente menor que as reações alérgicas desencadeadas por leite, ovo e amendoim.
- » A Figura 26.2 apresenta a classificação da alergia ao glúten/trigo.

Sensibilidade ao glúten/trigo não doença celíaca (SGTnDC)

- » Fontes comuns de informação sem evidências científicas confiáveis (internet, imprensa popular, propaganda e *marketing* e celebridades) endossam a escolha de dieta sem glúten. Embora haja claramente um componente de modismo para esta popularidade da dieta sem glúten, também é indiscutível uma evidência crescente para SGTnDC.
- » A SGTnDC é uma condição caracterizada por sintomas intestinais e extraintestinais relacionados com a ingestão de alimentos contendo glúten (trigo, centeio e cevada), na ausência de DC ou alergia ao trigo.

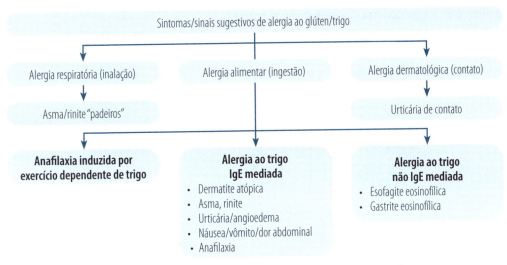

Figura 26.2. Classificação da alergia ao glúten/trigo. (Fonte: Autoria própria.)

» Os sintomas geralmente aparecem dentro de algumas horas ou dias após a ingestão de produtos contendo glúten e desaparecem rapidamente com a retirada.
» O glúten provavelmente não é o único fator responsável para desencadear sintomas. Outros compostos além do glúten podem estar envolvidos na patogênese, como: frutanos, que são parte dos FODMAPs, inibidores de tripsina e amilase (ATIs), aglutinina de gérmen de trigo.
» Entre os sintomas gastrointestinais, são frequentes: dor e distensão abdominal, diarreia, dispepsia e aftas orais. Os sintomas extraintestinais mais frequentes são: confusão mental após o consumo de glúten, parestesias, ansiedade, depressão, lesões cutâneas e cefaleia.
» Os sintomas têm uma sobreposição significativa com a síndrome do intestino irritável do subtipo diarreia predominante.
» A suspeita frequentemente é relatada pelos pacientes. O processo diagnóstico visa, em primeiro lugar, descartar DC e alergia ao trigo. Assim, como investigação de primeira linha, os testes sorológicos para DC (anti-tTG -IgA e/ou anti-EMA-IgA) e os testes alérgicos (*Prick* teste e RAST) para alergia ao trigo devem ser negativos.
» A Histopatologia da biópsia duodenal (quando indicada) é normal.
» Há resolução dos sintomas quando iniciada dieta sem glúten.
» A sorologia AGA-IgG é positiva em mais da metade dos indivíduos investigados.
» Na prática clínica os pacientes buscam avaliação médica, já evitando o glúten. Nesses casos, um período de 8 semanas de retomada do consumo de glúten é considerado adequado antes da realização dos testes para DC.

Em resumo: critérios para o diagnóstico

» Presença de sintomas clínicos que podem-se sobrepor à DC ou alergia ao trigo.
» Sorologia negativa para DC (anti-tTG-IgA e/ou EMA-IgA) e sem deficiência de IgA.
» Testes alérgicos negativos para proteínas do trigo.

» Histopatologia com mucosa duodenal normal.
» Presença de biomarcadores de reação imune ao glúten (AGA-IgG).
» Desafio de glúten positivo.
» Resolução dos sintomas após dieta sem glúten.
» A Figura 26.3 apresenta o diagnóstico da sensibilidade ao glúten/trigo não doença celíaca, incluindo síndrome do intestino irritável-*like*.

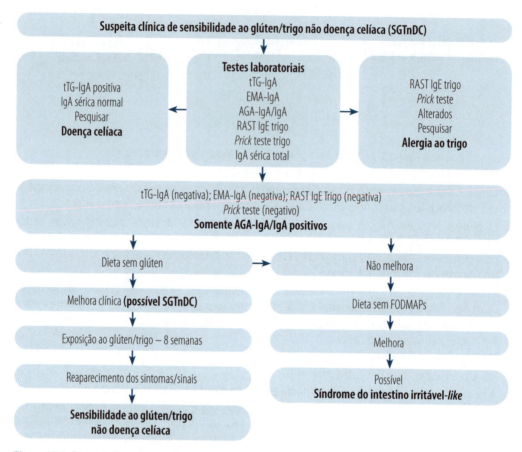

Figura 26.3. Diagnóstico da sensibilidade ao glúten/trigo não doença celíaca incluindo síndrome do intestino irritável-*like*. (Fonte: Autoria própria.)

Tratamento das doenças relacionadas com o glúten/trigo

O plano de tratamento inclui 6 elementos principais:
1. Consulta com nutricionista.
2. Educação sobre a doença.
3. Aderência prolongada à dieta sem glúten.
4. Identificação e tratamento de deficiências nutricionais.
5. Acesso a um grupo de pacientes com DC.
6. Acompanhamento contínuo por equipe multidisciplinar.

DOENÇAS RELACIONADAS COM O GLÚTEN/TRIGO **189**

» O manejo da DC é uma dieta sem glúten para toda a vida (considerando os conhecimentos atuais).

» Os dois principais componentes envolvidos na intolerância ao glúten são as frações de proteínas e carboidratos. A proteína de armazenamento mais importante que existe no trigo, cevada, centeio é o glúten, que é uma mistura complexa de outras proteínas distintas gliadina e glutenina.

» A dieta sem glúten deve excluir todos os produtos alimentícios feitos com trigo, cevada e centeio. A maioria dos produtos alimentícios processados pode conter derivados de glúten.

» A dieta sem glúten deve seguir as diretrizes de segurança para evitar a contaminação de alimentos com glúten na cozinha doméstica e em outros estabelecimentos alimentícios.

» Dieta sem glúten implica mudança completa no estilo de vida que pode não ser praticável para todos os indivíduos com intolerância ao glúten.

» Os produtos sem glúten devem ser comparáveis aos produtos contendo glúten no que diz respeito ao perfil nutricional.

» Os produtos sem glúten devem seguir as normas e regulamentos emitidos por diversos órgãos nacionais e internacionais. Um produto alimentício pode ser rotulado como sem glúten se atender aos seguintes critérios essenciais:

  – Deve ser naturalmente sem glúten.

  – Não deve ser produzido a partir de grãos que contenham glúten (trigo, cevada e centeio).

  – Não deve ser fabricado a partir de um grão contendo glúten que não tenha passado pelo processo de remoção do glúten.

  – Se o grão contendo glúten não processado for incluído, o teor de glúten do produto final não deve exceder 20 ppm.

» A prática de rotulagem deve incluir os ingredientes, bem como a possibilidade de contaminação cruzada de glúten durante a fabricação e embalagem. Em caso de contato cruzado com o glúten, o produto final deve atender ao requisito padrão de menos de 20 ppm.

» O rótulo pode incluir uma declaração de alergênico, como "contém glúten" ou "ingrediente que contém glúten" ou "fabricado em equipamento que processa outros produtos que contenham glúten".

» Uma dieta pobre em FODMAPs (Capítulo 79) deve ser a primeira opção dietética para pacientes que não respondem à dieta sem glúten.

Finalmente

A cada dia se esforçar para ficar sem glúten.

Informar familiares e amigos sobre a sua dieta.

Discutir com o médico as possíveis complicações.

Leitura de todos os rótulos de alimentos embalados.

Comunicar-se com a escola, professores e colegas sobre sua dieta.

Ter alimentos sem glúten em uma situação de crise de abastecimento.

Manter na cozinha uma "zona segura" para a preparação da dieta sem glúten.

Conhecer supermercados e lojas especializadas que tenham produtos sem glúten.

Leitura recomendada

Bai JC, Ciacci C. World Gastroenterology Organization Global Guidelines: Celiac Disease. J Clin Gastroenterol. 2017;51(9):755-68.

Elli L, Villalta D, Roncoroni L, Barisani D, Ferrero S, Pellegrini N et al. Nomenclature and diagnosis of gluten-related disorders: A position statement by the Italian Association of Hospital Gastroenterologists and Endoscopists (AIGO). Dig Liver Dis. 2017;49(2):138-46. doi: 10.1016/j.dld.2016.10.016.

Fasano A. Clinical presentation of celiac disease in the pediatric population. Gastroenterology. 2005;128:S68-S73.

Marsh MN. Gluten, major histocompatibility complex and the small intestine: a molecular and immunobiologic approach to the spectrum of gluten sensitivity (celiac sprue). Gastroenterology. 1992;102(1):330-54.

Muthukumar J, Selvasekaran P, Lokanadham M, Chidambaram R. Food and food products associated with food allergy and food intolerance - An overview, Food Research International. 2020. doi: https://doi.org/10.1016/j.foodres.2020.109780.

National Institute for Health and Care Excellence: Clinical Guidelines: Coeliac disease: recognition, assessment and management. London, UK: National Institute for Health and Care Excellence; 2015.

Oberhuber G, Granditsch G, Vogelsang H. The histopathology of celiac disease: time for a standardized report scheme for pathologists. Eur J Gastroenterol Hepatol. 1999;11(10):1185-94.

Capítulo 27

Doença do Refluxo Gastroesofágico

O refluxo gastroesofágico (RGE) é comum em lactentes e crianças maiores e tem apresentação clínica variada: desde lactentes com regurgitação leve até crianças com esofagite grave na doença do refluxo gastroesofágico patológico (DRGE).

A DRGE requer adequado tratamento dos sintomas, prevenção de complicações a longo prazo e alívio da ansiedade dos pais/cuidadores. Assim, obter uma adequada história, reconhecer os primeiros sintomas, realizar exame físico completo é essencial à boa condução do GER/GERD.

Definições

Refluxo gastroesofágico RGE (Capítulo 46)	Passagem de conteúdo gástrico para o esôfago com ou sem regurgitação e/ou vômito. É um evento fisiológico, involuntário, várias vezes ao dia, especialmente após as refeições. A maioria dos episódios de refluxo são assintomáticos, breves e limitados ao esôfago distal
Doença do refluxo gastroesofágico (DRGE)	É definida como um complexo de sintomas secundários ao refluxo do conteúdo gástrico e/ou duodenal. Os sintomas incomodam e/ou causam complicações
DRGE não erosiva (NERD)	Definida pela presença de sintomas esofágicos sem evidência de lesão da mucosa na endoscopia
DRGE refratária	Não responde ao tratamento clínico ideal após 8 semanas
DRGE "sindrômica"	Associado a síndromes genéticas, anormalidades cromossômicas, defeitos congênitos, distúrbios neurológicos, transtornos de desenvolvimento que apresentam anomalias associadas do trato gastrointestinal e refluxo
DRGE primária	Resulta de um distúrbio da motilidade primária e disfunção do esfíncter esofágico inferior. Os sintomas de refluxo primário e secundário são similares
DRGE secundária	Associada a doenças do trato gastrointestinal (alergia alimentar), ou doenças metabólicas, distúrbios respiratórios, infecções e hipertensão intracraniana
Esofagite de refluxo	Sintomas de DRGE com presença de lesões visíveis na mucosa esofágica ou imediatamente acima da junção gastroesofágica na endoscopia ou evidência histopatológica de inflamação esofágica

Fisiopatologia

A DRGE tem fisiopatologia complexa e o refluxo depende de:

» Tônus do esfíncter esofágico inferior (EEI): zona de alta pressão abrindo após poucos segundos do início da deglutição e fechando após o alimento deglutido chegar ao estômago.

» Relaxamentos transitórios do EEI: ocorrem na ausência de deglutição. A distensão gástrica é um estímulo potente para estes relaxamentos que ocorrem mais frequentemente em pacientes com DRGE.

» Esôfago intra-abdominal: a alimentação resulta em aumento da pressão intragástrica e encurtamento do esôfago intra-abdominal.

» Hiato diafragmático: importante fator anatômico para a prevenção do refluxo.

» Ângulo de His: se obtuso (volvo organoaxial, hérnia de hiato), o estômago se transforma em um tubo em forma de funil e o conteúdo gástrico pode voltar ao esôfago.

» Roseta da mucosa esofágica: dobras da mucosa ao nível da junção gastroesofágica formam uma roseta. No aumento da pressão gástrica ou diminuições da pressão torácica, essas dobras reduzem a luz esofágica e aumentam a função antirreflexo.

» Pressão abdominal/pressão intragástrica: elevação da pressão quando o EEI está aberto permite que ocorra o refluxo (tosse, constipação, compressão da parede abdominal).

» Conteúdo gástrico: é determinado por volume das secreções gástricas, volume e composição dos alimentos, quantidade de refluxo duodeno gástrico e velocidade do esvaziamento gástrico.

» Esvaziamento gástrico: o aumento da osmolaridade e do teor de gordura resultam em esvaziamento gástrico prolongado e aumento do refluxo.

» Refluxo: ocorre quando a pressão intragástrica excede a capacidade dos fatores de proteção ao refluxo. O fluido gástrico flui para o esôfago pela diferença no gradiente de pressão.

» Material refluído: ácido clorídrico (principal responsável pelo dano à mucosa esofágica), pepsina (papel pouco definido), ácidos biliares (atividade detergente) e secreção pancreática (tripsina). A esofagite é influenciada pelo pH luminal e pelo tempo de exposição da mucosa ao ácido.

» Peristaltismo esofágico: reduz o tempo de exposição da mucosa esofágica ao material refluído. O dano à mucosa é proporcional ao tempo de exposição. Peristaltismo inadequado leva à eliminação retardada e desenvolvimento de esofagite.

» Resistência da mucosa: três níveis: 1. pré-epitelial, formado por surfactante que impede a pepsina de causar danos às células epiteliais, mantém o bicarbonato da saliva no lúmen; 2. epitelial, formado pelo epitélio escamoso do esôfago, impedindo a penetração de íons de hidrogênio no epitélio; 3. pós-epitelial, formado por fatores que controlam o trofismo celular e a circulação sanguínea, resultando na oxigenação e neutralização dos radicais livres. Quando esses sistemas de defesa são inadequados, ocorre inflamação.

Resumindo...

No conceito de circuito de encanamento: o esôfago funciona como bomba anterógrada, o EEI como válvula e o estômago como reservatório. Problemas com qualquer componente do circuito (motilidade esofágica, EEI disfuncional ou esvaziamento gástrico retardado) podem levar ao refluxo.

A sequência patológica de eventos que levam às manifestações da DRGE incluem: 1. falha da barreira antirrefluxo, 2. perda da integridade da mucosa esofágica em decorrência da exposição ao conteúdo gástrico que altera os mecanismos de defesa e depuração do esôfago, 3. ativação do nociceptor da mucosa esofágica, identificando irritantes naturais (ácido) ou mecanodistensão, ou, finalmente, desencadeamento de vias de sinalização aferentes causadas por hipersensibilidade visceral levando à percepção de dor ou outros sintomas.

 ## Diagnóstico

História clínica e exame físico

» História clínica e exame físico completo permanecem a pedra angular do diagnóstico. Os sintomas da DRGE podem variar amplamente por faixa etária e não são específicos (Quadro 27.1).
» Em crianças com menos de 8 anos, geralmente são os pais ou o pediatra que interpretam os sintomas como sendo um problema ou não. Com a variabilidade dos sintomas de refluxo, sempre haverá uma zona cinzenta entre RGE e DRGE influenciada por interpretação subjetiva da criança, dos pais e dos profissionais de saúde.
» Sugere-se que os pacientes sejam encaminhados para um pediatra gastroenterologista para avaliação quando houver: 1. sintomas/sinais de alarme sugerindo doença subjacente, inexplicável perda de peso, vômitos persistentes, disfagia, odinofagia ou hematêmese; 2. sintomas em uma criança maior que são refratários ao tratamento ideal por 8 a 12 semanas.
» O Quadro 27.2 apresenta os sintomas e sinais de alerta que indicam uma sequela da DRGE ou outro processo patológico. A maioria desses pacientes deveria

Quadro 27.1. Principais sintomas gerais, gastrointestinais e respiratórios na doença do refluxo gastroesofágico

Sintomas	< 1 ano de idade	Crianças maiores (> 12 meses a 18 anos)
Gerais	Choro excessivo Arqueamento Irritabilidade ALTE Distúrbios do sono	Distúrbios do sono
Gastrointestinais	Regurgitação Vômitos Recusa alimentar *Failure to thrive* Soluços persistentes	Regurgitação Vômitos Recusa alimentar Disfagia Soluços persistentes Dor epigástrica Dor retroesternal Erosões dentárias
Respiratórios	Estridor Tosse persistente Sibilância Aspiração Otites recorrentes Dessaturação	Estridor Tosse persistente Sibilância Alteração da voz Sinusites recorrentes Dor torácica

Fonte: Autoria própria.

Quadro 27.2. Sintomas e sinais de alerta que indicam uma sequela da doença do refluxo gastroesofágico ou outro processo patológico	
Sintomas e sinais de alerta	
Início < 2 semanas de vida	Baixo ganho ponderal
Início após os 6 meses de idade	Inexplicável perda de peso
Persistência após 18 meses	Irritabilidade
Vômitos noturnos, biliosos	Distensão abdominal
Hematêmese	Sangramento retal
Diarreia	Febre
Convulsão	Macrocefalia/microcefalia
Disúria	Dispneia/tosse

Fonte: Autoria própria.

submeter-se à investigação com pHmetria de 24 horas ou EGD para avaliar a presença de esofagite e excluir outras causas.

» Certas populações pediátricas correm maior risco de refluxo: hérnia de hiato, doenças neuromusculares, distúrbios respiratórios crônicos, prematuridade, atresia esofágica, acalasia, dismotilidade esofágica e obesidade.

História em crianças maiores de 1 ano

Idade da criança? Quais são os sintomas, quando eles começaram e quanto tempo duram? Os sintomas estão relacionados com a alimentação? O que agrava/alivia os sintomas? Apresenta dor epigástrica? Alguma irritabilidade? Alguma posição ajuda a reduzir os sintomas? Quais alimentos são normalmente consumidos durante o dia e à noite? Alimentos fritos, gordurosos ou picantes são consumidos? Apresenta vômito? Há sangue no vômito? Tem tosse noturna, dificuldade em respirar ou tratamento para asma? Alguma mudança na voz ou no choro?

Doença do refluxo extraesofágico (DREE)

» O trato aerodigestório, que consiste em nariz, boca, faringe, laringe e esôfago, permite a passagem de ar e alimentos. Essas estruturas formam um dos sistemas neuromusculares mais complexos do corpo.

» A hipotonia do esfíncter esofágico superior (EES) pode facilitar o refluxo para as vias aéreas, o que pode resultar em microaspiração e induzir sintomas extraesofágicos.

» A DREE causa irritação instantânea e diretamente nas vias aéreas (nasofaringe, tuba auditiva, seios da face, ducto nasolacrimal, laringe, traqueia, brônquios). A maioria dos pacientes tem sintomas noturnos e os sintomas extraesofágicos costumam ser menos específicos. O paciente tem progressão dos sintomas e sem resposta adequada à medicação para tratamento da doença respiratória.

» Pode-se apresentar como: espirros, coriza, gotejamento pós-nasal, lacrimejamento, tosse crônica, estridor, rouquidão crônica, faringite, laringite, sinusite, otite média, bronquite crônica, asma, pneumonia aspirativa, distúrbio do sono e erosão dentária e ALTE.

Investigação

Na maioria dos casos, exames não são necessários para diagnosticar DRGE. A Sociedade Norte-Americana de Gastroenterologia, Hepatologia, e Nutrição Pediátrica (NASPGHAN), e a Sociedade Europeia de Gastroenterologia, Hepatologia e Nutrição Pediátrica (ESPGHAN) sugerem triagem por 4 a 8 semanas de inibidores da bomba de prótons em crianças maiores com sintomas sugestivos da DRGE (como dor/queimação retroesternal ou dor epigástrica) como teste diagnóstico.

Esôfago-estômago-duodeno (EED) contrastado com bário

» O EED não é recomendado para diagnosticar RGE e DRGE em lactentes e crianças maiores. O teste não é sensível nem específico e não reflete a frequência de refluxos gastroesofágicos sob condição fisiológica e não fornece qualquer informação sobre a função fisiológica do esôfago. O estudo depende totalmente do radiologista para interpretação.
» Pode ser usado para detectar anormalidades anatômicas como estenose esofágica, compressão extrínseca esofágica, acalasia, membrana antral e duodenal, estenose pilórica, estenose duodenal, hérnia hiatal, má rotação intestinal, pâncreas anular, anel de Schatzki.

Ultrassonografia abdominal (USG)

» A USG não é indicada para o diagnóstico de DRGE, mas pode ser útil para avaliar outras condições que mimetizem a DRGE, como: estenose hipertrófica do piloro e distúrbios com vômitos (hidronefrose, obstrução ureteropélvica, cálculos biliares, torção ovariana).
» Pode detectar hérnia de hiato e o comprimento e posição do EEI em relação ao diafragma e à magnitude do ângulo gastroesofágico de His.

Monitoramento do pH esofágico (pHmetria esofágica de 24 horas)

» Quando a avaliação combinada da pHmetria esofágica e do dispositivo de impedância elétrica esofágica intraluminal multicanal não está disponível, a NASPGHAN e a ESPGHAN sugerem avaliar isoladamente pela pHmetria esofágica (Capítulo 70).
» É sensível e específico na detecção do refluxo ácido, sendo útil para diagnosticar o refluxo gastroesofágico, determinar sua gravidade, avaliar se o refluxo gastroesofágico contribui para os sintomas e avaliar a adequação da terapia de supressão de ácido.

Esofagogastroduodenoscopia (EGD) e biópsia

» Demonstrou-se que uma EGD sem lesões macroscópicas não exclui a possibilidade de esofagite em estudo histopatológico.
» A NASPGHAN, a ESPGHAN e o National Institute for Health and Care Excellence (NICE, 2015) não recomendam o uso rotineiro da EGD para diagnosticar DRGE em lactentes e crianças maiores.

» A EGD deve ser considerada em casos selecionados para pacientes com sintomas de alarme ou DRGE refratária e para excluir outras condições que mimetizam a DRGE (esofagite eosinofílica, úlcera péptica) e avaliar complicações da DRGE (esofagite, formação de estenose, esôfago de Barrett).

» A biópsia esofágica pode mostrar alterações indicativas de esofagite (presença de leucócitos polimorfonucleares infiltrando a mucosa, aumento do número de eosinófilos intraepiteliais, hiperplasia de zona basal e alongamento das papilas epiteliais). A ausência de alterações histológicas, porém, não exclui DRGE.

» Pacientes com esofagite endoscopicamente confirmada não precisam de pHmetria para estabelecer o diagnóstico de DRGE.

» O Quadro 27.3 apresenta a classificação endoscópica da esofagite segundo Savary & Miller modificada (1978) e de Los Angeles (1999).

» O Quadro 27.4 apresenta os critérios histológicos de esofagite.

Quadro 27.3. Classificação endoscópica da esofagite segundo Savary & Miller			
Savary & Miller		**Los Angeles**	
Grau	Achados	Grau	Achados
0	Normal		Objetivo: separar as lesões da esofagite erosiva de acordo com a gravidade
1	Uma ou mais erosões lineares ou ovaladas em uma única prega longitudinal	A	Uma ou mais erosões menores do que 5 mm
2	Várias erosões situadas em mais de uma prega longitudinal, confluente ou não, mas que não ocupam toda a circunferência do esôfago	B	Uma ou mais erosões maiores do que 5 mm em sua maior extensão, não contínuas entre os ápices de duas pregas esofágicas
3	Erosões confluentes que se estendem por toda a circunferência do esôfago	C	Erosões contínuas (ou convergentes) entre os ápices de pelo menos duas pregas, envolvendo menos de 75% do órgão
4	Lesões crônicas: úlceras e estenose, isoladas ou associadas às lesões nos graus 1 e 3	D	Erosões ocupando pelo menos 75% da circunferência do órgão
5	Epitélio colunar em continuidade com a linha Z: circunferencial ou não, de extensão variável, associado ou não a lesões de 1 a 4		

Fonte: Adaptado de Savary & Miller (1978) e de Los Angeles (1999).

Quadro 27.4. Critério histológico de esofagite		
Grau	Critério histológico	Diagnóstico clínico
0	Normal	Normal
1a	Hiperplasia da zona basal	Refluxo
1b	Alongamento das papilas na mucosa	Refluxo
1c	Crescimento vascular	Refluxo
2	Polimorfonucleares no epitélio e lâmina própria	Esofagite
3	Polimorfonucleares com defeito epitelial	Esofagite
4	Ulceração	Esofagite
5	Epitélio colunar aberrante	Esofagite

Fonte: Adaptado de Knuff et al. (1984); Leape et al. (1981).

DOENÇA DO REFLUXO GASTROESOFÁGICO **197**

Tratamento

As diretrizes NASPGHAN e ESPGHAN orientam para iniciar o tratamento pela orientação aos pais e o tratamento não farmacológico, quando possível. A terapia deve ter como objetivo principal o alívio os sintomas, promover o ganho normal de peso, prevenir as complicações respiratórias e a resolução da esofagite.

Não farmacológico

» Manter o lactente em posição vertical por 20-30 minutos após a alimentação ajuda a reduzir os episódios de regurgitação.
» Terapia posicional (elevação da cabeceira, decúbito lateral e posição prona) não é recomendada para tratar sintomas de DRGE em lactentes dormindo devido ao risco de síndrome da morte súbita infantil. Pode ser utilizada em crianças maiores.
   Os lactentes devem dormir em posição supina.
» O aleitamento materno deve ser encorajado, pois os lactentes são menos propensos a ter DRGE do que os alimentados com fórmula.
» Os sintomas da DRGE grave podem-se sobrepor em lactentes com alergia alimentar, e as duas condições podem coexistir. Em lactentes com DRGE que não respondem às condutas adequadas, história familiar de alergia alimentar e atopia, eczema e/ou baixo ganho de peso é sugerido um teste de 2-4 semanas com uma fórmula extensivamente hidrolisada ou de aminoácidos. Em lactentes com aleitamento materno, eliminar o leite de vaca, ovos, soja, peixes e alimentos potencialmente alergênicos da dieta materna. Um mínimo de duas semanas é necessário para esta prova terapêutica.
» Espessamento da fórmula láctea. Uma variedade de espessantes são usados em fórmulas lácteas comerciais. O uso de fórmulas espessadas pode estar associada a aumento do ganho de peso.
» A superalimentação deve ser evitada, pois pode agravar o refluxo.
» Para crianças maiores, modificações no estilo de vida são recomendadas como terapia de primeira linha. Crianças com IMC > 95% e adiposidade central são mais propensos a ter DRGE.
» Alimentos gordurosos podem retardar o esvaziamento gástrico e devem ser evitados. Alimentos picantes, cafeína, hortelã e chocolate podem diminuir a pressão do EEI e agravarem o refluxo. Algumas destas medidas são específicas à idade.
» A fumaça do tabaco diminui a pressão no EEI e promove refluxo em adultos, podendo ser um fator agravante da DRGE do lactente.

Farmacológico

Farmacoterapia deve ser considerada no tratamento da DRGE em pacientes que não respondem ao tratamento conservador. O Quadro 27.5 apresenta os principais medicamentos utilizados no tratamento da DRGE. Os objetivos da farmacoterapia para GERD são: controlar os sintomas, promover a cura da lesão na esofagite e prevenir complicações.
» Os antagonistas do receptor de histamina tipo 2 (H2RA) e os inibidores de bomba de prótons (IBPs) são seguros, bem tolerados e eficazes para lactentes e crianças maiores. No entanto, não reduzem a frequência do refluxo gastroesofágico.

Quadro 27.5. Medicamentos utilizados no tratamento da doença do refluxo gastroesofágico	
Antagonistas do receptor de histamina tipo 2 (H2RA)	Competem pelo receptor de histamina 2 no polo basal da célula parietal. Estes medicamentos podem desenvolver taquifilaxia
Ranitidina	4-10 mg/kg/dia dividida em 2-3 ×/dia > 16 anos = 150 mg 2 ×/ dia; ou 300 mg na hora de dormir
Famotidina	1 mg/kg/dia em 2 doses (máximo 40 mg) e somente para crianças maiores
Inibidores da bomba de prótons	Ligam, irreversivelmente, a bomba de hidrogênio-potássio Atpase (H +/K + -atpase) presente na membrana da célula parietal, bloqueando a secreção de ácido
Omeprazol	3-5 kg, 2,5 mg/dia 5 a 10 kg = 5 mg 1 ×/ dia 10-20 kg = 10 mg 1 ×/ dia > 20 kg = 20 mg 1 ×/dia
Esomeprazol	1-11 anos de idade (peso < 20 kg) = 10 mg 1 ×/dia 1-11 anos (peso > 20 kg) = 10-20 mg 1 ×/dia 12-18 anos = 20-40 mg 1 v/dia
Lansoprazol	1-11 anos de idade (peso < 30 kg) = 15 mg 1-11 anos de idade (peso > 30 kg) = 30 mg Máximo de 30 mg/dia para crianças de 1 a 18 anos
Pantoprazole	15-40 kg, 20 mg/dia, ≥ 40 kg, 40 mg/dia 5-11 anos = 20-40 mg 1 ×/dia 12-16 anos = 20-40 mg 1 ×/dia
Rabeprazol	1-11 anos de idade (peso < 15 kg) = 5 mg 1 ×/dia 1-11 anos de idade (peso > 15 kg) = 10 mg 1 ×/dia 12-18 anos = 20 mg 1 ×/dia
Ação na motilidade pró-cinéticos	Melhoram: pressão basal do EEI, peristaltismo esofágico, aceleram a depuração do ácido esofágico e o esvaziamento gástrico
Domperidona	Antagonista da dopamina. Não atravessa a barreira hematoencefálica. Dose: 0,3-0,6 mg/kg/dose 3 ×/dia
Antiácidos	Tamponam a acidez gástrica e aumentam o pH na parte inferior do esôfago. Começam a agir em 5 minutos e são eficazes por 30-60 minutos. Sais de alumínio, magnésio, sódio ou carbonato de cálcio. Não são recomendados para tratamento da DRGE em lactentes. Usar em crianças com mais de 2 anos por curto período
Hidróxido de alumínio e de magnésio	Deve ser ingerido 30 minutos a 1 hora antes ou após as refeições e ao deitar-se. Apresentação em solução oral e comprimidos mastigáveis

Fonte: Autoria própria.

» IBPs são mais eficazes do que os H2RA na redução da secreção de ácido gástrico e, portanto, são as drogas de escolha. Eles devem ser tomados 30 minutos antes de uma refeição matinal. Ao contrário de H2RAs, não desenvolvem taquifilaxia.

» Os antagonistas do receptor H2 são uma opção secundária. O tratamento com H2RAs é limitado em uso a longo prazo pelo desenvolvimento de taquifilaxia que pode-se desenvolver dentro de alguns dias.

» Agentes pró-cinéticos: como a domperidona, promovem o esvaziamento gástrico e são úteis para o tratamento da DRGE. Esses agentes apresentam efeitos colaterais (tonturas, sonolência, inquietação, efeitos extrapiramidais, prolactinemia, galactorreia, arritmias ventriculares, prolongamento QT).

» Agentes de barreira de superfície. Atuam agindo como uma barreira física para evitar danos à mucosa esofágica por refluxo ácido-gástrico. Os alginatos são menos eficazes que antagonistas do receptor H2 e inibidores da bomba de prótons.

» A duração do tratamento varia de algumas semanas a alguns meses. Pacientes com DRGE devem ser reavaliados regularmente para determinar se o tratamento contínuo é necessário.

» Em crianças maiores e adolescentes, uma prova terapêutica de supressão de ácido com IBPs em um curto período (geralmente 2 a 4 semanas), que pode ser prolongado até 12 semanas em caso de melhora clínica.

Terapia step-up *e terapia* step-down

» A terapia step-up é preferida em pacientes com sintomas intermitentes ou esofagite leve a moderada. Inclui mudanças no estilo de vida e uso de supressores de ácido menos potentes. Os H2RAs devem ser utilizados inicialmente. A terapia pode ser escalonada aumentando a dose do medicamento ou mudando para um IBPs, conforme a evolução clínica. Também pode ser utilizada terapia combinada (supressores de secreção acida associados a pró-cinéticos).

» Abordagem *step-down*. É utilizada na DRGE grave com sintomas/sinais de alerta. Implica o uso, inicialmente, de medicamentos potentes como os IBPs em doses adequadas. Conforme a evolução clínica, diminuir a dose ou trocar para um H2Ra.

Cirurgia antirreflexo

As diretrizes NASPGHAN e ESPGHAN recomendam que a cirurgia antirreflexo pode ser considerada em crianças com:

» Complicações graves após tratamento farmacológico.

» Sintomas refratários à terapia ideal.

» Após apropriada avaliação para exclusão de outras doenças subjacentes.

» Condições crônicas (neurológicas, fibrose cística) com risco significativo de complicações relacionadas com a DRGE.

» Necessidade de farmacoterapia crônica para controle de sinais e/ou sintomas de DRGE.

» Em todos os casos, o risco-benefício da cirurgia precisa ser avaliado.

Leitura recomendada

Armstrong D. Endoscopic evaluation of gastro-esophageal reflux disease. Yale J Biol Med. 1999;72(2-3):93-100.

Bingham SM, Muniyappa P. Pediatric gastroesophageal reflux disease in primary care: Evaluation and care update. Curr Probl Pediatr Adolesc Health Care. 2020;50(5):100784. doi: 10.1016/j.cppeds.2020.100784.

Knuff TE, Benjamin SB, Worsham GF et al. Histologic evaluation of chronic gastroesophageal reflux. An evaluation of biopsy methods and diagnostic criteria. Dig Dis Sci. 1984;29:194-201.

Leape LL, Bhan I, Ramenofsky ML. Esophageal biopsy in the diagnosis of reflux esophagitis. J Pediatr Surg. 1981;16:379-84.

Leung AKC, Hon KL. Gastroesophageal reflux in children: an updated review. Drugs in Context. 2019;8:212591. doi: 10.7573/dic.212591.

Lundell LR, Dent J, Bennett JR et al. Endoscopic assessment of oesophagitis: clinical and functional correlates and further validation of the Los Angeles classification. Gut. 1999;45:172-80.

National Institute for Health and Care Excellence (NICE). Gastro-oesophageal reflux disease: recognition, diagnosis and management in children and young people. Clinical Guideline 193. 2015. www.nice.org.uk/guidance/NG1.

Papachrisanthou MM, Davis RL. Clinical Practice Guidelines for the Management of Gastroesophageal Reflux and Gastroesophageal Reflux Disease: 1 Year to 18 Years of Age. J Pediatr Health Care. 2016;30(3):289-94. doi: 10.1016/j.pedhc.2015.08.004.

Rosen R, Vandenplas Y, Singendonk M et al. Pediatric gastroesophageal reflux clinical practice guidelines: joint recommendations of the North American Society for Pediatric Gastroenterology, Hepatology, and Nutrition (NASPGHAN) and European Society for Pediatric Gastroenterology, Hepatology, and Nutrition (ESPGHAN). J Pediatr Gastroenterol Nutr. 2018;66:516-54.

Savary M, Miller G. The Esophagus. Handbook and Atlas of Endoscopy. Solothurn, Switzerland: Verlag Grassmann, 1978; p. 135-42.

Sherman PM, Hassall E, Fagundes-Neto U, Gold BD, Kato S, Koletzko S et al. A global, evidence-based consensus on the definition of gastroesophageal reflux disease in the pediatric population. Am J Gastroenterol. 2009;104(5):1278-95. doi: 10.1038/ajg.2009.129.

Simon M, Levy EI, Vandenplas Y. Safety considerations when managing gastro-esophageal reflux disease in infants. Expert Opin Drug Saf. 2021;20(1):37-49. doi: 10.1080/14740338.2020.1843630.

Singendonk M, Goudswaard E, Langendam M et al. Prevalence of gastroesophageal reflux disease symptoms in infants and children: a systematic review. J Pediatr Gastroenterol Nutr. 2019;68:811-7. doi: 10.1097/MPG.0000000000002280.

Capítulo 28

Dor Abdominal Crônica

Critérios de Apley (1958)

Os Critérios de Apley (1958) ainda são adequados para uma abordagem inicial de dor abdominal crônica (DAC). São eles:
» Crianças maiores de 3 anos de idade.
» Pelo menos 3 episódios de dor.
» Episódios que recidivaram durante um período superior a 3 meses.
» Episódios ocorreram no ano anterior à investigação.
» Dor suficientemente intensa para influir nas atividades da criança.

História clínica e exame físico

Na primeira consulta são fundamentais história clínica e exame físico detalhados. Assim, podemos construir o diagnóstico sindrômico em 4 blocos (Figura 28.1), baseando-se nos sintomas/sinais predominantes.
» Observar indícios não verbais (visuais; aparente preocupação ou despreocupação dos pais; dupla mensagem; interação dos pais com a criança durante a consulta e comportamento inadequado para a idade).
» Na entrevista com o paciente, perguntar a respeito de: membros da família; experiências escolares; amigos; esportes e recreação; programas favoritos de TV, personalidades que admira (atletas, cantores, atores) animais de estimação.
» Pedir para a criança/adolescente medir a intensidade da dor por meio de: escala visual analógica, escala numérica de dor e/ou escala de faces de dor (Capítulo 61).

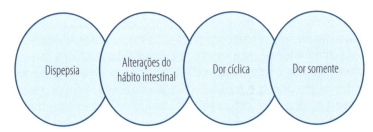

Figura 28.1. Categorizar a forma de apresentação da dor em 4 blocos. (Fonte: Autoria própria.)

Observar os sinais de alerta para suspeita de dor de origem orgânica

Os sinais de alerta que sugerem DAC de origem orgânica segundo a *"American Academy of Pediatrics and the North American Society for Pediatric Gastroenterology, Hepatology and Nutrition"* (2005) são:
» Dor bem localizada e longe do umbigo.
» Dor que interrompe o sono.
» Irradiação da dor.
» Desaceleração do crescimento.
» Perda de peso.
» Massa abdominal palpável.
» Hepatomegalia.
» Esplenomegalia.
» Anormalidades perianais.
» Sangramento gastrointestinal.
» Vômitos significativos (biliosos).
» Diarreia crônica grave.
» Febre inexplicada.
» Dor abdominal persistente em hemiabdome direito.
» História familiar de úlcera ou gastrite.

Para cada bloco, subdividir em dor de origem orgânica ou funcional

» Dor abdominal crônica funcional: utilizar os Critérios de Roma IV (Capítulo 53).
» Dor abdominal crônica orgânica: utilizar critérios clínicos e laboratoriais que confirmem a etiologia orgânica (Figura 28.2).

Uma estratégia para conhecer o paciente e a sua dor

Nessa fase é muito importante aplicar o modelo de Levine e Rappaport (1984), que permite um conhecimento mais amplo das crianças e o mundo onde elas vivem. Esse modelo permite tanto a obtenção organizada das informações quanto uma sequência de dados a serem obtidos ao longo do acompanhamento dessas crianças. Esse modelo circular consiste na interação de quatro forças primárias potencializadoras ou atenuadores da dor abdominal crônica e definem o comportamento diante da dor.
» Predisposição, disfunção ou doença somática (constipação crônica; síndrome de intestino irritável; esofagite de refluxo; dispepsia não ulcerosa; doenças da vesícula biliar; doenças inflamatórias infecciosas e parasitárias; intolerância a carboidratos (lactose, frutose, sorbitol); reação adversa a alimentos e medicamentos etc.).
» Perfil psicossocial da criança/adolescente (excitabilidade; sociabilidade; irritabilidade; ansiedade; depressão; estresse; autocontrole; perfeccionismo; introversão).
» Meio onde a criança/adolescente vive e eventos críticos na vida (relação entre cônjuges, compromissos sociais e profissionais, isolamento familiar; introdução de

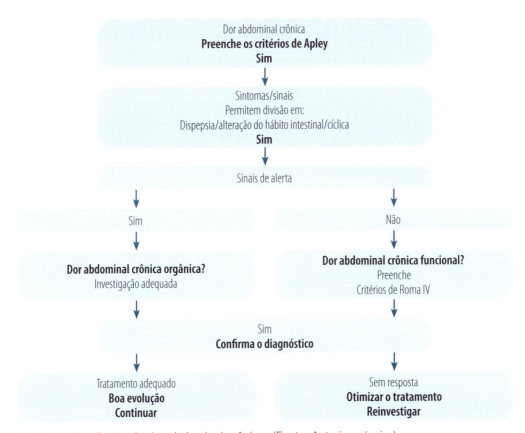

Figura 28.2. Avaliação da dor abdominal crônica. (Fonte: Autoria própria.)

novos membros na família; saúde (pais, irmãos, avós): morte, alcoolismo, desemprego; mudança de endereço (escola, rua, escola; bairro, escola etc.).
» Estilo de vida (agenda diária; folguedos; escola; atividade física; televisão e música) e hábitos (alimentar, evacuação, urinário; sono e outros).

Roteiro para consultas

Primeira consulta

» História detalhada do problema e diagnóstico sindrômico: de dor abdominal crônica (evitar a tentação de fazer diagnósticos etiológicos nessa fase da investigação mesmo que o diagnóstico seja óbvio).
» Solicitar exames iniciais e marcar retorno entre 2 a 4 semanas (Quadro 28.1).

Segunda consulta (Quadro 28.2)

» Revisão dos sinais/sintomas e das quatro forças atenuadoras e potencializadoras da dor.
» Explanação dos resultados dos exames iniciais (descrever cada exame e não somente relatar que tudo está normal) e avaliar a necessidade ou não de outros exames. Se houver necessidade, solicitar exames adicionais (imagem, endoscopias testes etc.).

Quadro 28.1. Exames solicitados na primeira consulta
Hemograma + PCR ou VHS (anemia, infecção, condições inflamatórias)
Urina rotina (urinocultura somente se os dados clínicos sugerirem)
Parasitológico fecal (3 amostras especialmente para diagnóstico de giardíase)
Sorologia para *Helicobacter pylori* (IgG)
Radiografia simples de abdome (deitado)
Se houver suspeita clínica: incluir
Função hepática (AST, ALT, GGT, FA)
Lipase e amilase
Ureia, creatinina e eletrólitos
Lipidograma e glicemia de jejum
Avaliar minuciosamente os exames que foram realizados anteriormente Os pais/cuidadores quase sempre trazem na primeira consulta Comparar os resultados recentes com os anteriores e explicar o significado de cada um deles para o esclarecimento da dor abdominal crônica.

Fonte: Autoria própria.

Quadro 28.2. Resumo na segunda consulta
Padrão predominante: dispepsia, associada à evacuação, cíclica ou somente dor.
Sinal de alerta: presente?
Forças atenuadoras/potencializadoras presentes?
Evidência para dor de origem funcional ou orgânica?
Exames iniciais alterados ou não.

Fonte: Autoria própria.

» Se a suspeita inicial foi de uma DAC funcional, haverá pouca necessidade de complementação na investigação laboratorial.
» Se diagnóstico bem definido: início da abordagem terapêutica e enfoque nas 4 forças potencializadoras ou atenuadoras.

Consultas subsequentes: mensais/bimensais.

Para controle da dor e tratamento da doença de base.

Erros mais frequentes

» Investigação minuciosa e interminável para tentar encontrar uma doença orgânica: situação frequentemente traumática para a criança e dispendiosa para os pais e/ou sistema de saúde.
» Negar o problema com orientação simplista dizendo que não é nada ou apenas simples parasitose intestinal.

Leitura recomendada

Apley J, Naish N. Recurrent abdominal pains: a field survey of 1,000 school children. Arch Dis Child. 1958;33(168):165-70.

Di Lorenzo C, Colletti RB, Lehmann HP, Boyle JT, Gerson WT, Hyams JS et al. Chronic abdominal pain in children: a clinical report of the American Academy of Pediatrics and the North American Society for Pediatric Gastroenterology, Hepatology and Nutrition. J Pediatr Gastroenterol Nutr. 2005;40(3):245-8. doi10.1097/01.mpg.0000155367.44628.21.

Di Lorenzo C, Colletti RB, Lehmann HP, Boyle JT, Gerson WT, Hyams JS et al. Chronic abdominal pain in children: a technical report of the American Academy of Pediatrics and the North American Society for Pediatric Gastroenterology, Hepatology and Nutrition. J Pediatr Gastroenterol Nutr. 2005;40(3):249-61. doi: 10.1097/01.mpg.0000154661.39488.ac.

Hyams JS, Di Lorenzo C, Saps M, Shulman RJ, Staiano A, van Tilburg M. Childhood functional gastrointestinal disorders: Child/Adolescent. Gastroenterology. 2016;150:1456-68.e2.

Kakotrichi A, Borrelli O, Thapar N. The evaluation and management of recurrent abdominal pain in childhood. Paediatr Child Health. 2016;26(10):433-40. http://dx.doi.org/10.1016/j.paed.2016.06.012.

Levine MD, Rappaport LA. Recurrent abdominal pain in school children: the loneliness of the long-distance physician. Pediatr Clin North Am. 1984 Oct;31(5):969-91. doi: 10.1016/s0031-3955(16)34680-6.

Reust C E, Williams A. Recurrent abdominal pain in children. American Family Physician. 2018;97:785-93.

Capítulo 29

Esofagogastroenterocolopatias Eosinofílicas

Os eosinófilos estão presentes em todos os segmentos intestinais, com exceção do esôfago. Aumento em seu número significa inflamação eosinofílica no trato gastrointestinal.

» A eosinofilia tecidual no trato gastrointestinal pode representar um distúrbio gastrointestinal primário ou secundário a uma etiologia definida.

» As esofagogastroenterocolopatias eosinofílicas (EGECEo) correspondem a um grupo heterogêneo de doenças primárias do sistema digestório e afetam, seletivamente, os diferentes segmentos do trato gastrointestinal, desde o esôfago até o reto.

Patogênese

» Os eosinófilos são constituintes normais do estômago e intestinos e desempenham papel importante na resposta imunológica da mucosa.

» Os eosinófilos são recrutados em resposta a vários estímulos (alérgenos, infecções e parasitas).

» Os eosinófilos ativados produzem mediadores inflamatórios altamente bioativos que podem desencadear a degranulação dos mastócitos e a liberação de quimiocinas, citocinas, mediadores lipídicos e neuromediadores, induzindo a resposta imune do tipo Th2 e a inflamação intestinal. A IL-5 é um mediador importante na ativação dos eosinófilos e é necessária para a sua liberação da medula óssea.

» Citocinas Th2 (IL-4, IL-5 e IL-13) e eotaxina 3 são reguladas positivamente em pacientes com EGECEo, desempenhando papel na patogênese dessas doenças.

» A ativação de eosinófilos no trato gastrointestinal induz danos aos tecidos e é responsável pelos sintomas observados em pacientes com EGECEo.

» Eosinófilos normalmente estão ausentes no esôfago; portanto, qualquer número de eosinófilos intraepiteliais nesse local anatômico é considerado anormal.

Avaliação diagnóstica

É importante manter alto índice de suspeita clínica. O diagnóstico requer a presença de sintomas gastrointestinais recorrentes, demonstração de eosinofilia gastrointestinal por amostras de biópsia e exclusão de outras causas conhecidas de eosinofilia tecidual (hipersensibilidade alimentar, reações medicamentosas, infecções parasitárias e doenças inflamatórias intestinais).

Sintomas/sinais

Os sintomas não são específicos e podem ser observados em vários outros distúrbios gastrointestinais, muitas vezes levando a testes extensivos e atraso no diagnóstico.
» As EGECEo são classificadas em três tipos distintos com base na camada predominantemente afetada do estômago ou intestino, isto é, mucosa, muscular e serosa.
» Os pacientes relatam dor abdominal, náuseas, vômitos, falta de apetite, perda de peso e diarreia no momento do diagnóstico.
» Os sintomas clínicos e achados laboratoriais geralmente são inespecíficos.
» Pacientes pediátricos frequentemente apresentam história prévia ou concomitante de atopia, incluindo asma, rinite alérgica e eczema.
» Pacientes com EGECEo apresentam sintomas clínicos variados com base na localização e na profundidade da infiltração eosinofílica da parede intestinal. As EGECEo são divididas em: esofagite eosinofílica (EsofagiteEo), gastrite eosinofílica (GastriteEo), gastroenterite eosinofílica (GastroenteriteEo) e colite eosinofílica (ColiteEo).

Investigação

Eosinofilia no sangue periférico

» O grau de eosinofilia periférica pode ser dividido em leve (600-1.500 células/mL), moderado (1.500-5.000 células/mL) ou intenso (> 5.000 células/mL).
» A eosinofilia periférica (contagem absoluta de eosinófilos (≥ 600 células/mL) é indicativa de distúrbio eosinofílico subjacente, mas não é necessária ao diagnóstico. Não é um índice de atividade da doença e de resposta à terapia.
» Eosinofilia grave (> 5.000 células/mL) pode ser observada em pacientes com a forma serosa de EGECEo.

Testes de alergia (Capítulo 73)

» Os testes cutâneos de punctura positivos não são marcadores específicos para EGECEo.
» Níveis séricos elevados de IgE total e aumento de IgEs específicas para alérgenos inalados e ingeridos são detectados apenas em alguns pacientes.

Endoscopia

A endoscopia é fundamental para demonstrar a doença da mucosa, entretanto, é inadequada para detectar o envolvimento de camadas mais profundas.
» Eritema, edema, manchas esbranquiçadas, erosões focais, ulcerações, pólipos, nódulos e friabilidade são achados descritos em EsofagiteEo, GastriteEo, GastroenteriteEo.
» Na ColiteEo a colonoscopia pode revelar alterações inespecíficas da mucosa, como áreas irregulares de edema ou eritema, lesões esbranquiçadas e ulcerações.
» Os sintomas de envolvimento muscular e seroso requerem cirurgia ou laparoscopia e são pouco viáveis, especialmente em pacientes pediátricos. As análises do líquido ascítico ou de espécimes cirúrgicos têm papel importante na demonstração da presença anormal de eosinófilos nas camadas muscular e serosa.

Achados histopatológicos

A biópsia da mucosa gastrointestinal é o padrão ouro para o diagnóstico.

» O Quadro 29.1 apresenta o número normal de eosinófilos segundo o local no sistema digestório. Observa-se que a quantidade de eosinófilos varia com a localização anatômica, bem como os valores de corte. Os eosinófilos estão ausentes no esôfago.

» O diagnóstico de EGECEo depende da demonstração de um número elevado de eosinófilos na biópsia da mucosa.

» A extensão da infiltração eosinofílica da parede gastrointestinal varia em função do envolvimento da mucosa, transmural ou da serosa.

» Agregados de eosinófilos detectados na lâmina própria ou em aglomerados intraepiteliais devem ser considerados patológicos.

Outros exames de investigação

» A tomografia computadorizada mostra achados inespecíficos; espessamento da parede, pólipos, úlceras, estenoses, ascite, espessamento omental e linfadenopatia.

Causas de eosinofilia secundária

» Doença do refluxo gastroesofágico, alergia alimentar, reação a medicamentos, parasitoses intestinais, doença de Crohn, síndrome hipereosinofílica, vasculites, colite colagenosa.

Quadro 29.1. Número de eosinófilos/campo de maior aumento (400 ×) e valores de corte segundo as diferentes partes do sistema digestório			
	Chernetsova *et al.* (2016)	De Broisse *et al.* (2006)	Valores de corte
	Mediana (range)	Média (limite superior)	
	Eosinófilos/campo de maior aumente (400 ×)		
Estômago		02 (11)	> 30
Antro	10 (1-38)		
Corpo	06 (1-33)		
Duodeno	23 (04-68)	9 (26)	
Íleo	37 (7-102)	12 (28)	> 52
Ceco	43 (23-93)		
Cólons			
Ascendente	31 (11-89)		> 50
Transverso	30 (7-76)		> 84
Descendente	25 (9-89)		
Sigmoide	17 (2-49)		> 84
Reto	07 (0-30)		> 62
Proximal		20 (50)	
Distal/reto		08 (32)	

Fonte: Autoria própria.

Esofagite eosinofílica (EsofagiteEo)

A EsofagiteEo é definida como uma doença inflamatória crônica, clinicopatológica, imunomediada, induzida por antígenos alimentares. Caracterizada clinicamente por sintomas relacionados com disfunção esofágica e, histologicamente, por inflamação com predominância de eosinófilos. Há evidências de que também há sensibilização a aero alérgenos e doenças atópicas concomitantes (asma, rinite alérgica e eczema). Os sintomas e a histologia sempre devem ser considerados juntos, tanto para o diagnóstico quanto para o acompanhamento ou a avaliação da resposta ao tratamento.

» A EsofagiteEo é o distúrbio gastrointestinal eosinofílico mais comum. Afeta crianças e adultos, sendo definida por características clínicas, endoscópicas e histopatológicas.
» A maioria dos pacientes com EsofagiteEo tem condições atópicas subjacentes, e as alergias alimentares desempenham um papel importante na sua patogênese.

Patogênese

» EsofagiteEo surge da interação entre fatores genéticos e ambientais.
» A deterioração da barreira epitelial ocorre em razão de predisposição genética, refluxo e ingestão de alimentos. Os alérgenos invasivos e os antígenos microbianos ativam o sistema imunológico inato e adquirido.
» Os eosinófilos degranulam, liberam proteínas tóxicas e causam danos aos tecidos.
» Enquanto liberam diferentes citocinas, os eosinófilos modulam a inflamação e promovem sua cronificação.
» A inflamação eosinofílica no esôfago ao longo do tempo leva à fibrose e ao estreitamento do esôfago.

Avaliação diagnóstica

» O diagnóstico de EsofagiteEo depende da combinação de sintomas esofágicos, características endoscópicas e um infiltrado eosinofílico na histopatologia. Os sintomas raramente mudam desde o início até o momento da endoscopia.
» A presença dos seguintes critérios é necessária para o diagnóstico: 1. sintomas de disfunção esofágica, 2. documentação histológica de inflamação esofágica eosinofílica e 3. exclusão de outras causas de eosinofilia esofágica.

Sintomas/sinais

Os sintomas em EsofagiteEo são decorrentes de disfunção esofágica.
» Podem surgir em qualquer idade. No entanto, pode ser detectada com maior frequência em crianças e adultos até a 5ª década de vida.
» Os sintomas podem estar presentes por um longo tempo antes que o diagnóstico seja realizado, especialmente na forma progressiva da doença.
» Alguns pacientes apresentam sintomas de forma constante, outros de forma intermitente, permanecendo assintomáticos entre os períodos de exacerbação.

Apresentação clínica de acordo com a idade

» Lactentes e crianças pequenas costumam apresentar comportamentos alimentares inadequados, vômitos, dor abdominal, simulando refluxo gastroesofágico.

» Em pré-escolares, a recusa alimentar e a ingestão de quantidades menores do que as adequadas para sua idade são frequentes. Associada a vômitos, irritabilidade e dor abdominal, perda de peso e de crescimento.

» Nos escolares ocorre recusa alimentar, dificuldade de introdução de novos alimentos na dieta, preferência por líquidos, dietas leves e a tendência a "comer devagar". Nesse grupo, dor abdominal e vômito são os sintomas gastrointestinais mais frequentes.

» Em adolescentes a disfagia é o sintoma mais evidente, podendo ocorrer a impactação alimentar. Também mantêm uma preferência por dietas leves e ingestão de líquidos, dieta pouco variada e apresentam medo e ansiedade na hora das refeições.

» A disfunção alimentar inclui falha em desenvolver padrões normais de alimentação (não avançar de alimentos líquidos para sólidos) ou adotar estratégias de enfrentamento (recusar-se a comer alimentos pastosos ou sólidos).

Investigação

Avaliação de laboratório

» EsofagiteEo tem forte associação à atopia. Anormalidades laboratoriais associadas à atopia são frequentemente encontradas em pacientes com EsofagiteEo, embora não façam parte dos critérios diagnósticos.

» Os pacientes podem ter ligeiro aumento dos níveis de imunoglobulina IgE, e eosinofilia leve no sangue periférico.

Avaliação alérgica

» Recomenda-se documentar a sensibilização a aeroalérgenos.

» Os testes de IgE sérica (RAST) ou o *prick* teste para reações de hipersensibilidade do tipo imediato não são suficientes para fazer o diagnóstico de EsofagiteEo induzida por alergia alimentar.

» Os alimentos que desencadeiam EsofagiteEo só podem ser identificados documentando-se a remissão e a recrudescência da doença após a eliminação e a adição de alimentos específicos.

Endoscopia

A esofagogastroduodenoscopia é considerada padrão ouro para o diagnóstico.

» Recomenda-se que pelo menos três biópsias sejam realizadas tanto do esôfago proximal quanto distal, bem como no trato gastroduodenal para descartar GastroenteriteEo concomitante.

» Pacientes pediátricos com padrão endoscópico normal podem apresentar eosinofilia esofágica.

» Os principais achados endoscópicos na esofagite eosinofílica são: friabilidade com possibilidade de lacerações na passagem do endoscópio, mucosa edemaciada, pálida, padrão vascular diminuído; placas brancas (compostas por microabscessos eosinofílicos, que podem ser confirmados na histologia) e podem ser confundidas com candidíase esofágica.

» Também sinais de fibroestenose (sulco longitudinal), anéis concêntricos esofágicos (traquealização) que desaparecem com a insuflação, estreitamento do calibre do esôfago, alterações na motilidade e peristaltismo esofágico, remodelação com subsequente rigidez esofágica e perda de diâmetro luminal.

» Estenoses não são patognomônicos de EsofagiteEo.

Achados histopatológicos

Não há eosinófilos na mucosa esofágica normal.

» A eosinofilia esofágica é irregular e variável entre o esôfago distal e proximal. Os critérios de diagnóstico incluem infiltração eosinofílica do esôfago com contagem de 15 ou mais eosinófilos por campo de maior aumento (400 ×) sob microscopia ótica e coloração com hematoxilina e eosina. Não deve haver infiltração eosinofílica concomitante no estômago ou duodeno.

» As características histológicas da EsofagiteEo são: acúmulo de eosinófilos dentro do epitélio escamoso do esôfago, degranulação de eosinófilos, hiperplasia da zona basal, edema intercelular, espaços intercelulares dilatados, fibrose subepitelial, esclerose/fibrose da lâmina própria.

» Os eosinófilos geralmente atingem as camadas superficiais do epitélio escamoso e frequentemente formam pequenos agregados conhecidos como microabscessos eosinofílicos.

» A doença é considerada ativa se a contagem de eosinófilos for ≥ 15 eosinófilos/400 ×, e em remissão se a contagem de eosinófilos for < 15 eosinófilos/400 × em paciente sob tratamento.

» A eosinofilia esofágica secundária constitui amplo diagnóstico diferencial, incluindo doença do refluxo gastroesofágico, síndrome hipereosinofílica, doença celíaca, doença de Crohn, acalasia, doença enxerto *versus* hospedeiro, infecção e hipersensibilidade a drogas.

» Também é útil observar se há um componente de inflamação neutrofílica, que não é típica da EsofagiteEo e sugerir condições sobrepostas (DRGE, infecção por cândida ou inflamação por medicamentos).

» A Figura 29.1 apresenta o fluxograma para avaliação diagnóstica e terapêutica da EsofagiteEo.

Tratamento

» O objetivo do tratamento é reduzir a inflamação, melhorar sintomas a curto prazo e prevenir complicações a longo prazo (p. ex., fibrose, estenose). O tratamento evoluiu da fórmula elementar para crianças à dilatação esofágica para adultos, até a exclusão seletiva de antígenos alimentares a corticosteroides tópicos deglutidos.

» As opções terapêuticas são: dietas de eliminação, inibidores da bomba de prótons (IBPs) e corticosteroides que podem induzir e manter a remissão. Os esteroides tópicos são os mais eficazes (Quadro 29.2).

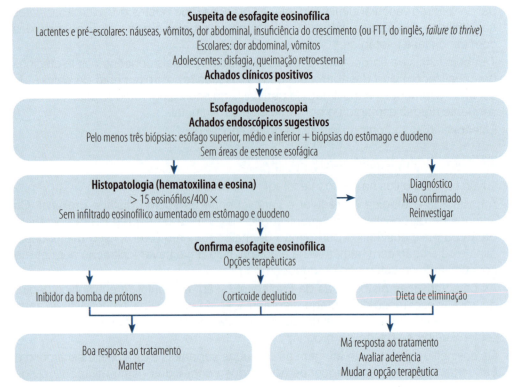

Figura 29.1. Fluxograma para avaliação diagnóstica e terapêutica na esofagite eosinofílica. (Fonte: Autoria própria.)

Quadro 29.2. Tratamento dietético e medicamentoso da esofagite eosinofílica	
Dietético	**Medicamentoso**
Empírica Mais bem estabelecida. Implica a eliminação dos 6 alimentos mais frequentemente envolvidos na hipersensibilidade imediata (leite, trigo, ovo, soja, nozes e peixe/marisco). Pode começar com uma dieta de eliminação de 2 ou 4 alimentos	Inibidores da bomba de prótons Terapia de primeira linha e eficaz na indução. Fácil administração. Possível como terapia de manutenção. Efeitos colaterais com longo prazo terapia (disbiose, má absorção de micronutrientes e infecções respiratórias)
Elementar Implica o uso de uma fórmula láctea de aminoácidos. Tem alta eficácia na indução e manutenção da remissão (90%). Reservada para resistentes a EsofagiteEo. Recomendada para casos graves e sem resposta a outros tratamentos. Problemas: palatabilidade ruim, uso de sonda nasogástrica, falta de adesão, impacto social e psicológico e custo elevado	Corticoides orais deglutidos Terapia de primeira linha. Alta eficácia na indução e manutenção da remissão. Excelente no controle de sintomas. Eficaz na prevenção da fibrose esofágica. Sem efeitos colaterais sistêmicos. Formulações viscosas pré-preparadas de fluticasona e budesonida. Complicações: candidíase esofágica e esofagite por herpes
Direcionada Execução orientada por testes de alergia (*prick* teste, RAST (IgE sérica) e *Patch* teste. Testes de alergia inadequados para identificar os alimentos desencadeadores dos sintomas. Eficácia leve (40%-50%) dos casos. Não recomendado pelo baixo número de alimentos que, hipoteticamente, seriam eliminados	Agentes biológicos Anticorpos monoclonais contra IL-5 (mepolizumab); contra IL-13 (dectrekumab), são tratamentos promissores

Fonte: Autoria própria.

» Muitas perguntas sobre o manejo de EsofagiteEo em crianças permanecem sem resposta. Os esforços atuam na otimização do tratamento com IBPs e esteroides tópicos, seja isoladamente ou em combinação com uma dieta de eliminação personalizada.

» A EsofagiteEo não tratada evolui com persistência de sintomas e inflamação, levando o esôfago a uma remodelação com formação de estenose e anormalidades funcionais. A dilatação é uma terapia de resgate para a estenose.

Leitura recomendada

Chernetsova E, Sullivan K, de Nanassy J, Barkey J, Mack D, Nasr A, El Demellawy D. Histologic analysis of eosinophils and mast cells of the gastrointestinal tract in healthy Canadian children. Hum Pathol. 2016;54:55-63. doi: 10.1016/j.humpath.2016.03.004.

DeBrosse CW, Case JW, Putnam PE et al. Quantity and distribution of eosinophils in the gastrointestinal tract of children. Pediatr Dev Pathol. 2006;9:210-8.

Gonsalves NP, Aceves SS. Diagnosis and treatment of eosinophilic esophagitis. J Allergy Clin Immunol. 2020 Jan;145(1):1-7. doi: 10.1016/j.jaci.2019.11.011.

Koutri E, Papadopoulou A. Eosinophilic gastrointestinal diseases in childhood. Ann Nutr Metab. 2018;73 Suppl 4:18-28. doi: 10.1159/000493668.

Lehman HK, Lam W. Eosinophilic esophagitis. Pediatr Clin North Am. 2019;66(5):955-965. doi: 10.1016/j.pcl.2019.06.003.

Rossetti D, Isoldi S, Oliva S. Eosinophilic esophagitis: update on diagnosis and treatment in pediatric patients. Paediatr Drugs. 2020;22(4):343-56. doi: 10.1007/s40272-020-00398-z.

Shoda T, Wen T, Aceves SS et al. Consortium of Eosinophilic Gastrointestinal Disease Researchers (CEGIR). Eosinophilic oesophagitis endotype classification by molecular, clinical, and histopathological analyses: a cross-sectional study. Lancet Gastroenterol Hepatol. 2018 July.;3(7):477-88. doi: 10.1016/S2468-1253(18)30096-7.

Wechsler JB, Bolton SM, Amsden K, Wershil BK, Hirano I, Kagalwalla AF. Eosinophilic esophagitis reference score accurately identifies disease activity and treatment effects in children. Clin Gastroenterol Hepatol. 2018 July;16(7):1056-63. doi: 10.1016/j.cgh.2017.12.019.

Capítulo 30

Falência Intestinal Crônica

» Falência intestinal crônica (FIC) é uma condição complexa, devastadora e debilitante caracterizada por uma função inadequada do intestino delgado, que requer nutrição parenteral para permitir o crescimento e o desenvolvimento normais.
» Ocorre quando uma série de condições resulta na incapacidade de absorção intestinal de macronutrientes e/ou de água e eletrólitos necessários para manter a saúde e/ou crescimento.
» A FIC é uma condição médica desafiadora e complicada resultante na perda de área de superfície de absorção.
» FIC é o resultado da perda irreversível da função intestinal porque o intestino foi amplamente removido ou sua motilidade ou função de digestão/absorção está gravemente comprometida.
» As definições de termos relativos à FIC estão no Quadro 30.1 e, segundo a ASPEN (American Society for Parenteral and Enteral Nutrition, encontram-se no Quadro 30.2.

Quadro 30.1. Definições de falência intestinal crônica	
Fleming & Remington (1981)	Redução de massa intestinal funcional abaixo do mínimo necessário para a digestão e absorção de nutrientes e de absorção de líquidos necessários para a manutenção em adultos ou crescimento em crianças
Sondheimer *et al.* (1998)	Falência intestinal durante a infância é a necessidade de nutrição parenteral por pelo menos 90 dias
Goulet *et al.* (2004)	A incapacidade do intestino delgado de absorver líquidos, eletrólitos e nutrientes adequadamente que são necessários para sustentar o crescimento normal e o desenvolvimento
Goulet & Ruemmele (2006)	Redução da massa intestinal ou da sua função abaixo do mínimo necessário para absorver nutrientes e líquidos para o crescimento adequado em crianças e manutenção do peso em adultos
De Marco *et al.* (2006)	Doença intestinal primária levando à falha do processo digestivo/absortivo e/ou comprometimento da homeostase de água e eletrólitos, exigindo administração parenteral de pelo menos 75% da ingestão calórica total por pelo menos 4 semanas, ou 50% do total de ingestão calórica por pelo menos 3 meses
O'Keefe *et al.* (2006)	A incapacidade de manter a quantidade de proteína-energia, líquidos e o equilíbrio eletrolítico quando em uma dieta normal convencional é ingerida
Duggan & Jaksic (2017)	É o resultado de condições que levam à incapacidade do trato gastrointestinal de absorver, adequadamente, nutrientes, líquidos e eletrólitos necessários para manter o crescimento e o desenvolvimento. Necessitando, assim, do uso de nutrição parenteral

Fonte: Autoria própria.

Quadro 30.2. ASPEN, definições em falência intestinal crônica (FIC 2 Pediátrica)	
FIC pediátrica	Redução da massa intestinal funcional abaixo daquela que pode sustentar a vida, resultando na dependência de suporte parenteral suplementar por um mínimo de 60 dias em um intervalo de 74 dias consecutivos
Síndrome do intestino curto	Desenvolvimento de FIC secundária à perda do intestino delgado, seja por ausência congênita ou após ressecção cirúrgica
Síndrome do intestino ultracurto	Desenvolvimento de FIC após ressecção significativa do intestino delgado, resultando em um comprimento residual inferior a 10% do esperado
Suporte parenteral	Nutrição parenteral (fornecimento IV para os pacientes com incapacidade de receber nutrientes adequadamente via enteral), a fim de tratar ou prevenir a desnutrição. Pode conter proteína, carboidrato e/ou gordura, eletrólitos, oligoelementos, micronutrientes e/ou vitaminas e quantidade adequada de líquido para hidratação. Pode fornecer necessidades parciais ou totais
Suporte enteral	Fornecimento de nutrição e líquidos através do trato intestinal para o crescimento e hidratação com ou sem suporte parenteral. Esses líquidos podem conter proteínas, carboidratos e/ou lipídeos, quantidade adequada de líquido para hidratação e fornecer as necessidades parciais ou totais. Objetivo: promover a adaptação intestinal, reduzir a nutrição parenteral, prevenir a colestase, limitar a morbidade e a mortalidade, promover a autonomia enteral
Autonomia enteral	Manutenção do crescimento normal e da hidratação mediante suporte enteral sem o uso de suporte parenteral por período superior a 3 meses consecutivos
Doença hepática associada à FIC	Manifestada por colestase, esteatose e fibrose. É multifatorial, como consequência de anormalidades metabólicas e das estratégias de tratamento médico e cirúrgico da FIC. Pode ser estabilizada ou revertida com modificação precoce das estratégias de manejo e promoção da adaptação intestinal ou progredir para e doença hepática em estágio terminal
Programa de reabilitação intestinal	Assistência interdisciplinar e colaborativa para coordenar o cuidado na FIC, por meio do gerenciamento abrangente da nutrição, atenção e suporte para comorbidades crônicas

Fonte: Adaptado de Modi et al. (2021).

Evolução e avaliação do comprimento do trato gastrointestinal

» O tamanho do trato gastrointestinal de um recém-nascido varia de acordo com a idade gestacional (IG).
» Estima-se que entre 24 a 26 semanas de IG, o intestino delgado e o cólon medem aproximadamente 70 cm e 23 cm, respectivamente.
» No recém-nascido a termo, o intestino delgado e o cólon medem aproximadamente 160 cm e 33 cm, respectivamente.
» Os intestinos continuam a crescer durante a infância até atingirem os valores do adulto: com cerca de 600-700 cm e 150 cm para o intestino delgado e cólon, respectivamente.
» O comprimento ideal estimado do intestino delgado e o comprimento do cólon foram determinados por Struijs et al. (2009) com as seguintes equações:

$$\text{Intestino delgado (cm)} = 6{,}741 - 80{,}409/\text{altura (cm)}$$
$$\text{Cólon (cm)} = 0{,}111 \times \text{altura (cm)}^{1{,}521}$$

A altura foi escolhida como o preditor do comprimento do intestino, porque é valor de referência mais estável. Os comprimentos calculados por essa fórmula são úteis para avaliar o comprimento esperado em crianças com SIC.

Resumo da anatomia e fisiologia intestinal do intestino delgado

É importante compreender as diferentes funções e áreas de absorção nos intestinos para prever qual deficiência ocorrerá se essa parte do intestino for removida (Quadro 30.3).

» O duodeno estende-se do piloro ao ligamento de Treitz, sendo o principal local de absorção de cálcio (80% a 100%). O ferro também é quase exclusivamente absorvido no duodeno.
» O duodeno também inicia a digestão de carboidratos como amidos (amilose e amilopectina) e dissacarídeos (sacarose e lactose) com posterior absorção ocorrendo no jejuno e íleo. As proteínas sofrem proteólise no intestino delgado proximal (quase 50% de proteína ingerida é digerida-absorvida no duodeno).
» O duodeno é o local de produção dos hormônios gastrointestinais (secretina, colecistocinina, somatostatina e polipeptídeo inibitório gástrico), que são importantes na regulação da digestão-absorção no intestino delgado distal.
» O jejuno tem seu início no ligamento de Treitz. A transição do jejuno para o íleo é marcada por um diâmetro menor. A absorção de nutrientes diminui progressivamente do intestino delgado proximal ao distal.
» O jejuno e o íleo proximal são os principais locais de digestão e absorção de carboidratos, lipídeos e proteínas, bem como vitaminas solúveis em gordura e água.
» O íleo distal contém uma série de funções especializadas, incluindo a absorção de vitamina B12, zinco e ácidos biliares. A absorção de B12 é dependente do fator

Quadro 30.3. Deficiências de nutrientes e suas consequências		
Nutrientes	**Local da ressecção**	**Comentários**
Carboidratos	Intestino proximal	Falha no crescimento
Proteínas	Intestino proximal	Falha no crescimento
Triglicerídeos	Intestino proximal e íleo terminal	Falha no crescimento, dermatite, alopecia, trombocitopenia
Vitaminas A, D, E, K	Intestino proximal e íleo terminal	Colestase, má absorção de lipídeos
Vitamina B12	Gástrica e íleo terminal	Anemia megaloblástica, ataxia
Folato	Duodeno e jejuno	Anemia megaloblástica, estomatite
Sódio	Intestino delgado e cólon	Edema
Potássio	Intestino delgado	Disfunção cardíaca, câimbras
Cloro	Intestino delgado, íleo terminal e cólon	Alcalose metabólica com hipopotassemia
Magnésio	Jejunostomia	Fraqueza, disfunção cardíaca
Cálcio	Intestino proximal e íleo terminal	Parestesia, tetania, disfunção cardíaca
Fósforo	Intestino proximal	Doença óssea metabólica

Fonte: Autoria própria.

intrínseco que é liberado no estômago. O complexo B12–fator intrínseco se liga a um receptor de membrana no íleo terminal e é absorvido.

» O íleo terminal é fundamental para a absorção de sais biliares por meio de um sistema de transporte ativo dependente de sódio. Sais biliares que não são reabsorvidos entram no cólon e podem causar diarreia prejudicando a absorção de sódio e água.

» A válvula ileocecal regula a passagem de líquidos, eletrólitos, e nutrientes do intestino delgado ao cólon e evita o refluxo do material colônico para o intestino delgado.

Causas de FIC

Na insuficiência intestinal em crianças, frequentemente predominam os distúrbios congênitos ou neonatais de início precoce (Quadro 30.4).

As causas da FIC podem ser categorizadas pela patogênese em três grupos principais:

» Distúrbios com redução anatômica do comprimento do intestino (consequentemente com redução da superfície de absorção como na síndrome do intestino curto – SIC).

» Distúrbios da motilidade de origem neuromuscular envolvendo o trato gastrointestinal (distúrbios com uma superfície mucosa intacta, mas com extensa disfunção na motilidade).

» Doenças congênitas do epitélio intestinal (distúrbios relacionados com o desenvolvimento anormal dos enterócitos).

Síndrome do intestino curto

» Redução anatômica do comprimento do intestino resultando em uma área reduzida para digestão/absorção, com risco de FIC.

» É um estado de má absorção que ocorre após a ressecção de uma parte importante do intestino de origem congênita ou adquirida. O intestino remanescente é incapaz

Quadro 30.4. Principais etiologias da falência intestinal crônica		
Distúrbios com redução anatômica do comprimento do intestino	**Distúrbios da motilidade de origem neuromuscular envolvendo o trato gastrointestinal**	**Doenças congênitas do epitélio intestinal**
Enterocolite necrosante	Pseudo-obstrução intestinal crônica	Doença de inclusão de microvilosidades
Atresia intestinal (duodenal, jejunal, ileal ou intestinal múltipla)	Doença de Hirschsprung (segmento longo)	Displasia epitelial primária ou enteropatia tufting"
Má rotação com volvo do intestino médio	Defeitos congênitos (miopático ou neuropático)	Enteropatia autoimune
Defeitos da parede abdominal (gastrosquise, onfalocele)	Defeitos adquiridos (miopático ou neuropático)	Síndromes de imunodeficiências primárias
Íleo meconial complicado		Distúrbios congênitos da glicosilação
Trauma, tumor		
Doença inflamatória intestinal		
Infarto mesentérico		

Fonte: Autoria própria.

de digerir e absorver nutrientes e líquidos para sustentar o crescimento e a sobrevivência do paciente.

» Definida como tendo menos de 25% do comprimento do intestino delgado previsto para idade gestacional ou um período prolongado de nutrição parenteral (> 6 semanas) após a ressecção.

» SIC em crianças é definida pela necessidade de nutrição parenteral por mais de 42-60 dias após a ressecção intestinal ou um resíduo de comprimento do intestino delgado de menos de 25%-30% do comprimento esperado para a idade.

» Um subgrupo de SIC em que o comprimento do intestino é menor que 10-25 cm ou tem menos de 10% do comprimento esperado para a idade é denominado intestino ultracurto.

» Uma curta ressecção deixa mais de 50% do intestino delgado nativo, uma grande ressecção sai entre 20% a 50% do intestino delgado nativo, e uma extensa ressecção deixa menos de 20% do intestino delgado ou menos de 40 cm sem a válvula ileocecal (ICV).

» Em geral, a SIC ocorre após uma ressecção maciça, deixando menos de 40 cm de intestino delgado viável. No entanto, um comprimento intestinal residual de apenas 15-40 cm pode estar associado à adaptação e à autonomia intestinal e desmame da nutrição parenteral.

» As três causas mais comuns de SIC em crianças são volvo de intestino médio, atresia intestinal e enterite necrosante. A grande maioria ocorre ao nascimento ou durante a primeira infância.

Avaliação

É importante uma medição precisa do comprimento do intestino no momento da ressecção. Conforme o comprimento do intestino aumenta nos primeiros 5 anos de vida, é importante avaliar o intestino residual em termos da porcentagem de intestino esperado para a idade.

A SIC pode ser classificada em três subtipos anatômicos:

» Ressecção do intestino delgado com anastomose do intestino delgado e cólon intacto; geralmente algum íleo é preservado.

» Pequena ressecção intestinal com ressecção parcial do cólon e resultante anastomose enterocolônica. É mais encontrada na enterocolite necrosante que afeta o íleo e o cólon direito.

» Ressecção do intestino delgado. É o subtipo mais desafiador em razão de altos requisitos de substituição de líquido. Ressecção jejunal maciça é mais bem tolerada do que grande ressecção ileal.

Adaptação intestinal

» A adaptação intestinal é um processo compensatório natural que ocorre após extensa ressecção. No processo de adaptação à perda intestinal maciça, o intestino remanescente sofre mudanças estruturais e funcionais que aumentam sua capacidade de digestão/absorção. À medida que o intestino se adapta e a digestão/absorção melhora, a criança em crescimento também passa por uma progressiva redução das necessidades de energia, proteína e líquidos (expressas por quilograma de peso corporal).

» O grau de adaptação intestinal está relacionado com a idade do paciente, extensão da ressecção e anatomia do intestino remanescente. A adaptação é mais pronunciada no íleo do que no jejuno.

Na adaptação, as mudanças ocorrem com evolução gradual. Esse processo ocorre em três fases:

» **Primeira fase:** começa imediatamente após a ressecção, sendo caracterizada por diarreia com perda maciça de líquidos e eletrólitos. Requerem nutrição parenteral total.

» **Segunda fase:** mudanças graduais são observadas, como aumento da altura das vilosidades e profundidade da cripta, espessamento das camadas musculares e compensação pela perda da capacidade digestiva de absorção. As mudanças estruturais e funcionais são mais pronunciadas no íleo do que no jejuno. A nutrição enteral moderada pode ser iniciada nessa fase.

» **Terceira fase:** o intestino remanescente se adapta. Entretanto, depende do comprimento e da região do intestino remanescente, presença da válvula ileocecal e do cólon. A nutrição enteral passa a substituir parte da nutrição parenteral.

Complicações mais prevalentes na síndrome do intestino curto

Pacientes com FIC são dependentes de nutrição parenteral e, portanto, em risco de múltiplas comorbidades. Complicações como infecções da corrente sanguínea relacionadas com o cateter, doença hepática associada à insuficiência intestinal, supercrescimento bacteriano do intestino delgado, disfunção renal e doença óssea metabólica precisam ser monitoradas. Essas complicações podem afetar o prognóstico e a qualidade de vida.

» Infecções da corrente sanguínea relacionadas com o cateter: clinicamente é definida como hemocultura positiva do cateter venoso e/ou do sangue periférico em um paciente que demonstra febre ou outros sinais sistêmicos. A bacteriemia recorrente pode levar à perda de acesso vascular e agravar a colestase, causando, eventualmente, insuficiência hepática.

» Doença hepática associada à insuficiência intestinal: definida como colestase com bilirrubina direta ≥ 2 mg/dL por duas semanas consecutivas que não está associada à sepse ou à obstrução biliar. É doença secundária a múltiplos fatores: prematuridade, imaturidade do fígado, infecções frequentes, uso de drogas hepatóxicas, supercrescimento bacteriano do intestino delgado. Também está associada a fitosteróis encontrados em emulsões lipídicas intravenosas à base de soja. A nutrição parenteral prolongada pode levar a disfunções hepáticas como colestase, esteatose, fibrose e cirrose com hipertensão portal e coagulopatia.

» Supercrescimento bacteriano no intestino delgado: os sintomas clínicos mais frequentes são: distensão e dor abdominal, náusea, intolerância à nutrição enteral, diarreia, desidratação, perda de peso, acidose metabólica. Fatores anatômicos como a estase do conteúdo intestinal e o uso de inibidores da bomba de prótons podem contribuir para a promoção do crescimento excessivo de bactérias intestinais (Capítulo 40).

» Disfunção renal: pacientes em nutrição parenteral prolongada estão propensos a desenvolver nefrocalcinose (deposição de precipitados minerais dentro do parênquima renal). A formação de nefrocalcinose é considerada multifatorial, incluindo acidose, diuréticos e suplementação de vitamina D, hiperoxalúria, má absorção de lipídeos.
» Mineralização óssea incompleta: caracterizada pela mineralização incompleta do osteoide e consequentes distúrbios que variam de osteopenia a doença óssea grave com fraturas patológicas. Suplementação adequada de cálcio, magnésio, fósforo e vitamina D é muito importante em pacientes com SIC.

Distúrbios da motilidade de origem neuromuscular

» Distúrbios de motilidade são classificados como congênitos ou adquiridos, dependendo da presença ou ausência de sintomas ao nascimento. Os distúrbios congênitos geralmente apresentam os sintomas nos primeiros dois meses de vida e podem ser esporádicos ou familiares. Distúrbios de motilidade adquiridos podem ser secundários a uma variedade de insultos, como infecções e reações adversas a medicamentos. Com base na histopatologia e padrões de anormalidades na motilidade, são classificados como miopatia visceral ou neuropatia visceral. Distúrbios neuropáticos são mais comuns, mas as miopatias estão associadas a sintomas mais graves.
» Esses distúrbios afetam os plexos submucoso e mioentérico do intestino, podendo ser limitados a uma área ou ser difusos em todo o trato gastrointestinal. Podem-se apresentar como pseudo-Hirschsprung ou como pseudo-obstrução intestinal crônica.
» A síndrome de pseudo-obstrução intestinal crônica é uma condição heterogênea em termos de apresentação clínica, características histopatológicas, e gravidade na motilidade. As formas mais graves, tanto miopática quanto neuropática, com ou sem envolvimento do trato urinário, são frequentemente associadas a enterostomia, gastrostomia e, às vezes, vesicostomia. O transplante intestinal torna-se uma opção lógica, mas pode ser um desafio em vista da história usual de vários procedimentos cirúrgicos anteriores e da presença frequente de doenças associadas, como uropatia ou neuropatia periférica.
» A avaliação visa confirmar a anormalidade do trânsito intestinal, identificar a região afetada e a patologia específica.

Doença(s) congênita(s) do epitélio intestinal

» Tem início nos primeiros dias ou semanas de vida na forma de diarreia aquosa grave.
» A maioria dos pacientes apresenta um distúrbio constitutivo das células epiteliais intestinais e evolui com a síndrome de diarreia intratável.
» Doenças do epitélio intestinal com a atrofia das microvilosidades, displasia epitelial intestinal, enteropatia autoimune, levam à FIC. Permanecem dependentes de nutrição parenteral e são candidatos a transplante intestinal.

Avaliação da FIC (Figura 30.1)

Aspectos importantes da avaliação inicial incluem:
» História clínica e exame físico: revisão completa dos antecedentes. A causa da SIC, a anatomia e o comprimento do intestino remanescente, incluindo uma revisão detalhada dos procedimentos cirúrgicos anteriores e as complicações relacionadas.

FALÊNCIA INTESTINAL CRÔNICA

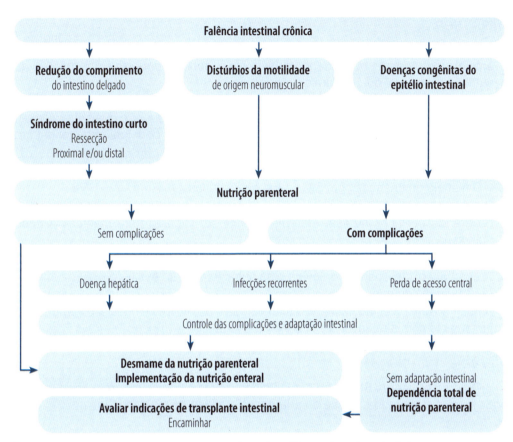

Figura 30.1. Abordagem da falência intestinal crônica. (Fonte: Autoria própria.)

» O número de acessos venosos centrais e as razões pelas quais foram mudados.
» O microrganismo causal de qualquer infecção anterior associada ao acesso venoso central (bactérias/fungos) e as consequências clínicas associadas a cada infecção (sepse, trombose), incluindo cuidados intensivos ou ventilação mecânica que tenha sido necessária.
» Avaliação nutricional (peso, altura, IMC, circunferência do braço, dobra cutânea tricipital) e idade óssea (Capítulo 62).
» Exame físico completo com ênfase na hidratação, condição cardiovascular e sinais de doença hepática crônica (biópsia hepática, se houver doença hepática associada).
» Exames laboratoriais, incluindo: hemograma completo com contagem diferencial e de plaquetas, eletrólitos séricos, painel hepático, lipidograma.
» Determinar a anatomia e o comprimento do intestino.
» Série do trato gastrointestinal superior e enema opaco com bário.
» Estudos endoscópicos: para descartar estenose intestinal/obstrução, e biópsias para histopatologia.
» Ultrassonografia do abdome com avaliação Doppler de vasos hepáticos e extremidades superiores (para determinar os vasos de acesso).

Tratamento

» O objetivo final no tratamento de SIC é promover adaptação intestinal e a autonomia enteral, compreendendo a doença subjacente e reconhecendo as complicações da nutrição parenteral que limitam o prognóstico.

» O manejo do paciente com FIC requer avaliação do crescimento, desenvolvimento, adaptação intestinal, estado nutricional, bem-estar psicossocial e quaisquer complicações da terapia. O monitoramento do crescimento é a principal ferramenta para avaliação da FIC.

O manejo de crianças com SIC segue quatro fases.

» Período pós-operatório imediato. O equilíbrio eletrolítico deve ser mantido, apesar de grande perda. A nutrição parenteral deve ser iniciada para manter o estado nutricional.

» Nutrição parenteral mantém o estado nutricional e a nutrição enteral é introduzida.

» A adaptação intestinal é promovida pela nutrição enteral. Avaliar o grau de tolerância à nutrição enteral.

» A nutrição enteral está totalmente estabelecida e os alimentos orais são introduzidos juntamente com a retirada de nutrição parenteral.

Terapia nutricional

O curso clínico da SIC pode ser dividido em três estágios que requerem manejo individual: a fase aguda, a fase de adaptação e a fase de manutenção.

Fase aguda

» A duração depende do doença subjacente – é caracterizada por absorção insuficiente, dismotilidade, diarreia e hipersecreção gástrica e hipergastremia. Nutrição parenteral e terapia intensiva geralmente são necessárias para restaurar o equilíbrio hídrico, eletrolítico e acidobásico.

» Medidas terapêuticas para a doença subjacente.

» Em neonatos ou lactentes, a fase aguda começa após uma doença congênita como volvo intrauterino do intestino, gastrosquise, atresia intestinal, ou imediatamente após cirurgia em decorrência de enterocolite necrosante.

Fase de adaptação

» As estratégias de tratamento durante essa fase incluem nutrição parenteral e nutrição enteral cuidadosamente balanceadas. É lenta e muitas vezes leva mais de 1 ano para atingir seu pico.

» Quando as crianças consomem pelo menos 20% da necessidade calórica total pela via enteral, a nutrição parenteral intermitente pode ser tentada, e os intervalos aumentados à medida que os níveis de glicose são mantidos.

» Nas crianças maiores, um tempo de infusão de 12 horas geralmente é bem tolerado, e a nutrição parenteral pode ser restrita ao período noturno.

Fase de manutenção

» A alimentação enteral deve ser mantida por infusão contínua via gástrica ou jejunal. Essa técnica evita distensão gástrica e oferece uma carga constante de nutrientes para as microvilosidades.

» No entanto, a alimentação contínua altera a motilidade intestinal padrão (fase III do complexo motor migratório) devido à falta do período de jejum. Portanto, alimentação em *bolus* deve ser introduzida o mais cedo possível para imitar a alimentação normal com os períodos de jejum.

» Os nutrientes entéricos promovem a hiperplasia da mucosa pelo contato direto com as células epiteliais, estimulam a secreção de hormônios entéricos e a secreção pancreatobiliar.

Nutrição enteral

» A decisão de que tipo de alimentação enteral iniciar é controversa e depende de vários fatores: idade da criança, etiologia do FIC, anatomia do intestino remanescente, continuidade do intestino e da presença ou ausência da válvula ileocecal.

» O leite humano é recomendado como regime enteral de primeira linha, pois contém imunoglobulinas, prebióticos que promovem uma microbiota saudável, proteínas bioativas e fatores de crescimento (hormônio do crescimento e fator de crescimento epidérmico) que promovem a adaptação intestinal.

» Quando o leite humano não está disponível, fórmulas hidrolisadas ou fórmulas de aminoácidos devem ser usadas.

» Quando a reabsorção biliar está comprometida em pacientes com ressecção ileal, fórmulas com maior conteúdo de triglicerídeos de cadeia média (TCM) devem ser utilizadas, pois não requerem emulsificação biliar e são absorvidos diretamente do intestino delgado, sem transporte ativo para o sistema porta, para o fígado, onde sofrem rápida betaoxidação.

» As dietas elementares são iniciadas em uma concentração baixa e são aumentados lentamente para 0,67 kcal/mL para lactentes se 1 kcal/mL para crianças maiores.

» Em lactentes, volume fecal > 20 mL/kg/dia, vômitos > 3 ×/dia ou > 20% da ingestão enteral diária indicam necessidade de reduzir a velocidade de progressão da dieta.

» Assim que 20-25 kcal/kg/dia for tolerado, a alimentação oral deverá ser iniciada.

» As dietas orais sólidas podem ser iniciadas. Sempre avaliar se apropriada para o desenvolvimento e deve consistir em carboidratos complexos, conteúdo de proteína e gordura adequados.

» A alimentação oral pelo menos 3 ou 4 vezes ao dia é importante para que a criança aprenda a sugar, mastigar e engolir adequadamente com o objetivo de evitar a recusa de ingestão oral.

» A suplementação de fibra alimentar só é recomendada se o cólon estiver presente. A fibra alimentar retarda o tempo de trânsito intestinal. A fibra alimentar solúvel é fermentada com produção de ácidos graxos de cadeia curta que são utilizados pelos colonócitos para energia.

Vias para nutrição enteral

» Alimentação gástrica: nasogástrica (contraindicada na doença do refluxo gastroe-sofágico grave, aspiração e esvaziamento gástrico lento). Gastrostomia (contraindi-cada em história de cirurgia abdominal, hipertensão portal).
» Alimentação transpilórica: gastrojejunal (indicada em nutrição enteral em longo pra-zo, doença do refluxo gastroesofágico grave, dismotilidade); nasojejunal (indicada em nutrição enteral de curto prazo, dismotilidade gástrica, pancreatite); jejunal (in-dicada em nutrição enteral de longa duração, dismotilidade).

Contraindicações para nutrição enteral

» Vômitos biliosos e/ou persistentes.
» Instabilidade eletrolítica.
» Grandes volumes pela ostomia ou de fezes.
» Fezes com muito sangue ou suspeita de isquemia intestinal.
» Suspeita clínica de obstrução (distensão abdominal grave, diminuição da saída pela ostomia ou de fezes e/ou alterações radiológicas sugestivas de obstrução).
» Íleo paralítico ou induzido por drogas.
» Choque/má perfusão em decorrência de insuficiência cardíaca ou respiratória.

Nutrição parenteral

» A nutrição parenteral é a terapia primária utilizada no pós-operatório imediato na SIC.
» É o tratamento padrão ouro para FIC quando as necessidades nutricionais não são cumpridas por via oral ou enteral.
» Pode ser fornecida por meio de dispositivos de acesso vascular central ou periférico.

Tratamento farmacológico (Quadro 30.5)

Quadro 30.5. Principais medicamentos utilizados na síndrome do intestino curto		
Hipersecreção de ácido gástrico	Inibidores da bomba de prótons	Omeprazol
	Antagonistas do receptor de histamina 2	Ranitidina
Trânsito intestinal rápido	Agente antimotilidade	Loperamida. Efeito antidiarreico (agudo e crônico), ostomias de alto débito. Boa absorção no intestino delgado
Má absorção de ácidos biliares	Resina de ligação ao ácido biliar (sequestrante)	Colestiramina (diarreia colerética, prurido). A dose deve ser titulada. Dose alta inibe a absorção de lipídeos
Supercrescimento bacteriano no intestino delgado	Antibióticos	Metronidazol, neomicina, ciprofloxacina cotrimoxazol, tetraciclinas, macrolídeos aminoglicosídeos
Somatostatina e análogos	Octreotida	Redução da secreção/motilidade, fístulas de alto débito. A resposta pode ocorrer dentro de horas ou alguns dias
Secretado por células enteroendócrinas na região distal do íleo e cólon proximal em resposta à presença de nutrientes luminais	GLP – 2	Regula positivamente a absorção de nutrientes, melhora a função de barreira intestinal, retarda a motilidade, aumenta o fluxo sanguíneo mesentérico, sendo trófico para a mucosa do intestino delgado

Fonte: Autoria própria.

» As opções farmacológicas na SIC podem ser categorizadas como farmacoterapia "sintomática" e farmacoterapia "curativa". O último grupo é representado pelo hormônio de crescimento humano recombinante (hGH), e o análogo do Glucagon-*Like-Peptide*-2 (GLP-2) análogo teduglutide.

» Devido à perda de superfícies de absorção, a absorção de medicamentos administrados por via oral pode ser afetada. A absorção dos medicamentos parece ser específica do medicamento e dependente da localização e extensão da ressecção. A dosagem individualizada pode ser necessária para alcançar a eficácia terapêutica, e o monitoramento de drogas, quando disponível, deve ser considerado.

Critérios para colocação em lista de espera para transplante intestinal

(Os critérios mais recentes para inclusão na lista de espera para transplante intestinal pediátrico foram propostos por Kaufman *et al*. New Insights into the Indications for Intestinal Transplantation – Consensus in the Year 2019.) Pacientes com SIC podem ser considerados para transplante quando um dos seguintes fatores está presente:

» Evidência de doença hepática associada à insuficiência intestinal avançada ou progressiva.

» Hiperbilirrubinemia > 4,5 mg/dL, apesar das estratégias de modificação lipídica intravenosa que persiste por mais de 2 meses.

» Qualquer combinação de bilirrubina sérica elevada, função sintética reduzida (albumina subnormal ou razão normalizada internacional elevada) e indicações laboratoriais de hipertensão portal e hiperesplenismo, especialmente baixa contagem de plaquetas, persistindo por mais de 1 mês na ausência de evento(s) infeccioso(s) confuso(s).

» Trombose de 3 das 4 veias centrais discretas da parte superior do corpo (subclávia esquerda e jugular interna, subclávia direita e jugular interna) ou oclusão de uma veia braquiocefálica em crianças (em adultos esse critério deve ser avaliado caso a caso).

» Morbidade com risco de vida no contexto de dependência de nutrição parenteral indefinida de causa anatômica ou funcional, conforme sugerido por:

– Em crianças, duas admissões em uma unidade de terapia intensiva (após a recuperação inicial do evento que resultou em insuficiência intestinal) em decorrência de insuficiência cardiorrespiratória (ventilação mecânica ou infusão de inotrópico) devido a sepse ou outras complicações da insuficiência intestinal.

– Em adultos, caso a caso.

– Desmoides intra-abdominais invasivos em adolescentes e adultos.

– Infarto intestinal difuso agudo com insuficiência hepática.

– Falha do primeiro transplante intestinal.

Leitura recomendada

De Marco G, Barabino A, Gambarara M, Diamanti A, Martelossi S, Guarino A. Network approach to the child with primary intestinal failure. J Pediatr Gastroenterol Nutr. 2006;43 Suppl 1:S61-7. doi: 10.1097/01. mpg.0000226392.09978.6d.

Duggan CP, Jaksic T. Pediatric intestinal failure. N Engl J Med. 2017;17;377(7):666-75.

Fleming CR, Remington M. Intestinal failure. In: Hill GL (Ed.). Nutrition and the surgical patient. Edinburgh, UK: Churchill Livingstone: 1981. p. 219-235.

Goulet O, Ruemmele F, Lacaille F et al. Irreversible intestinal failure. J Pediatr Gastroenterol Nutr. 2004;38(3):250-69.

Goulet O, Ruemmele F. Causes and management of intestinal failure in children. Gastroenterology. 2006;130(2 Suppl 1):S16-28.

Guarino A, De Marco G, Castro M et al. Natural history of intestinal failure, investigated through a national network-based approach. Journal of Pediatric Gastroenterology and Nutrition. 2003;37:136-41. doi. org/10.1097/00005176-200308000-00010.

Kocoshis SA, Beath SV, Booth IW et al., North American Society for Gastroenterology, Hepatology and Nutrition. Intestinal failure and small bowel transplantation, including clinical nutrition: Working Group report of the second World Congress of Pediatric Gastroenterology, Hepatology, and Nutrition. J Pediatr Gastroenterol Nutr. 2004;39(Suppl 2):S655-61.

Merritt RJ, Cohran V, Raphael BP et al. Intestinal rehabilitation programs in the management of pediatric intestinal failure and short bowel syndrome. J Pediatr Gastroenterol Nutr. 2017;65:588-96.

Modi BP, Galloway DP, Gura K et al. ASPEN definitions in pediatric intestinal failure. JPEN J Parenter Enteral Nutr. 2021;1-18. doi.org/10.1002/jpen.2232.

O'Keefe SJD, Buchman AL, Fishbein TM, Jeejeebhoy KN, Jeppesen PB, Shaffer J. Short bowel syndrome and intestinal failure: Consensus definitions and overview. Clin Gastroenterol Hepatol. 2006;4(1):6-10. doi:10.1016/j.cgh.2005.10.002.

Olieman J, Kastelijn W. Nutritional feeding strategies in pediatric intestinal failure. Nutrients. 2020;12:177.

Sondheimer JM, Cadnapaphornchai M, Sontag M, Zerbe GO. Predicting the duration of dependence on parenteral nutrition after neonatal intestinal resection. J Pediatr. 1998;132:80-4.

Struijs MC, Diamond IR, de Silva N, Wales PW. Establishing norms for intestinal length in children. J Pediatr Surg. 2009;44:933-8.

Tappenden KA. Intestinal adaptation following resection. JPEN J Parenter Enteral Nutr. 2014;38:Suppl:23S-31S.

Capítulo 31

Gás Gastrointestinal

O sistema digestório em condições normais contém uma pequena quantidade de gás. Essa quantidade normal de gás gastrointestinal é mantida por um equilíbrio entre a entrada e a saída. Em seres humanos existem três mecanismos principais de formação excessiva dos gases gastrointestinais: ar deglutido, produção excessiva (reações químicas e fermentação bacteriana) e comprometimento da eliminação (Quadro 31.1).

Quadro 31.1. Mecanismos do aumento do gás gastrointestinal		
Entrada excessiva	**Produção excessiva**	**Eliminação inadequada**
Hábitos alimentares: Alimentação rápida Beber com canudinho Mascar chicletes Conversar durante mastigação	Reações químicas	Constipação Distúrbios da motilidade gastrointestinal
Bebidas gasosas	Fermentação Lactose Frutose FODMAPs	
Aerofagia	Supercrescimento bacteriano no ID	
	Excesso de fibra alimentar fermentável na alimentação	

Fonte: Autoria própria.

Composição do gás no sistema digestório (Quadro 31.2)

» As diferenças nos padrões de produção de gás gastrointestinal entre indivíduos, se relacionam com a composição da microbiota intestinal e dos substratos disponíveis.

» Os gases estão dissolvidos no conteúdo líquido do intestino ou permanecem na forma gasosa livre.

» Os substratos para produção de gás são principalmente alimentares, mas a secreção endógena de muco e glicoproteínas também contribuem.

» Os gases podem entrar no intestino ao serem deglutidos, produzidos por meio de fermentação bacteriana ou gerados por meio de interações químicas ou metabólicas. A fermentação é alta no cólon proximal em decorrência de grandes quantidades de substratos, mas diminui distalmente devido ao esgotamento dos substratos.

Quadro 31.2. Gases que são produzidos, absorvidos ou metabolizados nas diferentes partes do sistema digestório

Gás	%	
Nitrogênio (N_2)	23-80	Não absorvido ou metabolizado na passagem pelo intestino. Níveis estáveis em todo trato gastrointestinal
Dióxido de Carbono (CO_2)	5,1-29	Principalmente derivado do ar deglutido. É gerado no intestino delgado superior quando o HCO_3^- pancreático reage com o HCl gástrico. É absorvido passivamente e/ou exalado
Hidrogênio (H_2)	0,06-47	Liberados durante a fermentação de carboidratos
Metano (CH_4)	0-26	CH_4 é produzido a partir do metabolismo de CO_2 e H_2 por arqueias no cólon
Oxigênio (O_2)	0,1-2,3	Exclusivamente derivado do ar deglutido. O intestino torna-se cada vez mais anaeróbico no sentido craniocaudal, com diminuição nas concentrações
Sulfeto de hidrogênio (H_2S)		Produzidos durante a fermentação de proteínas e por bactérias redutoras de enxofre que reduzem sulfatos e sulfitos
Óxido nítrico (NO)		
VOCs (compostos orgânicos voláteis)		O metabolismo microbiano dentro do intestino gera vários compostos orgânicos voláteis que podem ou não ser excretados nos fluidos corporais. Associados ao metabolismo gastrointestinal são amônia, aminas alifáticas, ácidos graxos de cadeia ramificada, indol, fenol e compostos contendo enxofre voláteis

Fonte: Autoria própria.

» A composição da microbiota intestinal é mais estável após a idade de 2 anos. Assim, os perfis de gases intestinais são diferentes antes e depois dessa idade.
» No sistema digestório de indivíduos saudáveis, ocorre mínima quantidade de gás no intestino delgado proximal, enquanto a produção de gás aumenta no íleo, sendo marcadamente no cólon, onde a produção de gases intestinais é predominantemente derivada da microbiota.
» Parte do gás produzido é absorvida pelo sangue e eliminada via respiração, outra parte é metabolizada por microrganismos consumidores de gás e o restante é eliminado pelo ânus.
» Cinco gases: N_2, O_2, CO_2, H_2 e CH_4 são responsáveis por mais de 99% do gás gastrointestinal e muitos gases adicionais estão presentes em concentrações mínimas.

Sintomas e sinais do excesso de gás gastrointestinal

O gás gastrointestinal é considerado responsável pela gênese de múltiplos sintomas, tanto em indivíduos saudáveis quanto em pacientes com distúrbios gastrointestinais. O Quadro 31.3 apresenta os principais sintomas/sinais.

Investigação

» Radiografia simples de abdome (em pé e deitado): este exame pode fornecer uma visão qualitativa da intensidade e localização da retenção fecal e gasosa no sistema digestório.
» Teste do hidrogênio e metano no ar expirado: os gases intestinais, H_2 e CH_4, são absorvidos pela mucosa intestinal e passam para a corrente sanguínea. Conforme

Quadro 31.3. Principais sintomas/sinais do excesso de gás gastrointestinal	
Sintoma/sinal	Observação
Eructação excessiva	
"Estufamento" abdominal	Refere-se à sensação de aumento na pressão abdominal. Em geral não está associada à produção excessiva de gás, mas é uma manifestação de sensibilidade visceral alterada ou resultado de um distúrbio da motilidade O inchaço abdominal é a sensação subjetiva de gases, gás aprisionado ou uma sensação de pressão ou estar distendido sem distensão visível óbvia
Distensão abdominal	Aumento objetivo da circunferência abdominal
Dor abdominal	Gás na parte superior direita do cólon pode causar dores que se assemelham à da vesícula biliar
Borborigmo	
Desconforto abdominal	Não confundir com dor
Flatulência excessiva	Consumo de uma dieta rica em carboidratos não digeríveis e altamente fermentáveis

Fonte: Autoria própria.

o sangue passa pelos pulmões, esses gases passam para o espaço alveolar e são exalados. A coleta de amostras de ar expirado é um procedimento fácil e reproduzível. Como H_2 e CH_4 são quase inteiramente produzidos no intestino, suas concentrações no ar exalado se correlacionam com as do intestino. Assim, o H_2 e, em menor grau, o CH_4, funcionam como marcadores de fermentação após uma sobrecarga de carboidratos (lactose, sacarose, frutose, sorbitol etc.) (Capítulo 72).

» Exames laboratoriais: hemograma, bioquímicos e sorologias são de pouco valor. O exame parasitológico de fezes é muito importante para detecção da giardíase, pois infestações importantes causam má absorção de lactose e consequente fermentação com produção de gases.

Tratamento

O tratamento envolve identificar a etiologia e educar os pacientes e definir expectativas.

Condutas para reduzir o desconforto do gás gastrointestinal (Figura 31.1).

» Mudanças na dieta com redução ou retirada dos carboidratos com grande potencial de fermentação (lactose, frutose), alimentos com xarope de milho rico em frutose e FODMAPs (fermentable oligo-, di-, and monosaccharides) (Capítulo 79).

» Redução na quantidade de ar deglutido. São estratégias que devem ser ensinadas aos pacientes. Essa etapa é difícil de ser implementada, pois implica em mudanças de hábitos. Caminhar, correr ou movimentar-se pode ajudar a liberar gases.

» Alguns alimentos são grandes produtores de gás gastrointestinal: couve-flor, couves de Bruxelas, feijões, brócolis, repolho. Os adoçantes artificiais sorbitol, manitol, xilitol e glicerol promovem grande produção de gás.

» Antibióticos. Se o diagnóstico do excesso de gases for secundário ao supercrescimento bacteriano no intestino delgado (Capítulo 40).

» Alguns medicamentos podem reduzir gases ou sintomas de gases:

» A alfa-galactosidase contém a enzima que falta para digerir os açúcares dos feijões. Ingerir essa enzima antes de se alimentar com feijões.

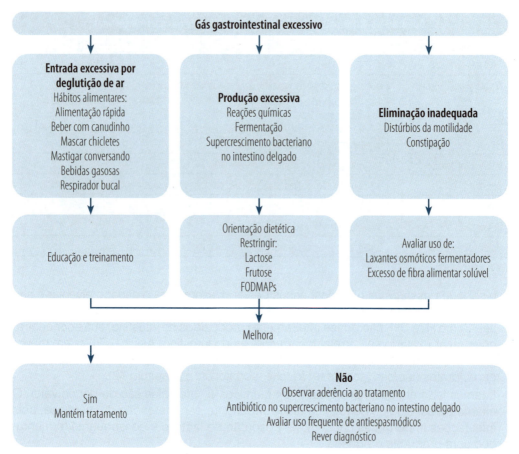

Figura 31.1. Algoritmo para avaliação e tratamento do gás gastrointestinal excessivo. (Fonte: Autoria própria.)

» A simeticona alivia a dor ou desconforto no abdome. Usado nas crises e não continuamente.
» Comprimidos e gotas de lactase. Disponíveis para pessoas com intolerância à lactose. A enzima lactase digere a lactose dos alimentos ou bebidas e reduz as chances de desenvolver sintomas. Leite e produtos lácteos sem lactose e com baixo teor de lactose estão disponíveis.

Leitura recomendada

Kalantar-Zadeh K, Berean KJ, Burgell RE et al. Intestinal gases: influence on gut disorders and the role of dietary manipulations. Nat Rev Gastroenterol Hepatol. 2019;16:733-47. https://doi.org/10.1038/s41575-019-0193-

Lacy BE, Cangemi D, Vazquez-Roque M. Management of chronic abdominal distension and bloating. Clin Gastroenterol Hepatol. 2021;19(2):219-31.e1. doi: 10.1016/j.cgh.2020.03.056.

Lacy BE, Gabbard SL, Crowell MD. Pathophysiology, evaluation, and treatment of bloating: hope, hype, or hot air? Gastroenterology & Hepatology. 2011;7(11):729-39.

Zmora N, Suez J, Elinav E. You are what you eat: diet, health and the gut microbiota. Nat Rev Gastroenterol Hepatol. 2019;16:35-56. https://doi.org/10.1038/s41575-018-0061-2.

Capítulo 32

Gastroenteropatias Perdedoras de Proteínas

A gastroenteropatias perdedoras de proteínas (GEPP) é uma síndrome, não uma doença específica.

Fisiologia e fisiopatologia

» Em indivíduos saudáveis, as perdas gastrointestinais de proteínas desempenham um papel menor no metabolismo proteico total, e os níveis de proteína sérica refletem o equilíbrio entre a síntese e o metabolismo das proteínas.

» Em condições fisiológicas, a maioria das proteínas endógenas encontradas no lúmen do trato gastrointestinal é derivada de enterócitos descamados e das secreções pancreáticas e biliares.

» Em indivíduos adultos normais, o *pool* total de albumina é aproximadamente 3,9 g/kg em mulheres e 4,7 g/kg em homens, com meia-vida de 15 a 33 dias. A taxa de síntese da albumina hepática é de 0,15 g/kg/dia, igualando a taxa de perda da albumina.

» A perda de albumina no trato gastrointestinal é responsável por apenas 2% a 15% da degradação corporal total da albumina, mas em pacientes com distúrbios gastrointestinais graves, a perda de proteína pode estender-se a até 60% do *pool* total de albumina.

» As proteínas que entram no trato gastrointestinal são metabolizadas em aminoácidos por enzimas gástricas, pancreáticas e do intestino delgado, reabsorvidas e recirculadas.

» A hipoalbuminemia na gastroenteropatia com perda de proteína ocorre quando há desequilíbrio entre a síntese de albumina hepática, que é limitada e pode aumentar apenas em 25%, e a perda de albumina.

» A albumina e a maioria das gamaglobulinas, exceto IgE, são limitadas em sua capacidade de responder às perdas gastrointestinais. Assim, a perda de proteínas para o intestino manifestar-se-á por hipoproteinemia (hipoalbuminemia e hipoglobulinemia).

Definição

Grupo de distúrbios associados à perda excessiva de proteínas séricas no trato gastrointestinal. Quando a taxa de perda gástrica ou entérica de proteínas, ou ambas, excede a capacidade de síntese de novas proteínas, ocorre hipoproteinemia. Pode ser dividida em causas primária (p. ex., linfangiectasia intestinal primária) e secundária.

A GEPP pode ser dividida em três categorias (Quadro 32.1)

» Doenças que levam à obstrução linfática, pressões linfática e intersticial elevadas, e dilatação dos ductos linfáticos intestinais. Resulta na ruptura dos ductos linfáticos ricos em proteínas, quilomícrons e linfócitos.
» Doenças sem erosões ou ulcerações da mucosa gastrointestinal. Ocorre aumento da permeabilidade da mucosa às proteínas como resultado de dano celular.
» Doenças com erosões ou ulcerações da mucosa gastrointestinal que podem ser localizadas ou difusas e resultam na perda de um exsudato inflamatório rico em proteínas.

Quadro 32.1. Principais gastroenteropatias perdedoras de proteínas segundo o mecanismo fisiopatológico

Aumento da pressão intersticial ou obstrução linfática	Doenças gastrointestinais não erosivas	Doenças ulcerativas/erosivas
Linfangiectasia intestinal	Doença celíaca	Gastrite erosiva
Linfangiectasia intestinal (congênita, adquirida)	Alergia alimentar	Úlcera por *Helicobacter pylori*
Insuficiência cardíaca congestiva	Gastroenteropatia eosinofílica	Diarreia infecciosa (*C. difficile*, *Shigella* sp.)
Pericardite constritiva	Gastropatia hipertrófica gigante (doença de Ménétrier)	Retocolite ulcerativa, doença de Crohn
Procedimento de Fontan	Supercrescimento bacteriano no intestino delgado	
Gastroenteropatia hipertensiva portal	Parasitoses intestinais: giardíase, estrongiloidíase	
	Colite microscópica: colagenosa; linfocítica	
	Gastroenteropatia associada à AIDS	
	Gastroenterite viral aguda	
	Gastroenteropatia alérgica	
	Gastrite por *Helicobacter pylori*	
	Púrpura de Henoch-Schönlein	

Fonte: Autoria própria.

 ## Diagnóstico

A maioria dos achados clínicos em pacientes com GEPP reflete a doença subjacente e não a perda de proteína. Edema é a principal manifestação clínica. Ele resulta da diminuição da pressão oncótica plasmática. A apresentação sob a forma de anasarca é rara. O edema geralmente é de membros superiores e face.

 ## Investigação

Pacientes com hipoproteinemia inexplicada na ausência de proteinúria, doença hepática e desnutrição devem ser investigados. Existem vários métodos para investigar a gastroenteropatia perdedora de proteínas (Figura 32.1).

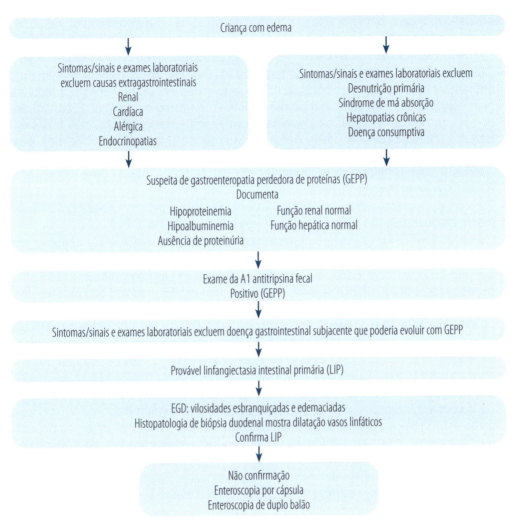

Figura 32.1. Fluxograma da abordagem diagnóstica da gastroenteropatia perdedora de proteínas. (Fonte: Autoria própria.)

Exames laboratoriais

Anormalidades que podem ser encontradas: hipoproteinemia, hipoalbuminemia, gamaglobulinas séricas diminuídas (IgG, IgA, IgM), lipoproteínas séricas diminuídas, evidência de má absorção de gordura, carboidratos e vitaminas lipossolúveis. Proteínas séricas diminuídas (ceruloplasmina, α1-antitripsina, fibrinogênio, transferrina e proteínas de ligação a hormônios). Imunidade celular alterada (linfocitopenia).

Demonstração e medida da perda proteica fecal

Como a hipoproteinemia e o edema são observados em outros distúrbios além da gastroenteropatia com perda de proteína, a documentação da perda excessiva de proteínas no trato gastrointestinal é fundamental. Assim, o padrão ouro para o diagnóstico da gastroenteropatia perdedora de proteínas é a demonstração e a medida da perda fecal.

A perda de proteína sérica no trato gastrointestinal pode ser medida por vários métodos:

» Quantificação da alfa-1 antitripsina fecal (a1-AT): é uma glicoproteína semelhante, em tamanho, à albumina, sintetizada no fígado e não sendo ativamente absorvida nem secretada no intestino; também é resistente à proteólise luminal. É um marcador útil da perda intestinal de proteína. Normalmente está presente nas fezes em baixas concentrações. A perda de proteína entérica pode ser demonstrada pela quantificação da concentração de a1-AT nas fezes de 24 horas. A depuração plasmática de alfa-1antitripsina é útil tanto para diagnosticar quanto para monitorar a resposta à terapia.

» Estudos de medicina nuclear: estão disponíveis para auxiliar no diagnóstico e incluem albumina sérica humana marcada com tecnécio-99m.

» Linfocintilografia: identifica anormalidade no sistema linfático. Deve ser considerada para pacientes selecionados.

» Trânsito intestinal com bário: em estudos radiográficos de bário podem demonstrar espessamento irregular, prega da mucosa com minúsculos nódulos que representam linfáticos dilatados sugerindo linfangiectasia intestinal. Também os exames com bário do intestino delgado e grosso podem demonstrar úlceras e anormalidades da mucosa.

» Ultrassonografia e tomografia computadorizada: mostram espessamento difuso da parede do intestino delgado devido ao ingurgitamento das vilosidades que contém os ductos linfáticos dilatados.

» Esofagogastroduodenoscopia e colonoscopia: podem ajudar a detectar inflamação da mucosa, ulceração, doença neoplásica ou outras anormalidades. Vilosidades estão esbranquiçadas e edemaciadas. Devem ser feitas biópsias de áreas de aparência anormal; biópsias aleatórias também podem ser adequadas, pois condições como colite colágena ou linfocítica têm aspecto endoscópico normal.

» Histopatologia: na biópsia duodenal pode-se observar dilatação dos ductos linfáticos na lâmina própria, infiltrado inflamatório misto e mínimo.

» Endoscopia por videocápsula: fornece um exame completo da mucosa do intestino delgado para identificar a presença de linfangiectasia intestinal. Portanto, pode avaliar a extensão da linfangiectasia. Pode, ainda, mostrar aspecto edematoso da mucosa. No entanto, a desvantagem é a incapacidade de se obter biópsia.

» Enteroscopia de duplo balão: revela manchas brancas dispersas, descritas como uma aparência característica de floco de neve, recobrindo a mucosa do intestino delgado. Permiti a obtenção de biópsias.

» Linfangiectasia intestinal primária (doença de Waldmann):
  – É uma causa rara da gastroenteropatia perdedora de proteínas. Ocorre, principalmente, na faixa etária pediátrica (geralmente antes dos 3 anos de idade).
  – É uma malformação congênita com obstrução dos vasos linfáticos de intestino, caracterizada por dilatação dos ductos linfáticos localizados na mucosa, submucosa ou subserosa.
  – Edema periférico geralmente se apresenta simétrico (edema de membro inferior). Nos casos graves, pode apresentar ascite, derrame pleural e pericardite. Outros sintomas são dor abdominal, fadiga, diarreia moderada e perda de peso.

– A enteropatia com perda de proteína e de linfa no intestino resulta em hipoproteinemia, hipoalbuminemia, hipogamaglobulinemia e linfopenia.

Tratamento e prognóstico

» O objetivo da terapia em GEPP é identificar a doença subjacente e, portanto, direcionar a combinação da intervenção dietética, médica e cirúrgica.
» A GEPP adquirida deve ser tratada pela correção da doença primária, enquanto a linfangiectasia intestinal congênita pode ser parcialmente controlada com restrições alimentares.
» A perda de proteína pode ser compensada, em parte, por uma dieta rica em proteínas.
» Uma dieta com baixo teor em gorduras reduz o fluxo e a pressão nos ductos linfáticos, evitando a dilatação e o vazamento de linfa.
» A perda de proteína entérica pode ser reduzida por uma dieta com baixo teor de gordura enriquecida com triglicerídeos de cadeia média que não requerem transporte linfático. O triglicerídeo de cadeia média é absorvido diretamente na circulação venosa portal.
» A maioria das etiologias das GEPP é tratável, uma vez que a causa seja diagnosticada e curada.
» Na maioria dos pacientes com linfangiectasia intestinal primária o tratamento dietético é permanente.
» A infusão de albumina é um tratamento sintomático proposto em pacientes com edema desconfortável de membros inferiores. Eficácia da albumina intravenosa é transitória, pois ocorre perda persistente de linfa para o lúmen intestinal.
» A ressecção do intestino delgado é útil nos raros casos em que a linfangiectasia intestinal é segmentar e localizada.

Leitura recomendada

Aoyagi K, Iida M, Yao T et al. Characteristic endoscopic features of intestinal lymphangiectasia: correlation with histological findings. Hepatogastroenterology. 1997;44:13.

Ingle SB, Hinge (Ingle) CR. Primary intestinal lymphangiectasia: Minireview. World J Clin Cases. 2014;2:528-33. doi: http://dx.doi.org/10.12998/wjcc.v2.i10.528.

Lee J, Kong MS. Primary intestinal lymphangiectasia diagnosed by endoscopy following the intake of a high-fat meal. Eur J Pediatr. 2008;167(2):237-9.

Marjet JB, Koert MD, Merit MT. Protein-losing enteropathy in children. Eur J Pediatr. 2010;169:1179-85.

Troskot R, Jurcic D, Bilic A, Palcic MG, Tezak S, Brajkovic I. How to treat an extensive form of primary intestinal lymphangiectasia? World J Gastroenterol. 2015;21:7320-25. doi: 10.3748/wjg.v21. i23.7320.

Vignes S, Bellanger J. Primary intestinal lymphangiectasia (Waldmann's disease). Orphanet J Rare Dis. 2008;3:5. https://doi.org/10.1186/1750-1172-3-5.

Wen J, Tang Q, Wu J, Wang Y, Cai W. Primary intestinal lymphangiectasia: four case reports and a review of the literature. Dig Dis Sci. 2010;55:3466-72. doi: 10.1007/s10620-010-1161-1.

Capítulo 33

Hemorragia Gastrointestinal

A hemorragia gastrointestinal (HGI) pode ocorrer em qualquer parte do sistema digestório, da boca ao ânus.

 Definição de termos

Hematêmese HGI alta	Sangue vermelho brilhante. Indica sangramento rápido, ou seja, a hemoglobina não se converteu em hematina ácida. Pode ter sido deglutido da nasofaringe
Vômito em "borra de café" HGI alta	Vômito com sangue, após exposição prolongada ao ácido gástrico. Do esôfago, estômago e duodeno ou deglutido da nasofaringe
Hematoquezia HGI alta e HGI baixa	Sangue vermelho "vivo" via retal, podendo ser misturado com fezes. Geralmente devido a sangramento no cólon
Melena HGI alta e HGI baixa	Evacuação escurecida (negra). Pode ser uma manifestação de HGI alta. O sangue deve permanecer no intestino por pelo menos 6 horas. Tem odor característico
Sangramento oculto	Invisível a olho nu, mas detectado por pesquisa de sangue oculto nas fezes
Hemoptise/hematêmese	Ocasionalmente, a hemoptise pode ser confundida com hematêmese ou vice-versa
Mimetizadores de hemorragia gastrointestinal	Vômitos: medicamentos contendo bismuto ou sais de ferro podem parecer corante alimentar vermelho melena. Alimentos/corantes podem tornar os vômitos ou fezes vermelhas, roxas ou marrons (beterraba). Sucos de frutas e beterraba
Hemorragia gastrointestinal *major*	Dentro das 48 horas iniciais: queda na hemoglobina > 2 g/dL e/ou necessidade de transfusão de sangue. Esofagogastroduodenoscopia (EGD) ou colonoscopia. Dentro das 4 horas iniciais: procedimento cirúrgico para interromper sangramento
Hemorragia gastrointestinal *minor*	Clinicamente não significativo

 Investigação

História clínica

» Obter um histórico detalhado para avaliar gravidade, tempo, duração e volume do sangramento.
» Sintomas associados ao sangramento (dor abdominal, disfagia, vômito, náusea, mudança no hábito intestinal, perda de peso não intencional).
» Avaliar as comorbidades: doença hepática, varizes esofágicas/gástricas, cirrose hepática, doença renal, coagulopatias, infecção por *Helicobacter pylori*, doença inflamatória intestinal.

HEMORRAGIA GASTROINTESTINAL **237**

» Exposição a medicamentos: anti-inflamatórios não hormonais, corticosteroides, anticoagulantes, sais de bismuto e de ferro.
» Episódios anteriores de sangramento gastrointestinal.
» O Quadro 33.1 apresenta as principais etiologias de hemorragia gastrointestinal segundo a localização e diferentes faixas etárias.
» O Quadro 33.2 mostra a apresentação clínica do sangramento e etiologias mais comuns.

Exame físico

» O exame físico deve procurar estigmas da doença subjacente e sinais de abdome agudo que justificam cirurgia urgente ou emergente.
» Sensibilidade epigástrica aumentada.
» Hepatoesplenomegalia pode implicar varizes.
» Exame retal para a avaliação de fissuras anais, hemorroidas, massa anorretal.
» Exame das fezes.

Quadro 33.1. Etiologias de hemorragia gastrointestinal segundo a localização e faixas etárias		
	Hemorragia gastrointestinal alta	Hemorragia gastrointestinal baixa
Neonatal	Sangue materno deglutido	Deficiência de vitamina K
	Esofagite erosiva	Proctocolite alérgica
	Deficiência de vitamina K	Enterocolite necrosante
	Gastrite hemorrágica	Fissura anal
	Gastrite e úlcera de estresse	
1-12 meses	Esofagite	Colite infecciosa
	Gastrite	Fissura anal
	Corpo estranho	Intussuscepção
	Obstrução intestinal	Proctocolite alérgica
	Gastrite induzida por medicamentos	Volvo
	Malformação vascular	Hiperplasia nodular linfoide
1-5 anos	Esofagite erosiva	Intussuscepção
	Gastrite	Volvo
	Gastrite induzida por medicamentos	Colite infecciosa
	Varizes esofágicas e gástricas	Pólipo juvenil
	Mallory-Weiss	Prolapso retal
		Divertículo de Meckel
5-15 anos	Varizes esofágicas e gástricas	Colite infecciosa
	Úlcera por *H. pylori*	Doença inflamatória intestinal
	Esofagite de refluxo	Púrpura de Henoch-Schönlein
	Mallory-Weiss	Pólipo juvenil
	Lesões de Dieulafoy	Anomalias vasculares
		Úlcera retal solitária

Fonte: Autoria própria.

Quadro 33.2. Apresentação clínica do sangramento e etiologias mais comuns			
Hematêmese	Hematoquezia e melena	Sangramento retal: fezes anormais	Sangramento retal: fezes normais
Sangue deglutido	Intussuscepção	Colite infecciosa	Pólipo juvenil
Esofagite erosiva	Divertículo de Meckel	Enterocolite necrosante	Hiperplasia nodular linfoide
Síndrome de Mallory-Weiss	Vasculite	Proctocolite alérgica	Colite eosinofílica
Gastrite hemorrágica	Henoch-Schönlein	Colite ulcerativa, doença de Crohn	Doença inflamatória intestinal
Gastropatia	Colite ulcerativa		Malformação vascular
Sangramento de varizes	Malformação vascular		

Fonte: Autoria própria.

Fatores de risco

Uso de anti-inflamatórios não hormonais	Hipertensão portal ou varizes	Durante o curso de falência de órgãos
Helicobacter pylori (infecção)	Distúrbios hemorrágicos	Traumatismo
Úlcera péptica	Ventilação mecânica	Choque

Definição da hemorragia gastrointestinal

Perguntas e respostas fundamentais para a definição do diagnóstico e das condutas:

» Idade.
» É sangue?
» É do sistema digestório? (pode ser das vias aéreas).
» Aspecto geral da criança/adolescente (aspecto geral bom ou doentio).
» Hemorragia anterior.
» Uso de anti-inflamatórios.
» Dor abdominal presente.
» Sintomas/sinais de abdome agudo.
» Mudança no hábito intestinal.
» Sintomas/sinais de colite.
» Esplenomegalia.
» Estabilidade hemodinâmica.
» Doença associada.
» HGI *major* ou *minor*.
» Gravidade: leve; moderada; grave; muito grave.
» Diagnóstico topográfico da hemorragia mais provável.
» HGI alta.
» HGI baixa.
» Não definido (HGI média).

Tratamento

Os principais objetivos do tratamento são:

» Avaliação do ambiente apropriado para o tratamento, seguido de reanimação e terapia de suporte durante a investigação da causa subjacente.

» Evitar admissão hospitalar para pacientes que apresentam sangramento *minor* e autolimitado.

» Reduzir a mortalidade e a necessidade de grandes cirurgias.

» Estratificação de risco para identificar os pacientes que se beneficiariam de cuidado em UTI. Pacientes com instabilidade hemodinâmica, sangramento contínuo ou aqueles com risco significativo de morbimortalidade devem ser monitorados em uma UTI para facilitar a observação dos sinais vitais e uma intervenção terapêutica mais rápida.

Avaliação inicial

Imediata

» Coleta de sangue para:
- Hemograma completo (hemoglobina/hematócrito, plaquetas); tipagem sanguínea e contraprova (visando possível transfusão); marcadores de coagulação (INR, tempo e atividade da protrombina, PTT).
- Painel bioquímico: hepático e albumina.
- Função renal (ureia e creatinina).

Ressuscitação hemodinâmica

» A prioridade no tratamento é a estabilização hemodinâmica do paciente.

» Monitoramento dos sinais vitais.

» Procurar por sinais de instabilidade hemodinâmica (taquicardia em repouso; hipotensão ortostática; hipotensão supina).

» Testes básicos de laboratório não só ajudam a guiar a ressuscitação, mas também fornecem visão sobre insuficiência hepática ou renal.

» Definir diagnóstico, topografia, etiologia e tratamento específico.

» A lavagem gástrica pode ser usada para avaliar os vômitos em "borra de café"; para remover sangue fresco ou coágulos; e para facilitar a EGD. Entretanto, não é recomendada a lavagem com água gelada.

Tratamento farmacológico

» Inibidores da bomba de prótons (usados empiricamente para HGI alta, podendo ser continuados ou descontinuados após a identificação da fonte de sangramento).

» A somatostatina e seu análogo octreotídeo podem ser usados para tratar o sangramento ativo por varizes.

» Antibióticos. Usados profilaticamente em pacientes com cirrose e com sangramento agudo e risco aumentado de infecção e mortalidade.

» Sucralfato. Revestimento da mucosa ulcerada.

Outras medidas

» Colocação do balão de Sengstaken-Blakemore (pacientes com instabilidade hemodinâmica/sangramentos gastrointestinais maciços e com varizes. esse procedimento deve ser uma medida temporária, pois acarreta risco de complicações: arritmias, perfuração gástrica ou esofágica.

Hemorragia gastrointestinal alta (HGI Alta) (Figura 33.1)

Localização: acima do ligamento de Treitz (esôfago, estômago e duodeno) e raramente do pâncreas e vias biliares.
» Os sinais e sintomas na apresentação incluem hematêmese, melena e vômitos em "borra de café".
» Os pacientes também podem sentir dor epigástrica, dor abdominal.
» Avaliação e estratificação de risco. Um escore para avaliar a gravidade da HGI alta na admissão do paciente ≥ 7 anos de idade, consta de 5 parâmetros e respectivas pontuações: alteração do nível de consciência (02); aparência anêmica (02); hematoquezia (05); hemoglobina < 80 g/L (04); queda na hemoglobina > 20 g/L (03), totalizando 16 pontos. O valor de corte estabelecido foi de 8 pontos.

Esofagogastroduodenoscopia (EGD)

» Pode ser diagnóstica e terapêutica, sendo a intervenção de escolha para o tratamento com terapia de injeção, coagulação térmica ou clipes/bandas hemostáticas.

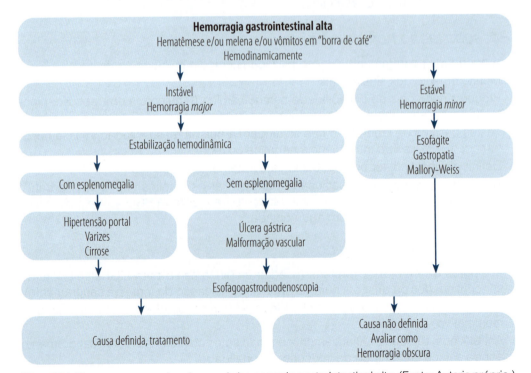

Figura 33.1. Fluxograma para abordagem da hemorragia gastrointestinal alta. (Fonte: Autoria própria.)

A ligadura ou bandagem endoscópica das varizes é a modalidade de escolha para varizes de esôfago.

Outros exames

» *Push* enteroscopia: permite melhor visualização do intestino delgado.
» Cintilografia nuclear: detecta sangramento que ocorre a uma taxa de 0,1 a 0,5 mL/min, usando Tecnécio-99m (só pode detectar sangramento ativo).
» Angiografia: permite a identificação de um vaso sangrante e potencial tratamento por embolização ou vasopressina intra-arterial. Requer que o sangramento ativo esteja a uma taxa de 0,5 a 1,0 mL/min para visualizar o local.
» Cápsula endoscópica: para sangramento obscuro.

Hemorragia gastrointestinal baixa (HGI baixa) (Figura 33.2)

Localização: distal à válvula ileocecal.

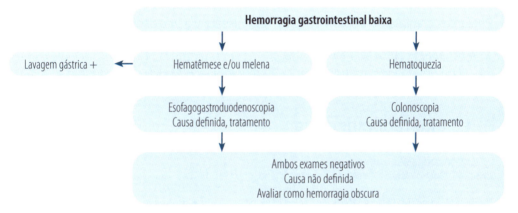

Figura 33.2. Fluxograma para abordagem da hemorragia gastrointestinal baixa. (Fonte: Autoria própria.)

Colonoscopia

» Colonoscopia com visão do íleo terminal. Pode ser diagnóstica e terapêutica.
» Permite a visualização do cólon e o íleo terminal, e tratamento com terapia de injeção, coagulação térmica ou clipes/bandas hemostáticas.

Hemorragia gastrointestinal média (HGI Média) (Figura 33.3)

Localização: do ligamento de Treitz à válvula ileocecal
» Quando a causa do sangramento gastrointestinal não é conhecida após endoscopia bidirecional (EGD e colonoscopia) e avaliação do intestino delgado é fundamental e pode elucidar HGI obscura (oculta).

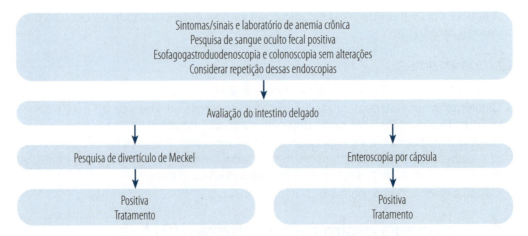

Figura 33.3. Fluxograma para abordagem da hemorragia gastrointestinal média. (Fonte: Autoria própria.)

Readmissão e prognóstico

» Pacientes com maior propensão para readmissão: varizes esofágicas, hematêmese, úlceras e HGI obscura.
» A coexistência de doenças associadas, distúrbios da coagulação, dificuldade na identificação do local da hemorragia, hemoglobina < 7 g/Dl e hematócrito < 20% no exame inicial, são achados de mau prognóstico.

Leitura recomendada

Bhatia V, Lodha R. Upper gastrointestinal bleeding. Indian J Pediatr. 2011;78:227-33. doi.org/10.1007/s12098-010-0296-6.
Boyle JT. Gastrointestinal bleeding in infants and children. Pediatr Rev. 2008;29:39-52. doi: 10.1542/pir.29-2-39.
Chaibou M, Tucci M, Dugas MA et al. Clinically significant upper gastrointestinal bleeding acquired in a pediatric intensive care unit: a prospective study. Pediatrics 1998;102:933-8.
Freedman SB, Stewart C, Rumantir M, Thull-Freedman JD.Predictors of clinically significant upper gastrointestinal hemorrhage among children with hematemesis. J Pediatr Gastroenterol Nutr. 2012;54:737-43.
Neidich GA, Cole SR. Gastrointestinal bleeding. Pediatr Rev. 2014;35:243-53. doi: 10.1542/pir.35-6-243.
Pai AK, Fox VL. Gastrointestinal bleeding and management. Pediatr Clin North Am. 2017;64:543-61. doi: 10.1016/j.pcl.2017.01.014.
Sahn B, Bitton S. Lower gastrointestinal bleeding in children. Gastrointestinal Endoscopy Clinics of North America. 2016;26:75-98. doi.org/10.1016/j.giec.2015.08.007.
Singhi S, Jain P, Jayashree M, Lal S. Approach to a child with upper gastrointestinal bleeding. Indian J Pediatr. 2013;80:326-33. doi: 10.1007/s12098-013-0987-x.
Zheng W, Jiang L, Jia X, Long G, Shu X, Jiang M. Analysis of risk factors and development of scoring system to predict severity of upper gastrointestinal bleeding in children. J Gastroenterol Hepatol. 2019;34:1035-41. doi: 10.1111/jgh.14548.

Capítulo 34

Hipertensão Portal

» O sistema porta inclui as veias que transportam sangue da parte abdominal do sistema digestório, baço, pâncreas e vesícula biliar. A veia porta entra no fígado pela *porta hepatis* em dois ramos principais, um para cada lobo. Quando a circulação portal é obstruída, seja dentro ou fora do fígado, uma circulação colateral se desenvolve para levar o sangue portal para as veias sistêmicas.

» Hipertensão portal (HP) é definida como aumento patológico da pressão dentro do sistema venoso portal. A pressão intravascular resulta de fluxo sanguíneo prejudicado da veia porta para a veia hepática, seja como resultado de congestão no fígado em decorrência de doença hepática crônica (em nível pré-sinusoidal ou sinusoidal) ou de obstrução extra-hepática.

» A HP é uma causa significativa de morbidade e mortalidade em crianças com doença hepática crônica. Identificar crianças com HP que são mais propensas a sofrer hemorragia gastrointestinal é um desafio. O papel da vigilância com endoscopia digestiva alta é muito importante.

Fisiopatologia

» A pressão venosa portal é diretamente proporcional ao fluxo sanguíneo portal e à resistência hepática. No fígado normal, a resistência intra-hepática muda de acordo com a variação do fluxo sanguíneo portal para manter a pressão portal dentro dos limites normais. Em condições fisiológicas, o aumento da pressão portal é neutralizado pela dilatação sinusoidal, mesmo na presença de aumento do fluxo sanguíneo, como pode ocorrer após a ingestão de refeições.

» A hipertensão portal refere-se a um aumento patológico da pressão portal. A fisiopatologia da HP envolve uma relação complexa entre o fígado, o baço e o sistema vascular que os conecta.

» Os principais fatores patogenéticos são: aumento do fluxo sanguíneo portal e/ou aumento da resistência vascular (principal fator patogenético no desenvolvimento da HP). Com o aumento da resistência na HP extra-hepática, o fluxo sanguíneo é bloqueado por uma obstrução mecânica. Por outro lado, o aumento do fluxo sanguíneo é estabelecido pela vasodilatação arteriolar esplâncnica causada por uma liberação excessiva de vasodilatadores endógenos, incluindo óxido nítrico, glucagon e endotelina (ativada pelo peptídeo intestinal vasoativo), bem como pela ativação do simpático e do sistema renina-angiotensina.

» O aumento da pressão portal leva à esplenomegalia e ao desenvolvimento de colaterais em vários locais: esôfago distal e cárdia gástrica (varizes esofágicas e gástricas); o canal anal (varizes anorretais); o ligamento falciforme (varizes umbilicais); e varizes na parede abdominal e retroperitônio. A junção entre as varizes da mucosa e da submucosa nos 2-5 cm inferiores do esôfago é o local usual de ruptura que leva ao sangramento.

Classificação

» Com base no local de resistência ao fluxo sanguíneo, a HP pode ser classificada como pré-hepática, pós-hepática ou hepática. Essa última subdividida em pré-sinusoidal, sinusoidal e pós-sinusoidal (Figura 34.1).
» A classificação funcional está relacionada com a presença ou ausência de cirrose. A hipertensão portal não cirrótica forma um subconjunto importante da HP em crianças. Fibrose portal não cirrótica e obstrução extra-hepática da veia porta (OEHVP) são dois distúrbios que se apresentam apenas com características de HP, sem evidência de disfunção parenquimatosa hepática.

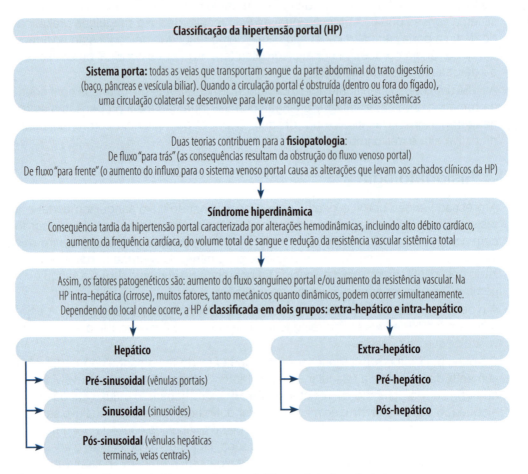

Figura 34.1. Classificação da hipertensão portal. (Fonte: Autoria própria.)

Investigação da hipertensão portal

História clínica e exame físico

» Obter informações sobre prematuridade, icterícia neonatal, cateterismo umbilical.
» História de esplenomegalia isolada sem qualquer estigma de doença hepática crônica. O tamanho esplênico pode diminuir agudamente logo após uma hemorragia maciça (para compensar a perda de volume) e retomar o tamanho pré-sangramento logo após a transfusão de sangue.
» Avaliar o tamanho e a consistência do fígado. O fígado pode ser palpável se o paciente estiver com insuficiência cardíaca em decorrência de anemia (pós-sangramento).
» Padrão venoso abdominal (local e direção do fluxo venoso), ascite, sinais cutâneos de doença hepática crônica (aranhas vasculares, eritema palmar), hematomas e edema.

Avaliação laboratorial

Em pacientes com HP, a investigação deve ter como objetivo identificar a doença hepática responsável, quantificar o grau e a gravidade da HP e suas complicações.

» Hemograma completo: pode mostrar anemia, leucopenia e/ou trombocitopenia por hiperesplenismo.
» Tempo de protrombina: comumente prolongado em pacientes com doença hepática intrínseca ou síndrome de Budd-Chiari. Na obstrução da veia porta, o tempo de protrombina pode ser levemente prolongado. A presença de concentrações reduzidas de proteínas pró-coagulantes e anticoagulantes provavelmente se deve à redução do fluxo sanguíneo portal e/ou *shunt* portossistêmico.
» Testes bioquímicos de função hepática: na obstrução da veia porta, a albumina plasmática pode estar reduzida após um sangramento por varizes, mas a função bioquímica do fígado é normal. Nas doenças intra-hepáticas a função hepática é anormal. Entretanto, a bioquímica de rotina pode ser normal na cirrose bem compensada. Na síndrome de Budd-Chiari, tanto a função hepática quanto a renal podem ser alteradas.
» Gradiente de albumina soro-ascite (GASA): é mais útil do que a concentração total de proteína do líquido ascítico, na classificação da ascite em etiologia hipertensiva portal e hipertensiva não portal (Capítulo 3).
» Ultrassonografia abdominal: confirma características inespecíficas de hipertensão portal, como grandes veias colaterais e esplenomegalia. A ecotextura hepática pode indicar a presença de doença hepática crônica. Os estudos de fluxo com Doppler fornecem informações sobre a direção e a velocidade do fluxo na veia porta, veias hepáticas e veia cava.
» Endoscopia digestiva: é utilizada para avaliar varizes gastroesofágicas e anorretais. As varizes esofágicas são classificadas de acordo com a gravidade. As varizes grandes podem apresentar "sinais vermelhos" de hemorragia varicosa recente ou iminente; esses estigmas incluem "manchas vermelho-cereja" e "varizes sobre varizes". A gastropatia portal é caracterizada por hiperemia da mucosa e veias submucosas dilatadas.
» Tomografia computadorizada e ressonância magnética: avalia o parênquima hepático, a conformação da árvore biliar, anatomia vascular, permeabilidade do recesso

Rex e sinais de biliopatia hipertensiva portal. Ambas são úteis na avaliação de lesões hepáticas focais associadas à hipertensão portal e na síndrome de Budd-Chiari. Nessa os achados dependem da duração e do grau de obstrução venosa. Nos casos crônicos, há esplenomegalia, ascite e o parênquima hepático apresenta realce irregular pelo contraste e hipertrofia do lobo caudado. Na obstrução da veia porta, um grau variável de atrofia hepática pode ser observado.

» Biópsia hepática percutânea: geralmente é realizada para diagnosticar doença hepática subjacente. Na obstrução da veia porta extra-hepática, a arquitetura hepática é normal, mas pode ser observada fibrose periportal leve. Na obstrução da veia hepática, geralmente mostra congestão venosa acentuada ao redor das vênulas centrais, com necrose dos hepatócitos. Nos casos crônicos, há progressão para fibrose hepática e cirrose.

» Angiografia: é importante ao considerar a cirurgia de derivação portossistêmica, incluindo cirurgia Meso-Rex, e ao avaliar pacientes com veia porta trombosada ou anormal antes do transplante de fígado.

Diagnóstico

» Sinais e sintomas durante uma consulta de rotina podem sugerir doença hepática subjacente. As duas manifestações clínicas mais comuns da hipertensão portal pediátrica que podem levar ao diagnostico são hemorragia gastrointestinal (apresentação como hematêmese ou melena) e esplenomegalia (diagnóstico incidental de esplenomegalia ou trombopenia – hiperesplenismo).

» Ascite, icterícia e encefalopatia hepática são incomuns no primeiro diagnóstico.

» A colopatia portal é uma complicação que se apresenta com sangramento retal de varizes anorretais e alterações da mucosa do cólon, mas é menos comum em crianças.

» É importante entender as diferenças entre as causas cirróticas e não cirróticas da HP, uma vez que a primeira está associada a aumento das transaminases e disfunção parenquimatosa (coagulopatia, hipoalbuminemia), enquanto a segunda apresenta complicações relacionadas com a HP (esplenomegalia, sangramento de varizes, trombocitopenia).

» As principais etiologias estão no Quadro 34.1.

Tratamento

Uma vez confirmado o diagnóstico de HP, um plano de tratamento colaborativo entre o paciente e sua família garantirá o atendimento e o acompanhamento adequado. A terapia visa a controlar e/ou reduzir a probabilidade de hemorragia gastrointestinal por varizes (complicação mais significativa). Isso pode ser alcançado com agentes farmacológicos, endoscopia terapêutica regular, radiologia intervencionista ou cirurgia. O tratamento e o manejo são determinados pela causa subjacente da hipertensão portal.

Terapia farmacológica

» O tratamento farmacológico envolve betabloqueadores não seletivos (geralmente propranolol) para diminuir a pressão dentro do sistema porta. Em crianças, porém, faltam evidências quanto à dosagem apropriada, eficácia e segurança. Assim, o uso de betabloqueadores deve ser evitado.

Quadro 34.1. Principais etiologias da hipertensão portal	
Extra-hepática	
Pré-hepática	Trombose da veia porta Estenose congênita ou compressão extrínseca da veia porta Trombose da veia esplênica
Pós-hepática	Obstrução da veia cava inferior (trombose) Insuficiência cardíaca direita Pericardite constritiva Doenças da válvula tricúspide
Hepática	
Pré-sinusoidal	Fibrose hepática congênita Hepatite viral crônica (hepatites B e C) Cirrose biliar primária Hiperplasia nodular focal Doenças granulomatosas (esquistossomose, tuberculose) Doença de Gaucher Doença policística do fígado Neoplasias benignas e malignas Toxinas e drogas (metotrexato, 6-mercaptopurina) Hepatites crônicas
Sinusoidal	Cirrose hepática Doença de Wilson Hemocromatose Doenças de armazenamento (fígado gorduroso, glicogenose tipo III, doença de Niemann-Pick, deficiência de α1-antitripsina) Hepatite aguda (viral e autoimune)
Pós-sinusoidal	Doença venoclusiva Trombose da veia hepática (síndrome de Budd-Chiari)

Fonte: Autoria própria.

Terapia endoscópica

A esofagogastroduodenoscopia é o melhor teste disponível para o diagnóstico de varizes.

Assim, uma vigilância pode ser realizada no início do tratamento para estratificar o risco de sangramento. Existem duas opções de tratamento endoscópico. Ambas são altamente eficazes no controle do sangramento agudo de varizes, bem como na erradicação das varizes.

» **Escleroterapia endoscópica (EST):** envolve injeção intravariceal ou perivariceal com um agente esclerosante. Mostrou ser útil mesmo em crianças muito pequenas a partir de 5 meses (5,5 kg).

» **Ligadura endoscópica de varizes (EVL):** envolve o corte do fluxo sanguíneo para a variz, aplicando um elástico firmemente ao seu redor, com subsequente trombose da variz. Atualmente é mais utilizada, pois é eficaz, fácil e segura, tanto em adultos quanto em crianças. A recorrência do sangramento é menor neste procedimento, pois as varizes são erradicadas em menos sessões endoscópicas.

Complicações

» Uma proporção significativa de crianças com doenças hepáticas agudas e crônicas desenvolve HP e suas complicações. As principais complicações na hipertensão portal estão no Quadro 34.2. A complicação mais grave e com risco de vida é a hemorragia gastrointestinal por varizes esofágicas. Outras complicações: comprometimento do crescimento, esplenomegalia (com hiperesplenismo), ascite, aumento da permeabilidade intestinal, encefalopatia hepática, síndrome hepatopulmonar, síndrome hepatorrenal, coagulação vascular, biliopatia e comprometimento da qualidade de vida.

Quadro 34.2. Principais complicações na hipertensão portal (HP)	
Hemorragia gastrointestinal, ver Capítulo 33	Sangramento de varizes no esôfago, estômago e reto. Menos frequente na gastropatia hipertensiva portal. Hematêmese e melena são os sintomas mais comuns
Esplenomegalia	Associada a uma hiperatividade esplênica (hiperesplenismo), que leva à destruição prematura das células sanguíneas. Comumente seguida por aumento no fluxo sanguíneo esplênico, que participa ativamente da HP causando congestão do sistema portal. No início, ocorre apenas congestão do baço e, eventualmente, hiperplasia e fibrose tecidual. Pode ser descoberta pela primeira vez no exame físico de rotina, seguida com uma extensa avaliação hematológica antes que a hipertensão portal seja considerada
Ascite, ver Capítulo 3	Ocorre em pacientes com HP causada por cirrose. O gradiente de albumina soro-ascite (GASA) é mais útil do que a concentração total de proteína do líquido ascítico na classificação da ascite em etiologia hipertensiva portal e não portal. Ascite quilosa (acúmulo de linfa rica em lipídeos na cavidade peritoneal em decorrência de ruptura do sistema linfático secundário à lesão traumática ou à obstrução). Pode-se apresentar na HP em razão de trombose da veia porta ou malformação venosa portal congênita
Varizes	Condições que contribuem para a ruptura e o sangramento de varizes: episódio de infecção do trato respiratório superior, aumento da pressão abdominal durante a tosse ou espirro, o aumento do débito cardíaco em virtude de febre, efeito erosivo de anti-inflamatórios não esteroides, refluxo gastroesofágico
Encefalopatia hepática	Anormalidades neurológicas graves (distúrbios de consciência incluindo coma, alterações de personalidade, deterioração intelectual e disfunção motora e de fala). O início súbito e a rápida reversibilidade da encefalopatia na doença hepática sugerem uma origem metabólica. Surge quando o fígado não consegue desintoxicar o sangue venoso portal em pacientes com cirrose e HP associada a *shunt* portossistêmico. Várias neurotoxinas (especialmente amônia) e mediadores inflamatórios têm papéis significativos em sua patogênese, induzindo edema cerebral de baixo grau
Síndrome hepatopulmonar	Principais sintomas: falta de ar, intolerância ao exercício e baqueteamento digital. Como esses sintomas geralmente são leves no início, a doença pode ser negligenciada no estágio inicial e se tornar evidente apenas quando avançada. A saturação transcutânea de oxigênio é uma ferramenta simples e valiosa para rastrear os pacientes
Síndrome hepatorrenal	Ocorre em pacientes com doença hepática avançada. Classificada em tipo 1 (forma aguda e rapidamente progressiva que se desenvolve após um fator precipitante, como sangramento gastrointestinal ou peritonite bacteriana espontânea) e tipo 2 (forma progressiva de insuficiência renal que geralmente ocorre sem um desencadeamento súbito na presença de ascite crônica e refratária)
Manifestações vasculares cutâneas	Resultado de derivação porto-colateral através de vasos subcutâneos, na tentativa de descompressão do sistema venoso portal. Na veia umbilical resultam colaterais periumbilicais proeminentes, denominadas *caput medusae*. Um sopro venoso audível (sopro de Cruveilhier-Baumgarten) pode, ocasionalmente, ser ouvido

Fonte: Autoria própria.

Varizes

Varizes são comunicações venosas anormais entre a circulação portal e sistêmica que se desenvolvem para descomprimir o sistema venoso portal. As varizes se desenvolvem principalmente no esôfago inferior, estômago e reto. Varizes gastroesofágicas são mais propensas a sangramento em decorrência de sua posição e exposição a alimentos e ácidos, enquanto varizes em outros locais, como esplenorrenal ou na região retroperitoneal, são menos propensas a sangrar.

Classificação de varizes

Existem diversas classificações de varizes baseadas no aspecto, tamanho e relação com o lúmen do esôfago.

Classificação de Paquet

Classifica as varizes em 3 graus de acordo com seu tamanho:
» Grau I: varizes que se estendem minimamente sobre a mucosa (desaparecem com a insuflação).
» Grau II: varizes projetando até 1/3 do lúmen (não são comprimidas com a insuflação).
» Grau III: varizes projetando-se até 50% do lúmen e/ou em contato.

Sociedade japonesa para o estudo da hipertensão portal

Estabelece uma descrição das varizes com base em 4 aspectos:
» Cor: branca ou azul.
» Sinais vermelhos: ausente ou presente.
» Forma: reta, tortuosa ou muito longa e tortuosa.
» Localização: distal, terço médio ou superior.

Escala proposta pelo Endoscopic Club of Northern Italy

Nessa escala, as varizes são descritas com base em 3 aspectos:
» Classificação de Child-Pugh: A, B, C.
» Tamanho das varizes: pequeno ou grande. Estas últimas correspondem às varizes médias e grandes da classificação de Paquet.
» Sinais vermelhos: ausente ou presente, o mesmo da classificação japonesa.

Classificação japonesa foi revisada pelo Italian Liver Cirrhosis Project (ILCP) Group

Descreve o tamanho das varizes como a porcentagem do raio do lúmen esofágico que é ocupado pela maior variz.
» Grau 1: variz pequena, ocupa menos de 25%.
» Grau 2: variz média, ocupa de 25% a 50%.
» Grau 3: variz grande ou ocupa mais de 50% do raio do lúmen do esôfago.

Os critérios de Cales definem as varizes

» Pequenas se aplanarem com a insuflação durante a endoscopia.
» Médias se não aplanarem com a insuflação.
» Grandes se não aplanarem com a insuflação durante a endoscopia e forem confluentes.

Escores preditores da presença de varizes

» A esofagogastroduodenoscopia é o método padrão ouro para avaliação de varizes esofágicas e gástricas. Alguns métodos não invasivos para diagnosticar a presença de varizes esofágicas em crianças com HP são propostos. Para ser clinicamente útil, o escore ideal seria aquele que pudesse detectar varizes gastroesofágicas com alto risco de hemorragia e implementar intervenções. A contagem de plaquetas e a esplenomegalia são parâmetros confiáveis para predizer a presença de varizes esofágicas.
» Para serem clinicamente úteis, marcadores de predição seriam aqueles aplicáveis tanto nas causas intra quanto extra-hepáticas de HP. Frequentemente, escores baseados em estudos em adultos são aplicados em pacientes pediátricos.
» O Quadro 34.3, apresenta os principais escores que podem ser utilizados em pediatria.

Hemorragia gastrointestinal por varizes esofágicas

» O diagnóstico de sangramento agudo por ruptura de varizes é suspeito na presença de hematêmese ou melena em uma criança com doença hepática subjacente

Quadro 34.3. Escores preditores da hipertensão portal e varizes esofágicas	
Contagem de plaquetas*	Crianças com diferentes doenças hepáticas e/ou trombose da veia porta. Sensibilidade de 0,71 e especificidade de 0,83 (valor de corte 115.000/mm^3)
Escore z do tamanho do baço*	Adultos, limite superior > 130 mm aumentado, sendo 110 mm sensível para exclusão de esplenomegalia. Sensibilidade de 0,85 e especificidade de 0,54
Razão contagem de plaquetas/escore z do comprimento do baço*	Sensibilidade de 0,74 e especificidade de 0,64. Na razão > 909 (n/mm^3)/mm, a presença de varizes esofágicas de qualquer tamanho pode ser excluída. Parece ser o teste mais preciso do que a contagem simples de plaquetas ou a medida do comprimento do baço
Escore de risco** calculado com a fórmula [14,2 − 7,1 × log10 plaquetas (109 /L)] + [4,2 × log10 bilirrubina (mg/dL)]	Escore de risco > -0,82. Sensibilidade de 83% e especificidade de 70%
APRI Razão AST plaquetas**	APRI tem boa acurácia como preditor de varizes esofágicas em crianças. Sensibilidade de 76% e especificidade de 67%
CPR*** calculado com a fórmula: [(0,75 × plaquetas)/(escore z do baço + 5)] + (2,5 × albumina)	Crianças com CPR < 114 tiveram 20 vezes mais chances de ter varizes esofágicas em comparação com crianças com CPR > 114 Sensibilidade de 94% e especificidade de 81%
Escore de predição de varizes de King (KVaPS)****	Desenvolvido em crianças com doença hepática crônica, utilizando tamanho de baço equivalente em adultos e albumina sérica. Mostrou sensibilidade de 78% e especificidade de 73% na detecção de varizes grau ≥ 2
Escore preditor de varizes*****	Utiliza albumina e contagem de plaquetas (albumina × plaquetas/1.000) Sensibilidade de 78% e especificidade de 73% (somente em atresia de vias biliares)

*Colli et al. (2017); **Rahmani et al. (2021); ***Gana et al. (2010); ****Witters et al. (2017); *****Isted et al. (2015).

conhecida e eventualmente confirmado por endoscopia de emergência mostrando sangramento ativo em varizes.

» Os objetivos do tratamento para sangramento agudo de varizes visam: estabilização do paciente, corrigir hipovolemia, alcançar hemostasia rápida e prevenir ressangramento precoce, bem como a deterioração da função hepática.

» Obter acesso venoso para realizar exames de sangue (hemograma completo, índice normalizado internacional (INR), função hepática e eletrólitos, proteína C reativa e prova cruzada) e iniciar a correção do volume sanguíneo (concentrados de hemácias com o objetivo de manter a hemoglobina > 7 g/dL). Evitar sobrecarga de fluidos que favoreçem o aumento da pressão portal e o ressangramento.

» Em pacientes com coagulopatia por disfunção hepática e trombocitopenia, administração de vitamina K, plasma fresco congelado, crioprecipitado e/ou plaquetas podem ser necessária para interromper o sangramento.

» A colocação de sonda nasogástrica é útil para confirmar a origem e monitorar a persistência do sangramento. O inibidor da bomba de prótons ajuda a diminuir o risco de sangramento por erosões ou ulcerações.

» Drogas vasoativas como octreotida são eficazes para interromper o sangramento de varizes e devem ser iniciadas imediatamente para proporcionar a endoscopia após 24 a 72 horas.

» A realização precoce da endoscopia, quando o sangramento está ativo, é desvantajosa, pois o tratamento endoscópico pode ser prejudicado pela difícil visualização da fonte do sangramento. No entanto, se o sangramento não parar apesar da carga de fluido adequada e correção da coagulopatia, a criança pode necessitar de endoscopia urgente. A escleroterapia endoscópica ao redor do vaso pode ser a única opção.

» Monitorar sinais de infecção e, se necessário, iniciar o tratamento com antibiótico de modo imediato, especialmente em crianças com cirrose avançada.

» Quando o tratamento clínico e endoscópico de varizes falha, uma terapia alternativa é descomprimir o sistema porta por meio de um *shunt* ou *bypass*. A estratégia cirúrgica em relação ao tipo de procedimento depende da doença hepática subjacente.

Profilaxia

Principais definições:

» Profilaxia pré-primária: prevenção da formação de varizes.

» Profilaxia primária: prevenção do primeiro episódio de sangramento. A profilaxia primária antes do primeiro sangramento usando endoscopia é uma modalidade aceita de tratamento em HP. A profilaxia primária refere-se a abordagens para prevenir o primeiro episódio de sangramento de varizes estabelecidas. As decisões sobre a profilaxia primária em crianças são consideradas individualmente e levam em consideração as circunstâncias específicas dos pacientes, incluindo sua proximidade com cuidados médicos adequados.

» Profilaxia secundária: prevenção do segundo episódio de sangramento. É indicada em decorrência da alta taxa de recorrência de hemorragia varicosa após a ocorrência de um primeiro sangramento.

Hipertensão portal não cirrótica

As causas mais comuns de hipertensão portal não cirrótica são distúrbios pré--sinusoidais, como fibrose portal não cirrótica (eventos microtrombóticos repetidos envolvendo ramos médios e pequenos da veia porta) e obstrução extra-hepática da veia porta (um evento trombótico importante que envolve a veia porta). Ambas as entidades apresentam HP clinicamente significativa, mas com funções hepáticas preservadas.

Obstrução extra-hepática da veia porta (OEHVP)

» É a causa mais comum de HP não cirrótica, pré-hepática e pré-sinusoidal em crianças. A etiologia na maioria das crianças é desconhecida, mas vários fatores, incluindo prematuridade, cateterismo vascular umbilical, sepse e estados hipercoaguláveis subjacentes (ou trombofilia) desempenham um papel fundamental na patogênese.

» Os mecanismos que levam à HP estão relacionados com o aumento da resistência vascular no sistema venoso portal em decorrência da formação de trombos. Dois mecanismos desempenham papel importante na obstrução venosa portal: a vasodilatação arterial, ou resgate arterial, que pode preservar a função hepática em quadros agudos, e a formação do cavernoma portal, que representa uma tentativa de contornar o trombo e substituir um fluxo venoso portal. Esse processo de neovascularização leva cerca de 4 a 6 semanas; o cavernoma geralmente está localizado no hilo do fígado.

» A obstrução da veia porta é bem tolerada e os pacientes geralmente são assintomáticos. Até 70% das crianças com OEHVP se apresentam, inicialmente, com hemorragia gastrointestinal alta, que ocorre antes dos 10 anos de idade. Também pode-se apresentar insidiosamente como anemia. Assim, a OEHVP implica em cronicidade que não progride para doença hepática terminal e não tem indicação para transplante hepático.

» Achados laboratoriais mostram citopenias (leucopenia, anemia e trombocitopenia) por hiperesplenismo. A anemia pode ocorrer pela perda crônica de sangue por sangramento de varizes. Os testes de função hepática geralmente são normais nas fases iniciais, mas podem ser alterados a longo prazo. Um aumento nos níveis de gamaglutamil transpeptidase, bilirrubina total e sais biliares deve levantar a suspeita do desenvolvimento de biliopatia hipertensiva portal.

» Biópsia hepática demonstra ausência de cirrose ou lesão parenquimatosa.

» O diagnóstico é baseado em investigações radiológicas (ultrassonografia com Doppler, tomografia computadorizada ou ressonância magnética) com o objetivo de demonstrar obstrução da veia porta ou cavernoma da veia porta. A ultrassonografia com Doppler é a ferramenta diagnóstica mais útil para o diagnóstico. O aspecto do parênquima e da cápsula hepática, a permeabilidade da veia porta ou sua substituição por um cavernoma, o padrão de fluxo das veias hepáticas e da artéria hepática e a presença de esplenomegalia ou atrofia hepática são elementos importantes para o diagnóstico.

» O tratamento deve ser direcionado para prevenir e tratar os episódios de sangramento por ruptura de varizes esofágicas.

Leitura recomendada

Adami MR, Ferreira CT, Kieling CO et al. Noninvasive methods for prediction of esophageal varices in pediatric patients with portal hypertension. World Journal of Gastroenterology: WJG. 2013;19(13):2053.

Beppu K, Inokuchi K, Koyanagi N et al. Prediction of variceal hemorrhage by esophageal endoscopy. Gastrointest Endosc. 1981;27(4):213-8.

Chapin CA, Bass LM. Cirrhosis and portal hypertension in the pediatric population. Clinics in Liver Disease. 2018;22(4):735-52.

Colli A, Gana JC, Yap J et al. Platelet count, spleen length, and platelet count-to-spleen length ratio for the diagnosis of oesophageal varices in people with chronic liver disease or portal vein thrombosis. Cochrane Database of Systematic Reviews 2017, Issue 4. Art. No.: CD008759. DOI: 10.1002/14651858. CD008759.pub2.

Gana JC, Turner D, Roberts EA et al. Derivation of a clinical prediction rule for the noninvasive diagnosis of varices in children. J Pediatr Gastroenterol Nutr. 2010;50:188-93.

Grammatikopoulos T, McKiernan PJ, Dhawan A. Portal hypertension and its management in children. Arch Dis Child. 2018;103(2):186-191. doi: 10.1136/archdischild-2015-310022.

Isted A, Grammatikopoulos T, Davenport M. Prediction of esophageal varices in biliary atresia: Derivation of the "varices prediction rule", a novel noninvasive predictor. J Pediatr Surg. 2015;50:1734-8.

North Italian Endoscopic Club for the Study and Treatment of Esophageal Varices. Prediction of the first variceal hemorrhage in patients with cirrhosis of the liver and esophageal varices. A prospective multicenter study. N Engl J Med. 1988;319(15):983-9.

Paquet KJ. Prophylactic endoscopic sclerosing treatment of the esophageal wall in varices - a prospective controlled randomized trial. Endoscopy. 1982;14(01):4-5.

Rahmani P, Farahmand F, Heidari G, Sayarifard A. Noninvasive markers for esophageal varices in children with cirrhosis. Clin Exp Pediatr. 2021;64(1):31-6. doi: 10.3345/cep.2019.01599.

Sutton H, Fitzpatrick E, Davenport M et al. Transient elastography measurements of spleen stiffness as a predictor of clinically significant varices in children. J Pediatr Gastroenterol Nutr. 2018;67(4):446-51. doi: 10.1097/MPG.0000000000002069.

Witters P, Hughes D, Karthikeyan P et al. King's variceal Prediction Score: A Novel Non-Invasive Marker of Portal Hypertension in Paediatric Chronic Liver Disease. J Pediatr Gastroenterol Nutr. 2017;64:518-23.

Capítulo 35

Insuficiência Hepática Aguda Pediátrica

» A insuficiência hepática aguda pediátrica (IHA) é uma síndrome clínica multissistêmica caracterizada por disfunção hepática aguda grave e coagulopatia, associada ou não à encefalopatia, em criança sem doença hepática crônica subjacente reconhecida.

Critérios diagnósticos (Quadro 35.1)

Quadro 35.1. Critérios diagnósticos segundo o Pediatric Acute Liver Failure Study Group	
Evidências bioquímicas de lesão hepática aguda (geralmente < 8 semanas de evolução)	
Nenhuma evidência de lesão hepática crônica	
Coagulopatia de origem hepática, definida como:	Tempo de protrombina (TP) > 15 segundos ou razão normalizada internacional (INR) > 1,5 não corrigidos pela administração de vitamina K por via parenteral (6-8 horas após uma dose) em presença de encefalopatia hepática clínica
	TP > 20 segundos ou INR > 2 não corrigidos pela administração parenteral de vitamina K independentemente da presença de encefalopatia hepática clínica
IHA classificada quanto ao intervalo entre o aparecimento da icterícia e o desenvolvimento da encefalopatia hepática (segundo O'Grady) • Hiperaguda: < 7 dias • Aguda: 8-28 dias • Subaguda: 29 dias-12 semanas	

Fonte: Autoria própria.

Fisiopatologia

» A IHA é o resultado de uma equação complexa entre morte e regeneração de hepatócitos em um indivíduo "susceptível" a um estímulo potencialmente hepatotóxico.
» A patogênese da lesão hepática é multifatorial e as células hepáticas lesionadas secretam várias substâncias bioativas e toxinas que iniciam uma cascata de eventos que conduzem à falência de múltiplos órgãos.
» A IHA leva à deficiência funcional grave do fígado, com alteração de todo o seu metabolismo. Ocorre falha da função hepática de síntese (como glicose, proteínas, colesterol, triglicerídeos, ácidos biliares, fatores de coagulação, vitaminas, hormônios, complemento), de catabolismo (como glicogênio, gorduras, hormônios), de detoxificação (como amônia, bilirrubina, metabólitos bacterianos, drogas), de armazenamento (glicogênio, vitaminas), de clareamento bacteriano (células de Kupfer) e muitas outras.

Etiologias mais frequentes

» As causas de insuficiência hepática aguda em crianças são infecções, medicamentos, drogas/toxinas, doenças metabólicas, doenças autoimunes, isquemia hepática e neoplasias (Quadro 35.2). Entretanto, em até 50% dos casos a etiologia não é estabelecida.
» Em recém-nascidos a etiologia mais comum é a hemocromatose neonatal e a infecção por vírus herpes simples, sendo causas menos comuns a linfo-histiocitose hemofagocítica e distúrbios metabólicos (galactosemia, tirosinemia, citopatia mitocondrial).
» Nos lactentes, as causas metabólicas são comuns (tirosinemia tipo I, citopatia mitocondrial, galactosemia e intolerância hereditária à frutose).
» Em crianças e adolescentes predominam infecções virais, em especial a hepatite A, e também a ingestão incidental ou proposital de altas doses de paracetamol.

Quadro 35.2. Principais etiologias da insuficiência hepática aguda	
Infecções	Hepatites A, B, e D, C, E, sarampo, febre amarela, herpes simples, adenovírus, ebola, *Echovirus*, vírus Epstein-Barr, dengue, citomegalovírus, togavírus, varicela, parvovírus B19, leptospirose, malária, septicemia bacteriana
Drogas e toxinas	Paracetamol, isoniazida, halotano, agentes citotóxicos, ácido valproico, carbamazepina, cobre, fenitoína, amanita *phalloides*, fenobarbital, tetracloreto de carbono, ácido acetil-salicílico (síndrome de Reye)
Doenças metabólicas	Galactosemia, Niemann-Pick II (C), frutosemia e intolerância hereditária à frutose, defeitos da beta-oxidação de ácidos graxos e da fosforilação oxidativa mitocondrial, deficiência de alfa-1-antitripsina, tirosinemia, doença de Wilson, defeitos congênitos da glicosilação
Neoplasias (infiltrativas)	Leucemia, linfo-histiocitose hemofagocítica (síndrome de ativação macrofágica), hemangioendotelioma, linfangioendotelioma
Doenças vasculares/ isquêmicas (raras)	Síndrome de Budd-Chiari, insuficiência cardíaca aguda, insuficiência vascular aguda, septicemia com choque
Doenças autoimunes	Hepatite autoimune, hepatite autoimune de células gigantes com anemia hemolítica (Coombs positiva)
Doença aloimune	Hemocromatose neonatal (doença gestacional aloimune – GALD)

Fonte: Autoria própria.

Investigação

História clínica e exame físico

» Possível exposição recente a indivíduos com hepatite aguda, com herpes simples, produtos derivados do sangue, viagens e ocorrência de doenças de notificação na área em que o indivíduo reside, além de atividade sexual em adolescentes (fatores predisponentes de hepatites infecciosas).
» História detalhada de uso de medicação (remédios herbais, produtos para perda de peso, uso de drogas, uso de cocaína e exposição a produtos químicos industriais).
» Antecedentes de infecções prévias atípicas e riscos para o HIV, pois pacientes imunodeficientes estão sob risco de hepatite grave.
» Antecedentes familiares de doenças hepáticas.

» Sintomas prodrômicos – criança previamente saudável com sintomas inespecíficos semelhantes a uma "síndrome viral", com dor abdominal, náuseas, vômitos, hiporexia (cessam com o início da icterícia), febre, geralmente de início insidioso (ocasionalmente abrupto), que evolui em horas, dias a semanas.

» Posteriormente surge a tríade icterícia, encefalopatia e coagulopatia: o paciente geralmente evolui com icterícia, piora dos vômitos e na medida em que ocorre envolvimento do SNC. Iniciam-se dificuldade de alimentação, sonolência, irritabilidade, hiperventilação, hipertermia, hiper-reflexia, distúrbios de comportamento que podem se seguir de confusão e coma (encefalopatia hepática).

» A encefalopatia hepática é graduada de I a IV, dependendo da gravidade clínica (Quadro 35.3). A falência das funções hepáticas se apresenta com hipoglicemia, coagulopatia com sangramentos em locais de punção, ascite, predisposição a infecções. Na evolução ocorre disfunção de múltiplos órgãos, com bradicardia e hipotensão, encefalopatia avançada com edema cerebral e aumento da pressão intracraniana.

» Avaliar presença de icterícia, lesões cutâneas virais, lesões purpúricas ou petéquias. Na maioria das vezes o paciente apresenta icterícia, mas algumas formas de insuficiência hepática ocorrem sem icterícia marcada e até sem icterícia (síndrome de Reye).

» Exame do abdome avaliando o tamanho do fígado e do baço que pode estar aumentado, normal ou pequeno. A ascite costuma estar ausente no início da síndrome, quando presente deve-se suspeitar de doença hepática crônica.

» Fazer exame neurológico meticuloso procurando alterações no estado mental e sinais de aumento da pressão intracraniana (aumento do tônus muscular, hiperventilação, pupilas anisocóricas ou dilatadas com resposta lenta à luz, convulsões focais, papiledema, trismo, postura ou perda de reflexos do tronco encefálico).

» Observar se há odor respiratório sugestivo de *fetor hepaticus*, caracterizado por um hálito semelhante a mofo, adocicado ou hálito fecal.

Quadro 35.3. Estágios da encefalopatia hepática na insuficiência hepática aguda			
Grau	Estado mental	Reflexos	Sinais neurológicos
I	Lactentes e crianças até 4 anos: choro inconsolável, inversão do sono, desatenção, alteração do comportamento	Normal ou hiper-reflexia	Difícil/impossível testar adequadamente
	Crianças maiores/adultos: alterações do humor, confusão leve, dificuldade de fala, inversão do sono	Normal	Tremor, apraxia, alterações da caligrafia
II	Lactentes e crianças até 4 anos: choro inconsolável, inversão do sono, desatenção, alteração do comportamento	Normal ou hiper-reflexia	Difícil/impossível testar adequadamente
	Crianças maiores/adultos: letargia, comportamento inadequado	Hiper-reflexia	Disartria, ataxia
III	Lactentes e crianças até 4 anos: sonolência, estupor, agressividade	Hiper-reflexia	Difícil/impossível testar adequadamente
	Crianças maiores/adultos: confusão marcada, incoerente, sonolência, responde a comandos simples	Hiper-reflexia, Babinski (+)	Rigidez
IV	Lactentes e crianças até 4 anos: comatoso, responde a estímulos dolorosos (estágio IVa) ou não responde (estágio IVb)	Ausente	Descerebração ou decorticação
	Crianças maiores/adultos: comatoso, responde a estímulos dolorosos (estágio IVa) ou não responde (estágio IVb)	Ausente	Descerebração ou decorticação

Fonte: Autoria própria.

Diagnóstico

» Deve-se manter elevado índice de suspeita, pois a IHA pode-se apresentar em criança de todas as faixas etárias e esse diagnóstico deve ser considerado em crianças que apresentem início agudo de icterícia, doença toxêmica com ou sem icterícia ou que apresentem alguma disfunção neurológica.

» Os testes laboratoriais iniciais e os testes úteis para o diagnóstico etiológico e de acompanhamento estão discriminados nos Quadros 35.4 e 35.5. Geralmente ocorre elevação de bilirrubinas a níveis de 10 a 40 mg/dL (raramente pode estar normal – síndrome de Reye). As transaminases aumentam em 10 a 100 vezes o valor superior do normal. A biópsia hepática não é considerada um exame necessário ou elucidativo para o diagnóstico etiológico.

» Identificar a causa da IHA tem importante valor prognóstico, além de determinar se devem ser iniciadas terapias específicas para determinada etiologia. Na IHA por doença de Wilson as chances de recuperação são nulas, enquanto na IHA por superdosagem de paracetamol tratada há boas chances de recuperação espontânea. O prognóstico parece depender da etiologia, sendo mais favorável na hepatite A, intoxicação por paracetamol e na isquemia (aproximadamente 60% de recuperação espontânea).

Tratamento (Quadro 35.6)

» Numa unidade de pronto-socorro são fundamentais o rápido reconhecimento da IHA e de complicações potenciais, especialmente a hipoglicemia e o edema cerebral.

» Todo paciente deve ser inicialmente admitido em UTI pediátrica, dado o potencial de rápida deterioração clínica. Há necessidade de uma equipe de especialistas pediátricos em: cuidados intensivos, gastroenterologia/hepatologia, nefrologia, cirurgiões especialistas em transplante de fígado e enfermeiros qualificados.

Quadro 35.4. Avaliação diagnóstica básica na insuficiência hepática aguda	
Exames hematológicos	Hemograma com plaquetas e reticulócitos. Proteína C reativa TP (INR), TTPA (r), fibrinogênio Tipagem sanguínea Fator V ou VII
Exames bioquímicos	Bilirrubina total e frações AST e ALT LDH e CPK GGT e FA Alfafetoproteína Glicose Lactato, piruvato e amônia Eletrólitos (sódio, potássio, cloro, cálcio, fósforo, magnésio) Gasometria arterial Ureia e creatinina
Culturas	Urina e sangue
Exames de imagem	Radiografia de tórax USG com doppler (veias hepáticas, veia porta, artéria hepática)
Exame neurofisiológico	EEG

Fonte: Autoria própria.

GASTROENTEROLOGIA PARA PEDIATRAS – FLUXOGRAMA PARA DIAGNÓSTICO EFETIVO

Quadro 35.5. Avaliação diagnóstica avançada na insuficiência hepática aguda	
Hepatite viral (sorologia e biologia molecular)	Anti-HAV IgM, anti-HEV IgM, HBsAg, anti-HBc IgM, anti-HCV, dengue, CMV (sorologia e PCR para citomegalovírus), HSV, EBV, HIV
Hepatite bacteriana (sorologia e biologia molecular)	Leptospirose, malária
Hepatite autoimune	Teste de Coombs direto, ANA, AML (> 1:20), ANA, AML (> 1:20), LKM-1, LC1 (> 1:10), imunoglobulina G
Doença de Wilson	Ceruloplasmina sérica, cobre urinário de 24 horas, anéis de Kayser-Fleischer (oftalmologia)
Deficiência de alfa-1 antitripsina	Dosagem de alfa-1 antitripsina, fenotipagem de alfa-1 antitripsina
Linfo-histiocitose hemofagocítica	Triglicérides e colesterol total e frações, ferritina, biópsia da medula óssea
Hemocromatose neonatal	Biópsia labial, ressonância magnética (hemossiderose extra-hepática)
Superdosagem de drogas	Níveis séricos de paracetamol, níveis de valproato
Doenças metabólicas	Pesquisa de substâncias redutoras na urina, teste do pezinho ampliado, dosagem de galactose uridiltransferase (GALT) no sangue, dosagem de aminoácidos e acilcarnitinas no sangue, succinilacetona urinária, ácidos orgânicos urinários
Exames de imagem	Tomografia de crânio contrastada

Fonte: Autoria própria.

Quadro 35.6. Medicamentos utilizados em insuficiência hepática aguda	
Medicamento	**Dose**
Vitamina K	< 1 ano, 2,5 mg/dose 1 ×/dia IV > 1 ano, 5 mg/dose 1 ×/dia IV > 10 anos, 10 mg/dose 1 ×/dia IV
Inibidores da secreção ácida gástrica (manter pH gástrico > 5)	Ranitidina 1-3 mg/kg/dose 3 ×/dia IV ou Omeprazol 0,5 mg/kg/dose 2 ×/dia IV ou Sucralfato 250-500 mg/dose 3 ×/dia (se pH gástrico permanecer < 5) via oral ou gástrica
Inibidores da produção de compostos nitrogenados (amônia)	Lactulose 2-4 mL/kg/dose 3 ×/dia VO ou VG Neomicina 25 mg/kg/dose 4 ×/dia VO ou VG
N-acetilcisteína	150 mg/kg/dia IV sob infusão contínua (somente na intoxicação por paracetamol)
Antibióticos de amplo espectro: Piperacilina-tazobactam Metronidazol	90 mg/kg/dose 3 ×/dia 8 mg/kg/dose 3 ×/dia IV (2 ×/dia para RN até 1 mês)
Antifúngicos: fluconazol ou anfotericina B lipossomal	3-6 mg/kg/dia Recém-nascido < 2 semanas: 3-6 mg/kg (primeiro dia), a seguir, 3 mg/kg a cada 72 horas Recém-nascido 2-4 semanas: 3-6 mg/kg (primeiro dia), a seguir 3 mg/kg a cada 48 horas 3 mg/kg/dia
Tratamento antiviral: aciclovir deve ser iniciado em todos os lactentes	< 3 meses: 10 mg/kg 3 ×/dia IV 3 meses-12 anos: 250 mg/m^2 3 ×/dia IV > 12 anos: 5 mg/kg 3 ×/dia IV *Dobrar a dose em imunodeficientes ou em doença grave

Fonte: Autoria própria.

» A maior parcela dos pacientes necessitará de transplante hepático. Assim, o encaminhado para centro de transplante hepático deve ser realizado precocemente, de preferência com o paciente ainda sem complicações. Quando isso ocorrer, o transporte deve ser bem programado, com equipe e infraestrutura adequadas.
» A indicação de transplante depende da probabilidade de resolução espontânea, que não é possível predizer por qualquer fator isolado e é decidida em conjunto pela equipe médica responsável.
» A etiologia parece se relacionar mais com o prognóstico que qualquer fator de modo isolado. Entretanto, níveis de amônia superiores a 200 parecem indicar prognóstico ruim. Para a indicação de transplante utilizam-se, especialmente, os critérios do King's College Hospital (Quadro 35.7).
» A correção dos fatores que podem levar à piora da lesão hepática e da encefalopatia, como hemorragias, hipóxia, alterações hemodinâmicas, hidroeletrolíticas ou do metabolismo acidobásico, é urgente e mandatória.

Quadro 35.7. Critérios do King's College Hospital para a indicação de transplante hepático	
IHA secundária à intoxicação por paracetamol	IHA não associada ao paracetamol
pH < 7,30 (após ressuscitação hídrica) ou Todos os 3 seguintes critérios: • INR > 6,5 (tempo de protrombina [TP] > 100 segundos) • Creatinina sérica > 3,4 mg/dL • Encefalopatia hepática grau 3 ou 4	INR > 6,5 (TP > 100 segundos) ou 3 dos seguintes 5 critérios: • Idade < 11 anos ou > 40 anos • Bilirrubina sérica > 17,6 mg/dL • Tempo entre o início da icterícia e o desenvolvimento do coma > 7 dias • INR > 3,5 (TP > 50 segundos) • Toxicidade por droga/medicamento

Fonte: Autoria própria.

 Em unidade de emergência, deve-se

» Manter a cabeceira da cama elevada 30º.
» Oxigenoterapia: o necessário para manter saturometria > 95%.
» Instituir venólise e iniciar soro de manutenção com concentração de glicose a 10%. Corrigir hipoglicemia com *bolus* de glicose IV de 0,2 g/kg (diluída a 10%) e monitorar a glicose com frequência (a cada 1-2 horas), mantendo nível sérico de glicose de pelo menos 70 mg/dL.
» O balanço hídrico deve ficar restrito em 80% a 90% da necessidade basal, o suficiente para débito urinário > 0,5 mL/kg/hora, com monitorização e correção precoce de distúrbios hidroeletrolíticos.
» Administrar vitamina K IV e iniciar inibidores da secreção ácida gástrica para profilaxia de sangramento gastrointestinal.
» Se houver sangramento ativo ou o paciente necessitar de um procedimento invasivo, incluindo a inserção de acesso central, infundir plasma fresco congelado (10 mL/kg/dose) para manter INR < 1,5 e transfundir plaquetas se a contagem for < 50.000/mL.
» Evitar medicação com propriedades sedativas se o paciente não estiver intubado.
» Terapias específicas devem ser instituídas a partir da identificação etiológica da IHA. Na intoxicação por paracetamol, o uso de *N*-acetilcisteína deve ser iniciado o mais precoce possível nas primeiras 10-24 horas. O tratamento para a IHA induzida pelo

herpes simples é a administração de aciclovir (introduzir até o resultado de sorologias em todos os lactentes). Na hepatite B que evolui com IHA está indicado o uso de antivirais orais, sendo que existe experiência clínica com a lamivudina (em doses habituais), embora outros antivirais de ação rápida, como o entecavir, sejam promissores.

» Considere iniciar antibioticoterapia de amplo espectro contra Gram-negativos e anaeróbios do trato gastrointestinal.
» As principais complicações da IHA são apresentadas no Quadro 35.8.

Quadro 35.8. Principais complicações da insuficiência hepática aguda	
Coagulopatia	Diminuição dos níveis de fatores de coagulação, diminuição da proteína C, proteína S e antitrombina associada a plaquetas e fibrinogênio disfuncionais
Encefalopatia e hipertensão intracraniana	Efeito inibitório da amônia e do ácido gama-aminobutírico nas membranas celulares neuronais e sinapses. A toxicidade direta de toxinas em células neuronais e o desequilíbrio vasogênico resultam na entrada de líquido intracelular resultando em edema cerebral
Insuficiência renal	Necrose tubular aguda secundária a complicações da IHA, como sepse, hemorragia e/ou hipotensão. Síndrome hepatorrenal resultante da vasoconstrição renal provavelmente associada à liberação de mediadores vasoativos
Hipotensão	Diminuição da resistência vascular sistêmica e hipovolemia secundária à mobilização de fluidos para o espaço intersticial e a insuficiência suprarrenal em decorrência da redução da síntese hepática da apolipoproteína A-1/HDL e, portanto, diminuição da produção de cortisol
Alterações metabólicas	Hipoglicemia causada pelo aumento dos níveis plasmáticos de insulina, pela redução da absorção hepática, redução das reservas de glicogênio, deterioração da gliconeogênese. Acidose láctica relacionada com inadequada perfusão tecidual em decorrência de hipotensão e diminuição da detoxificação pelo fígado
Infecção	Prejuízo na função das células de Kupffer e polimorfonucleares associado a níveis reduzidos de fatores como fibronectina, opsoninas, quimiotaxinas e componentes do sistema do complemento

Fonte: Autoria própria.

Leitura recomendada

Bhatia V, Bavdekar A, Yachha SK; Indian Academy of Pediatrics. Management of acute liver failure in infants and children: consensus statement of the pediatric gastroenterology chapter, Indian academy of pediatrics. Indian Pediatr. 2013;50(5):477-82.

Devictor D, Tissieres P, Afanetti M, Debray D. Acute liver failure in children. Clin Res Hepatol Gastroenterol. 2011;35(6-7):430-7.

Kelly D, Bremner R, Hartley J, Flynn D (Eds.). The management of a child with acute liver failure. In: Practical approach to paediatric gastroenterology, hepatology and nutrition. Oxford: Wiley Blackwel; 2014. p. 158-63.

Newland CD. Acute liver failure. Pediatr Ann. 2016;45(12):e433-e438.

Rajanayagam J, Kelly DA. Liver failure. In: Wyllie R, Hyams JS, Kay M (Eds.). Pediatric gastrointestinal and liver disease. Philadelphia: Elsevier; 2016. p. 944-61.

Shanmugam NP, Kelgeri C, Dhawan A. Acute liver failure in children. In: Guandalini S, Dhawan A, Branski D (Eds.). Textbook of pediatric gastroenterology, hepatology and nutrition. A comprehensive guide to practice. New York: Springer Science+Business Media; 2016. p. 831-41.

Squires RH. Acute liver failure. In: Murray KF, Horslen S (Eds.). Diseases of the liver in children. New York: Springer Science+Business Media; 2014. p. 445-61.

Capítulo 36

Insuficiência Pancreática Exócrina e Fibrose Cística

O pâncreas é um órgão retroperitoneal com funções endócrinas e exócrinas.

» O pâncreas endócrino compreende as ilhotas de Langerhans, que constituem 1%-2% do pâncreas de cerca de 1 milhão de aglomerados de células. Os subtipos de células das ilhotas secretam insulina, glucagon, polipeptídeo pancreático e somatostatina. A insulina regula positivamente e a somatostatina negativamente a função exócrina.

» O pâncreas exócrino constitui 98%-99% da massa pancreática, composto de células acinares, ductais e centroacinares que sintetizam e secretam enzimas digestivas, bicarbonato, eletrólitos e líquido. As células acinares sintetizam enzimas digestivas, que são 90% proteases, na forma de proenzimas (p. ex., tripsinogênio) e 10% de enzimas ativas (amilase, lipase e nuclease).

» Quando as células acinares são estimuladas por meio de mecanismos regulatórios neuro-hormonais, os grânulos de zimogênio liberam seu conteúdo no lúmen acinar central e, por meio de uma série de ductos, transportam as secreções para o duodeno. No duodeno, o tripsinogênio é clivado proteoliticamente em tripsina ativa pela enteroquinase da borda em escova do intestino delgado. Posteriormente, a tripsina ativa mais tripsinogênio e outras proenzimas.

» As células cuboidais que revestem os ductos menores de ramificação lateral do pâncreas secretam um líquido rico em bicarbonato que protege o líquido pancreático e neutraliza o ácido gástrico. Assim, ocorre um pH ideal para a ação das enzimas digestivas, particularmente a lipase, que é inativada abaixo de pH 4,5.

Insuficiência pancreática exócrina

» A insuficiência pancreática exócrina é a incapacidade secretora do pâncreas de gerar enzimas, bicarbonato e volume de líquido suficientes para auxiliar na digestão dos macro e micronutrientes. Essa secreção pancreática inadequada pode ser causada por alterações em sua estimulação, produção, transporte, ou interação com nutrientes a nível duodenal.

» A perda da função exócrina leva à má digestão e à subsequente má absorção de muitos macronutrientes (amidos, proteínas e lipídeos de cadeia longa) e micronutrientes (vitaminas B12, A, E, D e K).

» A secreção pancreática exócrina em resposta à ingestão de uma refeição é dividida nas fases cefálica, gástrica e intestinal.

» Fase cefálica. Os nervos eferentes vagais promovem a secreção de enzimas em vez da secreção de bicarbonato.

» Fase gástrica. Ocorre a distensão gástrica, novamente envolvendo aferentes e eferentes vagais, conduzindo a mais secreção de enzimas pancreáticas.
» Fase intestinal. O conteúdo gástrico entra no duodeno como quimo. A secretina é liberada quando o pH duodenal cai (pH < 4,5), resultando na secreção ductular de bicarbonato. Ácidos graxos intraluminais, aminoácidos e, em menor grau, glicose resultam na secreção de enzimas pancreáticas por meio de mecanismos neuro-humorais.
» A insuficiência pancreática pode ser primária (falha das funções acinar e ductal pancreática) ou secundária (sinalização neuroendócrina inadequada para o pâncreas exócrino).
» A insuficiência pancreática exócrina grave é definida quando o comprometimento da produção de enzimas pancreáticas resulta em esteatorreia.

Etiologias

A insuficiência pancreática exócrina pode resultar de múltiplas condições patológicas congênitas ou adquiridas. A fibrose cística é a etiologia congênita mais frequente em crianças e adultos.

As principais síndromes congênitas que levam à insuficiência pancreática exócrina são:
» Fibrose cística.
» Síndrome de Shwachman-Diamond.
» Síndrome de Johanson-Blizzard.
» Síndrome da medula óssea de Pearson.
» Síndrome de Jeune.
» Infecções fetais ou congênitas.
» Agenesia do pâncreas.

Investigação

História clínica e exame físico

A principal consequência da insuficiência pancreática é a má absorção de gordura. As perdas de calorias e proteínas geralmente estão associadas a uma diminuição da reserva de gordura com perda de gordura subcutânea, diminuição da massa muscular e deficiência de crescimento nos primeiros meses de vida. Ocorrem sinais de desnutrição, perda ou falha em ganhar peso, deficiências de micronutrientes (zinco, selênio e cobre), de vitaminas lipossolúveis (A, D, E, K) e doença óssea metabólica. As principais manifestações são dor, desconforto, distensão abdominal, flatulência excessiva e esteatorreia (fezes volumosas, oleosas e muito fétidas).

Avaliação laboratorial

» A insuficiência pancreática pode ser medida por diferentes métodos. A medição direta é considerada o "padrão-ouro" devido aos altos níveis de sensibilidade e especificidade, podendo ser usada para fins de pesquisa ou quando os testes indiretos são inconclusivos. Os testes indiretos, com análise de soro, enzimas fecais ou atividade enzimática geralmente são de baixo custo, não invasivos, fáceis de executar e podem ser realizados em regime ambulatorial; entretanto, têm sensibilidade e especificidade variadas. Nenhum teste identifica com precisão a insuficiência pancreática leve.

Testes de função pancreática indireta

Os três métodos indiretos mais comumente usados para avaliar a insuficiência pancreática são o coeficiente de absorção de gordura, elastase fecal e dosagem de tripsinogênio sérico. Outros testes têm uso limitado.

Coeficiente de absorção de gordura (método de van de Kamer)

» Nesse estudo os pacientes ingerem uma dieta rica em gordura (um paciente adulto deve consumir 100 g de gordura por dia) por 5 dias, com coleta de fezes nos últimos 3 dias. Em condições normais, pelo menos 93% da gordura da dieta deve ser absorvida. Esse teste é muito difícil de ser realizado de modo rotineiro, uma vez que depende de registro preciso de gordura ingerida e coleta de fezes por 3 dias. Além disso, o teste avalia a má absorção de gordura e não define o pâncreas como a causa da anormalidade. A excreção normal de gordura fecal com essa dieta fixa em gordura deve ser inferior a 7 g/dia para aqueles com 10 anos de idade ou mais, ou inferior a 4-5 g/dia para aqueles com idade entre 2-10 anos.

Elastase fecal

» A elastase é uma enzima produzida pelo pâncreas, não degradada durante o trânsito intestinal e tornando-se concentrada nas fezes. O teste é feito por meio do ensaio ELISA, com valor normal definido como superior a 200 microgramas de elastase por grama de fezes (mcg/g). É o teste de função pancreática indireta mais comumente realizado na prática clínica. O teste é realizado em uma única amostra sólida ou semissólida de fezes e não exige dieta específica. A precisão do teste depende do valor de corte escolhido. Apresenta sensibilidade razoável se adotado um corte inferior a 100 mcg/g de fezes. Níveis acima de 200 mcg/g de fezes são normais e os níveis entre 100 e 200 são intermediários. Existem muitas deficiências neste teste, como altas taxas de falso-positivos dependentes do nível de corte escolhido, consistência das fezes no momento da amostragem (pode estar falsamente baixo nas fezes aquosas por causa da diluição).

Dosagem de tripsinogênio imunorreativo

» Os níveis de tripsinogênio imunorreativo (TIR) plasmático são elevados em lactentes com fibrose cística; esse teste forma a base de triagem para recém-nascidos.

Outros testes fecais

» Esteatócrito fecal ácido: fornece uma estimativa da concentração de gordura nas fezes e, portanto, da má absorção. Os valores diminuem durante os primeiros 3 meses de vida. Propõe-se monitorar a absorção de gordura e a suficiência pancreática durante terapia de reposição enzimática em lactentes. Não deve ser usado para diagnosticar insuficiência pancreática. Esse teste é menos preciso em crianças maiores, pois a gordura não é uniformemente distribuída nas fezes, como acontece nos lactentes.
» Quimiotripsina fecal: é uma protease pancreática não degradada nas fezes e pode ser usada para avaliar secreção de enzimas pancreáticas. A atividade é calculada em unidades por grama de fezes (U/g). Valores inferiores a 3 U/g são anormais.

Testes de função pancreática direta

» Envolvem a estimulação do pâncreas com um secretagogo e a subsequente coleta e análise do líquido do pâncreas para quantificar o volume, eletrólitos, concentrações de enzimas ou combinações destes elementos.

» Os métodos de medição direta são testes invasivos, pois usam um tubo entérico para coletar secreções pancreáticas estimuladas após administração de secretina, colecistoquinina (CCK), secretina-CCK combinada ou uma refeição teste.

» A estimulação da secretina provoca a produção de bicarbonato pelas células ductais, enquanto a estimulação da CCK provoca a secreção da enzima pelas células acinares.

» A estimulação com refeição teste não é mais amplamente usada, pois o teste de secretina melhorou a sensibilidade para detectar insuficiência pancreática leve.

Diagnóstico

As manifestações clínicas na insuficiência pancreática exócrina não são específicas, sendo compartilhadas com outras condições gastrointestinais. Isso pode levar ao atraso na realização dos testes diagnósticos. A insuficiência pancreática exócrina é uma manifestação comum da fibrose cística, contribuindo para as deficiências nutricionais e atraso no crescimento do paciente. Diagnosticar a insuficiência pancreática exócrina com precisão em estágio inicial permanece um desafio na clínica prática.

Fibrose cística

» A fibrose cística (FC) é uma doença genética autossômica recessiva que atinge pessoas de ascendência caucasiana com ancestrais do norte da Europa.

» Ela é causada por mutações em um único gene localizado no braço longo do cromossomo humano 7 que codifica a proteína reguladora da condutância transmembrana da FC (CFTR).

» Este gene codifica a proteína CFTR, um canal aniônico regulado pelo cAMP (cloreto e bicarbonato) presente nos pulmões, intestinos e outros órgãos. Com a função CFTR defeituosa, o muco desidratado e espessado se acumula nesses órgãos. Esse é um achado característico.

» A FC é causada pelo transporte disfuncional de cloreto e/ou outros íons (como sódio e bicarbonato) que leva à geração de espessas e viscosas secreções nos pulmões, pâncreas, fígado, intestino, trato reprodutivo e aumento do teor de sal nas secreções das glândulas sudoríparas.

Gene regulador de condutância transmembrana da fibrose cística

» A proteína condutância transmembrana da fibrose cística (CFTR) é um regulador essencial de homeostase de líquidos e eletrólitos de muitas superfícies mucosas. Mais de 2.000 mutações do gene CFTR foram relatadas levando a uma variedade de fenótipos da doença. A mutação patogênica mais comum encontrada em caucasianos é uma deleção mutante designada F508del (com deleção de fenilalanina no local 508 causada pela deleção genômica de três nucleotídeos, designados c.1521_1523delCTT). Todas essas mutações resultam, em alguma extensão, no transporte anormal de cloreto e bicarbonato por meio das células epiteliais.

INSUFICIÊNCIA PANCREÁTICA EXÓCRINA E FIBROSE CÍSTICA **265**

» CFTR atua principalmente como um canal de cloreto que transporta íons através da membrana apical das células epiteliais por todo o corpo (glândula sudorípara, vias aéreas, trato gastrointestinal, pâncreas e vasos deferentes.), mas tem outras funções, incluindo secreção de bicarbonato e inibição do transporte de sódio, que são importantes na fisiopatologia da deficiência e disfunção de CFTR.

» A secreção de cloreto e bicarbonato mediada por CFTR nos ductos pancreáticos alcaliniza o líquido ductal, neutraliza o ácido gástrico e otimiza o pH para a função das enzimas digestivas no duodeno. A CFTR disfuncional afeta os mecanismos dependentes de bicarbonato, como o desdobramento e a expansão das mucinas, afetando a viscosidade do muco e a regulação do pH da superfície das vias aéreas.

» Nos pulmões, a secreção de cloreto mediada por CFTR e a absorção de sódio pelo canal de sódio epitelial regulam a hidratação líquida da superfície das vias aéreas, que é essencial à função ciliar e à atividade antimicrobiana. A CFTR defeituosa desidrata a superfície das vias aéreas, resultando em secreções mucopurulentas espessas, eliminação mucociliar prejudicada, infecção crônica, inflamação e dano pulmonar estrutural progressivo.

» A doença pancreática em pessoas com FC começa no útero e é causada por obstrução ductal e dano epitelial. As proteínas pancreáticas se acumulam atrás dos ductos obstruídos, levando a aumento das concentrações sanguíneas dessas proteínas, incluindo o tripsinogênio.

Classes de mutações na CFTR

» As mutações são classificadas em sete diferentes classes (classes I-VII) convencionalmente categorizadas de acordo com os defeitos no processo de produção da proteína. A gravidade da doença na FC pode ser geneticamente influenciada por classe de mutação. As diferentes classes são apresentadas no Quadro 36.1.

Quadro 36.1. Mutações na CFTR e consequências	
Normal	CFTR funcional maduro
Classe I	Nenhuma produção de proteína, resultando em perda da expressão da proteína CFTR (síntese). Essa perda ocasiona completa ou quase completa alteração na função do canal de cloreto no epitélio afetado. Presente em cerca de 10% dos pacientes
Classe II	Processamento de proteína ausente ou diminuído, causando retenção da proteína mal dobrada no retículo endoplasmático, impedindo-a de atingir a superfície celular com subsequente degradação. São as mutações mais comuns, com mais de 85% dos pacientes tendo a mutação F508del
Classe III	A proteína CFTR é criada e atinge a superfície celular, mas não funciona corretamente. Mutações afetam a regulação do canal, prejudicando sua abertura (a porta do canal CFTR não abre)
Classe IV	Condução reduzida (fluxo diminuído de íons, pois a abertura no canal de íons da proteína CFTR está com defeito). Função e condutância diminuída. Mutações de classe IV estão em menos de 3% dos pacientes
Classe V	CFTR normal, mas síntese reduzida (redução total na proteína CFTR). Ocorre quantidade insuficiente na superfície da célula. É detectada em menos de 3% dos pacientes
Classe VI	Causa diminuição da estabilidade na superfície celular (na membrana plasmática). Defeito de regulação: degrada rapidamente, proteína insuficiente presente, abertura de canal inadequada
Classe VII	Nenhum mRNA produzido (anteriormente agrupado com a classe I)

Fonte: Autoria própria.

» Aproximadamente 80% dos pacientes com FC têm um fenótipo grave, sofrem de insuficiência pancreática, têm uma das duas mutações graves (F508) ou heterozigose composta e têm defeitos de classe I–III, correspondendo à perda de funcionamento do canal de cloreto. Estão associados a pouca ou nenhuma função CFTR e, portanto, a uma redução drástica no fluxo ductal pancreático.

» Outros 20% dos pacientes exibem um fenótipo mais brando com suficiência pancreática e têm uma ou duas mutações CFTR "leves". São associadas a defeitos de classe IV-VI com o canal de cloreto responsivo, mas funcionalmente prejudicado (diminuição de fluxo, mas com uma extensão que permite que as enzimas digestivas fluam para o duodeno, e consequente suficiência pancreática).

Diagnóstico

Atualmente, a maioria dos casos de FC é diagnosticada após triagem neonatal positiva, portanto, com pouca ou nenhuma manifestação clínica.

Quadro clínico e exame físico (Quadro 36.2)

» Até 85% de pacientes com FC apresentam manifestações gastrointestinais que podem contribuir para morbidade e mortalidade significativas. A gravidade da doença e os sistemas envolvidos variam de paciente para paciente. Essa variação está relacionada com o tipo de mutação CFTR, mas também é influenciada por fatores ambientais.

» O curso da doença varia muito e pode começar desde intraútero, alguns meses após o nascimento, ou até após décadas de vida. Muitos pacientes exibem sintomas leves ou atípicos.

» A manifestação pulmonar com infecções crônicas e insuficiência respiratória continua a ser a maior preocupação.

» A apresentação mais comum é uma combinação de infecções recorrentes do trato respiratório e má absorção. Portanto, recomenda-se realizar testes adicionais (teste do cloro no suor e/ou teste genético) em sintomas clínicos sugestivos, apesar de um teste de triagem neonatal negativo.

Quadro 36.2. Sintomas e sinais mais importantes na suspeita de fibrose cística			
Respiratórios	**Gastrointestinais**	**Sintomas e sinais gerais**	**Exame físico**
Tosse crônica com expectoração	Diarreia, esteatorreia	Baixo ganho	FTT
Sibilância persistente	Dor abdominal crônica	Perda de peso	Baixa estatura
Bronquites recorrentes	Flatulência excessiva	Risco aumentado de fraturas	Edema
Pneumonias recorrentes	Constipação	Desidratação hiponatrêmica	Baqueteamento digital
Bronquiectasias	Síndrome da obstrução intestinal distal	Pele com gosto salgado	Perda ou redução do subcutâneo
Pneumotórax, atelectasias	Prolapso retal	Sinais de hipovitaminose	Redução da massa muscular
Hemoptise	Íleo meconial, atresia intestinal		Cifoscoliose
Sinusopatia crônica e pólipos nasais	Icterícia neonatal prolongada		
Falência respiratória	Cálculo biliar		
	Pancreatite aguda recorrente		

Fonte: Autoria própria.

A FC envolve numerosos órgãos com grande variedade de sintomas/sinais

Manifestações da fibrose cística no sistema digestório

Pâncreas

» Mutações de CFTR (classe I–III) estão associadas a uma diminuição drástica do fluxo ductal pancreático e insuficiência pancreática, enquanto as mutações (classes IV e V) tendem a estar associadas à diminuição do fluxo, mas com suficiência pancreática.
» Como resultado das alterações no volume, na viscosidade e no fluxo do líquido, as proenzimas ficam presas nos ductos pancreáticos, levando à ativação precoce das enzimas pancreáticas que inflamam e danificam o pâncreas. Esse processo começa na 17ª semana de gestação. A destruição do pâncreas leva à insuficiência pancreática na maioria dos pacientes. A insuficiência pancreática exócrina grave é definida quando o comprometimento da produção de enzimas pancreáticas causa esteatorreia. A insuficiência pancreática leve e moderada ocorre com produção anormal de enzima e secreção de bicarbonato sem a presença de esteatorreia.
» Aproximadamente 85% das crianças com diagnóstico de FC apresentam insuficiência pancreática exócrina ao nascimento.
» Pancreatite aguda recorrente. Pacientes com mutações (classes IV e V) têm maior probabilidade de desenvolver pancreatite. Há boa correlação entre o genótipo e o estado funcional do pâncreas, mas não entre o genótipo e quais pacientes desenvolverão pancreatite. A pancreatite frequentemente é observada em pacientes com exacerbações pulmonares recorrentes.

Motilidade intestinal

» Esvaziamento gástrico: pode ser influenciado pelo controle glicêmico e aderência ao tratamento enzimático na insuficiência pancreática. Os benefícios potenciais dos procinéticos no esvaziamento gástrico devem ser avaliados paciente a paciente.
» Trânsito gastrointestinal total: apesar de o tempo de trânsito do intestino delgado ser lento, o trânsito gastrointestinal total não é significativamente diferente entre pacientes com FC e controles saudáveis.
» Doença do refluxo gastroesofágico: pacientes com FC têm maior número de relaxamentos transitórios do esfíncter esofágico inferior e podem ter retardo do esvaziamento gástrico. Assim, a combinação desses processos e de mecanismos fisiopatológicos secundários aumentam o risco da doença do refluxo gastroesofágico. Pode ser assintomática ou se apresentar como dor abdominal ou torácica, disfagia, odinofagia, impactação de alimentos e/ou tosse. A doença sintomática é associada a piores desfechos pulmonares. A abordagem terapêutica não difere daquela utilizada para a população em geral. Inibidores da bomba de prótons devem ser a preferência para supressão ácida.
» Constipação crônica: é uma das manifestações gastrointestinais mais comuns entre os pacientes com FC, afetando quase metade dos pacientes pediátricos. Os

sintomas mais comuns são dor abdominal, flatulência e diminuição do apetite. A terapia se concentra no uso de laxantes osmóticos (Capítulo 21).

» Síndrome de obstrução intestinal distal (DIOS): é uma condição caracterizada por obstrução fecal completa ou incompleta na região ileocecal. A dismotilidade intestinal, a inflamação intestinal, a má absorção de gordura e a secreção inadequada de íons e água no lúmen intestinal podem contribuir para a desenvolvimento da DIOS. Os pacientes podem apresentar episódios agudos ou recorrentes de dor abdominal em cólica, vômitos e distensão abdominal, geralmente com massa palpável no quadrante inferior direito. Anorexia e flatulência podem estar presentes. A DIOS pode ser diagnosticada por história clínica, exame físico e radiografia do abdome. Entretanto, a tomografia computadorizada deve ser usada para distinguir DIOS de causas cirúrgicas de dor abdominal, incluindo apendicite.

Dor abdominal crônica

» Na avaliação de dor abdominal crônica, são fundamentais: história completa da dor (duração, localização e o caráter da dor, bem como características que agravam ou aliviam os sintomas); história da função pancreática (suficiência ou insuficiência); dados sugestivos de pancreatite; cirurgia pregressa (íleo meconial) e ressecções. Ao exame físico, avaliar a aparência geral do paciente, localização da dor e sinais peritoneais (Capítulo 28).

Supercrescimento bacteriano do intestino delgado (SIBO)

» Atraso no trânsito intestinal, antibióticos frequentes, uso prolongado de medicamentos supressores de ácido, insuficiência pancreática e inflamação intestinal aumentam o risco de desenvolver SIBO. Pacientes com sintomas gastrointestinais prolongados, má absorção persistente de gordura, especialmente aqueles com história de cirurgia intestinal prévia, são altamente suspeitos (Capítulo 40).

Íleo meconial

» É uma forma de obstrução intestinal neonatal causada por mecônio espesso no íleo terminal. Pode ocorrer intraútero, associado ao polidrâmnio, e sua presença em recém-nascidos a termo é fortemente sugestiva de FC. Entre 10% e 20% dos neonatos com FC apresentarão íleo meconial, que pode-se manifestar nas primeiras 48 horas de vida (ausência de eliminação de mecônio, distensão abdominal e vômitos) ou com sintomas mais graves, como perfuração intestinal.

Intussuscepção

» A prevalência de intussuscepção na FC é 10 vezes maior do que a população geral. Crianças com FC podem apresentar os sintomas típicos associados à intussuscepção (vômito, dor abdominal, massa palpável e sangramento retal). A localização mais comum é ileocolônica. No entanto, adolescentes e adultos com FC costumam apresentar dor abdominal insidiosa e cólica que desaparece e reaparece espontaneamente, que pode ser confundida com DIOS. Os achados radiográficos são os mesmos de outros pacientes com intussuscepção.

Apêndice cecal

» O apêndice de crianças com FC é mais distendido do que na população geral, no entanto, são assintomáticos ou apresentam sintomas inconsistentes com apendicite aguda. Na distensão do apêndice que aparece como uma apendicite mucoide ou mucocele é difícil distingui-la da apendicite aguda. A apendicite na FC pode ser diagnosticada incorretamente em razão de sua incidência relativamente baixa e propensão a apresentar sintomas não clássicos (muitas vezes confundidos com DIOS). Essa situação resulta em risco aumentado de perfuração apendicular e formação de abscesso.

Prolapso retal

» Quando presente, o prolapso retal provavelmente é secundário a aumento da pressão abdominal por tosse e constipação. Ocorre principalmente em lactentes. O manejo conservador se concentra em diminuir o esforço durante a defecação com uso de laxantes osmóticos.

Doença hepatobiliar

» A CFTR está localizada na superfície apical dos colangiócitos e no epitélio da vesícula biliar, mas não nos hepatócitos. A regulação de cloreto e bicarbonato via CFTR é essencial à formação de bile.
» A fisiopatologia da doença hepatobiliar deriva da CFTR anormal no epitélio do ducto biliar. A CFTR normalmente permite a secreção de cloreto e água no nível ductal para a bile. O regulador defeituoso resulta em menos água e sódio na bile. Consistência, composição e fluxo da bile tornam-se prejudicados e levam a lesões hepáticas observadas na FC.
» Trato biliar. A colelitíase é o achado mais comum no trato biliar. A presença de cálculos biliares pode ocorrer na ausência de sintomas clínicos de dor no quadrante superior direito, febre e icterícia.

Fígado

» A elevação transitória das transaminases hepáticas é observada com frequência. Pode ocorrer em decorrência de antibióticos metabolizados no fígado que são usados para tratar exacerbações pulmonares.
» A esteatose hepática é o achado hepático mais comum. Também observada no diabetes relacionado com a FC mal controlada.
» A doença hepática de FC ocorre no recém-nascido na forma de icterícia colestática, provavelmente em razão da obstrução dos ductos biliares por secreções espessas.

Doença hepática associada à fibrose cística

» O termo descreve ampla gama de achados, desde a elevação transitória das transaminases sem consequências clínicas até cirrose biliar focal observada na autópsia em pacientes com FC. É a terceira causa de mortalidade na FC. A doença hepática associada à fibrose cística está associada à mutação de CFTR (classe I-III) e sexo masculino. O diagnóstico é baseado nos sinais de doença hepática crônica. Entretanto, a doença hepática geralmente não apresenta sintomas até o estágio avançado da doença. Baqueteamento digital, aranhas vasculares, icterícia e ascite são incomuns, a menos que o paciente tenha cirrose avançada. Nem todos os pacientes com FC desenvolvem doença hepática.

Desidratação e distúrbios eletrolíticos

» Nos lactentes, a desidratação com hiponatremia, hipocloremia, alcalose metabólica, apatia, irritabilidade, taquipneia, prostração e potencial risco de vida pode ser a apresentação inicial da doença. História de deposição de cristal de sal fino na pele após sudorese mais profusa (exercício ou banho de sol) pode, às vezes, ocorrer na FC.

Manifestações da fibrose cística no sistema respiratório

Manifestações pulmonares

» A doença pulmonar é a principal causa de morbidade e mortalidade na FC.
» A doença pulmonar é causada por secreções espessas nas vias aéreas que tornam a depuração mucociliar ineficaz. Essa condição cria um ambiente para o crescimento de microrganismos incomuns, com inflamação e infecção crônicas e consequentes danos permanentes. Os organismos isolados mais comuns incluem *S. aureus* resistente à meticilina e *Pseudomonas aeruginosa*. Outras espécies de microrganismos: *Stenotrophomonas maltophilia, Achromobacter xylosoxidans, Burkholderia cepacia complex, nontuberculous mycobacteria*.
» (Especialmente *Mycobacterium avium complex* e *Mycobacterium abscessus*), e o fungo filamentoso *Aspergillus fumigatus*.
» As manifestações respiratórias típicas da FC incluem tosse produtiva persistente, hiperinsuflação dos campos pulmonares na radiografia de tórax e achados de doença obstrutiva no teste de função pulmonar.
» Progressão da doença inclui exacerbações agudas com tosse, taquipneia, dispneia, aumento da expectoração, mal-estar, anorexia e perda de peso. Esses eventos agudos estão associados à perda aguda e transitória da função pulmonar que melhora com o tratamento. Entretanto, frequentemente evolui com perda permanente da função pulmonar ao longo do tempo.
» Conforme a doença progride, infecções repetidas danificam as paredes brônquicas, levando à perda do suporte cartilaginoso brônquico, tônus muscular e eventual bronquiectasia.

Sinusopatia

» A maioria dos pacientes com FC desenvolve manifestações nasossinusais, apresentando congestão nasal crônica, tosse causada por gotejamento pós-nasal, dores de cabeça e distúrbios do sono. Infecções sinusais podem desencadear exacerbações respiratórias em alguns pacientes.

Manifestações da fibrose cística no sistema reprodutivo

» Mais de 95% dos homens com FC são inférteis em razão dos defeitos no transporte de esperma, embora a espermatogênese não seja afetada.
» As mulheres com FC são menos férteis do que mulheres saudáveis em decorrência da desnutrição e da produção de muco cervical anormal. No entanto, mulheres com FC devem ser aconselhadas sobre contracepção e decisões sobre gravidez. O aconselhamento genético é essencial para os futuros pais com FC.

Diabetes relacionado com fibrose cística (diabetes-FC)

» Pacientes com insuficiência pancreática e pancreatite crônica têm alto risco de desenvolver diabetes-FC devido a danos contínuos no pâncreas.
» O diabetes-FC é uma complicação que pode se apresentar na adolescência e no início da idade adulta, levando a pior prognóstico.
» O diabetes-FC está relacionado com danos às células das ilhotas, criando uma relativa falta de insulina. O mecanismo é diferente dos diabetes tipos 1 e 2 e tem curso mais lento. As diretrizes para o diagnóstico são: glicemia de jejum (> 126 mg/dL) e glicemia pós-prandial (> 200 mg/dL), e resultados anormais no teste oral de tolerância à glicose, monitoramento de HbA1c (> 6,5%), ou por hiperglicemia persistente durante exacerbações pulmonares. A triagem com teste oral de tolerância à glicose deve ser realizada rotineiramente a partir dos 10 anos de idade.

Investigação laboratorial

Triagem neonatal (teste do pezinho)

» A triagem neonatal é feita a partir dos cartões Guthrie (sangue seco) que são coletados em recém-nascidos para a triagem de uma série de doenças metabólicas.
» O teste para FC quantifica o nível de tripsinogênio imunorreativo (TIR). Se for elevado, a segunda dosagem, obrigatoriamente, deve ser realizada até os 30 dias de vida (Figura 36.1).
» A triagem neonatal para FC identifica os recém-nascidos com risco da doença, mas não confirma o diagnóstico. Assim, a triagem neonatal negativa não exclui o diagnóstico de FC.
» Um teste positivo na triagem neonatal requer teste do cloro no suor para confirmação.
» O diagnóstico precoce permite: início mais rápido do tratamento nutricional com consequente redução da gravidade da doença pulmonar; aumento da sobrevida e diminuição da mortalidade; racionalização e melhora da prestação de cuidados; evitar uma "peregrinação prolongada" para o diagnóstico.
» Os resultados possíveis são: diagnóstico definitivo de FC clássica, FC definitivamente excluída, ou resultado indeterminado. Resultados indeterminados são as situações mais desafiadoras, com essas crianças se enquadrando em dois grupos: aquelas que abrigam mutações CFTR e desenvolverão doença de início tardio, ou aquelas com verdadeira incerteza diagnóstica.
» Crianças com íleo meconial têm taxa aumentada de resultados falso-negativos no teste de triagem neonatal.

Teste do cloro no suor (Quadro 36.3 e Figura 36.1)

Quadro 36.3. Interpretação das concentrações do teste do cloro no suor	
Concentração de cloreto no suor (mmol/L)	**Interpretação**
< 30, independentemente da idade Teste negativo	Fibrose cística improvável
Nos Estados Unidos, o limite superior do normal é 40 após os 6 meses de idade	Fibrose cística improvável
40-59 Valor intermediário	Inconclusivo. Requerem testes adicionais (genéticos)
≥ 60 Teste positivo	Definitivamente anormal. O diagnóstico de fibrose cística pode ser feito em indivíduos com triagem neonatal positiva, características clínicas compatíveis ou história familiar positiva para fibrose cística
Vantagens do teste Sem longa jornada para o diagnóstico, diagnóstico precoce, melhor nutrição, redução da deficiência de vitaminas, melhoria da função pulmonar, redução de antibióticos intravenosos, menor hospitalização, melhor sobrevida e redução de custos	
Principais causas de resultado falso-positivo Insuficiência suprarrenal, disfunção autonômica, hiperplasia suprarrenal congênita, displasia ectodérmica, eczema, fucosidose, deficiência de G6PD, glicogenose tipo 1, hipoparatireoidismo, hipotireoidismo, síndrome Klinefelter, diabetes nefrogênico, pseudo-hipoaldosteronismo	

Fonte: Autoria própria.

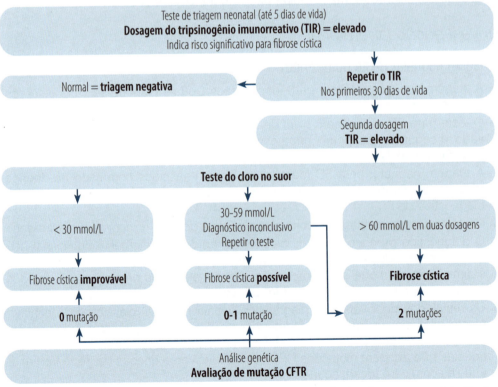

Figura 36.1. Abordagem diagnóstica da fibrose cística a partir da triagem neonatal. (Fonte: Adaptada de Farrel *et al.* 2017.)

INSUFICIÊNCIA PANCREÁTICA EXÓCRINA E FIBROSE CÍSTICA **273**

» CFTR regula o fluxo de cloro nos ductos de suor. Na presença de disfunção CFTR, o Cl- tem baixa permeabilidade e reabsorção, resultando em maiores concentrações de NaCl no suor do paciente com FC.
» Existem quatro etapas básicas para o teste no suor: 1. iontoforese com pilocarpina para estimular a produção de suor (usa uma pequena corrente elétrica para mover a pilocarpina aplicada topicamente através da epiderme, o que permite que a pilocarpina estimule os receptores muscarínicos nas glândulas sudoríparas); 2. coleta de suor; 3. quantificação do suor coletado por peso ou volume; e 4. análise da concentração de cloro no suor.
» São elegíveis para realizar o teste do cloro no suor: todos os indivíduos com teste de triagem neonatal positivo e, quando indicado, pacientes com idade acima de 2 semanas e peso superior a 3 kg. O teste não deve ser realizado em desidratação, edema ou alterações cutâneas extensas que dificultem a coleta.
» O teste do cloro no suor deve ser utilizado para diagnosticar indivíduos com suspeita clínica de FC que não tenham sido identificados na triagem neonatal. Ainda, irmãos de indivíduos com FC devem ser submetidos ao teste.
» Causas potenciais para o teste do cloro no suor falso-positivo (Quadro 36.3). Entretanto, essas doenças são facilmente distinguidas da FC. Erros na realização do teste: coleta inadequada ou erros na análise do eletrólito do suor.

Teste genético

» A realização do teste genético para a identificação das variantes no gene CFTR é recomendada para todos os pacientes com diagnóstico de FC, independentemente do resultado do teste do suor.
» Permite confirmar o diagnóstico clínico/laboratorial diante do teste do cloro no suor inconclusivo (30-59 mmol/L).
» O teste genético é realizado contra um painel das mutações mais comuns. Como existem mais de 2.000 mutações atualmente identificadas e a maioria dos painéis é limitada a no máximo cerca de 120 mutações diferentes, o teste genético expandido frequentemente é necessário. Isso pode incluir o sequenciamento de genes e o teste de deleções e duplicações.
» Permite prever a insuficiência pancreática.

Três categorias diferentes de diagnóstico são reconhecidas e distinguidas por diferentes níveis no teste do cloro no suor:
1. **Fibrose cística típica:** descrita como a combinação de sintomas específicos de FC e cloro no suor > 60 mmol/L em duas ocasiões. Caracterizada por infecção e inflamação pulmonar crônica, insuficiência pancreática exócrina, infertilidade masculina e várias comorbidades, como o diabetes relacionado com a FC ou doença hepática da FC.
2. **Fibrose cística atípica/não clássica:** pacientes com níveis limítrofes de cloro no suor (30-60 mmol/L) em combinação com sintomas específicos de FC e disfunção CFTR comprovada por duas mutações CFTR ou um teste de funcional anormal.
3. **Diagnóstico inconclusivo de FC após triagem** (*cystic fibrosis screen positive, inconclusive diagnostic* – CFSPID).

» O diagnóstico é estabelecido em lactentes com: um teste de triagem neonatal positivo e:
  – Teste do cloro no suor normal (inferior a 30 mmol/L); com duas variantes identificadas no teste genético, sendo apenas uma ou nenhuma delas classificada como causadora de FC.
  – Teste do cloro no suor de valor intermediário (entre 30 e 59 mmol/L) e identificação de pelo menos duas variantes classificadas como causadoras de FC.

Exames adicionais

» Radiografia de tórax. É o método mais difundido na FC, com boa correlação com os testes de função pulmonar na detecção da progressão da doença. Recomenda-se uma radiografia de tórax anual.
» Tomografia computadorizada (TC) de tórax. Apresenta melhor acurácia no diagnóstico e no acompanhamento de lesões pulmonares em todas as idades, incluindo crianças com função pulmonar normal. Indicada para acompanhamento periódico a cada 2 a 4 anos. Também na presença de má evolução clínica, funcional ou radiológica.
» Ressonância magnética de tórax pode ser uma opção por ser isenta de radiação.
» Avaliação funcional pulmonar.

Bases do tratamento (Quadro 36.4)

Quadro 36.4. Bases da terapia na fibrose cística	
1. Eliminação de secreções das vias aéreas • Técnicas de desobstrução das vias aéreas: fisioterapia, máscara de pressão expiratória positiva, dispositivos oscilantes) (2 ×/dia) • Aumento da atividade física • Dornase alfa nebulizada (1 ×/dia) • Solução salina hipertônica nebulizada e/ou manitol inalado (2 ×/dia)	4. Insuficiência respiratória • Oxigenoterapia • Ventilação não invasiva • Reabilitação pulmonar
2. Exacerbações agudas • Piora em sintomas respiratórios e diminuição da função pulmonar • Antibióticos nebulizados (tobramicina, sulfato de colistina) ou antibióticos inalados: tobramicina e colistimetato de sódio) (2-3 ×/dia) • Azitromicina 3 vezes por semana • Vacinação antigripal, anualmente, e outras doenças pulmonares • Antibióticos orais, inalatórios ou intravenosos para tratar exacerbação	5. Comorbidades • Diabetes: insulina • Osteopenia ou osteoporose: assegure a absorção adequada de cálcio e vitamina D, considere bifosfonatos • Ansiedade e depressão: terapia cognitivo-comportamental) e terapia antidepressiva (inibidores seletivos da recaptação da serotonina)
3. Ingestão nutricional adequada • Dieta rica em gorduras e calorias • Reposição de enzimas pancreáticas avaliada individualmente, relacionando sintomas clínicos e dieta • A dosagem é baseada no peso corporal ou no teor de gordura de uma refeição. • A suplementação de vitaminas lipossolúveis também deve ser fornecida	6. Complicações • Sinusite e polipose nasal: considere esteroides intranasais e anti-histamínicos não sedativos • Hemoptise • Pneumotórax • Aspergilose broncopulmonar alérgica: esteroides sistêmicos; considere antifúngicos ou anti-IgE (omalizumabe) • Síndrome de obstrução intestinal distal: laxantes orais ou enemas

Fonte: Autoria própria.

» A nutrição é a base do cuidado com a FC em decorrência de insuficiência pancreática e da necessidade de terapia de reposição enzimática pancreática (PERT). O manejo nutricional da FC começa com a determinação da suficiência/insuficiência pancreática. O tratamento da insuficiência pancreática é realizado com administração de enzimática pancreática antes de cada refeição e lanche, associada à suplementação de vitaminas lipossolúveis. A PERT contém amilase (digere carboidratos), protease (digere proteínas) e lipase (digere gordura). A dosagem é baseada em unidades de lipase. Para crianças, o monitoramento de altura, peso, índice de massa corporal e outros indicadores de avaliação nutricional deve ser realizado rigorosamente. A eficácia da PERT é determinada pelo monitoramento de peso, altura, peso por comprimento e índice de massa corporal.
» Nas exacerbações, o tratamento de infecções graves e a manutenção dos cuidados relativos à função pulmonar devem ser implementados.
» Os pacientes com FC devem receber todas as imunizações de rotina recomendadas, especialmente a vacina contra *influenza*.
» A cronicidade e a complexidade da FC podem afetar seriamente a saúde mental dos pacientes e de seus cuidadores, desencadeando ansiedade e depressão que podem afetar a adesão ao tratamento e o prognóstico a longo prazo de modo adverso. Portanto, o aconselhamento psicológico é muito importante.
» Medicamentos supressores de ácido podem ser usados para aumentar o pH do líquido gástrico.

Complicações do tratamento

Colonopatia fibrosante

» Os pacientes desenvolvem anéis fibrosos concêntricos abaixo da submucosa do cólon proximal que podem abranger todo o comprimento do cólon. São observados hipertrofia da mucosa muscular bem como desnudamento e reepitelização da mucosa, sugerindo isquemia recorrente. Os sintomas clínicos são: dor abdominal, sinais de obstrução intestinal, constipação, diarreia e hematoquezia. A ultrassonografia pode mostrar peristaltismo reduzido, espessamento da parede do cólon superior a 2 mm e ascite. A colonoscopia mostra mucosa edemaciada, rígida ou ulcerada afetando principalmente o cólon proximal com preservação retal. Ocorrem estrias com encurtamento do cólon e perda de haustrações. As características histopatológicas são: faixa espessa de fibrose submucosa, eosinofilia, criptite e ruptura da mucosa muscular.

 Leitura recomendada

Athanazio RA, Silva Filho LVRF, Vergara AA, Ribeiro AF, Riedi CA, Procianoy EDFA et al. Brazilian guidelines for the diagnosis and treatment of cystic fibrosis. J Bras Pneumol. 2017;43(3):219-45.
Brownell JN, Bashaw H, Stallings VA. Growth and nutrition in cystic fibrosis. Semin Respir Crit Care Med. 2019;40(6):775-91. doi: 10.1055/s-0039-1696726.
Castellani C, Duff AJA, Bell SC, Heijerman HGM, Munck A, Ratjen F et al. ECFS best practice guidelines: the 2018 revision. J Cyst Fibros. 2018;17(2):153-78. doi.org/10.1016/j.jcf.2018.02.006.
Castellani C, Linnane B, Pranke I, Cresta F, Sermet-Gaudelus I, Peckham D. Cystic fibrosis diagnosis in newborns, children, and adults. Semin Respir Crit Care Med. 2019;40(6):701-14.

Derichs N. Targeting a genetic defect: cystic fibrosis transmembrane conductance regulator modulators in cystic fibrosis. Eur Respir Rev. 2013;22(127):58-65.

Farrell PM, Rosenstein BJ, White TB et al. Guidelines for diagnosis of cystic fibrosis in newborns through older adults: Cystic Fibrosis Foundation consensus report. J Pediatr. 2008;153(2):S4-S14. doi. org/10.1016/j.jpeds.2008.05.005.

Farrell PM, White TB, Ren CL, Hempstead SE, Accurso F, Derichs N et al. Diagnosis of cystic fibrosis: Consensus Guidelines from the Cystic Fibrosis Foundation. J Pediatr. 2017;181S:S4-S15.e1.

Gabel ME, Galante GJ, Freedman SD. Gastrointestinal and hepatobiliary disease in cystic fibrosis. Semin Respir Crit Care Med. 2019;40(6):825-41. doi: 10.1055/s-0039-1697591.

Gadsby DC, Vergani P, Csanády L. The ABC protein turned chloride channel whose failure causes cystic fibrosis. Nature. 2006;440(7083):477-83.

Ratjen F, Bell SC, Rowe SM, Goss CH, Quittner AL, Bush A. Cystic fibrosis. Nat Rev Dis Prim. 2015;1:15010.

Smyth AR, Bell SC, Bojcin S et al. European Cystic Fibrosis Society. European Cystic Fibrosis Society Standards of Care: Best Practice guidelines. J Cyst Fibros. 2014;13 Suppl 1:S23-42. doi: 10.1016/j.jcf.2014.03.010.

Capítulo 37

Pancreatites

Doenças do pâncreas na infância em geral se apresentam, clinicamente, como pancreatite ou disfunção pancreática exócrina. As pancreatites pediátricas são divididas em três categorias clínicas: pancreatite aguda, pancreatite aguda recorrente e pancreatite crônica. Os critérios diagnósticos estão no Quadro 37.1.

 ## Pancreatite aguda

O primeiro episódio de pancreatite aguda pediátrica ocorre antes dos 18 anos. Pancreatite aguda é definida como uma síndrome clínica que consiste na inflamação no parênquima pancreático. O quadro agudo é um processo reversível, caracterizado por edema intersticial, infiltrado inflamatório e graus variados de necrose e hemorragia.

Fisiopatogenia

» Obstrução/lesão dos ductos coletores e células acinares.
» Ativação intra-acinar e liberação de enzimas digestivas pancreáticas (ocorre inadequada ativação de enzimas pancreáticas proteolíticas dentro do pâncreas).
» Autodigestão do parênquima pancreático com inflamação (edema, e alterações vasculares).

Quadro 37.1. Critérios diagnósticos para pancreatite aguda, aguda recorrente e crônica	
Pancreatite aguda	Critérios diagnósticos pediátricos INSPPIRE (International Study Group of Pediatric Pancreatitis: In Search for a CuRE) ≥ 2 de 3 critérios Dor abdominal sugestiva ou compatível com pancreatite aguda Dosagem de amilase e/ou lipase sérica ≥ 3 vezes o limite superior do normal Achados de imagem característicos ou compatíveis com pancreatite aguda (ultrassonografia e/ou tomografia computadorizada)
Pancreatite aguda recorrente	≥ 2 episódios de pancreatite aguda associados à: Resolução completa da dor (intervalo livre de dor ≥ 1 mês entre os diagnósticos de pancreatite aguda) Normalização completa de amilase e lipase entre os episódios
Pancreatite crônica	≥ 1 dos seguintes 3 critérios: Dor abdominal consistente com origem pancreática e achados de imagem sugestivos de pancreatite crônica Evidência de insuficiência pancreática exócrina e achados de imagem sugestivos de pancreatite crônica Evidência de insuficiência pancreática endócrina e achados de imagem sugestivos de pancreatite crônica

Fonte: Autoria própria.

GASTROENTEROLOGIA PARA PEDIATRAS – FLUXOGRAMA PARA DIAGNÓSTICO EFETIVO

» Inflamação local e sistêmica, infiltração de células imunes, edema intersticial, necrose pancreática, oclusão/rotura de vasos sanguíneos, ativação da cascata inflamatória SIRS (Systemic Inflammatory Response Syndrome).

– **Critérios clínicos para SIRS** (Goldstein B *et al.* Pediatr Crit Care Med. 2005;6(1):2-8).

- Temperatura central > 38,5 °C ou < 36 °C.
- Taquicardia – crianças > 1 ano, frequência cardíaca média > 2 DP acima do normal para a idade ou bradicardia – crianças < 1 ano, frequência cardíaca média < percentil 10 para a idade.
- Taquipneia – frequência respiratória média > 2 DP acima do normal para a idade.
- Leucocitose ou leucopenia ou desvio à esquerda > 10%.

Investigação

História clínica

» Sintomas clássicos: dor abdominal, náuseas, vômitos e anorexia. Dor abdominal: difusa ou epigástrica, persistente e que melhora muito pouco. Frequentemente irradiando para as costas. Distensão abdominal. Náuseas e vômitos são frequentes. Taquicardia, hipotensão, febre, dispneia e anorexia.

Exame físico

» Taquicardia (achado frequente), hipotensão, febre baixa, dor à palpação do epigástrio ou abdome superior. O paciente pode se recusar a ficar em decúbito dorsal.
» Pode ocorrer sinal de Blumberg positivo (dor à descompressão brusca do abdome), distensão abdominal e diminuição dos ruídos aéreos intestinais, sugestivos de abdome agudo cirúrgico.
» Sinais de ascite (macicez móvel, sinal da onda líquida ou piparote).
» Derrame pleural (diminuição do murmúrio vesicular, macicez torácica à percussão, atrito pleural) pode estar presente na doença grave.
» Pode ocorrer icterícia e colúria se houver obstrução das vias biliares. Os sinais de Cullen (equimose periumbilical por hemoperitôneo) e sinal de Turner (equimose em flancos por sangue retroperitoneal) são raros.

Antecedentes

» Investigar a ocorrência prévia de trauma abdominal, uso de drogas/medicamentos, estado nutricional (especialmente obesidade), ocorrência prévia de crise de dor abdominal com ou sem icterícia, ocorrência de doenças predisponentes (como anemia hemolítica, dislipidemia e fibrose cística) e história familiar de litíase e de pancreatite crônica.

Investigação laboratorial

» Hemograma com PCR/VHS.
» Amilase, lipase (Quadro 37.2).

Quadro 37.2. Principais características da amilase e lipase na pancreatite aguda	
Amilase	**Lipase**
Os níveis aumentam mais rápido que os de lipase, mas podem normalizar-se após 24 horas do início de sintomas	Mais específica, aumento dentro de 6 horas do início, pico em 24 a 30 horas e pode manter-se elevada por mais de 1 semana
$3 \times$ o LSN	$3 \times$ o LSN
Pico às 12 a 72 horas	Pico às 24 a 30 horas
Elevada por 4 dias	Elevada por 8 a 14 dias a mais que a amilase
Falsa elevação: Insuficiência renal Obstrução/isquemia intestinal Doença tubovariana	Falsa elevação: insuficiência renal
Falsa normalidade: lactentes jovens	Menor sensibilidade Maior especificidade

LSN = limite superior da normalidade. Fonte: Autoria própria.

» Bilirrubina total e frações, transaminases, GGT (gama-glutamil transpeptidase) e fosfatase alcalina.
» LDH (desidrogenase lática).
» Função hepática (albumina, INR, bilirrubinas).
» Ureia e creatinina.
» Eletrólitos, em especial o cálcio sérico.
» Triglicerídeos e colesterol.
» Gasimetria arterial.

Imagem

» Radiografia de tórax/abdome: útil para a avaliação de obstrução intestinal, derrame pleural (mais comum à esquerda), cálculo biliar radiopaco e calcificações pancreáticas.
» Ultrassonografia de abdome: sempre a primeira escolha, realizar em todos os pacientes. Pode detectar: alterações da ecogenicidade, dilatação dos ductos pancreáticos e biliares, cálculos biliares e "barro" biliar, calcificações pancreáticas, cistos de colédoco e coleções císticas peripancreáticas.
» Ultrassonografia endoscópica do pâncreas e vias biliares. Pode detectar: microlitíase, lesões periampulares e coledocolitíase.
» Colangiopancreatografia por ressonância magnética: melhor na identificação de malformações ductais e quando há suspeita de possível microcálculo resultando em obstrução e/ou colangite, com pouca irradiação da criança.
» Colangiopancreatografia endoscópica retrógrada: casos de pancreatite inexplicada, recorrente ou prolongada, com forte suspeita de pancreatite biliar ou coledocolitíase. Suspeita de ruptura de ductos biliares ou defeito estrutural. Pode ser associada à manometria do esfíncter de Oddi. Possui potencial terapêutico, especialmente em colangite associada à coledocolitíase. O exame é invasivo, com potencial de complicações (usado com precaução e nunca como primeira linha de investigação).

GASTROENTEROLOGIA PARA PEDIATRAS – FLUXOGRAMA PARA DIAGNÓSTICO EFETIVO

» Tomografia de abdome contrastada: auxilia na avaliação do prognóstico, não indicada em pancreatite leve e, geralmente, indicado após 72 horas de evolução. Modalidade de escolha para estadiar gravidade e complicações: maior sensibilidade para elucidar edema pancreático, processo inflamatório peripancreático, necrose, hemorragia, abcesso e pseudocisto de pâncreas. Deve ser usada apenas em casos graves (maior irradiação da criança), preferencialmente após 72 a 96 horas de evolução.

Diagnóstico

» O diagnóstico de pancreatite aguda pediátrica deve ser realizado de acordo com os critérios INSPPIRE (Quadro 37.1). Observar as etiologias mais frequentes e aquelas para as quais existem opções terapêuticas.
» A lipase é o marcador diagnóstico mais preciso.
» A imagem inicial pode ser realizada por meio de ultrassonografia transabdominal, que tem o benefício adicional de diagnosticar obstrução biliar e identificar coleções de líquidos pancreáticos e anatomia pancreático-biliar anormal.

Diagnóstico diferencial

» Apendicite: dor periumbilical migrando para o abdome inferior direito. Ruptura apendicular (precoce).
» Torção ovariana: dor aguda, grave, focal (abdome inferior).
» Intussuscepção: dor intermitente, cólicas.
» Gastroenterite: dor difusa ou vaga.
» Hepatite e colecistite: dor em quadrante superior direito.
» Gastrite, úlcera gástrica: dor epigástrica em queimação.
» Cálculo renal: dor de flanco irradiando para abdome lateral médio e inferior.

Sequência para a avaliação final da pancreatite aguda

» **Classificar a gravidade clínica da pancreatite aguda** conforme recomendações da NASPGHAN (North American Society for Pediatric Gastroenterology, Hepatology, and Nutrition):
  – Pancreatite aguda leve: sem falência de órgãos e sem complicações locais ou sistêmicas, resolvendo-se, geralmente, na primeira semana após a apresentação.
  – Pancreatite aguda moderada: presença de falência transitória de órgãos que se resolve em, no máximo, 48 horas. Pode apresentar complicações locais ou exacerbação de doença subjacente.
  – Pancreatite aguda grave: falência de órgãos que persiste por mais de 48 horas e que pode envolver um ou múltiplos órgãos (cardiovascular, respiratória e/ou renal).
» **Estratificar o risco:**
  – A premissa é prever a gravidade da pancreatite aguda dentro de 48 a 72 horas após a apresentação clínica. Permite a triagem de pacientes a um nível apropriado de cuidados para diminuir a morbimortalidade associada. Todos os sistemas de pontuação são projetados para prever pancreatite aguda grave (Quadro 37.3).

» **Aplicar os critérios tomodensitométricos** de gravidade de pancreatite aguda de Balthazar e Ranson (2002) (Quadro 37.4).

» **Classificar a pancreatite aguda com base na etiologia (Quadro 37.5).**

Quadro 37.3. Sistemas de pontuação para prever pancreatite aguda pediátrica grave		
24 horas	**48 horas**	**72 horas**
Coffey *et al.* (2013) Lipase ≥ 7 × LSN	De Banto *et al.* (2002) ≥ 3 de 8 preditores: Idade < 7 anos Peso < 23 kg LT (admissão) > 18.500 LDH (admissão) > 2.000 Cálcio de 48 h < 8,3 mg/dL Albumina de 48 h < 2,6 g/dL Sequestro de líquido > 75 mL/kg/48 h Aumento na ureia > 5 mg/dL em 48 h	Suzuki *et al.* (2015) ≥ 3 de 9 preditores: Excesso de base ≤ −3 mEq ou choque PaO2 ≤ 60 mmHg (ar ambiente) ou ventilação Ureia ≥ 40 mg/dL (ou creatinina ≥ 2 mg/dL) ou volume de urina < 0,5 mL/kg/h após reanimação hídrica LDH ≥ 2 × LSN Contagem de plaquetas ≤ 1 × 105/mm³ Cálcio ≤ 7,5 mg/dL Proteína C reativa ≥ 15 mg/dL Pontuação SIRS pediátrica ≥ 3
Szabo *et al.* (2016) Lipase Albumina Leucócitos	Bierma *et al.* (2016) Dia 1: lipase ≥ 7 × LSN Dia 2 Dia 1 + redução lipase ≥ 50% de ou Dia 1 + cálcio ≤ 2,15 mmol/L	Todos os sistemas de pontuação são projetados para prever pancreatite aguda grave (vs. leve); PaO₂, pressão parcial de oxigênio no sangue arterial; SIRS; LT; LDH

LDH: desidrogenase lática; LT: leucócitos totais; SIRS: síndrome da resposta inflamatória sistêmica. Fonte: Autoria própria.

Quadro 37.4. Critérios tomodensitométricos de gravidade de pancreatite aguda		
Aspecto morfológico do pâncreas		**Escore 1**
A	Normal	0
B	Aumento focal ou difuso; irregularidade de contorno; atenuação heterogênea	1
C	B + inflamação/opacidade peripancreática	2
D	B, C + 1 coleção líquida peripancreática	3
E	B, C + 2 ou mais coleções líquidas peripancreáticas	4
Necrose pancreática		**Escore 2**
	Nula	0
	< 30%	2
	30%-50%	4
	> 50%	6
	Escore total = escore 1 + escore 2 (0-10)	
Classificação da gravidade		**Pontuação**
Grave		7-10
Moderada		4-6
Leve		0-3

Fonte: Adaptado de Balthazar e Ranson (2002).

Quadro 37.5. Etiologias e fatores de risco para pancreatite aguda	
Biliar/anatômico	Coledocolitíase, anomalias na junção pancreatobiliar, cisto do colédoco, malformação pancreática (pâncreas anular, pâncreas *divisum*), duplicação intestinal
Medicamentos	Ácido valproico, prednisona, mesalamina, azatioprina/6-mercaptopurina, tetraciclina trimetoprima/sulfametoxazol, asparaginase, isoniazida
Doenças sistêmicas	Choque, sepse, lúpus eritematoso sistêmico, púrpura de Henoch-Schönlein, doença de Kawasaki, doença inflamatória intestinal, síndrome hemolítico-urêmica
Trauma	Lesão pelo guidão da bicicleta, acidente automobilístico, lesão esportiva
Metabólicos	Cetoacidose diabética, hipertrigliceridemia, hipercalcemia, insuficiência renal crônica
Infecções	Vírus Epstein-Barr, citomegalovírus, sarampo, caxumba, *Coxsackievirus*, *Mycoplasma*, herpes-vírus *simplex*, *Salmonella*, *E. coli*, ascaridíase
Erros inatos de metabolismo	Acidemias orgânicas, doenças de armazenamento de glicogênio
Autoimune	Pancreatite (IgG4)
Doença genética	Gene catiônico do tripsinogênio (PRSS1), gene quimotripsina C (CTRC), gene da fibrose cística (CFTR), gene inibidor da tripsina (SPINK1). CPA1, gene lipase-carboxil-éster (CEL); gene híbrido lipase-carboxil-éster (CEL-HYB)

Fonte: Autoria própria.

Tratamento

O cuidado de crianças com pancreatite aguda concentra-se em quatro domínios: monitoramento, reanimação hídrica, terapia nutricional, uso racional de medicamentos.

Monitoramento

» Sinais vitais (incluir saturação de oxigênio e avaliação de pressão arterial) pelo menos a cada 4 horas nas primeiras 48 horas de internação e durante períodos de hidratação agressiva. Oxigenoterapia: o necessário para manter saturometria > 95%.

Reanimação hídrica

» A reanimação hídrica precoce e agressiva, com soluções cristaloides (soro fisiológico ou ringer-lactato) parece melhorar os resultados e prevenir a necrose pancreática. Pode-se, inicialmente, infundir um *bolus* de 10 a 20 mL/kg (máximo 1.000 mL) com base na avaliação do estado de hidratação/estado hemodinâmico. A seguir, deve ser prescrito um soro de manutenção IV contendo 1,5 a 2 vezes o volume hídrico basal nas próximas 24 a 48 horas, com monitoramento de débito urinário, que deve ser mantido em 0,5 a 1,0 mL/kg/hora.
» Monitoramento de ureia e creatinina nas primeiras 48 horas.
» Monitoramento rigoroso e correção precoce do balanço hídrico e de distúrbios eletrolíticos, em especial da hipocalcemia e hipomagnesemia.
» Considerar acréscimos conforme perdas por vômitos ou por sonda nasogástrica.

Terapia nutricional

» Não é necessário jejum para pancreatite aguda leve.
» Deve-se iniciar a alimentação de modo precoce, preferencialmente nas 24 a 48 horas após a admissão, após a estabilização do doente, na ausência de íleo, náusea ou vômitos.
» Dieta. Via oral: em pancreatites leves, na ausência de íleo, náusea significante e/ou vômitos e, geralmente, quando o paciente refere fome e a dor está diminuindo. Pode-se iniciar com líquidos claros, avançar para dieta de baixo resíduo, hipogordurosa e leve e, a seguir, para dieta geral, conforme tolerância. Entretanto, não há evidência científica favorecendo o uso da dieta hipogordurosa sobre a dieta habitual.
» Via nasogástrica *versus* nasojejunal: em pacientes com pancreatite moderada a grave a alimentação oral geralmente não é tolerada em virtude de dor pós-prandial, náuseas e vômitos. Informações de abordagem em adultos sugerem benefício em oferecer alimentação precocemente por via jejunal (24 a 72 horas da admissão). Em crianças essa opção só deve ser considerada se houver intolerância à via nasogástrica.
» Nutrição parenteral: apenas para pacientes que não toleram a via oral nem jejunal, após 5 a 7 dias.

Uso racional de medicamentos

» Analgesia: anti-inflamatórios não hormonais e narcóticos via oral ou parenteral intermitente (dor leve a moderada) ou via analgesia controlada pelo paciente (dor moderada a grave).
» Dor grave: opioides são os analgésicos de escolha; podem aumentar a pressão no esfíncter de Oddi, mas raramente pioram o curso da doença.
» Antieméticos: ondansetrona.
» Outros medicamentos: antiácidos/inibidores H2/inibidor de bomba de prótons para prevenir gastrite.
» Antibióticos: o uso profilático não está indicado; utilizar especialmente na suspeita de necrose pancreática com infecção secundária. Os antimicrobianos (carbapenêmicos, quinolonas e/ou metronidazol) utilizados contra organismos Gram-negativos do trato gastrointestinal devem ser usados por 10 a 14 dias. É aconselhável coleta de material para cultura por aspiração com agulha guiada por tomografia computadorizada.

Monitoramento de complicações

» Choque e insuficiência renal aguda.
» Pseudocistos pancreáticos.
» Necrose pancreática (rara).
» Fístula pancreatopleural.
» Insuficiência pancreática.
» Comum na pancreatite crônica.
» Má absorção de gordura (esteatorreia) e de proteínas.
» Monitorizar a elastase fecal como marcador de suficiência pancreática.
» Diabetes (complicação tardia).

Tratamento cirúrgico

» Colecistectomia; papilotomia endoscópica ± colocação de *stent*; ressecção pancreática parcial; drenagem endoscópica (ou percutânea) de pseudocistos; necrosectomia e desbridamento; pancreatectomia total com autotransplante de células de ilhotas.

● Pancreatite aguda recorrente

» Pancreatite aguda recorrente requer pelo menos 2 episódios de pancreatite aguda, com resolução completa da dor entre os episódios (> 1 mês) ou normalização completa da amilase e lipase entre os episódios (Quadro 37.1).
» Estudos sugerem que crianças que tiveram pancreatite aguda têm chance de 25% de desenvolver pancreatite aguda recorrente.
» A pancreatite aguda recorrente em crianças deve levar a uma investigação mais ampla sobre possíveis fatores de risco genéticos, anatômicos e metabólicos.

Investigação

História clínica e exame físico

» Crianças com pancreatite aguda recorrente passam por muitas visitas ao pronto-socorro e várias admissões hospitalares. Durante a hospitalização, elas são submetidas a múltiplos estudos de imagem, testes laboratoriais, tratamento intensivo e até procedimentos cirúrgicos. A doença tem grande impacto nas famílias.
» Relaciona-se com diferentes fatores etiológicos, com destaque para os cálculos biliares e as anomalias pancreáticas ductais. Na anomalia da junção pancreatobiliar, ou síndrome do canal comum, existe alteração da junção entre o colédoco e o Wirsung formando um ducto comum longo.

● Pancreatite crônica

» Pancreatite crônica é um processo inflamatório progressivo, irreversível, que leva a mudanças estruturais irreversíveis no pâncreas, como destruição difusa ou focal, esclerose, anormalidades/obstrução do ducto pancreático com pelo menos um dos seguintes achados: períodos de dor abdominal consistente ou lipase ou amilase $\geq 3 \geq$ LSN; insuficiência pancreática exócrina e insuficiência pancreática endócrina.
» O diagnóstico precoce é difícil. A pancreatite crônica parece decorrer da combinação entre a predisposição genética e um estímulo ambiental, estrutural ou tóxico.
» Com exceção dos pacientes com fibrose cística, pancreatite hereditária e pancreatite secundária às malformações congênitas, poucos casos evoluem para pancreatite crônica na faixa etária pediátrica.

Investigação

História clínica e exame físico (Figura 37.1)

» Crises intermitentes ou sintomas contínuos de dor abdominal epigástrica e vômitos.

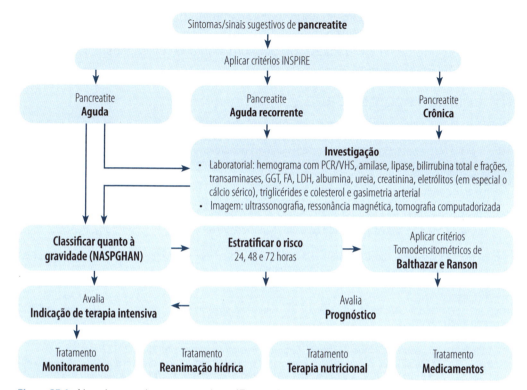

Figura 37.1. Abordagem das pancreatites. (Fonte: Autoria própria.)

» Esteatorreia, perda de peso e impacto no crescimento ocorrem se a função exócrina for reduzida em proporção inferior a 10%.
» Complicações, o paciente pode apresentar cistos pancreáticos, derrame pleural, ascite e, raramente, derrame pericárdico.

Diagnóstico

» O diagnóstico deve incluir achados clínicos de dor abdominal consistentes com pancreatite, evidência de insuficiência pancreática exócrina ou endócrina (Quadro 37.1).
» Estágios avançados da doença, manifestada por fibrose parenquimatosa e perda da função exócrina, são mais fáceis de diagnosticar do que os estágios leves e iniciais (doença de alteração mínima).
» Exames que confirmam a alteração da função pancreática e as anormalidades anatômicas.
» O diagnóstico é feito com base na ultrassonografia e/ou tomografia computadorizada ou ressonância magnética.
» Documentação das características histológicas (inflamação crônica, com substituição do tecido pancreático normal por fibrose, de modo irreversível).
» Podem ser divididas em 2 tipos.
  – Crônicas: apresentando calcificações com a evolução. Podem ser hereditárias, nutricionais, metabólicas ou idiopáticas.

– Crônicas obstrutivas: com qualquer fator anatômico que dificulte a drenagem da secreção pancreática para o duodeno.

» A pancreatite crônica é caracterizada por surgimento de estenoses e irregularidades nos ductos pancreáticos.

Leitura recomendada

Abu-El-Haija M, Kumar S, Szabo F et al. Classification of acute pancreatitis in the pediatric population: clinical report from the NASPGHAN Pancreas Committee. J Pediatr Gastroenterol Nutr. 2017;64:984-90.

Abu-El-Haija M, Lowe M, Barth B et al. Pediatric chronic pancreatitis without prior acute or acute recurrent pancreatitis: a report from the INSPPIRE consortium. Pancreatology. 2020;20(4):781-4. doi: 10.1016/j.pan.2020.04.001.

Balthazar EJ. Acute pancreatitis: assessment of severity with clinical and CT evaluation. Radiology. 2002;223(3):603-13. doi: 10.1148/radiol.2233010680.

Bierma MJ, Coffey MJ, Nightingale S, van Rheenen PF, Ooi CY. Predicting severe acute pancreatitis in children based on serum lipase and calcium: A multicentre retrospective cohort study. Pancreatology. 2016;16:529-34.

Coffey MJ, Nightingale S, Ooi CY. Serum lipase as an early predictor of severity in pediatric acute pancreatitis. J Pediatr Gastroenterol Nutr. 2013;56:602-8.

Cohen RZ, Freeman AJ. Pancreatitis in children. Pediatr Clin North Am. 2021;68(6):1273-91. doi: 10.1016/j.pcl.2021.07.012.

DeBanto JR, Goday PS, Pedroso MR et al. Acute pancreatitis in children. Am. J. Gastroenterol. 2002;97:1726-31.

Gariepy CE, Heyman MB, Lowe ME et al. Causal evaluation of acute recurrent and chronic pancreatitis in children: Consensus from the INSPPIRE Group. J Pediatr Gastroenterol Nutr. 2017;64(1):95-103.

Kumar S, Ooi CY, Werlin S et al. Risk factors associated with pediatric acute recurrent and chronic pancreatitis: Lessons from INSPPIRE. JAMA Pediatr. 2016;170(6):562-9. doi:10.1001/jamapediatrics.2015.4955.

Morinville VD, Husain SZ, Bai H et al. Definitions of pediatric pancreatitis and survey of present clinical practices. J Pediatr Gastroenterol Nutr. 2012;55:261e5.

Morinville VD, Lowe ME, Ahuja M et al. Design and implementation of INSPPIRE. J Pediatr Gastroenterol Nutr. 2014;59(3):360-4. doi: 10.1097/MPG.0000000000000417.

Parniczky A, Abu-El-Haija M, Husain S et al. EPC/HPSG evidence-based guidelines for the management of pediatric pancreatitis. Pancreatology. 2018;18(2):146-60.

Suzuki M, Saito N, Naritaka N et al. Scoring system for the prediction of severe acute pancreatitis in children. Pediatr Int. 2015;57:113-8.

Szabo FK, Hornung L, Oparaji JA et al. A prognostic tool to predict severe acute pancreatitis in pediatrics. Pancreatology. 2016;16:358-64.

Capítulo 38

Pseudo-Obstrução Intestinal Pediátrica

» Pseudo-obstrução intestinal pediátrica (PIPO) é definida como sintomas/sinais repetitivos ou contínuos de obstrução intestinal. Caracterizada pelo comprometimento da propulsão do conteúdo gastrointestinal na ausência de lesão obstrutiva mecânica.

» PIPO afeta, principalmente, o intestino delgado. Entretanto, outros segmentos do trato gastrointestinal podem estar envolvidos. Compreende um grupo heterogêneo de condições que afetam a estrutura e/ou função dos componentes neuromusculares intestinais.

» Os sintomas/sinais cardinais de PIPO incluem aqueles de verdadeira obstrução intestinal, ou seja, distensão abdominal, vômito e constipação.

» Metade a dois terços dos pacientes apresentam-se no primeiro mês de vida e 80% até 1 ano de idade. O restante é detectado esporadicamente ao longo das primeiras duas décadas de vida.

» É considerada a forma mais grave dos distúrbios da motilidade gastrointestinal.

Classificação da pseudo-obstrução intestinal pediátrica

» A PIPO pode ser classificada quanto à idade de início:
  - Neonatal: desde o pré-natal a 12 meses de idade.
  - Início tardio: de 1 a 18 anos de idade.

Quadro 38.1. Motilidade normal do intestino delgado
Envolve uma interação complexa e coordenada entre o sistema nervoso entérico (SNE), o sistema contrátil das células musculares lisas, células intersticiais de Cajal e as fibras aferentes e eferentes coordenadas com o sistema nervoso central
O SNE é uma grande rede de neurônios embutidos no músculo liso do trato gastrointestinal e referida como o "segundo cérebro" porque é capaz de operar independentemente do SNC e do sistema nervoso periférico para regular a motilidade gastrointestinal
A maior parte da digestão e absorção ocorre no intestino delgado. Ondas de contrações e relaxamentos coordenados, conhecidos como peristaltismo, impulsionam o quimo do estômago para o intestino delgado
Uma vez que a digestão é concluída em um período de 4 horas ou mais, no "estado de jejum" começam padrões contráteis que emergem no intestino delgado, chamados de complexo motor migratório (MMC)
O MMC é o padrão de motilidade do intestino delgado composto por três componentes que duram cerca de 90 minutos: Fase I: consiste em inatividade sem quaisquer contrações, durando cerca de 60 minutos Fase II: consiste em fortes contrações irregulares que duram cerca de 30 minutos Fase III: consiste em poderosas contrações propulsivas de grande amplitude que vão pelo intestino delgado até o íleo distal
O MMC tem a função de "varrer" partículas de alimentos não digeríveis e bactérias para o cólon. O ácido e a pepsina também são levados para maximizar a acidez e inibir o supercrescimento bacteriano no intestino delgado

Fonte: Autoria própria.

» Quanto à persistência dos sintomas/sinais:
  – Que persistem por até 2 meses imediatamente após o nascimento.
  – Pelo menos 6 meses independentemente da idade.
» Do ponto de vista histopatológico: classificado em três grupos (Quadro 38.2):
  – Neuropatias (inflamatórias ou degenerativas), com lesão do sistema nervoso entérico, sendo a mais comum (70%).
  – Miopatias (inflamatórias ou degenerativas), com lesão do músculo liso. Ocorre em cerca de 30%.
  – Mesenquimopatias, com lesão nas células intersticiais de Cajal.
  – Uma combinação dessas anormalidades também pode coexistir.
» Também classificada como:
  – Primária (idiopática). Nenhum distúrbio subjacente pode ser demonstrado.
  – Secundária (raro em crianças). Quando relacionada com uma variedade de doenças sistêmicas, como infecções, processos autoimunes, disfunção mitocondrial, bem como efeitos colaterais de medicamentos.

Investigação

Sintomas/sinais

» Os sintomas dependem das regiões do trato gastrointestinal envolvidas.
» Os pacientes apresentam episódios subagudos e/ou recorrentes de obstrução gástrica, intestinal e/ou colônica.

Quadro 38.2. Classificação de Londres de patologia gastrointestinal neuromuscular
Neuropatias
• Neurônios ausentes (aganglionose) • Diminuição do número de neurônios (hipoganglionose) • Aumento do número de neurônios (ganglioneuromatose, displasia neuronal tipo B) • Neuropatia degenerativa • Neuropatias inflamatórias (ganglionite linfocítica, ganglionite eosinofílica) • Conteúdo anormal em neurônios (inclusões nucleares intraneuronais, megamitocôndria) • Codificação neuroquímica anormal • Imaturidade relativa dos neurônios • Glia entérica anormal (aumento do número de glia entérica)
Miopatias
• Malformações musculares próprias • Degeneração das células musculares: leiomiopatia degenerativa; leiomiopatia inflamatória (leiomiosite linfocítica, leiomiosite eosinofílica) • Hiperplasia/hipertrofia muscular (hiperplasia da muscular mucosa) • Conteúdo anormal em miócitos: anormalidades do filamento da proteína (miopatia alfa-actina, miopatia desmina); corpos de inclusão (corpos poliglucosanos, anfofílico, megamitocôndria) • Tecido de suporte anormal (desmose atrófica)
Anormalidades das células intersticiais de Cajal (ICC), mesenquimopatia entérica)
• Redes anormais das ICC

Fonte: Autoria própria.

» Os sintomas podem ser agudos, insidiosos, crônicos e, frequentemente, intermitentes. Vários fatores podem precipitar as exacerbações: infecções intercorrentes, febre, estresse.
» A diarreia decorrente do supercrescimento bacteriano é frequente e pode-se alternar com constipação ou episódios de obstrução parcial. A desidratação e a desnutrição são frequentemente subdiagnosticadas.
» A dismotilidade da vesícula biliar e colelitíase (com ou sem episódios relacionados de pancreatite aguda) podem aumentar a morbidade e o prognóstico.
» Alguns pacientes apresentam envolvimento colônico significativo, com constipação progressivamente grave, distensão abdominal, vômitos biliosos.
» As infecções do trato urinário são frequentes e podem ser assintomáticas.
» O prognóstico renal geralmente é bom, desde que uma avaliação cuidadosa e manejo da bexiga adinâmica sejam realizados a fim de garantir o esvaziamento vesical adequado e prevenir infecção do trato urinário.
» Sintomas cardinais: distensão abdominal; vômito; constipação; dificuldade de alimentação; diarreia; dor abdominal; sintomas urológicos (megabexiga, hidronefrose, refluxo vesicoureteral, bexiga neurogênica).

O diagnóstico de PIPO deve ser suspeitado nas seguintes situações

Em neonatos com:

» Diagnóstico pré-natal de bexiga aumentada.
» Sintomas obstrutivos persistentes ou recorrentes após a exclusão da doença de Hirschsprung e hipotireoidismo.
» Vômito persistente após um procedimento de Ladd para má rotação.
» Sintomas de obstrução intestinal associados à dismotilidade da bexiga.
» Sintomas de obstrução intestinal (definida como vômitos biliosos, incapacidade na eliminação de gases e fezes e distensão abdominal progressiva) sem uma obstrução mecânica.
» Na forma neonatal, a PIPO geralmente se apresenta com distensão e vômito bilioso.
» PIPO pode ser confundida pela imaturidade da motilidade intestinal em prematuros. Assim, nessas crianças, esse diagnóstico deve ser feito com cuidado, dado que o MMC não aparece em sua forma madura até 34 a 35 semanas de gestação.

Em lactentes e crianças maiores com:

» Sintomas obstrutivos persistentes ou recorrentes após a exclusão da doença de Hirschsprung.
» Vômito persistente/obstrução intestinal após correção de má rotação.
» Sintomas de obstrução intestinal associados a ptose, surdez, função/ritmo cardíaco anormal.

Laboratório

A investigação que visa identificar e descartar formas secundárias de PIPO devem ser orientadas por sinais e sintomas clínicos específicos. A estratégia diagnóstica precisa ser cuidadosamente planejada, estruturada e precisa, pois o diagnóstico da PIPO implica a programação do tratamento e o prognóstico final.

Testes gerais de laboratório

Os exames laboratoriais são úteis para avaliar formas de PIPO (p. ex., relacionadas com doenças sistêmicas), algumas delas podendo ser potencialmente curáveis.

» Hemograma completo, eletrólitos, albumina, enzimas hepáticas.
» Exames laboratoriais para diabetes *mellitus*, teste de função tireoidiana, doença celíaca, tecido conjuntivo e esquelético, e anticorpos antineuronais circulantes, especialmente nos casos com início abrupto, onde se suspeita de ganglionite inflamatória/imunomediada e avaliação de porfirinas urinárias.
» Pesquisa para citomegalovírus, vírus Epstein-Barr, outros vírus neurotrópicos capazes de infectar neurônios entéricos (investigar em pacientes com imunodeficiência).

Imagem

Radiografia abdominal simples

» Não pode ser usada como a única ferramenta para diagnosticar PIPO, pois não pode diferenciar obstrução funcional de mecânica. Exames com contraste são necessários para excluir obstrução mecânica.
» Identificar alças dilatadas do intestino delgado.
» Identificar, no intestino dilatado, níveis hidroaéreos, sendo mais bem visualizados na radiografia em pé.

Trânsito do intestino delgado com contraste hidrossolúvel

» Geralmente realizado usando contraste solúvel em água para evitar a possível formação de concreções de bário no cólon por retardo da depuração do contraste.
» Os estudos com contraste desempenham papel importante na avaliação inicial de crianças com suspeita de PIPO, pois pode revelar uma dilatação acentuada do intestino delgado e a presença de má rotação intestinal.
» A validade diagnóstica do trânsito do intestino delgado é dificultada pela floculação do contraste em alças dilatadas e com muito líquido.

Tomografia computadorizada com contraste

» Pode identificar causas intra e extraluminais de obstrução mecânica.
» Também demonstrar intestino delgado difusamente distendido e sem pontos de estreitamento.
» Desvantagem: exposição à radiação.

Cine-RM (RM por vídeo)

» Cine-RM é um diagnóstico não invasivo e livre de radiação.
» Pode quantificar e avaliar a motilidade intestinal global e segmentar, calculando o diâmetro luminal (método livre de radiação).
» Pode detectar deficiências de contratilidade do intestino delgado não detectadas na tomografia computadorizada.

Imagem do trato urinário

» Ultrassonografia das vias urinárias deve ser planejada em todos os pacientes com PIPO para avaliar o envolvimento do aparelho urinário.

Outros exames

Esofogogastroduodenoscopia e colonoscopia

» Exclui obstrução mecânica no intestino superior (gastrojejunal) e inferior (ileocolônico).
» A colonoscopia também pode descomprimir o cólon e, portanto, servir como método terapêutico.

Avaliação do esvaziamento gástrico

» A avaliação do esvaziamento gástrico pela cintilografia deve fazer parte da investigação diagnóstica de pacientes com PIPO.
» Detectar/excluir gastroparesia.
» A avaliação cuidadosa da função gástrica tem implicações no tratamento, como na determinação da via de alimentação.

Tempo de trânsito intestinal com marcadores radiopacos (Capítulo 75)

» Não deve ser utilizado rotineiramente na avaliação de pacientes com PIPO.

Teste do hidrogênio no ar expirado (Capítulo 72)

» A glicose é preferida como o melhor substrato e é mais específica para o supercrescimento bacteriano do intestino delgado SIBO.
» Vantagem: fácil de executar e baixo custo.
» Desvantagem: um teste respiratório pode ser negativo e SIBO ainda pode estar presente.
» Advertência: medicamentos procinéticos podem acelerar o tempo de trânsito, o que pode levar a um teste falso-positivo.

Biópsias endoscópicas e cirúrgicas

» Biópsia de mucosa via endoscópica convencional não atinge a muscular própria mais profunda/plexo mioentérico e, portanto, não contém estruturas neuronais ou musculares necessárias para o diagnóstico da PIPO.

» Biópsia de intestino delgado pode ser obtida cirurgicamente. Entretanto, é um método invasivo.
» Biópsia do intestino delgado obtida cirurgicamente pode ajudar a diferenciar entre distúrbios neuropáticos, miopáticos ou das células intersticiais de Cajal.

Histopatologia intestinal (Quadro 38.2)

Diagnóstico

O diagnóstico da PIPO baseia-se numa abordagem diagnóstica gradual utilizando achados clínicos, laboratoriais, imagem, testes funcionais e biópsias (Figura 38.1).

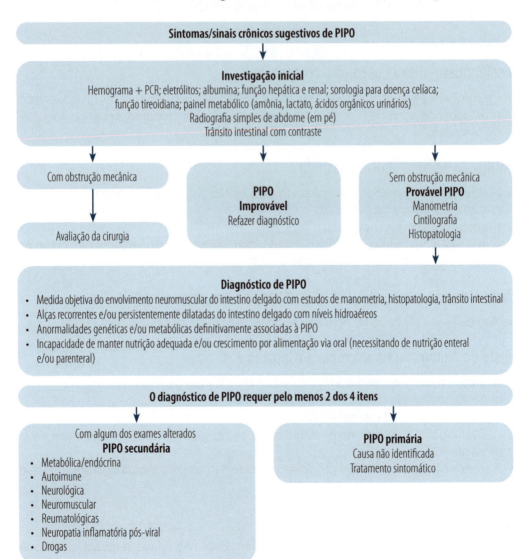

Figura 38.1. Investigação em pseudo-obstrução intestinal pediátrica (PIPO). (Fonte: Autoria própria.)

Tratamento

O tratamento é desafiador, baseado em terapia nutricional, farmacológica, e cirúrgica requerendo uma abordagem multidisciplinar. Visa melhorar a função intestinal, aliviar os sintomas, manter o crescimento e o desenvolvimento, estado nutricional adequado, as relações sociais e a qualidade de vida.

Farmacológico

» A terapia farmacológica visa a melhorar a motilidade gastrointestinal e controlar a inflamação e a dor abdominais.
» O tratamento medicamentoso com agentes procinéticos deve ser testado individualmente para avaliar a resposta naquele paciente (Quadro 38.3).
» Ciclos periódicos e rotativos de antibioticoterapia para suprimir o supercrescimento bacteriano excessivo no intestino delgado (Capítulo 40).

Terapias endoscópica e cirúrgica

» O objetivo da terapia endoscópica ou cirúrgica é fornecer alívio de sintomas obstrutivos causados por segmentos gastrointestinais dilatados. A descompressão permite melhor trânsito intestinal, diminui a frequência de internações hospitalares e a necessidade de cirurgia.

Quadro 38.3. Medicamentos procinéticos	
Medicamento	Ação
Domperidona	Antagonista do receptor D2 da dopamina. Com efeito central (antiemético) e periférico efeitos (procinéticos). Aumenta acetilcolina no SNE. No entanto, a domperidona não cruza a barreira hematoencefálica, não tem os efeitos colaterais observados com metoclopramida. Sua eficácia além do duodeno não foi comprovada. Nos pacientes com PIPO e náusea e vômito, pode ser importante
Eritromicina	Estimula a liberação da motilina em doses baixas. Aumenta a motilidade proximal do trato gastrointestinal. Age no estômago, intestino delgado em grau variável no cólon. Aumenta a fase III do complexo motor migratório. Com o uso prolongado (após 4 semanas de uso), pode-se desenvolver taquifilaxia
Octreotide	Análogo da somatostatina – mecanismo principal de ação na PIPO é induzir a fase III do MMC. Inibição da motilidade gástrica e estimulação da motilidade do intestino delgado. Como o octreotide inibe o esvaziamento gástrico (inibe a motilidade antral), pode piorar os sintomas de gastroparesia e deve ser administrado à noite antes hora de dormir
Neostigmina	Inibição da acetilcolinesterase. Aumento da motilidade ao longo de todo o trato gastrointestinal. Aumenta a acetilcolina. Esses agentes podem ser combinados com diferentes terapias procinéticas (eritromicina, metoclopramida)
Metoclorpramida	Antagonista do receptor D2 da dopamina. Com efeito central (antiemético) e periférico (procinéticos). Aumenta acetilcolina no SNE. Aumento da motilidade proximal do trato gastrointestinal. Também atua como um agonista do receptor da 5HT4 e antagonista do receptor 5HT3 da serotonina. A metoclopramida é uma opção de tratamento em longo prazo em PIPO. A eficácia no intestino delgado além do ligamento de Treitz não é comprovada. No entanto, quando náuseas e vômitos são sintomas prevalentes, pode ser um antiemético muito eficaz. Seu uso é limitado a não mais de 12 semanas, pelos efeitos adversos no SNC

Fonte: Autoria própria.

» Enterostomias de "ventilação" também fornecem uma opção adicional para alimentação, dependendo do local do estoma. Gastrojejunostomia endoscópica percutânea diminui a frequência dos sintomas e melhora o estado nutricional.

» Os pacientes com PIPO podem ser submetidos a vários procedimentos cirúrgicos ao longo de sua vida. No entanto, a cirurgia aumenta o risco de formação de aderências que, por si só, são responsáveis por mais de 40% de todos os casos de obstrução intestinal.

» Em pacientes que desenvolvem complicações graves associadas à nutrição parenteral, como sepse recorrente, insuficiência hepática ou perda de acesso venoso, o transplante intestinal pode ser considerado.

Nutricional

» O estado nutricional comprometido é frequentemente visto em pacientes com PIPO e pode estar relacionado com três fatores inter-relacionados: má absorção, ingestão calórica insuficiente e efeitos colaterais dos medicamentos, principalmente os opioides.

» Grupos de alimentos que são muito fermentáveis (FODMAPs devem ser evitados, pois pioram a distensão e contribuem para o supercrescimento bacteriano).

» Quando a ingestão for inferior à ideal, a suplementação com dieta elementar líquida deve ser indicada.

» Uma proporção de pacientes com PIPO precisará de suporte nutricional enteral nasogástrico/jejunal. Nestes pacientes devem-se avaliar o esvaziamento gástrico e a presença de gastroparesia).

» Insuficiência intestinal crônica que requer nutrição parenteral domiciliar em longo prazo, como principal meio de salvamento, a terapia se desenvolve em 20% a 50% dos pacientes com PIPO.

Quadro 38.4. Pseudo-obstrução intestinal pediátrica (PIPO)	
Etiologia	Principalmente idiopática, maioria congênita (80%). Secundária < 10%
Histopatologia	Neuropatias (70%) e miopatias (30%)
Início dos sintomas	No útero, desde o nascimento, com 65%-80% dos pacientes sintomáticos até os 12 meses de idade
Características clínicas	Sintomas/sinais recorrentes ou contínuos de pseudo-obstrução. Envolvimento urológico entre 36% a 100%. Alto risco de volvo de cólon e intestino delgado secundário à dilatação intestinal grave e dismotilidade
História natural	Forma miopática, envolvimento urinário, má rotação e baixa tolerância à dieta enteral são fatores de prognóstico ruim
Abordagem diagnóstica	Avaliação clínica, testes laboratoriais, de imagem, manometria e biópsia intestinal
Terapia nutricional	Para garantir o crescimento normal e o desenvolvimento: fórmulas extensivamente hidrolisadas ou elementares. Associadas à indicação precisa da via (oral, nasogástrica, nasojejunal, gastrostomia, jejunostomia e nutrição parenteral)
Terapia farmacológica	Utilização de procinéticos, antibióticos para síndrome de supercrescimento bacteriano no intestino delgado
Terapia cirúrgica	Ostomias de "ventilação" têm altas taxas de complicações Transplante pode ser indicado em casos altamente selecionados

Fonte: Autoria própria.

» No entanto, essas vias de alimentação são desconfortáveis. Nestas situações deve-se considerar uma alimentação percutânea com gastrostomia ou jejunostomia.
» Quando o estado nutricional estiver muito comprometido, a nutrição parenteral é indicada para fornecer hidratação e nutrição adequadas.
» O Quadro 38.4 apresenta um resumo da PIPO.

Leitura recomendada

Di Nardo G, Di Lorenzo C, Lauro A et al. Chronic intestinal pseudo-obstruction in children and adults: diagnosis and therapeutic options. Neurogastroenterol Motil. 2017;29(e12945). https://doi.org/10.1111/nmo.12945.

Gamboa HE, Sood M. Pediatric Intestinal pseudo-obstruction in the Era of Genetic Sequencing. Curr Gastroenterol Rep. 2019;17;21(12):70. doi: 10.1007/s11894-019-0737-y.

Kirby DF, Raheem SA, Corrigan ML. Nutritional interventions in chronic intestinal pseudoobstruction. Gastroenterol Clin North Am. 2018;47(1):209-18. doi: 10.1016/j.gtc.2017.09.005.

Knowles CH, De Giorgio R, Kapur RP, Bruder E, Farrugia G, Geboes K et al. The London Classification of gastrointestinal neuromuscular pathology: report on behalf of the Gastro 2009. International Working Group. Gut. 2010;59:882-7.

Pironi L, Sasdelli AS. Management of the patient with chronic intestinal pseudo-obstruction and intestinal failure. Gastroenterol Clin North Am. 2019;48(4):513-52. doi: 10.1016/j.gtc.2019.08.005.

Saliakellis E, Faure C, Thapar N. Pediatric chronic intestinal pseudoobstruction. In: Faure C, Thapar N, Di Lorenzo C (Eds.). Pediatric Neurogastroenterology. 2nd ed. New York: Springer; 2016:273-90.

Thapar N, Saliakellis E, Benninga MA, et al. Paediatric intestinal pseudoobstruction: evidence and consensus-based recommendations from an ESPGHAN-Led Expert Group. J Pediatr Gastroenterol Nutr. 2018;66(6):991-1019.

Capítulo 39

Síndromes Clínicas em Parasitoses Intestinais

Parasitas: são organismos que vivem dentro ou sobre outro organismo. É uma associação em que o parasita obtém benefícios do hospedeiro e sempre causa algum dano.

Como principais características das parasitoses intestinais, podemos observar:

» Na Figura 39.1. Observamos as vias de entrada dos parasitas e a localização final. Destacam-se a entrada pela pele, o ciclo pulmonar e a localização final dos ancilostomídeos e do *Strongyloides stercoralis*.
» No Quadro 39.1. Parasitas intestinais: localização no intestino delgado (ID), cólon (C) e ciclo pulmonar (CP).
» No Quadro 39.2. Fatores associados ao parasita e ao hospedeiro no desenvolvimento da parasitose intestinal.
» No Quadro 39.3. As síndromes clínicas e as etiologias parasitárias mais comuns.
» No Quadro 39.4. O comprimento dos parasitas. Observamos que as possibilidades de informação sobre ser visível se limitam ao *Ascaris lumbricoides*, *Trichuris trichiuria* e *Enterobius vermicularis*.
» No Quadro 39.5. Eosinofilia e parasitoses intestinais.
» No Quadro 39.6. Principais efeitos patogênicos na giardíase.
» Nos Quadros 39.7 e 39.8. Opções terapêuticas das protozooses e helmintíases, respectivamente.

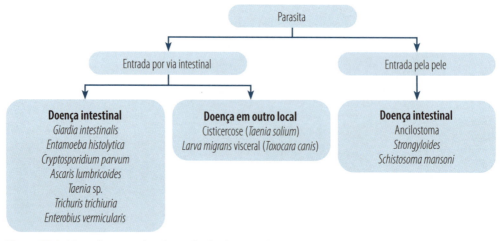

Figura 39.1. Vias de entrada das principais parasitoses intestinais e localização da doença. (Fonte: Autoria própria.)

SÍNDROMES CLÍNICAS EM PARASITOSES INTESTINAIS **297**

Quadro 39.1. Principais parasitas intestinais: localização no aparelho digestório e migração

Protozoários	Local	Helmintos	Local
Giardia intestinalis	ID proximal	Ascaris lumbricoides	ID, CP
Cryptosporidium	ID	Strongyloides stercoralis	ID, CP
Entamoeba histolytica		Ancylostoma duodenale	ID, CP
Cystoisospora belli	ID	Necator americanus	ID, CP
Balantidium coli	C	Taenia solium	ID
Microsporidium	ID	Taenia saginata	ID
Blastocystis hominis	C	Ascaris lumbricoides	ID
		Trichuris trichiura	C
		Enterobius vermicularis	C
		Hymenolepis nana	ID

C = cólon; CP = ciclo pulmonar; ID = intestino delgado. Fonte: Autoria própria.

Quadro 39.2. Fatores associados ao parasita e ao hospedeiro no desenvolvimento da parasitose intestinal

Parasita	Hospedeiro
Número	Idade
Capacidade de multiplicação	Imunidade
Dimensão	Hábitos alimentares
Localização	Práticas culturais
Virulência	Doenças intercorrentes
Associações parasitárias	Microbiota associada
	Medicamentos

Fonte: Autoria própria.

Quadro 39.3. Síndromes clínicas e principais parasitoses

Síndromes clínicas	Parasitas
Anemia (perda, má absorção)	Giardíase, ancilostomiase, tricuríase
Diarreia aguda	Giardíase, criptosporidiose, cistoisosporiase, microsporidiose
Diarreia persistente	Giardíase, criptosporidiose, microsporidiose
Disenteria	Amebíase, balantidíase
Diarreia crônica	Giardíase, microsporidiose
Dor abdominal crônica	Giardíase, estrongiloidíase
Distensão abdominal	Ascaridíase (infestação maciça)
Eosinofilia	Ascaridíase, ancilostomíase, tricuríase, estrongiloidíase, *taeniae*, esquistossomíase, toxocaríase
Migração errática de parasitas	Ascaridíase (vias biliares, estômago, vias aéreas superiores)

Continua...

Quadro 39.3. Síndromes clínicas e principais parasitoses – continuação

Síndromes clínicas	Parasitas
Síndrome de Loeffler	Ascaridíase, ancilostomíase, estrongiloidíase
Poliparasitismo	Ascaridíase, ancilostomíase, tricuríase
Rash cutâneo	Larva *migrans* cutânea
Semioclusão e oclusão intestinal	Ascaridíase
Tenesmo e prolapso retal	Tricuríase
Prurido anal/genital	Enterobíase
Hepatoesplenomegalia	Larva *migrans* visceral

Fonte: Autoria própria.

Quadro 39.4. Comprimento dos helmintos intestinais

Parasita	Comprimento
Strongiloides stercoralis	0,2 a 0,6 mm
Ancylostoma duodenale/Necator americanos	0,5 a 0,6 mm
Enterobius vermicularis	0,3 a 1,3 cm
Trichuris trichiura	4 cm
Ascaris lumbricoides	15 a 35 cm
Taenia sp	7 metros

Fonte: Autoria própria.

Quadro 39.5. Parasitoses intestinais e eosinofilia

Até 600 (normal)	Eosinofilia leve 600 a 1.500/mm³	Eosinofilia moderada 1.500 a 5.000/mm³	Eosinofilia intensa > 5.000/mm³
	Ascaris lumbricoides	*Strongyloides stercoralis*	*Toxocara* sp
	Ancilostomídeos	*Taenia sp*	
	Trichuris trichiura		

Fonte: Autoria própria.

Quadro 39.6. Principais efeitos patogênicos na giardíase

Adesão de trofozoítos ao epitélio	Indução de apoptose de células epiteliais	Aumento da permeabilidade intestinal
Encurtamento e atrofia das vilosidades	Hiperplasia de cripta	Alteração da integridade da barreira do muco
Alteração da bordadura em escova	Redução da atividade das dissacaridases	Redução da atividade das proteases
Inflamação	Supercrescimento bacteriano	Ruptura dos biofilmes da microbiota

Fonte: Autoria própria.

SÍNDROMES CLÍNICAS EM PARASITOSES INTESTINAIS **299**

Quadro 39.7. Tratamento das parasitoses intestinais (protozoários)			
Protozoários	**Medicamento 1**	**Medicamento 2**	**Medicamento 3**
Giardia intestinalis	Metronidazol	Secnidazol	Nitazoxanida
Cryptosporidium	Nitazoxanida		
Entamoeba histolytica	Metronidazol	Tinidazol	
Cystoisospora belli	SMZ-TMP		
Balantidium coli	Tetraciclina	Metronidazol	
Microsporidium	Albendazol		
Blastocystis hominis	Nitazoxanida		

Fonte: Autoria própria.

Quadro 39.8. Tratamento das parasitoses intestinais (helmintos)		
Parasitose	**Medicamento 1**	**Medicamento 2**
Ascaridíase	Albendazol 400 mg, VO, dose única	Mebendazol 100 mg, VO, 2 ×/dia, 3 dias
Balantidíase	Tetraciclina ≥ 8 anos 40 mg/kg/dia (máx. 2 g/dia), VO, 4 doses por 10 dias	Metronidazol 35-50 mg/kg/dia, VO, 2 doses por 5 dias
Blastocystis hominis	Metronidazol 35-50 mg/kg/dia, VO, 2 doses por 10 dias	SMX + TMP Idade > 2 meses: 8 mg/kg/dia TMP VO, 2 doses por 7 dias
Criptosporidiose	Nitazoxanida VO, 2 ×/dia por 3 dias Idade: 1 a 3 anos: 100 mg Idade: 4 a 11 anos: 200 mg Idade ≥ 12 anos: 500 mg	
Larva *migrans* cutânea	Albendazol Idade > 2 anos: 15 mg/kg/dia (máx. 400 mg/dia), VO, por 3 dias	Ivermectina Peso > 15 kg: 200 μg/kg, VO, 1 ×/dia, por 1-2 dias
Cistoisosporíase (isosporíase)	SMX + TMP Idade > 2 meses: 8 mg/kg/dia TMP VO, 2 doses por 10 dias	
Amebíase intestinal e extraintestinal	Metronidazol 35-50 mg/kg/dia, VO, 2 ×/dia, por 7-10 dias	Tinidazol Idade ≥ 3 anos: 50 mg/kg (máx. 2 g), VO, 1 ×/dia, por 3 dias
Enterobíase	Albendazol 400 mg, VO, dose única	Pamoato de pirantel 11 mg/kg, VO, 1 × (máx. 1 g)
Giardíase	Metronidazol 30 mg/kg/dia, VO, 2 ×/dia, por 5 dias	Nitazoxanida VO, 2 ×/dia por 3 dias Idade: 1-3 anos: 100 mg Idade: 4-11 anos: 200 mg Idade ≥ 12 anos: 500 mg

Continua...

Quadro 39.8. Tratamento das parasitoses intestinais (helmintos) – continuação

Parasitose	Medicamento 1	Medicamento 2
Himenolepíase	Praziquantel 25 mg/kg, dose única, VO. Uma segunda dose em 10 dias	Niclosamida Peso 11-34 kg: 1 g/dose única no primeiro dia. Após 500 mg/dia, dose única, VO, por 6 dias Peso > 34 kg: 1,5 g/dose única no primeiro dia. Após 1 g/dia, dose única, VO, por 6 dias
Ancilostomíase e necatoríase	Albendazol 400 mg, VO, 1 dose	Mebendazol 100 mg, VO, 2 ×/dia, por 3 dias
Microsporidiose intestinal	Albendazol 15 mg/kg/dia, 2 doses, VO (máx. 400 mg/dose) por 21 dias	
Estrongiloidíase	Ivermectina 200 μg/kg/dia, VO, por 1-2 dias	Albendazol 400 mg, VO, 2 ×/dia, por 7 dias
Teníase	Praziquantel 25 mg/kg, dose única, VO. Segunda dose em 10 dias	Niclosamida Peso 11-34 kg: 1 g/dose única no primeiro dia. Após 500 mg/dia, dose única, VO, por 6 dias Peso > 34 kg: 1,5 g/dose única no primeiro dia. Após 1 g/dia, dose única, VO, por 6 dias
Toxocaríase	Albendazol 400 mg, VO, 2 ×/dia, por 7 dias	
Tricuríase	Albendazol 400 mg, VO, dose única, por 3 dias	Mebendazol 100 mg, VO, 2 ×/dia, por 3 dias

Fonte: Autoria própria.

Leitura recomendada

American Academy of Pediatrics. In: Kimberlin DW, Brady MT, Jackson MA, Long SS (Eds.). Red Book: 2018 Report of the Committee on Infectious Diseases. 31st ed. Itasca, IL: American Academy of Pediatrics; 2018.

Capítulo 40

Síndrome de Supercrescimento Bacteriano no Intestino Delgado

Supercrescimento bacteriano no intestino delgado (na literatura internacional = SIBO) é caracterizado pela presença de uma quantidade anormal de bactérias que colonizam o intestino delgado, associada a uma constelação de sintomas gastrointestinais. SIBO não é uma doença, sendo um epifenômeno causado por condição subjacente.

» O intestino delgado superior é um ambiente normalmente colonizado por um número relativamente pequeno de bactérias. Existem vários mecanismos de defesa endógena que impedem o crescimento excessivo de bactérias. Eles incluem: secreção de ácido gástrico, motilidade intestinal, produção de imunoglobulinas secretoras (sIgA), propriedades bacteriostáticas do suco pancreático e da bile. A válvula ileocecal funcionante limita o refluxo do conteúdo colônico rico em bactérias anaeróbicas para o íleo.

» A biomassa microbiana no intestino alto é baixa e sem consequências patológicas. As bactérias em SIBO são semelhantes às encontradas no cólon normal e consistem, principalmente, em aeróbios (*Escherichia coli, Streptococcus, Staphylococcus, Micrococcus, Klebsiella* e espécies de Proteus) e anaeróbicas (*Lactobacillus, Bacteroides, Clostridium, Veillonella, Fusobacterium* e *Peptostreptococcus*).

» SIBO é definido como a ocorrência de um número aumentado de bactérias (mais de 105 UFC/mL) no conteúdo do intestino delgado proximal.

Condições predisponentes e patogênese

O Quadro 40.1 apresenta os fatores predisponentes para a patogênese da SIBO. Naqueles predispostos, devido a fatores anatômicos, patológicos, farmacológicos ou outras alterações, a SIBO pode progredir para um síndrome de má absorção. Em muitas situações clínicas, os fatores predisponentes se sobrepõem. Existe controvérsia em torno do papel de SIBO na patogênese de sintomas de distúrbios intestinais funcionais, como síndrome do intestino irritável. O Quadro 40.2 apresenta as consequências nutricionais da SIBO.

Avaliação

História clínica e exame físico

» O diagnóstico deve ser considerado em qualquer paciente com uma condição predisponente.

» SIBO geralmente causa sintomas leves e inespecíficos.

Quadro 40.1. Fatores predisponentes para o supercrescimento bacteriano no intestino delgado (ID)

Falha na barreira acida gástrica (hipocloridria)	Uso de inibidores da secreção ácida
Falha no *clearence* do ID	Neuropatia ou miopatia visceral primária
Anormalidades anatômicas no ID	Síndrome do intestino curto, obstrução ou semiobstrução do ID, síndrome da alça cega, aderências, estenoses, duplicações, ressecção da válvula ileocecal (exposição do conteúdo colônico)
Motilidade anormal do ID	Pseudo-obstrução intestinal idiopática, medicamentos (opioides, anticolinérgicos)
Imunodeficiência	Deficiência de IgA, imunodeficiência comum variada, hipogamaglobulinemia
Multifatorial	Síndrome do intestino irritável, fibrose cística, doença celíaca, doença inflamatória intestinal

Fonte: Autoria própria.

Quadro 40.2. Consequências nutricionais no supercrescimento bacteriano no intestino delgado (ID)

Lipídeos	A desconjugação dos sais biliares leva à produção de ácidos biliares tóxicos e livres, que estimulam a secreção de água e eletrólitos, causando fezes amolecidas e diarreia líquida. Também ocorre redução da formação das micelas com esteatorreia e má absorção de vitaminas lipossolúveis (A, D e)
Carboidratos	SIBO reduz a atividade das dissacaridases na borda em escova, causando má absorção de carboidratos. A presença de bactérias no ID resulta em fermentação intestinal produção de gases (dióxido de carbono, hidrogênio e metano) e ácidos graxos de cadeia curta, que levam a aumento da acidez das fezes, motilidade anormal do ID, distensão e flatulência
Proteínas	A desconjugação dos sais biliares leva à produção do ácido litocólico que inibe diretamente a absorção de aminoácidos e peptídeos. Níveis baixos de enterocinase prejudicam a ativação das proteases pancreáticas
Vitamina B12	Ocorre utilização bacteriana da vitamina B12 no lúmen intestinal, inibição da absorção no íleo terminal e consequente anemia megaloblástica
Vitamina K	A deficiência é incomum em decorrência da produção de vitamina K por bactérias luminais

Fonte: Autoria própria.

» As manifestações mais graves comumente resultam da doença subjacente.

» Pacientes não apresentam, necessariamente, uma síndrome de má absorção evidente.

» A má absorção de carboidratos leva à maioria dos sintomas atribuídos a SIBO: diarreia, flatulência, desconforto e distensão abdominal, plenitude, estufamento e náusea são os sintomas mais comuns.

» A má absorção de gordura pode causar esteatorreia, flatos fétidos, perda de peso.

» Ácidos biliares desconjugados podem ter efeitos secretores e motores no cólon.

» Pacientes com deficiência de vitamina B12 podem apresentar sintomas neurológicos, neuropatia central ou periférica e sintomas de anemia.

» Ao exame físico, avaliar os achados que sugerem a doença subjacente e aqueles do SIBO.

Investigação laboratorial

Pode ocorrer nos casos mais graves
» Anemia macrocítica (Capítulo 2).
» Níveis séricos baixos de vitamina B12.
» Hipoproteinemia e hipoalbuminemia.
» A esteatorreia pode ser confirmada por coleta quantitativa de gordura fecal de 72 horas; pelo esteatócrito e pela pesquisa de gordura em exame microscópico qualitativo de fezes frescas (coloração pelo Sudan).
» Se houver suspeita de defeito anatômico, a identificação de áreas de dilatação e/ou estenose intestinal nos estudos de imagem (trânsito intestinal, com bário) podem ser usados.
» Biópsia do duodeno também deve ser obtida em suspeitas especificas (doença celíaca).

Confirmação do SIBO

» O teste padrão ouro para o diagnóstico de SIBO é a aspiração do fluido do intestino delgado coletado durante a endoscopia, com cultura e contagem bacteriana do aspirado. A presença de mais de 105 UFC/mL de aspirado duodenal é considerada diagnóstica. Infelizmente, essa aspiração é invasiva e demorada.
» O diagnóstico de SIBO geralmente é feito pelo teste do hidrogênio no ar expirado com glicose. A glicose é rápida e completamente absorvida no intestino delgado. Os níveis de hidrogênio em jejum ≥ 20 ppm são fortemente suspeitos de SIBO. Aumento precoce ≥ 20 ppm acima do valor do jejum é considerado diagnóstico de SIBO (Capítulo 72).

Diagnóstico e tratamento (Figura 40.1)

» Quando possível, é fundamental abordar a causa subjacente do SIBO.
» Os antibióticos são a base do tratamento para SIBO. Administrar nos primeiros 5 a 7 dias de cada mês. A intenção não é esterilizar o intestino, mas reduzir a população entérica o suficiente para aliviar os sintomas.
» Muitos pacientes com distúrbio anatômico ou de motilidade subjacente requerem tratamento antibiótico permanente; nesses pacientes é comum administrar antibióticos a cada quatro semanas. Alternar o tratamento com antibióticos para evitar resistência aos antibióticos ou efeitos colaterais associados ao uso a longo prazo.
» O tratamento empírico com antibióticos para pacientes com suspeita de SIBO, sem teste respiratório ou cultura de aspirado de intestino delgado pode ser realizado. Nessa situação a resposta clínica deve ser monitorada (Figura 40.1).
» Os déficits nutricionais devem ser tratados usando suplementos apropriados.

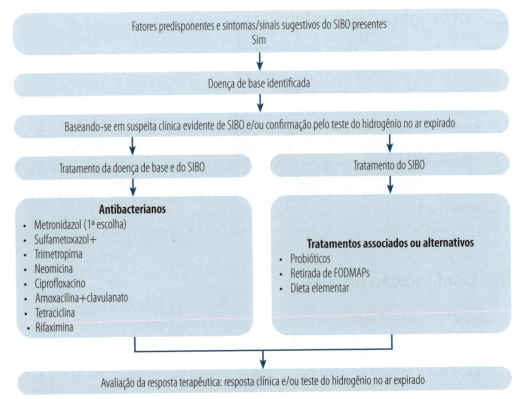

Figura 40.1. Avaliação e tratamento do supercrescimento bacteriano no intestino delgado. (Fonte: Autoria própria.)

Leitura recomendada

Avelar Rodriguez D, Ryan PM, Toro Monjaraz EM, Ramirez Mayans JA, Quigley EM. Small intestinal bacterial overgrowth in children: a state-of-the-art review. Front Pediatr. 2019;7:363. doi: 10.3389/fped.2019.00363.

Bures J, Cyrany J, Kohoutova D et al. Small intestinal bacterial overgrowth syndrome. World J Gastroenterol. 2010;16:2978-90.

Pimentel M, Saad RJ, Long MD, Rao SSC. ACG clinical guideline: small intestinal bacterial overgrowth. Am J Gastroenterol. 2020;115:165-78. doi.org/10.14309 /ajg.00000 00000 00050 1.

Quigley EMM, Abu-Shanab A. Small intestinal bacterial overgrowth. Infect Dis Clin N Am. 2010;24:943-59.

Rezaie A, Buresi M, Lembo A, Lin H, McCallum R, Rao S et al. Hydrogen and methane-based breath testing in gastrointestinal disorders: The North American Consensus. Am J Gastroenterol. 2017;112(5):775-84.

Rezaie A, Pimentel M, Rao SS. How to test and treat small intestinal bacterial overgrowth: an evidence-based approach. Curr Gastroenterol Rep. 2016;18(2):8. doi: 10.1007/s11894-015-0482-9. PMID: 26780631.

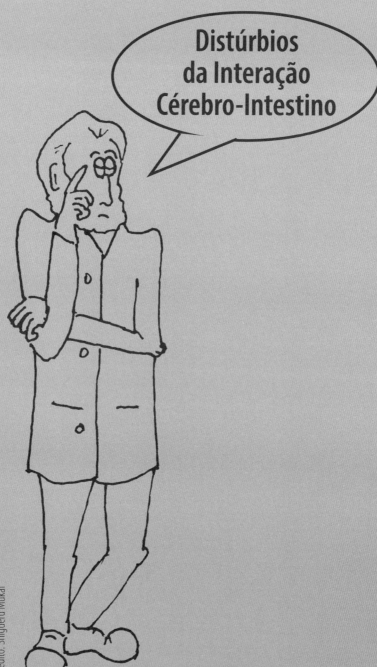

Capítulo 41

Distúrbios da Interação Cérebro-Intestino – Doenças Funcionais Gastrointestinais

Critérios de Roma IV

From the Eternal City to the Examination Room (Zeiter,2019).

Em 1975, *Ferreira Gullar*, portanto muito antes dos Critérios de Roma, escreveu no seu Poema *Sujo*.

...Mas vem junho e me apunhala
vem julho me dilacera
setembro expõe meus despojos
pelos postes da cidade
(me recomponho mais tarde,
costuro as partes, mas os intestinos
nunca mais funcionarão direito) ...

As doenças funcionais gastrointestinais são comuns em crianças de todas as idades. Compreendem uma variedade de distúrbios caracterizados pelas combinações de sinais e sintomas crônicos ou recorrentes sem anormalidades estruturais ou bioquímicas identificáveis. Assim, não há marcadores biológicos. A definição de distúrbios gastrointestinais funcionais mudou com os Critérios de Roma IV. Passou da ausência de doença estrutural para um distúrbio, expandindo esse conceito com uma definição de "distúrbios da interação cérebro-intestino".

Esses distúrbios são classificados por sintomas gastrointestinais relacionados a combinação de:

» Alteração da motilidade.
» Hiperalgesia visceral.
» Alteração da função imune da mucosa.
» Alteração da microbiota intestinal.
» Alteração no processamento do sistema nervoso central.

Como diagnosticar doença funcional gastrointestinal (Figura 41.1)

História clínica, exame físico, sintomas/sinais de alarme, investigação.

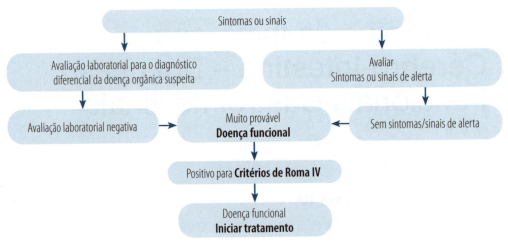

Figura 41.1. Avaliação para o diagnóstico de doença funcional. (Fonte: Autoria própria.)

Os diagnósticos são baseados na história clínica e no exame físico. É essencial que esses critérios diagnósticos baseados em sintomas sejam precisos, claros e inequívocos. Para os médicos, é importante que esses critérios sejam fáceis de usar e permitam avaliar e diagnosticar adequadamente. Assim, os exames laboratoriais serão minimizados e o tratamento apropriado seja implementado. Para pacientes e cuidadores, diagnósticos claros e predefinidos podem ajudar a entender e aceitar melhor o diagnóstico de um distúrbio gastrointestinal funcional, apesar da ausência de patologia orgânica subjacente demonstrável. Na ausência de biomarcadores ou testes específicos para diagnosticar o seu diagnóstico é baseado em sintomas. Os critérios pediátricos atuais usados são chamados de critérios Roma IV e são divididos de acordo com as faixas etárias (recém-nascidos e crianças de 0 a 3 anos de idade) e crianças e adolescentes (de 4 a 18 anos).

Abordagem dos pais/cuidadores e do paciente com doença funcional gastrointestinal

Na abordagem dos pais/cuidadores e do paciente com doença funcional gastrointestinal é preciso estar atento para as seguintes orientações segundo Drossman (2013). Esteja ciente das restrições de tempo para dispor com os pacientes, aprendendo habilidades que podem economizar tempo e estabelecer um relacionamento satisfatório com algumas técnicas simples (Quadro 41.1).

Objetivos do tratamento

» Aliviar ou diminuir a gravidade dos sintomas.
» Melhorar a capacidade de lidar com os sintomas.
» Diminuir o uso de recursos de saúde.
» Evitar danos e melhorar o custo-benefício no atendimento médico.
» Melhorar a qualidade de vida relacionada à saúde.

DISTÚRBIOS DA INTERAÇÃO CÉREBRO-INTESTINO – DOENÇAS FUNCIONAIS GASTROINTESTINAIS **309**

Quadro 41.1. Abordagem dos pais/cuidadores e do paciente com doença funcional gastrointestinal: algumas técnicas simples
1. Ouça ativamente. Os dados clínicos são obtidos através de um processo ativo de ouvir e observar.
2. Aceite a realidade do distúrbio. Na doença funcional gastrointestinal não há biomarcador ou teste diagnóstico específico. A solução é aceitar e reconhecer os sintomas como reais e se concentrar em trabalhar com o paciente no manejo do distúrbio.
3. Mantenha-se atento ao questionamento e as mensagens não verbais dos pais/cuidadores ou dos próprios pacientes. Muitas vezes, não é o que o paciente diz, mas como ele diz.
4. É preciso identificar como o paciente entende a doença, na sua perspectiva pessoal e sociocultural.
5. Trabalhe para melhorar a satisfação do paciente. Essa satisfação relaciona-se à percepção do paciente sobre aspectos humanísticos do médico, competência técnica, interesse em fatores psicossociais e fornecimento de informações médicas relevantes.
6. Ofereça empatia, demonstrando compreensão da dor e angústia do paciente, enquanto mantém uma postura objetiva e observadora.
7. Valorize os sentimentos do paciente. Os pacientes podem experimentar vergonha quando vão relatar informações pessoais.
8. Estabeleça metas realistas. Os pacientes podem ter a expectativa de um diagnóstico e cura rápidos, e não como um distúrbio crônico que requer monitoramento contínuo.
9. A educação do paciente é necessária em qualquer visita.
10. Tranquilize. Os pacientes geralmente temem sérias consequências de sua doença e pode sentir-se desamparados, vulneráveis e que a sua condição está fora de controle.
11. A base para o atendimento centrado no paciente é que o paciente e o médico devem concordar no diagnóstico e nas opções de tratamento.
12. Ajude o paciente a assumir a responsabilidade. Pacientes com doenças crônicas se saem melhor quando assumem a responsabilidade por seus cuidados.
13. Estabeleça limites. Para alguns pacientes, é importante estabelecer e manter limites relacionados a frequentes telefonemas, visitas inesperadas, tendência a visitas longas ou expectativas irreais de atendimento.

Orientações para o aprendizado dos Critérios de Roma IV

Ter uma cópia acessível das definições; aplicar em todo paciente que possa parecer doença funcional; pensar sempre na doença orgânica que pode fazer diagnóstico diferencial; fazer busca ativa de pacientes para subtipos de doença funcional.

Os 17 distúrbios gastrointestinais funcionais descritos a seguir estão divididos nos períodos etários: **neonatal, lactentes** e **pré-escolares** e em **escolares** e **adolescentes.**

Leitura recomendada

Benninga MA, Nurko S, Faure C, Hyman PE, Roberts ISJ, Schechter NL. Childhood functional gastrointestinal disorders: neonate/toddler. Gastroenterology. 2016;150(6):1443-55. e2

Drossman DA. 2012 David Sun lecture: helping your patient by helping yourself--how to improve the patient-physician relationship by optimizing communication skills. Am J Gastroenterol. 2013;108(4):521-8. doi: 10.1038/ajg.2013.56.

Hyams JS, Di Lorenzo C, Saps M, Shulman RJ, Staiano A, van Tilburg M. Childhood functional gastrointestinal disorders: child/adolescent. Gastroenterology. 2016;150(6):1456–68. e2

Zeiter DK. Abdominal pain in children: from the eternal city to the examination room. Pediatric Clinics of North America. 2017; 64(3):525-54.

Lactentes e Pré-Escolares

Capítulo 42

Cólica do Lactente

 Critérios de Roma IV

Criança menor de 5 meses de idade quando os sintomas começam ou terminam.
» Períodos recorrentes e prolongados de choro, *fussing* ou irritabilidade relatado pelos pais/cuidadores que ocorrem sem uma causa óbvia e que não pode ser prevenido ou resolvido pelos pais/cuidadores.
» Sem evidência de "falha no crescimento" febre ou doença definida.

 Para fins de pesquisa, o diagnóstico requer dois critérios adicionais

» Ocorre desde o nascimento até 5 meses de idade.
» Episódios com duração de 3 ou mais horas diárias, 3 ou mais dias por semana durante 1 ou mais semanas, quando anotados em um diário de comportamento de 24 horas, prospectivamente.

Fussing refere-se à vocalização angustiada, intermitente, sendo um "comportamento que não é nem chorando, nem acordado e satisfeito".

 Cólica

» Chorar é uma forma poderosa de comunicação para recém-nascidos, pois os conecta a seus pais, que são sua principal fonte de proteção. A quantidade e o padrão de choro dependem da idade. O choro durante os primeiros meses de vida reflete mudanças maturacionais fisiológicas no desenvolvimento neurocomportamental.
» Definida em 1954, pelos Critérios de Wessel, como paroxismos de irritabilidade, agitação ou choro e conhecidos pela "Regra dos Três" (sintomas que duram 3 horas por dia, 3 ou mais dias por semana, por 3 ou mais semanas). Os Critérios de Wessel modificados omitem o mínimo de 3 semanas.
» Atualmente os Critérios de Roma IV, são utilizados na definição de cólica do lactente.
» Estima-se que a cólica afete 17% a 25% dos lactentes. A cólica é muito angustiante para os pais e motivo para 10% a 20% das visitas ao pediatra durante as primeiras semanas de vida.
» A incidência é igual entre os sexos e não há correlação com o tipo de alimentação (aleitamento materno ou formula láctea), idade gestacional (a termo ou pré-termo),

época do ano, ou nível socioeconômico. Entretanto, é mais comum em primogênitos do que nas crianças subsequentes.
» Diferentes mecanismos fisiopatológicos são propostos: gastrointestinais (alterações na microbiota fecal, alteração na permeabilidade, na motilidade intestinal, intolerância à lactose, imaturidade ou inflamação gastrointestinal, aumento da secreção de serotonina, técnica de alimentação inadequada, intolerância à fórmula láctea, imaturidade do trato gastrointestinal, alergias alimentares ou formação excessiva de gás), alterações do desenvolvimento psicossocial (ansiedade materna, excesso ou pouca estimulação) e do neurodesenvolvimento têm sido sugeridos como causas de cólica.
» A cólica não é um sinal de doença grave, mau temperamento, mau comportamento ou criação inadequada dos pais. A cólica do lactente é uma condição benigna e autolimitada. Entretanto é uma fonte de grande sofrimento para as crianças, os pais, a família e os cuidadores.
» O desenvolvimento da criança é acompanhado por redução no choro.
» Não é associada a sinais de alerta ou "vermelhos" que podem sugerir doença orgânica.
» As principais características da cólica estão no Quadro 42.1.

Quadro 42.1. Características da cólica
A cólica é um distúrbio funcional gastrointestinal, sendo um processo benigno e autolimitado. É caracterizada por uma combinação variável de sintomas dependentes da idade, crônicos ou recorrentes não explicados por fatores estruturais ou anormalidades bioquímicas.
A condição geralmente apresenta-se na segunda ou terceira semana de vida, atingem o pico normalmente com a idade de 6 semanas e geralmente remite, e se resolve espontaneamente aos 3 a 4 meses de idade.
Esses episódios de agitação, tem um padrão diurno, com uma concentração mais elevada de choro no final tarde e começo da noite, e também um pequeno aumento no início da manhã. Não parece estar relacionado a eventos no meio ambiente.
Caracteriza-se por paroxismos de choro excessivo, inconsolável, agitação e irritabilidade sem nenhuma causa óbvia em uma criança saudável. É imprevisível e espontâneo.
Classicamente aparece com choro agudo, rubor facial, franze a testa, enrijece o abdome, faz movimentos de arquear as costas, levanta as pernas, cerra os punhos e flexiona as pernas sobre o abdome. Aparenta ter dificuldade para eliminar gases e evacuar.
A criança não pode ser acalmada, mesmo sendo alimentada.

Fonte: Autoria própria.

 Investigação

» Os pais que veem a cólica como um padrão de comportamento benigno temporário não procuram atendimento médico ou, se o fizerem, precisam apenas ter a garantia de que seu filho está bem. No entanto, os pais procuram atendimento quando a cólica se apresentar como uma crise com choro incontrolável, e quando todas as tentativas de "cura" falharam.
» Lactentes com cólicas podem parecer infelizes, mas geralmente são saudáveis, se alimentam bem e ganham peso, não têm febre, diarreia ou quaisquer outros sintomas.
» A cólica geralmente piora à noite, quando os pais estão voltando para casa, tentando preparar o jantar e relaxar dos afazeres do dia.
» Durante a consulta os pais podem estar cansados, e se preocupam que seu filho possa ter um distúrbio sério.

» A cólica é um diagnóstico de exclusão após uma história clínica e exame físico detalhados para avaliar os distúrbios clínicos subjacentes e determinar a necessidade de exames adicionais.
» Deve-se perguntar sobre o comportamento da criança, a hora do dia e a duração dos episódios de choro. História de apneia, cianose ou dificuldade para respirar, vômitos e regurgitação
» Avaliar problemas pré-natais e perinatais, história de sono, nutrição, evacuação, micção e histórico de problemas psicossociais. Durante o exame, as roupas devem ser removidas para facilitar um exame físico detalhado.
» A história clínica e o exame físico devem concentrar-se nos sinais de alerta mais importantes, listados na Figura 42.1 para excluir identificáveis causas orgânicas.

Tratamento

» Estratégias comportamentais, dietéticas, farmacológicas e alternativas são utilizadas no tratamento. O manejo clínico é frequentemente orientado por experiência pessoal do pediatra.
» Como os tratamentos para cólicas são controversos e inconsistentes, o papel do médico como conselheiro e educador dos pais é fundamental. Prestar atenção nos sinais de sofrimento nas famílias que parecem esgotadas.
» A automedicação é frequente e extensa por pais na cólica do lactente.

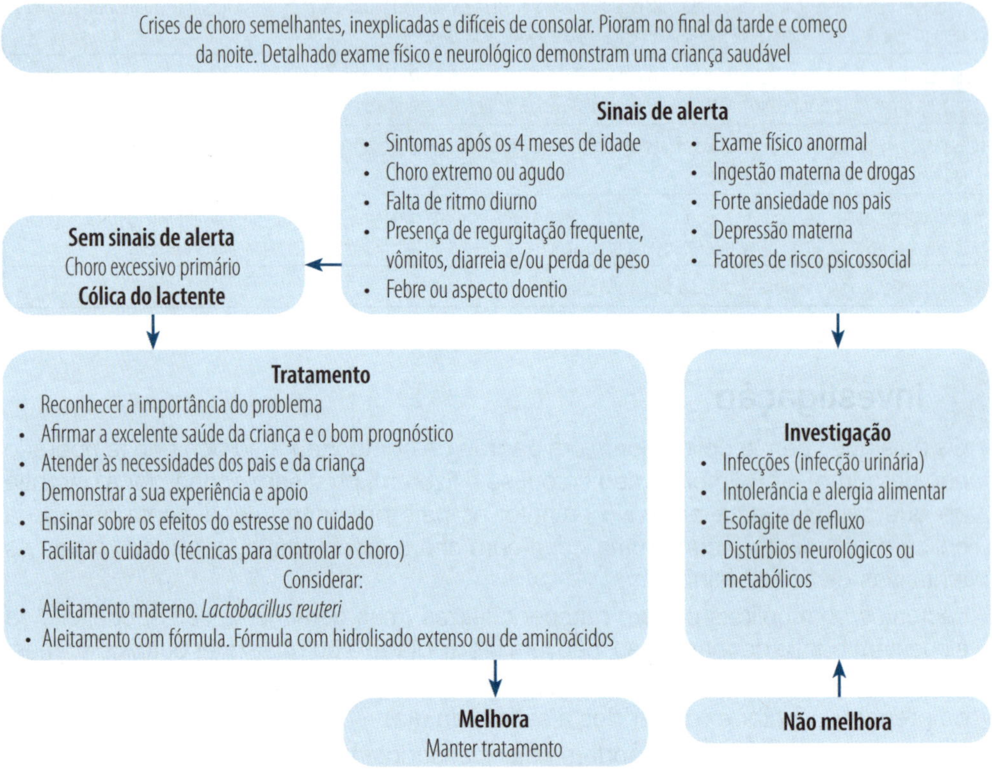

Crises de choro semelhantes, inexplicadas e difíceis de consolar. Pioram no final da tarde e começo da noite. Detalhado exame físico e neurológico demonstram uma criança saudável

Sinais de alerta
- Sintomas após os 4 meses de idade
- Choro extremo ou agudo
- Falta de ritmo diurno
- Presença de regurgitação frequente, vômitos, diarreia e/ou perda de peso
- Febre ou aspecto doentio
- Exame físico anormal
- Ingestão materna de drogas
- Forte ansiedade nos pais
- Depressão materna
- Fatores de risco psicossocial

Sem sinais de alerta
Choro excessivo primário
Cólica do lactente

Tratamento
- Reconhecer a importância do problema
- Afirmar a excelente saúde da criança e o bom prognóstico
- Atender às necessidades dos pais e da criança
- Demonstrar a sua experiência e apoio
- Ensinar sobre os efeitos do estresse no cuidado
- Facilitar o cuidado (técnicas para controlar o choro)
  Considerar:
- Aleitamento materno. *Lactobacillus reuteri*
- Aleitamento com fórmula. Fórmula com hidrolisado extenso ou de aminoácidos

Investigação
- Infecções (infecção urinária)
- Intolerância e alergia alimentar
- Esofagite de refluxo
- Distúrbios neurológicos ou metabólicos

Melhora
Manter tratamento

Não melhora

Figura 42.1. Fluxograma para abordagem da cólica do lactente. (Fonte: Autoria própria.)

» Depois de confirmar o diagnóstico, deve-se educar os pais sobre a natureza benigna e autolimitada da cólica e oferecer garantia de apoio. Assim, a base do tratamento é com os pais. Inicialmente orientar para a história natural da cólica, especialmente sobre a ausência de efeitos adversos a longo prazo.

» Consequentemente, o manejo deve concentrar-se em sustentar os pais para lidar com o choro excessivo e o comportamento angustiado da criança.

» Estudos apontam para redução das cólicas com dietas com baixo teor de alérgeno (exclusão de leite de vaca, ovos, amendoim, nozes, trigo, soja e peixes) para algumas mães que amamentam.

» A prevalência de cólica é semelhante entre lactentes amamentados e alimentados com fórmula láctea; portanto, mães que amamentam devem ser encorajadas a continuar.

» Duas metanálises e uma revisão sistemática definiram que a administração de *L. reuteri* diminuiu significativamente as cólicas em lactentes em aleitamento materno.

» Um folheto sobre cólica, deve ser fornecido aos pais/cuidadores.

Prevenção da cólica

» Carregue seu filho tanto quanto possível. Carregar pelo menos três horas diárias ajuda a promover o vínculo entre pais e filhos e facilita respostas mais rápidas às necessidades das crianças.

» Responda ao choro rapidamente (em noventa segundos). Isso reduz as crises tanto a curto quanto a longo prazo. A criança aprende que você está pronto, disposto e capaz de atender às suas necessidades.

» Cerque-se de amigos e familiares que o apoiam.

» Aprenda e pratique técnicas de redução do estresse.

» Amamente com frequência (a cada 2 ou 3 horas).

» Não fume.

Leitura recomendada

Benninga MA, Faure C, Hyman PE et al. Childhood functional gastrointestinal disorders: neonate/toddler. Gastroenterology. 2016;150(6):1443-1455.

Brazelton TB. Crying in infancy. Pediatrics. 1962;29:579-588.

Johnson JD, Cocker K, Chang E. Infantile colic: recognition and treatment. Am Fam Physician. 2015; 92(7):577-82.

Mai T, Fatheree NY, Gleason W et al. Infantile colic: new insights into an old problem. Gastroenterol Clin North Am. 2018;47(4):829-844.

Roberts DM, Ostapchuk M, O'Brien JG. Infantile colic. Am Fam Physician. 2004 Aug 15;70(4):735-40.

Wessel MA, Cobb JC, Jackson EB, Harris GS, Detwiler AC. Paroxysmal fussing in infancy, sometimes called "colic". Pediatrics. 1954;14(5):421-34.

Wolke D, Bilgin A, Samara M. Systematic review and meta-analysis: fussing and crying durations and prevalence of colic in infants. J Pediatr. 2017;185:55-61.e4.

Zeevenhooven J, Koppen IJ, Benninga MA. The new Rome IV criteria for functional gastrointestinal disorders in infants and toddlers. Pediatr Gastroenterol Hepatol Nutr. 2017;20(1):1-13.

Constipação Funcional em Menores de 4 Anos de Idade

Critérios de Roma IV

Um mês de pelo menos dois dos achados em crianças até 4 anos de idade.
» Duas ou menos evacuações por semana.
» História de retenção fecal excessiva.
» História de evacuações dolorosas ou endurecidas.
» História de fezes de grande diâmetro.
» Presença de grande massa fecal no reto.

Em crianças com treinamento esfincteriano anal, os seguintes critérios adicionais podem ser usados:
» Pelo menos um episódio por semana de incontinência fecal, após a aquisição do treinamento esfincteriano.
» História de fezes de grande diâmetro que podem obstruir o vaso sanitário.

Constipação funcional na criança < 4 anos de idade

» A constipação funcional (CF) pode começar em qualquer momento nos menores de 4 anos de idade, mas a maior incidência parece estar associada ao período de treinamento esfincteriano anal (ver Capítulo 86). Os meninos têm maior incidência de incontinência fecal.
» Na ausência de etiologia orgânica, a constipação é quase sempre funcional e causada por evacuações dolorosas que levam a retenção fecal.
» A abordagem médica deve levar em consideração as doenças orgânicas, os hábitos adequados de uso do banheiro e as modificações dietéticas.
» Os laxantes são necessários para restabelecer a evacuação regular e indolor.

Processo de desenvolvimento da CF

» O comportamento de retenção desempenha papel importante na fisiopatologia de CF em < 4 anos de idade. Experiências desagradáveis como a evacuação dolorosa, fazem com que a criança retenha voluntariamente suas fezes. Isso pode levar a um ciclo vicioso, em que a retenção voluntária de fezes leva ao aumento da absorção de água das fezes e, portanto, com fezes mais endurecidas e mais difíceis de serem eliminadas. É importante iniciar um plano de tratamento bem definido para a família, pois esse processo pode evoluir para um ciclo vicioso de dor-retenção se a criança não for tratada precocemente (ver Capítulo 21).

 Investigação

História clínica

» Que idade a constipação começou?
» Qual é a forma, calibre e frequência das evacuações?
» A criança já teve treinamento esfincteriano anal e/ou vesical?
» Qual é a postura no vaso sanitário? Os pés ficam apoiados no chão ou em um suporte?
» Existem eventos desencadeadores? Uma rotina interrompida (entrada em creches, episódio de fezes duras e dolorosas que levaram à retenção)?
» Há alguma alteração no neurodesenvolvimento?
» Tem comportamento de retenção? Ficando rígido, nádegas contraídas, andando na ponta dos pés, pernas cruzadas, apoio contra móveis, sentado com as pernas esticadas?
» Nos Critérios de Roma IV, uma diferenciação é feita entre crianças que tem treinamento esfincteriano anal. Isso é especialmente relevante para o critério de incontinência fecal.
» Em lactentes menores de 1 ano encaminhados por suspeita de CF, os sintomas associados podem incluir irritabilidade, diminuição do apetite e saciedade precoce, que desaparecem rapidamente após a evacuação.

Exame físico

» Exame abdominal – avaliar massas fecais.
» Inspeção da região perianal (posição anal, fezes presentes ao redor do ânus ou nas vestes, eritema, marcas na pele, fissuras anais e ânus anterioriorizado).
» Exame da região lombossacra (orifícios, tufo de pelos, desvio da fenda glútea, agenesia sacral, nádegas achatadas).
» O papel do exame retal digital. Se o diagnóstico da CF for incerto e na presença de sintomas/sinais de alerta e/ou constipação intratável, o exame retal digital pode avaliar a existência de estenose anal ou de massa fecal endurecida. A evacuação de fezes explosivas após a retirada do dedo do examinador é sugestiva da doença de Hirschsprung (resultado de hipertonia do esfíncter).
» Entretanto, o exame digital anal fornece poucas informações adicionais para o examinador.
» Exame neurológico – de membro inferior incluindo tônus, força e reflexos tendinosos profundos, reflexos anal e cremastérico.

Laboratório

» Os testes, se necessários, incluem imunoglobulina A (IgA), transglutaminase tecidual (tTG) IgA, função tireoidiana e cálcio. A doença celíaca pode ser considerada se a constipação surgir precocemente com a introdução de glúten e estiver associada a anemia por deficiência de ferro e crescimento deficiente.

» Os testes para alergia não são recomendados para diagnosticar alergia a proteína do leite de vaca em crianças com constipação, visto que geralmente são formas não IgE mediadas. Uma tentativa de retirar a proteína do leite de vaca e da soja, por quatro semanas, pode ser indicada em crianças com constipação intratável.

Imagem

» A radiografia abdominal de rotina não é recomendada para diagnosticar CF. Entretanto, pode ser útil em uma criança em que a impactação fecal é suspeita, mas o exame físico não é confiável ou não possível.
» A radiografia abdominal pode ser utilizada para confirmar o resultado da desimpactação fecal.

Diagnóstico (Figura 43.1)

» As informações para o diagnóstico dependem principalmente dos pais/cuidadores. Isso torna o processo de diagnóstico desafiador e ressalta a importância de se utilizar os Critérios de Roma IV nesse grupo etário.
» A constipação pode ser a manifestação de um distúrbio orgânico sério. Os sintomas/sinais de alerta estão descritos no Capítulo 21.
» Um diário de 3 dias de dieta e padrões de evacuação pode ser útil.
» Causas orgânicas da constipação: doença celíaca, hipotireoidismo, fibrose cística, anormalidades eletrolíticas (hipercalcemia, hipercalemia), medicamentosas (opiáceos, fenobarbital, anticolinérgicos), doença de Hirschsprung, anormalidades da medula espinal (mielomeningocele, medula espinal presa, siringomielia), malformações anatômicas (ânus imperfurado, ânus deslocado anteriormente).
» Alergia à proteína alimentar e constipação está especificada no Quadro 43.1.

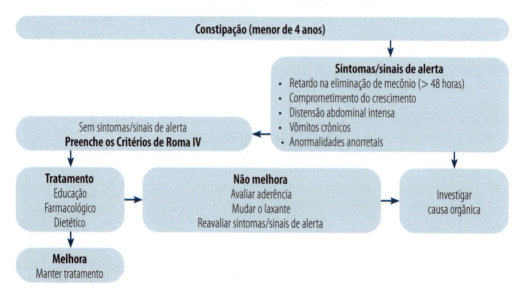

Figura 43.1. Abordagem da constipação funcional em menores de 4 anos de idade. (Fonte: Autoria própria.)

Quadro 43.1. Alergia à proteína alimentar e constipação
Para <1 ano de idade, aplicar o CoMiSS (ver Capítulo 64)
Início dos sintomas ao introduzir aleitamento com fórmula láctea
Início dos sintomas ao iniciar alimentos sólidos
Esforço durante a evacuação, mesmo na presença de fezes amolecidas
Irritabilidade, doença do refluxo ou vômito
Doença atópica – eczema, asma, rinite. Erupções cutâneas/urticária
História familiar – atopia, alergia alimentar, intolerância alimentar
Constipação resistente ou dependente de medicamentos laxantes

» A CF não deve ser confundida com disquezia do lactente (ver Capítulo 45) que representa má coordenação entre o aumento da pressão intra-abdominal e o relaxamento muscular do assoalho pélvico durante a evacuação. A disquezia do lactente refere-se a uma condição em que os lactentes apresentam sofrimento e desconforto ao defecar, mas eliminam fezes com consistência normal.

Tratamento

» O objetivo do tratamento é facilitar a evacuação sem dor até que um padrão regular seja restaurado e o ciclo de dor-retenção seja quebrado.
» Para crianças sem treinamento esfincteriano anal (ver Capítulo 86) e que se sentem mais seguras para evacuar na fralda, isso deve ser incentivado, pois ajuda a recuperar a confiança. O treinamento do toalete deve ser conduzido após o controle da constipação.
» Inicialmente, o objetivo da terapia medicamentosa é melhorar a consistência das fezes para eliminar o medo da criança ao evacuar.
» Ao discutir a medicação com os pais, é importante que entendam que o intestino não se torna 'dependente'. O tratamento insuficiente pode levar a alterações intestinais a longo prazo em razão das fezes impactadas.
» Terapias retais, como enemas, supositórios raramente são necessárias e não aceleram a recuperação.
» Tratamento não farmacológico para CF consiste em educação, desmistificação, aconselhamento dietético e no treinamento de toalete.

Não farmacológico

» O objetivo do tratamento da CF é restaurar um padrão regular de evacuação e prevenir recaídas.
» As mães de crianças amamentada com leite materno e com constipação devem ser encorajadas a continuar amamentando.
» Ingestão normal de fibra alimentar (ver Capítulo 78) e de líquidos são recomendadas.
» Na ausência de sinais de alarme, a utilização de uma fórmula com prebióticos pode ser considerada por 2 a 4 semanas em crianças < 6 meses de idade.

Farmacológico

» O principal tratamento para a CF são os laxantes orais, que devem ser utilizados precocemente para que se obtenha impacto terapêutico mais rápido (ver Capítulo 21).
» Laxantes como polietilenoglicol 3350, lactulose ou leite de magnésia são os de escolha para o tratamento inicial dessa faixa etária.
» As razões para o insucesso do tratamento devem ser avaliadas. Isso inclui dose, duração e adesões insuficientes, recorrência de fatores desencadeantes ou diagnóstico incorreto. A adesão pode ser afetada pelo sabor e quantidade de laxante que a criança receberá.
» O tratamento retal com supositório de glicerina deve ser utilizado somente para fornecer alívio agudo na CF.

Desimpactação

» A presença de dor abdominal, distensão, mudança de comportamento e anorexia nessas crianças pode indicar a necessidade de desimpactação.
» Se houver suspeita de massa fecal presente, a desimpactação deve ser tentada, seguida por tratamento de manutenção com laxantes. Para a fase de desimpactação, o PEG 3350 é o medicamento de escolha.

Leitura recomendada

Bellù R, Condò M. Functional gastrointestinal disorders in newborns: nutritional perspectives. Pediatr Med Chir 2018;40:10-3.

Benninga MA, Nurko S, Faure C, Hyman PE, St James Roberts I, Schechter NL. Childhood functional gastrointestinal disorders: neonate/toddler. Gastroenterology 2016;150:1443-55.e2.

Koppen IJ, Lammers LA, Benninga MA, Tabbers MM. Management of functional constipation in children: therapy in practice. Paediatr Drugs 2015;17:349-60.

Tabbers MM, DiLorenzo C, Berger MY, Faure C, Langendam MW, Nurko S et al. Evaluation and treatment of functional constipation in infants and children: evidence-based recommendations from ESPGHAN and NASPGHAN. J Pediatr Gastroenterol Nutr 2014;58:258-74.

Vandenplas Y, Benninga M, Broekaert Falconer J. Functional gastro-intestinal disorder algorithms focus on early recognition, parental reassurance and nutritional strategies. Acta Paediatr. 2016;105(3):244-52. doi: 10.1111/apa.13270.

Vandenplas Y, Hauser B, Salvatore S. Functional gastrointestinal disorders in infancy: impact on the health of the infant and family. Pediatr Gastroenterol Hepatol Nutr 2019;22:207-16.

Lactentes e Pré-Escolares

Capítulo 44

Diarreia Funcional

Critérios de Roma IV

Sintomas entre 6 e 60 meses de idade que duram mais de 4 semanas.
» Evacuações com fezes muito pútridas, mucoides e com restos alimentares (vegetais).
» As evacuações se iniciam ao acordar e vão se tornado mais amolecidas e frequentes ao longo do dia, mas não ocorrem no período noturno.
» Sem comprometimento do ganho ponderal/estatural.

Diarreia funcional

» Previamente denominada diarreia crônica inespecífica ou diarreia do *Toddler*.
» É a principal causa de diarreia em crianças aparentemente saudáveis entre 1 e 3 anos de idade.
» Frequentemente são tratadas como intolerância a carboidratos ou alergia à proteína alimentar.
» Episódios de diarreia são geralmente desencadeados por uma infecção intercorrente, especialmente após uma gastroenterite viral, infecção de vias aéreas, erupção dentária e estresse biopsicossocial.

Fatores envolvidos na diarreia funcional

» A dieta frequentemente caracteriza-se por ingestão aumentada de líquidos e sucos de frutas com excesso de frutose e com sorbitol (maçã; pera), e aqueles com alta osmolaridade (refrigerantes) (Quadro 44.1).
» Motilidade desordenada do intestino delgado (a alimentação pode falhar em interromper o complexo motor migratório). Talvez em razão da imaturidade motora intestinal.
» Baixa ingestão de gorduras.
» Má absorção de sais biliares.
» Quando os padrões alimentares anômalos são corrigidos e a dieta da criança é normalizada, ocorre retorno do padrão normal das fezes.

Quadro 44.1. Concentração de carboidratos, sorbitol e excesso de frutose em frutas e mel

	Frutose	Glicose	Sacarose	Sorbitol	Excesso de frutose
Maçã	6-8	1-4	1-5	0,2-1,0	1-7
Suco de maçã	6-8	1-4	4	0,3-1,0	2-7
Pera	5-9	1-2	1-2	1,2-3,5	3-8
Suco de pera	5-9	1-2	1-2	1,2-2,6	3-8
Ameixa	1-4	2-5	1-5	0,3-2,8	0
Ameixa seca	15	30	2	9,4-18,8	0
Uva	5-7	5-7	0,5	0,2	0
Morango	1-3	1-3	1-2	< 0,1	0
Banana	2-4	3-6	6-14	–	v
Laranja	2-3	2-3	4-7	–	0
Suco de laranja	2-6	2-6	2-4	–	0
Mel	41	34	2	–	7

Fonte: Autoria própria.

Investigação (Figura 44.1 e Quadro 44.2)

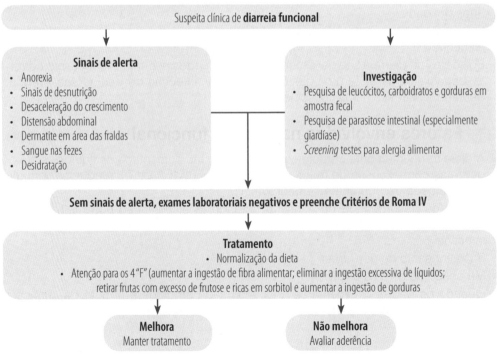

Figura 44.1. Abordagem diagnóstica e terapêutica da diarreia funcional. (Fonte: Autoria própria.)

Quadro 44.2. Características da diarreia
Diarreia crônica contínua ou intermitente que não desidrata e nem compromete o ganho ponderal
Evacuações com fezes não são formadas, muito pútridas, mucoides e com restos alimentares (vegetais) visíveis
As evacuações se iniciam ao acordar e vão se tornado mais amolecidas e frequentes ao longo do dia, mas não ocorrem no período noturno
Apesar da frequência e consistência das fezes, a criança não desidrata ou perde peso, mantém bom apetite e não altera o estado geral
Não há sintomas/sinais de má digestão e má-absorção de macronutrientes
A criança parece imperturbável pelo aspecto e frequência das evacuações

Fonte: Autoria própria.

 Laboratório

» Hemograma completo não demonstra anemia ou eosinofilia.
» Urina rotina (normal) e urocultura (negativa).
» Parasitológico fecal negativo. Se *Giardia intestinalis* for positivo: duas possibilidades. Devem ser analisadas:
   1. O diagnóstico de diarreia funcional está ocorrendo concomitantemente com a giardíase (faixa etária de maior prevalência e quadro clínico das duas entidades podem ser muito parecidos). Nessa situação ao tratar exclusivamente a giardíase, não há melhora clínica. Em seguida iniciar condutas para diarreia funcional.
   2. O quadro clínico é somente giardíase (observar a resposta clínica após tratamento adequado).
» Pesquisa de leucócitos, carboidratos e gordura nas fezes são negativos.
» Cultura de fezes (negativa).
» Investigação para alergia alimentar negativa.

 Tratamento

» Os "4 Fs" são facilmente introduzidos na conduta (Quadro 44.3).
» A melhora ocorre em alguns dias ou semanas após o início da terapia. A tranquilização dos pais é confirmada pela boa resposta à terapia dietética.
» Em situações de maior gravidade, como: sem resposta imediata, má adesão da família à dieta, oferecer uma dose matinal de Loperamida. O medicamento pode ser suspenso, tão logo haja normalização da dieta.

Quadro 44.3. Os 4 Fs no tratamento da diarreia funcional	
Fat, Faber, Fluid and Fruit	
Fat (gordura)	Aumentar a gordura na dieta para pelo menos 35% a 40% da ingestão total de energia. Substituir leite com baixo teor de gordura por leite integral, acrescentar filetes de azeite às refeições salgadas
Fiber (fibra alimentar)	O consumo de fibras deve ser normalizado por meio da introdução de pão e frutas integrais. Entretanto sem aumentar as fontes de fibra alimentar muito fermentáveis
Fluid (líquidos)	Restringir a ingestão de líquidos a menos de 150 mL/kg/dia
Fruir quicés (suco de frutas)	O consumo excessivo de sucos de frutas deve ser desencorajado, especialmente aqueles que contêm sorbitol e excesso de frutose em relação à glicose (suco de maçã, pera, frutas ricas em FODMAPs) (ver Quadro 44.1 e Capítulo 79)

Fonte: Autoria própria.

Leitura recomendada

Benninga MA, Faure C, Hyman PE et al. Childhood functional gastrointestinal disorders: neonate/toddler. Gastroenterology. 2016;150(6):1443-1455.

Hoekstra JH, Van den Aker JHL, Ghoos YF, Hartemink R, Kneepkens CMF. Fluid intake and industrial processing in apple juice induced chronic non-specific diarrhoea. Arch Dis Child. 1995;73:126-30.

Hoekstra JH, Van den Aker JHL, Hartemink R, Kneepkens CMF. Fruit juice malabsorption: not only fructose. Acta Paediatr. 1995;84:1241-4.

Hoekstra JH. Toddler diarrhoea: more a nutritional disorder than a disease. Arch Dis Child. 1998;79:2-5.

Hyman PE, Milla PJ, Benninga MA, Davidson GP, Fleisher DF, Taminiau J. Childhood functional gastrointestinal disorders: neonate/toddler. Gastroenterology. 2006;130:1519-26.

Kneepkens CMF, Hoekstra JH. Chronic nonspecific diarrhea of childhood: pathophysiology and management. Pediatr Clin N Am. 1996;43:375-90.

Powell CVE, Jenkins HR. Toddler diarrhoea: is it a useful diagnostic label? Arch Dis Child. 2012;97:84-6.

Zeevenhooven J, Koppen IJ, Benninga MA. The New Rome IV Criteria for functional gastrointestinal disorders in infants and toddlers. Pediatr Gastroenterol Hepatol Nutr. 2017 Mar;20(1):1-13. doi: 10.5223/pghn.2017.20.1.1.

Lactentes e Pré-Escolares

Capítulo 45

Disquesia do Lactente

Critérios de Roma IV

Criança menor que 9 meses de idade.
» Pelo menos 10 minutos de esforço evacuatório e choro antes que consiga ou não eliminar fezes pastosas.
» Nenhum outro problema de saúde.

Disquesia do lactente

Caracterização

» Na maioria dos lactentes, os sintomas de disquesia começam nos primeiros meses de vida e desaparecem espontaneamente após 3 a 4 semanas.
» A criança responde ao impulso defecatório com uma manobra de Valsalva, mas não relaxa sinergicamente o assoalho pélvico.
» Representa má coordenação entre o aumento da pressão intra-abdominal e o relaxamento da musculatura do assoalho pélvico durante a evacuação.
» Os lactentes se esforçam por 10 a 20 minutos, gritam, choram e ficam com a face pletórica ou arroxeada durante a tentativa de evacuar.
» Esses sintomas/sinais podem ser muito angustiantes para os pais.

Investigação (Figura 45.1)

História clínica e exame físico

» Fazer história e exame físico detalhados.
» Em uma história clínica incompleta, a disquesia do lactente pode ser confundida com cólica do lactente ou constipação funcional. Entretanto, apesar do esforço precedendo a evacuação, as fezes são sempre normais.
» O exame físico é normal.
» Os exames laboratoriais não estão indicados.

323

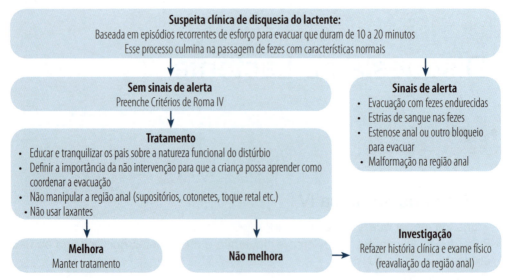

Figura 45.1. Abordagem na disquesia do lactente. (Fonte: Autoria própria.)

● Tratamento

» Não há tratamento específico para disquesia, exceto tranquilização dos pais/cuidadores.
» Educar orientando para um processo funcional transitório, sem necessidade de investigação, assegurando disponibilidade de acesso.
» Não manipular a região anal (supositórios, cotonetes, toque retal etc.)
» Não há necessidade de laxantes.

● Leitura recomendada

Bellù R, Condò M. Functional gastrointestinal disorders in newborns: nutritional perspectives. Pediatr Med Chir 2018;40:10-3.
Benninga MA, Nurko S, Faure C, Hyman PE, St James Roberts I, Schechter NL. Childhood functional gastrointestinal disorders: neonate/toddler. Gastroenterology 2016;150:1443-55.e2.
Hyman PE, Cocjin J, Oller M. Infant dyschezia. Clin Pediatr. 2009;48:438-9.
Indrio F, Enninger A, Aldekhail W et al. Management of the most common functional gastrointestinal disorders in infancy: The Middle East Expert Consensus. Pediatr Gastroenterol Hepatol Nutr. 2021;24(4):325-336. doi: 10.5223/pghn.2021.24.4.325.
Milla P, Hyman PE, Benninga M, Davidson G, Fleisher D, Taminiau J. Infant dyschezia. In: Drossman DA, editor. Rome III: the functional gastro-intestinal disorders. 3rd ed. McLean, VA: Degnon Assoc Inc.; 2006. p. 707-8.
van Tilburg MA, Hyman PE, Walker L et al. Prevalence of functional gastrointestinal disorders in infants and toddlers. J Pediatr 2015;166: 684-9.

Lactentes e Pré-Escolares

Capítulo 46

Regurgitação do Lactente

Critérios de Roma IV

Lactentes sadios de 3 semanas a 12 meses de idade.
» Regurgitações 2 ou mais vezes por dia, por 3 ou mais semanas.
» Sem: ânsia de vômito, hematêmese, aspiração, apneia, *Failure to Thrive*, dificuldade de deglutição ou postura anormal na alimentação.

Regurgitação do lactente

» A regurgitação do lactente é um processo fisiológico que consiste na passagem involuntária do conteúdo gástrico para o esôfago.
» É o distúrbio funcional mais comum durante os primeiros meses de vida. Mais de 50% dos lactentes de 3 a 4 meses regurgitam diariamente, cumprindo os Critérios de Roma III.
» Os sintomas raramente começam antes de 1 mês ou após 6 meses de idade com um pico na idade de 3 a 4 meses. Geralmente resolve espontaneamente aos 12 meses de idade.
» Essas crianças não têm sintomas/sinais de alerta, pois se alimentam e ganham peso adequadamente. Alcançam os marcos de desenvolvimento e têm um exame físico normal.
» A maioria dos episódios de refluxo é assintomática, de curta duração, e especialmente após as refeições e limitados ao esôfago distal.
» A regurgitação do lactente é frequente e relacionada a mamadas frequentes, ingestão de grande volume de líquido, capacidade limitada do esôfago (10 mL em recém-nascidos), posição horizontal.
» Ingerem 100 a 150 mL/kg/dia (mais do que o dobro do volume) que os adultos (30 a 50 mL/kg/dia) causando maior distensão gástrica e, como consequência, episódios de refluxo.

Tratamento (Figura 46.1)

» O tratamento medicamentoso não é indicado no manejo da regurgitação do lactente e na maioria dos casos, nenhum tratamento é necessário.
» Entretanto, o espessamento da fórmula láctea, terapia postural, e mudanças no estilo de vida devem ser consideradas se a regurgitação for frequente e problemática.
» Por outro lado, as fórmulas espessadas estão associadas a aumento do ganho de peso. A superalimentação deve ser evitada, pois pode agravar o refluxo.

325

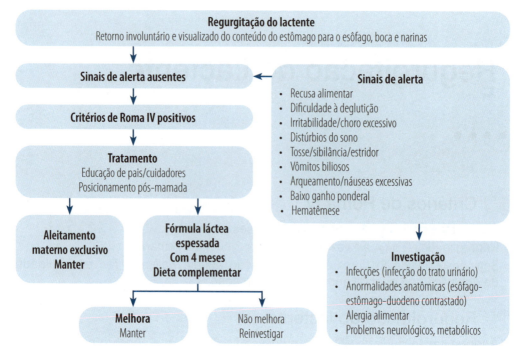

Figura 46.1. Abordagem da regurgitação do lactente. (Fonte: Autoria própria.)

» Como os lactentes amamentados são menos propensos a ter regurgitação do que aqueles alimentados com fórmula, a amamentação materna deve ser encorajada.
» Manter um bebê em posição vertical por 20 a 30 minutos após a alimentação ajuda a reduzir os episódios de regurgitação.
» Terapia posicional (elevação da cabeça, lateral e prona posição) não é recomendada para tratar sintomas de refluxo gastroesofágico em lactentes dormindo, devido ao risco de síndrome da morte súbita infantil.

Experiência com regurgitação do lactente

Existe uma interface entre uma regurgitação funcional com sintomas mais intensos e a doença do refluxogastroesofágico leve com manifestações exclusivamente gastrointestinais. Essa situação implica na decisão do plano terapêutico.

Leitura recomendada

Benninga MA, Nurko S, Faure C, Hyman PE, St James Roberts I, Schechter NL. Childhood functional gastrointestinal disorders: neonate/toddler. Gastroenterology. 2016;150:1443–55.e2.

Vandenplas Y, Abkari A, Bellaiche M, Benninga M, Chouraqui JP, Çokura F et al. Prevalence and health outcomes of functional gastrointestinal symptoms in infants from birth to 12 months of age. J Pediatr Gastroenterol Nutr. 2015;61:531–537.

Vandenplas Y, Benninga M, Broekaert I, Falconer J, Gottrand F, Guarino A et al. Functional gastro-intestinal disorder algorithms focus on early recognition, parental reassurance and nutritional strategies. Acta Paediatr. 2016;105(3):244-52. doi: 10.1111/apa.13270.

Zwiener R, Robin S, Keller C, Hyman PE, Nurko S, Saps M et al. Prevalence of functional gastrointestinal disorders in infants and toddlers according to the Rome IV criteria. Gastroenterology. 2017;152:S649.

Lactentes e Pré-Escolares

Capítulo 47

Ruminação do Lactente e Pré-Escolar

Critérios de Roma IV

Sintomas por pelo menos 2 meses.
» Contrações repetidas dos músculos abdominais, diafragma e língua.
» Regurgitação do conteúdo gástrico para a boca, o qual é eliminado ou remastigado e redeglutido.
» Três ou mais dos seguintes:
  – Início entre 3 e 8 meses de idade.
  – Não responde a tratamento para doença do refluxo gastroesofágico ou regurgitação.
  – Não ocorre durante o sono e quando a criança está interagindo com pessoas no ambiente.
  – Não acompanhada por sinais de sofrimento.

Ruminação do lactente-pré-escolar

» Ocorre em lactentes, pré-escolares normais. Também ocorre em crianças neurologicamente comprometidas.
» Está frequentemente associada a longos períodos de privação social.
» Há uma interação inadequada entre a criança e a mãe/cuidador.
» A criança apresenta comportamento de "autoestimulação" causada por fraca interação entre mãe e filho.
» As necessidades da criança não são satisfeitas, pela insuficiente interação durante a alimentação e pobreza de interação recíproca.
» O lactente aprende a se estimular e se "autoalimentar" ruminando.
» A Figura 47.1 apresenta o fluxograma de abordagem da ruminação do lactente e pré-escolar.

Fatores de risco para ruminação do lactente

» Privação sensorial e/ou emocional.
» Lactentes institucionalizados em orfanatos.
» Lactentes emocionalmente distantes dos pais.
» Lactentes abandonados.

Para mais detalhes, ver Capítulo 50.

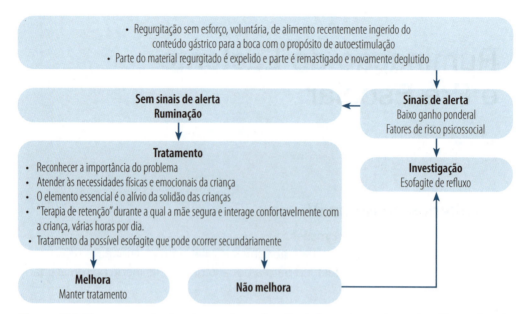

Figura 47.1. Fluxograma de abordagem da ruminação do lactente e pré-escolar. (Fonte: Autoria própria.)

Leitura recomendada

Benninga MA, Faure C, Hyman PE, St James Roberts I, Schechter NL, Nurko S. Childhood functional gastrointestinal disorders: neonate/toddler. Gastroenterology 2016;150:1443-55.e2.

Whitehead WE, Drescher VM, Morrill-Corbin E, Cataldo MF. Rumination syndrome in children treated by increased holding. J Pediatr Gastroenterol Nutr. 1985;4(4):550-6. doi: 10.1097/00005176-198508000-00009.

Lactentes e Pré-Escolares

Capítulo 48

Síndrome dos Vômitos Cíclicos do Lactente e Pré-Escolar

Critérios de Roma IV

» Dois ou mais períodos de náuseas intensas e vômitos paroxísticos, incoercíveis ou ânsia de vômitos durante horas a dias em um período de 6 meses.
» Episódios são estereotipados para cada paciente.
» Episódios são separados por semanas a meses com retorno ao estado de saúde usual entre os episódios.
» Após avaliação médica apropriada, os sintomas não podem ser atribuídos a nenhuma outra condição.

Síndrome dos vômitos cíclicos

» A síndrome dos vômitos cíclicos (SVC) é um distúrbio funcional, incomum, idiopático que, em sua forma clássica, é caracterizado por episódios recorrentes (periodicidade previsível) de início súbito de náuseas e vômitos que podem durar de horas a dias. As crises são separadas por intervalos livres de sintomas por semanas a meses.
» A mediana da idade de início dos sintomas varia de 3 a 7 anos, mas pode ocorrer em qualquer idade, desde a infância até a idade adulta. A idade mais jovem no início dos sintomas se correlaciona com maior duração da doença. Dois terços dos casos se resolvem. Entretanto, uma proporção pode desenvolver enxaqueca no final da adolescência ou na idade adulta.
» Há discreta predominância do sexo feminino.
» Mal reconhecida e provavelmente subdiagnosticada, com atraso no diagnóstico descrito como de 13 a 40 meses.
» Em razão da intensidade e da gravidade dos episódios, os pacientes muitas vezes precisam de cuidados hospitalares com perda de dias de escola e do trabalho dos pais.
» Essas crises resultam em comprometimento da qualidade de vida e alto custo financeiro para o sistema de saúde.
» O Quadro 48.1 apresenta as Diretrizes clínicas da NASPGHAN* para SVC.

Fisiopatologia

» A síndrome é um distúrbio multifatorial complexo do eixo cérebro-intestino.
» A fisiopatologia parece envolver vias cerebrais intestinais e celulares aberrantes, incluindo vias de enxaqueca, hiper-reatividade do eixo hipotálamo-hipófise-suprarrenal e disfunção mitocondrial.

Quadro 48.1. Diretrizes clínicas NASPGHAN* para síndrome dos vômitos cíclicos
Pelo menos 5 crises em qualquer intervalo ou mínimo de 3 crises durante um período de 6 meses
Crises episódicas de náuseas e vômitos intensos com duração de 1 hora a 10 dias e ocorrendo com pelo menos 1 semana de intervalo
As crises recorrem em um padrão semelhante de sintomas para cada paciente
Vômitos durante as crises ocorrem pelo menos 4 vezes por hora ou pelo menos 1 vez por hora
Retorno ao estado de saúde basal entre os episódios
Vômitos não atribuídos a outro distúrbio
Critério de apoio: história pessoal ou familiar de enxaqueca

*NASPGHAN (Sociedade Norte Americana de Gastroenterologia, Hepatologia e Nutrição Pediátrica). Fonte: Autoria própria.

» SVC está ligada à disfunção neuroendócrina do eixo cérebro-intestino. A hipótese de que estressores psicológicos ou infecciosos levam à ativação do sistema de sinalização do fator de liberação de corticotrofina (CRF), que induziriam episódios da SVC por meio de alterações no sistema nervoso autônomo, que afetaria a motilidade intestinal. A ativação de CRF inibiria os nervos motores no núcleo motor dorsal do vago, desencadeando assim o vômito e o retardo do esvaziamento gástrico.
» Existe forte associação com enxaqueca, tanto no paciente quanto na mãe, indicando que pode representar uma mitocondriopatia.
» Psicologicamente, o estresse emocional e a ansiedade podem desencadear um episódio. Uma alta prevalência de internalização de transtornos psiquiátricos especialmente ansiedade foram encontrados em crianças com SVC e também em seus pais.

Investigação

História clínica e exame físico

» Normalmente apresenta-se em quatro fases: pródomo, vômitos, de recuperação e assintomática (Quadro 48.2). O tratamento ideal depende do pronto reconhecimento dessas fases da SVC.
» Frequentemente, os episódios começam pela manhã ao acordar, e raramente persistem por mais de 3 dias. O número de crises varia substancialmente de criança para criança.

Quadro 48.2. Fases da crise da síndrome dos vômitos cíclicos	
4 Fases	Descrição
Prodrômica	Sensação de que um episódio está prestes a começar. Irritabilidade, náuseas, palidez, seguida de suor com ou sem dor abdominal. Essa fase permanece alguns minutos a várias horas
Vômitos	Vômitos e náuseas com duração de 20 a 30 minutos por vez. A criança permanece imóvel e indiferente ou se contorcendo e gemendo com intensa dor abdominal. Essa fase pode permanecer de horas a dias, sendo a fase mais longa. Uma vez que o vômito começa, as tentativas abortivas geralmente falham
Recuperação	Começa com a cessação das náuseas e vômito, melhorando o apetite e retorno imediato ou gradativo do estado normal de saúde
Assintomática (interepisódica)	Fase de bem-estar entre os episódios quando a criança é totalmente assintomática. O prolongamento dessa fase tem como objetivo, melhorar as atividades diárias e a qualidade de vida

Fonte: Autoria própria.

SÍNDROME DOS VÔMITOS CÍCLICOS DO LACTENTE E PRÉ-ESCOLAR **331**

» A sintomatologia associada pode incluir: perda de apetite, dor abdominal, diarreia, febre, tonturas, dor de cabeça e foto/fonofobia. Complicações como desidratação e hematêmese (síndrome de Mallory-Weiss) podem ocorrer em casos mais graves.

Sintomas/sinais de alarme

» Vômitos biliosos, dor ou sensibilidade abdominal intensa, crises precipitadas por jejum, por doenças intercorrentes ou por uma refeição rica em proteínas. No exame físico: alterações graves do estado mental, movimentos oculares anormais, papiledema, assimetria motora ou anormalidade da marcha.

Avaliação laboratorial

» **Painel metabólico básico:** sódio, potássio, cloreto, bicarbonato, ureia, creatinina, glicose e subsequente ânion-gap.
» **Painel metabólico completo:** inclui todos os testes do painel metabólico básico associado a: bilirrubinas, alanina transaminase (ALT), aspartato transaminase (AST), fosfatase alcalina (FA), gamaglutamil transferase (GGT), amilase, lipase, proteína total, albumina, lactato, amônia, carnitina plasmática, acilcarnitinas, aminoácidos séricos. Na urina: aminoácidos urinários, corpos cetônicos, ácido D-aminolevulínico e porfobiilinogênio.

Imagem

» Estudo contrastado de esôfago-estômago-duodeno (para afastar má rotação intestinal).
» Esofagogastroduodenoscopia com biópsias (especialmente em pacientes com hematêmese concomitante).
» Tomografia computadorizada abdominal (descartar lesões estruturais).
» Ressonância magnética do cérebro (útil em pacientes com sintomas neurológicos).
» Ultrassonografia do abdome e da pelve (cálculos biliares, pancreatite ou obstrução da junção ureteropélvica).

Diagnóstico (Figura 48.1)

» O diagnóstico pode ser feito pela anamnese cuidadosa, para descartar sinais e sintomas de alerta que podem estar relacionados a etiologias estruturais ou orgânicas.
» Exames laboratoriais, radiológicos, e endoscópicos são normais na grade maioria dos casos.
» Observar na apresentação clínica:
   1. O vômito é verdadeiramente cíclico (vômitos em crises, intercalados com fases livres de sintomas) ou simplesmente recorrente?
   2. Existem anormalidades neurológicas ou de desenvolvimento?
   3. Existe encefalopatia com crises?
   4. As crises são precipitadas por doença, jejum, alto teor de gordura ou refeições ricas em proteínas?

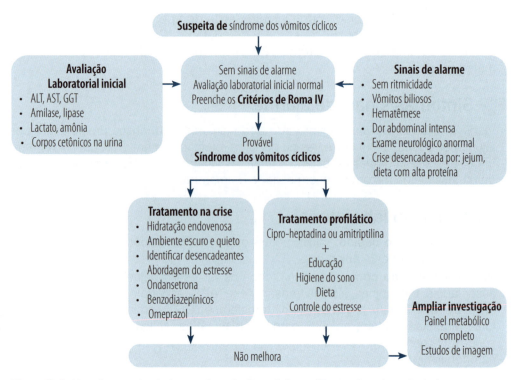

Figura 48.1. Abordagem da síndrome dos vômitos cíclicos. (Fonte: Autoria própria.)

Distúrbios diagnosticáveis que podem mimetizar a SVC

A avaliação diagnóstica deve ser focada nos diagnósticos diferenciais sugeridos pela história clínica e pelo exame físico.

» Distúrbios gastrointestinais: obstrução intestinal, doenças inflamatórias, pancreáticas e hepatobiliares.
» Distúrbios neurológicos: lesões do sistema nervoso central, malformação de Chiari I, disautonomia familiar e epilepsia.
» Distúrbios metabólicos e mitocondriais com vômitos recorrentes: aminoacidúrias, acidúrias orgânicas; defeitos de oxidação de ácidos graxos; defeitos do ciclo da ureia; porfiria aguda intermitente, doença de Leigh, encefalomiopatia mitocondrial, acidose láctica.
» Distúrbios endocrinológicos: doença de Addison, feocromocitoma e diabetes *mellitus*.
» Distúrbios urológicos: uropatia obstrutiva e nefrolitíase.
» Síndrome de Munchausen por procuração.

Tratamento

» O objetivo do tratamento da SVC é o controle dos sintomas durante um episódio agudo, e a prevenção de crises futuras (Quadro 48.3).
» Os medicamentos profiláticos são recomendados em crianças com episódios frequentes (≥ a cada 4 a 6 semanas) ou graves (excedendo 2 dias ou exigindo

Quadro 48.3. Tratamento da síndrome dos vômitos cíclicos

Tratamento do episódio agudo (na crise)

Fase prodrômica	Manter o paciente em um quarto escuro, silencioso, privado e pouco estimulante
	O esquema é programado para as primeiras 24 horas. Depois pode ser reduzido à medida que a criança melhora
	Abortar os sintomas antes que progridam para a fase de vômitos O tratamento deve ser iniciado aos primeiros sinais de náuseas Iniciar ondansetrona imediatamente
Fase de vômitos	Hidratação intravenosa e reposição de eletrólitos (10% de dextrose para restaurar concomitantemente perdas e fornecer energia celular para reduzir a cetose que agrava as náuseas) Antieméticos (ondansetrona) 0,3 mg/kg/dose a cada 6 horas Ansiolíticos (benzodiazepina para induzir o sono). Lorazepam 0,05 a 0,1 mg/kg/dose a cada 6 horas
Fase de recuperação	Marcada pelo fim do vômito e capacidade para a retenção bem-sucedida de alimentos (período normalmente breve de 6 h). Os pais geralmente descrevem essa fase, como o instante em que a cor da pele retorna, os olhos se abrem e a energia é retomada. A criança pode ser capaz de retomar a alimentação normal sem qualquer reintrodução gradual

Tratamento profilático (intercrise)

Fase assintomática	Cipro-heptadina (anti-histamínico). Medicamento de escolha: crianças $\leq$ 5 anos, 0,25 a 0,5 mg/kg/dia, 2 a 3 $\times$/dia ou 1 dose à noite
	Amitriptilina (antidepressivo tricíclico (crianças > 5 anos) Dose inicial: 0,25 a 0,5 mg/kg/dia na hora de dormir Dose alvo: 1 a 1,5 mg/kg/dia por dia com o mínimo de efeitos colaterais
	Propranolol betabloqueadores, 0,25 a 0,5 mg/kg/dia dividido em 2 $\times$/dia
	Agentes suplementares: Coenzima Q10: 10 mg/kg/dia dividido em 2 $\times$/dia L-carnitina: 50 a 100 mg/kg/dia dividido em 2 $\times$/dia ($\leq$ 2 g/dia) Riboflavina: 10 mg/kg/dia dividido em 2 $\times$/dia

Fonte: Autoria própria.

hospitalização). A NASPGHAN recomenda cipro-heptadina para crianças < 5 anos e amitriptilina para $\geq$ 5 anos de idade, e o propranolol como um agente de segunda linha. A amitriptilina, um antidepressivo tricíclico, é o agente mais eficaz e amplamente utilizado.

» Fornecer ao paciente uma carta explicando o diagnóstico e o tratamento necessário, especialmente para ação durante episódios agudos se o paciente precisar ser atendido em pronto-socorro, e também para evitar exames laboratoriais desnecessários.

Medidas de suporte

» Pacientes devem receber conselhos sobre estilo de vida e educação sobre a doença.
» Isso deve incluir controle da ansiedade e como evitar gatilhos já identificados: privação de sono, exaustão; estresse, ansiedade, excitação (início de férias, feriados).
» Fatores desencadeantes que podem precipitar um episódio incluem exposição a resfriados, alergias respiratórias, problemas de sinusite, estresse emocional ou excitação, ansiedade ou ataques de pânico.

» Ingestão de alimentos como chocolate, queijo. Comer demais, ir para a cama imediatamente após uma refeição. Evitar alimentos com aditivos (glutamato monossódico).
» A maioria dos casos é reversível com o controle dos fatores de risco e tratamento adequado.

Leitura recomendada

Benninga MA, Nurko S, Faure C, Hyman PE, St James Roberts I, Schechter NL. Childhood functional gastrointestinal disorders: neonate/toddler. Gastroenterology. 2016;150:1443-55.e2.

Drumm BR, Bourke B, Drummond J et al. Cyclical vomiting syndrome in children: a prospective study. Neurogastroenterology and Motility: the official journal of the European Gastrointestinal Motility Society. 2012;24:922-7.

Fleisher DR, Matar M. The cyclic vomiting syndrome: a report of 71 cases and literature review. Journal Pediatric Gastroenterology and Nutrition. 1993;17:361-9.

Hyams JS, Di Lorenzo C, Saps M et al. Functional disorders: children and adolescents. Gastroenterology. 2016;150:1456-68.

Irwin S, Barmherzig R, Gelfand A. Recurrent gastrointestinal disturbance: abdominal migraine and cyclic vomiting syndrome. Curr Neurol Neurosci Rep. 2017;17(3):21. doi: 10.1007/s11910-017-0731-4.

Li BU, Balint JP. Cyclic vomiting syndrome: evolution in our understanding of a brain gut disorder. Advances in Pediatrics 2000;47:117-60.

Li BU, Lefevre F, Chelimsky GG et al. North American Society for Pediatric Gastroenterology, Hepatology, and Nutrition Consensus Statement on the Diagnosis and Management of Cyclic Vomiting Syndrome. Journal Pediatric Gastroenterology Nutrition. 2008;47:379-93.

Li BUK. Managing cyclic vomiting syndrome in children: beyond the guidelines. Eur J Pediatr. 2018;177(10):1435-1442. doi: 10.1007/s00431-018-3218-7.

Escolares e Adolescentes

Capítulo 49

Síndrome dos Vômitos Cíclicos do Escolar e Adolescente

 Critérios de Roma IV

Dois ou mais períodos de náuseas intensas e vômitos paroxísticos incoercíveis ou ânsia de vômitos durando horas a dias em um período de 6 meses.
» Episódios são estereotipados para cada paciente.
» Episódios são separados por semanas a meses com retorno ao estado de saúde usual entre os episódios.
» Após avaliação médica apropriada, os sintomas não podem ser atribuídos a nenhuma outra condição clínica.

Ver Capítulo 48.

Escolares e Adolescentes

Capítulo 50

Síndrome da Ruminação do Escolar e Adolescente

Critérios de Roma IV

Sintomas por pelo menos 2 meses.

» Regurgitações repetidas, com remastigação e redeglutição ou expulsão do alimento, e que:
- Inicia-se logo após a ingestão de uma refeição.
- Não ocorre durante o sono.
» Não é precedida de ânsia de vômito.
» Após avaliação médica apropriada, os sintomas não podem ser completamente explicados por nenhuma outra condição.
» Distúrbios alimentares devem ser excluídos.

Síndrome de ruminação

» A síndrome de ruminação é um distúrbio gastrointestinal funcional caracterizado por regurgitação repetitiva e sem esforço de alimentos recentemente ingeridos, do estômago para a cavidade oral, seguida por remastigação e redeglutição e/ou eliminação.
» A ruminação regular é um comportamento aprendido, não intencional e habitual que, em casos graves, pode ser incapacitante.
» A ruminação não ocorre durante o sono e não responde ao tratamento para refluxo gastroesofágico.
» É mais comum em escolares/adolescentes, mas pode ocorrer em crianças menores e lactentes (ver Capítulo 47).
» A síndrome de ruminação é pouco reconhecida; as crianças sujeitas a investigações desnecessárias e tratamentos inadequados para uma condição que pode ser diagnosticada clinicamente.
» A síndrome de ruminação pode causar complicações clínicas (danos dentários, perda de peso, distúrbios eletrolíticos) e distúrbios psicossociais (afastamento social).

Fisiopatologia (Quadro 50.1)

Quadro 50.1. Fisiopatologia da síndrome de ruminação
Episódios de ruminação são induzidos por aumento da pressão intragástrica, produzida por contração voluntária, não intencional da musculatura da parede abdominal
O aumento na pressão intragástrica supera a pressão do esfíncter esofágico inferior
O conteúdo gástrico flui para o esôfago e ocorre o relaxamento do esfíncter esofágico superior
O conteúdo gástrico subsequentemente flui do esôfago para a faringe e a boca
O alimento é remastigado e/ou eliminado
Seguido por peristaltismo anterógrado normal quando o alimento é redeglutido

Fonte: Autoria própria.

 Investigação

História clínica e exame físico

» A síndrome da ruminação exige exame clínico cuidadoso. Não há achados clínicos específicos para diagnosticar ou excluir, mas um exame normal ajuda a excluir doenças orgânicas. A estatura e o peso geralmente não são afetados.
» A síndrome da ruminação não requer nenhuma investigação formal. No entanto, pode ser útil quando a história não é clássica, pelo amplo diagnóstico diferencial para vômitos em crianças e adolescentes.
» Os pacientes descrevem história de "vômito" ou "refluxo", que pode ter começado após um gatilho inicial (gastroenterite aguda, um episódio emocionalmente significativo, como o *bullying*).
» A ruminação normalmente ocorre 10 a 15 minutos após a refeição, e pode persistir por até 1 a 2 horas. Na maioria dos pacientes, a ruminação ocorre, independentemente do tipo, tamanho e conteúdo da refeição. A ruminação pode ocorrer mesmo após a ingestão de líquidos, e a ingestão de líquidos facilita a ruminação de alimentos sólidos. O alimento ruminado é descrito como tendo gosto semelhante ao do alimento recentemente ingerido. Os sintomas geralmente diminuem quando o refluxo se torna ácido e a ruminação não ocorre quando o paciente está dormindo.
» Procurar condições psicossociais: variações no humor, isolamento social, constrangimentos, baixa frequência escolar. A interação com os pais/cuidadores deve ser observada.
» A história deve explorar a possibilidade de um distúrbio alimentar subjacente.
» Os pacientes são frequentemente submetidos a tratamento para doença do refluxo gastroesofágico, síndrome dos vômitos cíclicos e dietas de exclusão. Essas intervenções são ineficazes ou com alívio temporário.
» Algumas crianças podem ser observadas ruminando, mastigando e engolindo novamente durante suas atividades usuais.
» A ruminação geralmente torna-se o "grande problema" dentro de uma família, o que agrava os sintomas.
» A Figura 50.1 apresenta o fluxograma para a abordagem da síndrome de ruminação.

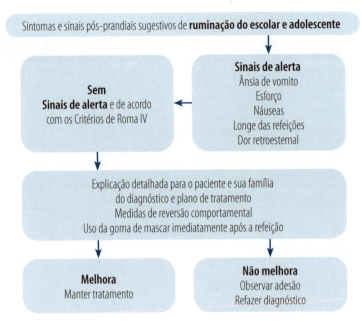

Figura 50.1. Fluxograma para abordagem da síndrome da ruminação do escolar e adolescente. (Fonte: Autoria própria.)

Tratamento

Princípios

» O tratamento requer um forte desejo de melhorar tanto da família quanto da criança/adolescente.
» Estabelecer um diagnóstico positivo e uma explicação completa para o paciente e sua família. Incluir explicação para as condições que foram excluídas clinicamente ou com investigação laboratorial. Algumas famílias têm dificuldades em entender o diagnóstico da síndrome de ruminação, a menos que tenham "garantias" de que outras causas subjacentes foram descartadas.
» Quando os pacientes recebem o diagnóstico preciso, o próprio diagnóstico torna-se parte da terapêutica.

Técnicas

» O tratamento comportamental consiste em aprender e usar técnicas de reversão de hábitos (aumentar a consciência do comportamento, introduzir uma resposta competitiva ao comportamento, emparelhar um estímulo aversivo ao comportamento, encorajar o relaxamento e proporcionar atividades sociais).
» Mudanças úteis incluem: (1) comer/beber mais devagar e com porções menores do alimento; (2) mastigar mais os alimentos; (3) fazer refeições menores e mais frequentes; e (4) manter um diário de sintomas.
» A base do tratamento é um conjunto de exercícios comportamentais altamente eficazes, conhecidos como respiração abdominal (ou diafragmática). Acredita-se

que os exercícios de respiração diafragmática contribuam para uma reversão do comportamento do paciente e competir com o desejo de criar a pressão abdominal aumentada e eliminar a regurgitação pós-prandial.

» A respiração diafragmática pode ser aprendida colocando uma mão no peito e a outra no abdome (na parte inferior do esterno). Durante a respiração, instruir o paciente a fazer uma inspiração profunda movendo apenas a mão do abdome e simultaneamente mantendo o tórax imóvel. A inspiração ou expiração devem ser lentas e durar aproximadamente 3 segundos.

» Medicamentos procinéticos, como eritromicina, metoclopramida, domperidona não são eficazes e podem piorar os sintomas, pois aumentam o número e a intensidade das contrações gástricas.

» Os inibidores da bomba de prótons não apresentam benefício comprovado diretamente sobre a síndrome da ruminação. A supressão de ácido pode paradoxalmente prolongar o comportamento de ruminação após uma refeição, que geralmente cessa quando o alimento regurgitado se torna ácido. Entretanto, podem ser necessários por um curto período para melhorar a proteção do esôfago.

» Alternativamente, goma de mascar deve ser oferecida como um tratamento de ruminação para todas crianças e adolescentes. Especialmente em crianças com dificuldade em aprender a respiração diafragmática e naquelas com comprometimento do desenvolvimento. A goma de mascar deve ser oferecida imediatamente ao término da refeição.

» Garantir que os pacientes recebam quantidade adequada de calorias e proteínas e estejam adequadamente hidratados.

Leitura recomendada

Fleisher DR. Functional vomiting disorders in infancy: innocent vomiting, nervous vomiting, and infant rumination syndrome. J Pediatr. 1994;125(6 Pt 2):S84-94. doi: 10.1016/s0022-3476(05)82931-2.

Green AD, Alioto A, Mousa H, Di Lorenzo C. Severe pediatric rumination syndrome: successful interdisciplinary inpatient management. J Pediatr Gastroenterol Nutr. 2011;52(4):414-8. doi: 10.1097/MPG.0b013e3181fa06f3.

Hyams JS, Di Lorenzo C, Saps M, Shulman RJ, Staiano A, van Tilburg M. Childhood functional gastrointestinal disorders: child/adolescent. Gastroenterology. 2016;150(6):1456–68. e2

Khan S, Hyman PE, Cocjin J, Di Lorenzo C. Rumination syndrome in adolescents. J Pediatr. 2000;136(4):528-31. doi: 10.1016/s0022-3476(00)90018-0.

Rhine D, Tarbox J. Chewing gum as a treatment for rumination in a child with autism. J Appl Behav Anal. 2000;42(2):381-5. doi: 10.1901/jaba.2009.42-381.

Tack J, Blondeau K, Boecxstaens V, Rommel N. Review article: the pathophysiology, differential diagnosis and management of rumination syndrome. Aliment Pharmacol Ther. 2011;33(7):782-8. doi: 10.1111/j.1365-2036.2011.04584.x

Weakley MM, Petti TA, Karwisch G. Case study: chewing gum treatment of rumination in an adolescent with an eating disorder. J Am Acad Child Adolesc Psychiatry. 1997;36(8):1124-7. doi: 10.1097/00004583-199708000-00020.

Winter R, Velleman S, Wiskin AE. Fifteen-minute consultation: Childhood rumination syndrome. Arch Dis Child Educ Pract Ed. 2021;12:edpract-2020-321068. doi: 10.1136/archdischild-2020-321068.

Escolares e Adolescentes

Capítulo 51

Aerofagia

Critérios de Roma IV

Sintomas por pelo menos 2 meses antes do diagnóstico.
» Deglutição excessiva de ar.
» Distensão abdominal às custas de ar intraluminal, que aumenta durante o dia.
» Repetidas eructações e/ou aumento na eliminação de flatos.
» Após avaliação apropriada, os sintomas não podem ser completamente explicados por nenhuma outra condição clínica.

Aerofagia

» Aerofagia é um distúrbio gastrointestinal funcional diagnosticado em crianças de qualquer idade, com gravidade que pode variar desde leve incômodo a uma condição plenamente sintomática.

» Aerofagia é caracterizada pelo aumento do ar intraluminal no sistema gastrointestinal em razão da deglutição repetitiva e excessiva de ar. Esse processo resulta em sintomas.

» Essa condição está associada tanto em crianças com atraso de desenvolvimento, quanto crianças com desenvolvendo apropriado para a idade.

» Crianças com aerofagia são mais expostas a eventos estressantes e mais ansiosas, quando comparadas com controles.

» Embora a deglutição de ar e a distensão abdominal pareçam ser benignas, complicações foram relatadas em casos graves (distensão intestinal maciça que pode levar ao íleo, volvo do cólon e perfuração intestinal).

Mecanismo de formação da aerofagia

» Engolir ar durante comer e beber é um evento fisiológico normal. Assim, o gás é um constituinte normal do sistema digestório. Está normalmente presente em todo o lúmen da boca ao reto.

» A cada deglutição, certa quantidade de ar entra no esôfago e é transportado para o estômago.

» O gás também pode ser liberado no estômago a partir de alimentos ingeridos e bebidas contendo dióxido de carbono. A mastigação de chiclete causa aumento na deglutição de saliva e leva a um aumento na deglutição de ar.

AEROFAGIA **341**

» O gás gástrico é proveniente do ar deglutido, pois a natureza estéril do estômago não permite a produção de gás a partir da fermentação bacteriana.
» Quando o ar é ingerido em excesso, ocorre distensão do fundo gástrico, desencadeando um gatilho para o relaxamento do esfíncter esofágico inferior, causando aumento da frequência de expulsão de ar.
» Assim, o estômago se protege da distensão abdominal excessiva proximalmente sob a forma de eructações (uma forma de "refluxo de gás") ou expulsando o ar através do piloro e distalmente como flatos.
» Quando a deglutição de ar é excessiva, o gás enche o trato gastrointestinal, resultando distensão abdominal e dor, presumivelmente como consequência da distensão luminal.
» Aerofagia em crianças é o resultado de deglutição repetida e excessiva enquanto acordado e particularmente na posição vertical.

Investigação

História clínica e exame físico

» Os sintomas mais comuns são: dor e distensão abdominal gasosa.
» Ausência de vômitos e apenas uma minoria tem eructações excessivas.
» O abdome é normalmente plano pela manhã e torna-se progressivamente mais distendido ao longo do dia. A distensão abdominal melhora durante a noite pela absorção de gases e pela passagem de flatos.
» Em lactentes, pode haver história de sucção prolongada de chupeta e/ou de mamadeira vazia. Em crianças mais velhas, grande quantidade de ar podem ser deglutidas ao ingerir quantidade excessiva de bebidas carbonatadas.
» As crianças com aerofagia são levadas à consulta com queixas de deglutição ruidosa, dor e distensão abdominal, aumento de flatos durante o sono, aumento dos sons na ausculta abdominal.

Laboratório

Hemograma completo, VHS, proteína C reativa, testes de função renal e hepática, parâmetros bioquímicos, urinálise, sorologia para doença celíaca.

Imagem

Radiografia simples de abdome em pé e deitado

A presença de algum grau de ar gastrointestinal é normal. Na aerofagia observa-se distensão gasosa do estômago, do intestino delgado e do cólon, sem sinais de obstrução intestinal. A radiografia revela alças de intestino delgado distendidas preenchidas com grande volume de gás, enquanto os níveis de ar/líquido não são observados. A quantidade excessiva de gás intraluminal é especialmente evidente quando os exames são realizados à noite, no ápice da distensão abdominal.

Radiografia de tórax

O "sinal de ar" esofágico é definido como uma sombra de ar anormal no esôfago proximal adjacente à traqueia em uma radiografia de tórax totalmente inflada. Esse achado não é necessário para fazer o diagnóstico de aerofagia.

Diagnóstico

» A aerofagia geralmente é diagnosticada em base clínica e radiológica. Não existe um teste específico para diagnosticar de forma conclusiva.

» O diagnóstico é suspeito na presença dos sinais e sintomas típicos da deglutição excessiva de ar, que pode ser visível e audível, acompanhados de flatulência excessiva. Os achados cardinais são: distensão abdominal, aumento de flatos durante o sono, aumento dos sons intestinais, timpanismo aumentado na ausculta e intensa distensão gasosa na radiografia abdominal.

» Como os pacientes com aerofagia geralmente são saudáveis e com crescimento e desenvolvimento normais, testes extensivos para descartar várias outras doenças raramente são necessários.

» A sobreposição de sintomas com outras doenças orgânicas e funcionais ocorre frequentemente.

» O diagnóstico diferencial é bastante amplo e envolve outros distúrbios que se apresentam com distensão abdominal. Quando a deglutição excessiva de ar não é reconhecida ou negada pelos pais, pode haver suspeita de gastroparesia ou pseudo-obstrução intestinal crônica. Essas condições também podem apresentar-se com aumento da distensão abdominal ao longo do dia.

» Síndrome de supercrescimento bacteriano no intestino delgado (ver Capítulo 40), doença celíaca, deficiência de dissacaridases, fístula traqueoesofágica e constipação também são etiologias com distensão abdominal e flatulência excessiva em crianças.

Aerofagia e eructações

Pode ocorrer confusão entre aerofagia e eructação supragástrica

» **Aerofagia:** é um distúrbio caracterizado pelo aumento da deglutição de ar que resulta em volumes aumentados de gás intragástrico e intraintestinal.

» **Eructação:** ocorre pelo mesmo mecanismo do refluxo gastroesofágico, ou seja, um relaxamento transitório do eesfíncter esofágico inferior. Na maioria dos indivíduos, a eructação ocorre como um evento fisiológico, que evita o excesso de gás no estômago.

A eructação é dividida em dois subtipos

» **Eructação gástrica:** o ar excessivo é ingerido, resultando em distensão gástrica proximal que, aumenta a pressão intragástrica, promove relaxamento transitório do esfíncter esofágico inferior permitindo maior expulsão de ar.

» **Eructação supragástrica:** representa a eliminação do ar que se acumula no esôfago. O ar da faringe é sugado ou injetado no esôfago, sendo imediatamente expulso antes de atingir o estômago.

Pacientes com aerofagia raramente se queixam de eructações excessivas

Tratamento

» O tratamento da aerofagia deve ser adaptado com base na gravidade dos sintomas.
» Compreender os mecanismos subjacentes às deglutições excessivas de ar pode ser muito reconfortante para os pais/cuidadores e para a criança.
» Ajudar a criança e os responsáveis a se conscientizarem das deglutições de ar para que o comportamento seja minimizado.
» Assim, a educação sobre o que produz os sintomas e a garantia efetiva de que nenhuma doença grave subjacente está presente são as medidas frequentemente empregadas e representam intervenção eficaz.
» A educação e a tranquilização eficaz costumam ser suficientes para o manejo dos casos mais leves.

Substâncias como dimeticona e simeticona, reduzem a tensão superficial das bolhas de gás e podem aliviar os sintomas.
» Em casos mais graves, terapia comportamental pode ser necessária, especialmente se o transtorno de ansiedade, estiver presente. Em casos graves, o uso de benzodiazepínicos pode ser acrescido ao tratamento.
» O Quadro 51.1 apresenta medidas práticas no tratamento da aerofagia.

Quadro 51.1. Medidas práticas no tratamento da aerofagia
Comer devagar
Evitar falar durante a refeição
Eliminar bebidas carbonatadas
Evitar beber de canudinho
Eliminação de goma de mascar
Manter a boca bem aberta após o final de uma deglutição para minimizar a deglutição de ar, pois é impossível engolir com a boca aberta

Fonte: Autoria própria.

 Leitura recomendada

Bredenoord AJ, Smout AJ. Physiologic and pathologic belching. Clin Gastroenterol Hepatol. 2007;5(7):772-5.
Bredenoord AJ. Belching, aerophagia, and rumination. J Pediatr Gastroenterol Nutr. 2011;53 Suppl 2:S19-21.
Bredenoord AJ. Excessive belching and aerophagia: two different disorders. Dis Esophagus. 2010;23(4):347-52.
Chitkara DK, Bredenoord AJ, Wang M, Rucker MJ, Talley NJ. Aerophagia in children: characterization of a functional gastrointestinal disorder. Neurogastroenterol Motil. 2005;17(4):518-22.
Devanarayana NM, Rajindrajith S. Aerophagia among Sri Lankan school children: epidemiological patterns and symptom characteristics. J Pediatr Gastroenterol Nutr. 2012;54:516-520.
Hwang JB, Choi WJ, Kim JS et al. Clinical features of pathologic childhood aerophagia: early recognition and essential diagnostic criteria. J Pediatr Gastroenterol Nutr. 2005;41(5):612-6.
Hyams JS, Di Lorenzo C, Saps M, Shulman RJ, Staiano A, van Tilburg M. Childhood functional gastrointestinal disorders: child/adolescent. Gastroenterology. 2016;150(6):1456-68. e2
Loening-Baucke V, Swidsinski A. Observational study of children with aerophagia. Clin Pediatr (Phila). 2008;47:664-9.
Penagini R, Carmagnola S, Cantu P, Allocca M, Bianchi PA. Mechanoreceptors of the proximal stomach: role in triggering transient lower esophageal sphincter relaxation. Gastroenterology. 2004;126(1):49-56.
Straathof JW, Ringers J, Lamers CB, Masclee AA. Provocation of transient lower esophageal sphincter relaxations by gastric distension with air. Am J Gastroenterol. 2001;96(8):2317-23.

Distúrbio da Náusea Funcional e do Vômito Funcional

Capítulo 52

 Critérios de Roma IV

Náusea funcional

Deve incluir todos os seguintes critérios:
- Náusea é o sintoma predominante, ocorrendo pelo menos 2 vezes por semana, e geralmente sem relação com refeições.
- Não é consistentemente associada a vômitos.
- Após avaliação clínica apropriada, a náusea não pode ser completamente explicada por nenhuma outra condição.

Sintomas por pelo menos 2 meses.

Vômito funcional

Deve incluir todos os seguintes critérios:
- Em média, um ou mais episódios de vômitos por semana.
- Ausência de vômitos autoinduzidos ou critérios para distúrbios da alimentação ou ruminação.
- Após avaliação clínica apropriada, os vômitos não podem ser completamente explicados por nenhuma outra condição.

Sintomas por pelo menos 2 meses.

Náusea funcional e vômito funcional

- Náuseas e vômitos são sintomas frequentes entre crianças e adolescentes. Podem estar associadas a distúrbios gastrointestinais primários, mas também como manifestações de problemas extraintestinais.
- A náusea é a sensação desagradável, subjetiva, epigástrica, indolor e normalmente acompanhada por sinais de excitação autônoma, como palidez, sudorese, aumento da salivação e taquicardia.
- Vômito é a expulsão oral do conteúdo do aparelho gastrointestinal superior.
- Náuseas e vômitos precisam ser diferenciados de regurgitação e ruminação. A ruminação não está associada a náuseas e pode ser diferenciada de vômito por meio de uma anamnese cuidadosa.

DISTÚRBIO DA NÁUSEA FUNCIONAL E DO VÔMITO FUNCIONAL **345**

» Náuseas e vômitos funcionais são termos usados para descrever um subconjunto de indivíduos que têm náuseas e vômitos crônicos em que não há causa aparente, apesar de extensa avaliação.
» Na patogênese da náusea funcional e do vômito funcional podem estar implicados: predisposição genética, gatilhos ambientais, hipersensibilidade visceral aumentada, inflamação do intestino, alteração na microbiota intestinal, motilidade intestinal anormal. Estresse e fatores psicossociais podem atuar como moduladores por meio do eixo cérebro-intestino e influenciar a apresentação clínica.

Náusea funcional

» Descrita como uma sensação desagradável e de vômito iminente, a náusea crônica ocorre em conjunto com vários distúrbios gastrointestinais funcionais (dispepsia funcional, síndrome do intestino irritável, migrânea abdominal e dor abdominal funcional não especificada). Também é comum na síndrome dos vômitos cíclicos.
» Quando a náusea crônica se apresenta como sintoma predominante e não está associado a nenhuma causa orgânica subjacente, pode ser considerada um distúrbio gastrointestinal funcional e denominada "náusea funcional". A náusea funcional ocorre várias vezes por semana e geralmente não está associada a vômitos. Não há biomarcadores para o diagnóstico.
» A náusea funcional pode ser altamente angustiante, em razão do seu caráter subjetivo. Tende a afetar mulheres adolescentes com náusea mais frequentemente no período da manhã. Relatam sintomas mais duradouros e incapacitantes e associados a sintomas específicos, como enxaqueca, intolerância ortostática, fadiga, saciedade precoce, transtornos do sono e ansiedade.

Vômito funcional

» É caracterizado por vômitos intermitentes, inexplicáveis que ocorrem pelo menos 1 vez por semana. Ao contrário da síndrome dos vômitos cíclicos, não tem um padrão cíclico previsível.
» Causas orgânicas de vômitos recorrentes devem ser descartadas por meio de um histórico cuidadoso e realização de exames diagnósticos apropriados.
» Crianças e adolescentes que apresentam vômitos funcionais, geralmente descrevem vômitos ocorrendo antes ou durante eventos excitantes ou estressantes, como competições esportivas, exames, apresentações, férias e festas de fim de ano.
» O comprometimento funcional com esse padrão de vômitos intermitentes é significativamente menor do que o descrito para a síndrome dos vômitos cíclicos.

Avaliação diagnóstica

» Uma história clínica meticulosa deve abordar características específicas da náusea e dos vômitos, juntamente com sintomas pós-prandiais, como dor, distensão abdominal, saciedade precoce, plenitude pós-prandial. Incluir história familiar, bem como um exame físico detalhado, com exame neurológico e avaliação psicológica.
» Executar cuidadosa avaliação clínica para excluir doenças orgânicas. Os sinais de alerta mais importantes são: vômitos biliosos e/ou com sangue, perda de peso,

dores de cabeça. História familiar de distúrbios alérgicos, doença inflamatória intestinal, doença celíaca e gastrite por *Helicobacter pylori*, devem ser considerados.

» A náusea muitas vezes é um sintoma difícil para definir e localizar. Geralmente é descrita como uma sensação de mal-estar, muitas vezes percebida em antecipação de vômito iminente. As crianças e os adolescentes podem localizar as náuseas no epigástrio, na cabeça, na garganta ou na parte inferior do abdome.

Investigação

» As avaliações diagnósticas geralmente incluem exames de sangue para descartar distúrbios metabólicos (uremia, hipercalcemia e exames da função da tireoide), estudos endoscópicos ou radiográficos para avaliar as causas anatômicas.

» Na ausência de sintomas/sinais clínicos específicos, e de Sinais de Alerta, a endoscopia tem baixo rendimento na avaliação de pacientes com náuseas crônicas.

» O teste de esvaziamento gástrico medido cintilografia é o método que envolve quantificar a retenção gástrica até 4 horas após a ingestão de uma refeição marcada com 99mTc.

Tratamento

» O tratamento de comorbidades (enxaquecas, disfunção autonômica, transtornos do sono, ansiedade) pode ser a chave.

» As opções de tratamento incluem agentes que tratam náuseas e vômitos crônicos. Podem ser estratificados em três categorias distintas:

　1. Agentes antieméticos.

　2. Neuromoduladores.

　3. Medicamentos procinéticos.

» O Quadro 52.1 apresenta os principais medicamentos com indicação para tratamento da náusea e dos vômitos funcionais.

Quadro 52.1. Medicamentos com indicação para tratamento da náusea e dos vômitos funcionais		
Medicamentos	Efeitos	Observações
Ondansetrona	Antagonista do receptor 5-HT3	
Cipro-heptadina	Potente antagonista do receptor H1 Potente antagonista do receptor 5-HT2 efeitos anti-histamínico e antiserotoninérgico	Sonolência, ganho de peso, inquietação, efeitos anticolinérgicos, mudanças comportamentais
Domperidona	Antagonista do receptor da dopamina D2	Dores de cabeça
Metoclopramida	Potente antagonista do receptor de dopamina D2 Moderado antagonista 5-HT3 Agonista do receptor 5-HT4	Irritabilidade, distonias e reações extrapiramidais
Eritromicina Azitromicina	Agonista do receptor da motilina	Prolongamento de QT, convulsões, dor abdominal
Amitriptilina	Inibidor de recaptação 5-HT2 e 3	Perturbação do sono, constipação, tontura, palpitações, arritmias cardíacas, prolongamento de QT
Prometazina	Potente antagonista do receptor H1	Sonolência, discinesia tardia, efeitos anticolinérgicos

Fonte: Autoria própria.

Leitura recomendada

Aziz I, Palsson OS, Whitehead WE et al. Epidemiology, clinical characteristics, and associations for Rome IV functional nausea and vomiting disorders in adults. Clin Gastroenterol Hepatol. 2019;17:878-886. doi:10.1016/j.cgh.2018.05.020.

Browne PD, Nagelkerke SCJ, van Etten-Jamaludin FS et al. Pharmacological treatments for functional nausea and functional dyspepsia in children: a systematic review. Expert Rev Clin Pharmacol. 2018;11(12):1195-1208. doi: 10.1080/17512433.2018.1540298.

Hyams JS, Di Lorenzo C, Saps M et al. Childhood functional gastrointestinal disorders: child/adolescent. Gastroenterology. 2016;150(6):1456-68. e2.

Kovacic K, Miranda A, Chelimsky G et al. Chronic idiopathic nausea of childhood. J Pediatr. 2014;164:1104-9.

Kovacic K, Williams S, Li BUK et al. High prevalence of nausea in children with pain-associated functional gastrointestinal disorders: are Rome criteria applicable? J Pediatr Gastroenterol Nutr. 2013;57:311-5.

Kovacic K, Li BUK. Childhood chronic nausea: Is it just a queasy stomach? Curr Gastroenterol Rep. 2014;16:395-396.

Olden KW, Chepyala P. Functional nausea and vomiting. Nat Clin Pract Gastroenterol Hepatol. 2008;5(4):202-8.

Rodriguez L, Diaz, J; Nurko S. Safety and efficacy of cyproheptadine for treating dyspeptic symptoms in children. J Pediatr. 2013;163:261-267.

Russell A, Sherman AL, Walker LS. Nausea complicating recurrent abdominal pain in childhood predicts functional GI disorders, disability, depression and anxiety in young adulthood: results of a prospective cohort study [abstract]. Gastroenterology. 2015;148:S122.

Russell AC, Stone AL, Walker LS. Functional nausea in children: A review of the literature and need for diagnostic criteria. Children (Basel). 2016;3(1):5. doi:10.3390/children3010005.

Talley NJ. Functional nausea and vomiting. Aust Fam Physician. 2007;36:694-697.

Escolares e Adolescentes

Capítulo 53

Dores Abdominais Funcionais

» Os distúrbios de dores abdominais funcionais (FAPDs, na literatura universal) são caracterizados pela presença de hiperalgesia visceral, bem como aumento na percepção central a estímulos viscerais. São condições complexas com ampla gama de fatores biológicos, psicológicos e sociais que contribuem para a experiência da dor.

» FAPDs são agrupados de acordo com o perfil de sintomas, que difere de acordo com o local do trato gastrointestinal envolvido (p. ex., dispepsia funcional *versus* SII).

» São quatro distúrbios de FAPDs: dispepsia funcional (DF), síndrome do intestino irritável (SII), migrânea abdominal (MA) e síndrome da dor abdominal funcional não especificada (SDAF-NE).

» Esses distúrbios comprometem a qualidade de vida relacionada à saúde, ao desempenho escolar, e afetam a educação e outros aspectos da vida.

» Uma recente metanálise de estudos epidemiológicos sobre dor abdominal crônica realizada de 1957 a 2014, incluindo 196.472 crianças de 58 estudos, observou uma prevalência global combinada de 13,5%.

Mecanismos/fisiopatologia

FAPDs são doenças complexas que parecem resultar da interrupção do funcionamento e/ou da integridade estrutural de um ou mais elementos do eixo microbiota-intestino-cérebro. O complexo é de natureza multifacetada, e as interações que fundamentam essas condições são reunidas em um modelo biopsicossocial.

Fisiopatologia

» As interações cérebro-intestino bidirecionais desempenham papel importante na fisiologia gastrointestinal e as alterações nessas interações cérebro-intestino provavelmente estão subjacentes aos sintomas de dor abdominal crônica.

» A base fisiopatológica comum das dores abdominais funcionais parece ser uma alteração no mecanismo de funcionamento do eixo intestino-cérebro. A interação entre fatores psicológicos, motilidade intestinal alterada e percepção visceral anormal causa alteração nesse eixo que liga o sistema nervoso entérico e o sistema nervoso central.

» As teorias incluem instabilidade autonômica e distúrbio no eixo hipotálamo--hipófise-suprarrenal.

» Também, possíveis influências genéticas e diferenças nas estruturas imunológicas e neuronais na mucosa intestinal são apresentadas como potenciais mecanismos fisiológicos subjacentes.
» A teoria predominante seria uma hipersensibilidade visceral à distensão em resposta a anormalidades na neurofisiologia no nível do intestino, medula espinal ou sistemas corticais superiores.
» A fisiopatologia por trás desse modelo é a extensa comunicação bidirecional entre o sistema nervoso entérico e o sistema nervoso central. O que fortalece a hipótese de que o estresse estimula o sistema nervoso central e dá origem a um efeito anormal no trato gastrointestinal por meio da liberação de neurotransmissores.

Abordagem diagnóstica (Figura 53.1)

História clínica e exame físico

» São muito importantes: idade, detalhes da dor abdominal, características das fezes, fatores de precipitação e alívio, sintomas associados, história ginecológica, detalhes médicos/cirúrgicos anteriores, história do uso de medicamentos, detalhes da família, fatores psicossociais, aparência geral, parâmetros de crescimento, exame abdominal e exame perianal.

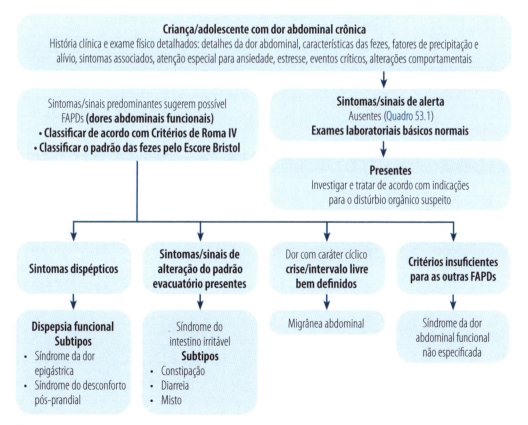

Figura 53.1. Abordagem da dor abdominal crônica. (Fonte: Autoria própria.)

» Na ausência de sintomas/sinais de alerta (Quadro 53.1), e a observação cuidadosa dos possíveis eventos críticos (Quadro 53.2), a abordagem deve começar com o estabelecimento de um diagnóstico de FAPDs utilizando os Critérios de Roma IV. Esse diagnóstico deve ser compartilhado com o paciente e seus cuidadores.

Quadro 53.1. Sintomas/sinais de alerta na dor abdominal crônica
Perda de peso involuntária, desaceleração do crescimento e puberdade retardada
Vômito persistente (significativo), bilioso
Febre recorrente e inexplicada
Diarreia crônica significativa, evacuações noturnas
Perda de sangue gastrointestinal (hematêmese, melena ou hematoquezia)
Perda de sangue oculto
Dor persistente no quadrante superior direito ou inferior direito
Dor que acorda a criança à noite
Dor com irradiação para o dorso
Disfagia
História familiar de doença inflamatória intestinal
Erupções cutâneas, lesões orais
Anemia, hepatomegalia, esplenomegalia
Anormalidades perianais
Artrite e/ou artralgia
Disuria, hematúria
Hipoalbuminemia, marcadores inflamatórios elevados

Fonte: Autoria própria.

Quadro 53.2. Eventos críticos na dor abdominal crônica
Mudança de escola
Suspensão da escola (repreensões)
Falha nos exames escolares
Bullying na escola
Separação do melhor amigo
Doença em membros da família
Morte de um membro da família
Hospitalização de criança e/ou familiar
Divórcio dos pais
Lutas domésticas
Perda do emprego do pai e/ou mãe
Castigo pelos pais
Nascimento de irmão

Fonte: Autoria própria.

Investigação

» As FAPDs têm perfis de sintomas que não requerem investigação detalhada para estabelecer o diagnóstico. No entanto, os Critérios de Roma fazem a ressalva de que as dores abdominais funcionais devem ser diagnosticadas "após avaliação apropriada". Assim, não existem diretrizes baseadas em evidências para direcionar a investigação. Portanto há grande variabilidade nos testes laboratoriais que podem ser realizados.
» Como a avaliação diagnóstica de FAPDs pode ser cara, sempre deverá haver um esforço para reduzir os testes "desnecessários" e conter os custos.

 Modelo biopsicossocial

As FAPDs são mais bem compreendidas por um modelo biopsicossocial. Esse modelo sugere que as interações entre fatores biológicos/fisiológicos (inflamação, distúrbios mecânicos, hipersensibilidade), fatores psicológicos (ansiedade, depressão, somatização) e fatores sociais (interações com pais, professores ou colegas) contribuem coletivamente para os sintomas. A hiperalgesia visceral, ou seja, uma resposta exagerada a uma ocorrência potencialmente dolorosa (como distensão intestinal) é considerada uma dos mecanismos centrais nas FAPDs.

 Diagnóstico

» A maioria das crianças e adolescentes com dor abdominal crônica preenche os critérios para uma FAPD.
» Na ausência dos sinais/sintomas de alerta, é possível fazer o diagnóstico de uma FAPD sem muitos testes laboratoriais. Os sinais/sintomas de alerta são muito infrequentes na FAPD. Quando presentes, devem ser investigados.
» As recomendações atuais, apoiam a utilização de uma bateria mínima de testes laboratoriais.

 Tratamento

» A abordagem deve começar com o firme estabelecimento do diagnóstico de FAPD.
» O tratamento deve começar fornecendo breve visão geral do modelo biopsicossocial.
» A educação do paciente e da família sobre o distúrbio se constitui na primeira etapa vital do tratamento e terá um efeito positivo na adesão e no resultado final.
» Esse modelo forma a base para identificar os múltiplos fatores que operam nos processos biológicos e psicológicos.

 Leitura recomendada

Di Lorenzo C et al. Chronic abdominal pain in children: a clinical report of the American Academy of Pediatrics and the North American Society for Pediatric Gastroenterology, Hepatology and Nutrition. J Pediatr Gastroenterol Nutr. 2005;40:245-8.
Korterink JJ, Diederen K, Benninga MA et al. Epidemiology of pediatric functional abdominal pain disorders: a meta-analysis. PLoS One. 2015;10(5):e0126982. doi: 10.1371/journal.pone.0126982.

Escolares e Adolescentes

Capítulo 54

Dispepsia Funcional

Critérios de Roma IV

Deve incluir em pelo menos 4 dias por mês, um ou mais dos seguintes sintomas que incomodam:
» Plenitude pós-prandial.
» Saciedade precoce.
» Dor epigástrica ou queimação não associada com a evacuação.
» Após avaliação adequada, os sintomas não podem ser completamente explicados por outra condição médica.
» Critérios preenchidos por pelo menos 2 meses antes do diagnóstico.

Subtipos de dispepsia funcional

Síndrome da dor epigástrica

Dor incômoda, intensa o suficiente para interferir nas atividades normais. Dor/queimação epigástrica sem irradiação retroesternal não aliviada por evacuação ou eliminação de flatos. Comumente induzida ou aliviada por ingestão, mas podendo ocorrer durante o jejum. A dor não é generalizada ou localizada em outra região abdominal ou torácica.

Síndrome do desconforto pós-prandial

Plenitude pós-prandial e saciedade precoce que impede o fim de uma refeição. Achados associados incluem: sensação de estufamento, náusea pós-prandial e eructação excessiva.

Dispepsia funcional

Clinicamente, o termo "dispepsia" é um complexo de sintomas originados da parte superior do trato gastrointestinal. Os sintomas predominam no epigástrio (área do abdome superior definida bilateralmente pelas linhas hemiclaviculares, superiormente pelo esterno e inferiormente pelo umbigo).
» A dispepsia pode ser dividida em duas categorias quanto a etiologia, dispepsia funcional e dispepsia secundária ou orgânica (processos que podem ser identificados por exames específicos).

DISPEPSIA FUNCIONAL **353**

» A dispepsia funcional (DF) é um distúrbio do trato gastrointestinal superior, que causa sintomas epigástricos recorrentes e/ou crônicos. Na DF quatro sintomas principais são confiáveis para o diagnóstico: plenitude pós-prandial, saciedade precoce, dor epigástrica e queimação epigástrica, inexplicáveis após uma avaliação clínica de rotina. A DF não exige que os pacientes descrevam a dor como o sintoma predominante.

» Em harmonia com os critérios para adultos, duas subcategorias, com base no sintoma principal, foram propostos nos Critérios de Roma IV (2016): síndrome do desconforto pós-prandial e síndrome da dor epigástrica:
  – Síndrome do desconforto pós-prandial é caracterizada por plenitude pós-prandial e saciedade precoce (impedimento de terminar uma refeição regular).
  – Síndrome da dor epigástrica caracterizada por dor e queimação epigástrica. A dor incômoda é intensa o suficiente para interferir nas atividades normais.

Fisiopatologia

As funções do trato gastrointestinal como motilidade, endócrinas, exócrinas e microcirculação, são reguladas pelo eixo sistema nervoso entérico – sistema nervoso central. Assim, sinais intestinais bidirecionais são processados. Na desregulação desse eixo estão implicadas: disfunção gastroduodenal motora e sensorial, integridade da mucosa e ativação imune. Os principais mecanismos estão descritos no Quadro 54.1. É provável que a interação de mais de um fator produza sintomas de dispepsia. Alguns fatores são modificáveis pelo tratamento, como distúrbios psicossomáticos, aumento da secreção de ácido gástrico.

Quadro 54.1. Mecanismos fisiopatológicos implicados na dispepsia funcional (DF)	
Motilidade gastrointestinal anormal	Acomodação anormal do fundo gástrico Esvaziamento gástrico retardado Motilidade duodeno jejunal anormal Disritmia gástrica (taquigastria, bradigastria e mista) Hipomotilidade antral
Hipersensibilidade visceral	Maior sensibilidade à estimulação mecânica (dilatação gástrica) Maior sensibilidade à estimulação química (ácido gástrico ou bile) Hipersensibilidade do duodeno a ácidos e lipídeos
Fatores genéticos	Pacientes com história familiar positiva são mais prováveis de ter DF
Fatores psicossociais	Maior prevalência de sintomas psicológicos em paciente com dispepsia e níveis elevados de CRH e ACTH induzidos por estresse Pacientes com DF percebem os eventos da vida como mais estresse em comparação com indivíduos saudáveis
Fatores ambientais	Dispepsia funcional pós-infecciosa é definida como início de sintomas dispépticos em 4 semanas após febre, vômito, diarreia ou cultura fecal positiva para bactérias
Fatores dietéticos	Estudos mostraram associação entre gordura, glúten, pimenta, bebidas com cafeína (chá e café) com os sintomas da DF. Fatores alimentares/dietéticos podem contribuir para o comprometimento da interação intestino-cérebro
Desregulação do sistema nervoso autônomo Sistema nervoso central	Na interação entre o sistema nervoso central (SNC) e sistema nervoso entérico (SNE), informações sensoriais do trato gastrointestinal são transmitidas através da inervação vagal aferente, e os sinais eferentes do SNC também são através do nervo vago Várias funções gastrointestinais são reguladas por meio do sistema nervoso autônomo na interação entre o SNC e o SNE

Fonte: Autoria própria.

Investigação

História clínica e exame físico

» História detalhada dos sintomas, incluindo localização, alterações pós-prandiais e fatores de alívio. Os oito sintomas dispépticos mais frequentes são dor epigástrica, queimação epigástrica, distensão abdominal, plenitude pós-prandial, saciedade precoce, náuseas, vômitos e eructações. A gravidade é classificada em leve – presente, mas não incômoda, relevante – incômoda, mas não interfere nas atividades diárias, e grave – interferindo nas atividades diárias.
» Outros sintomas/sinais para avaliação da DF: acordar à noite com dor, a dor aumenta com a alimentação, aumento ou diminuição do apetite, fadiga, dor de cabeça, tontura, perda de peso.

Dispepsia e alimentação

» Fatores dietéticos desempenham um papel importante na geração dos sintomas na DF, pois a maioria dos pacientes relata que as refeições induzem sintomas dispépticos. Os sintomas podem ser induzidos por alimentos ou componentes alimentares específicos (p. ex., gordura). Sintomas após a ingestão podem estar relacionados à distensão gástrica. Pacientes com dispepsia funcional tendem a consumir um número menor de refeições completas e um maior número de lanches.
» Investigar sobre: café da manhã, merenda escolar, sobremesa, alimentos (gelados, picantes, frituras, em conserva), produtos lácteos, bebidas carbonatadas, alimentos com fibra alimentar, frutas, legumes etc.

Investigação

» A investigação para suspeita de DF segue as mesmas orientações das dores abdominais funcionais.
» Exames básicos: hemograma completo com VHS e/ou PCR, urina rotina, parasitológico fecal e sorologia para *Helicobacter pylori*.
» Na DF, a esofagogastroduodenoscopia é raramente indicada.
» Estudos opcionais como: estudo do esvaziamento gástrico e o teste de sobrecarga de água (ver Capítulo 74) podem ser realizados.

Diagnóstico

» O desafio em avaliar um paciente com dispepsia reside na discriminação entre DF e condições orgânicas do estômago e/ou duodeno que podem induzir sintomas semelhantes. As principais causas de dispepsia orgânica são: infestações parasitárias (Giardíase), doenças hepatobiliares, gastrite por *Helicobacter pylori*, doença celíaca, intolerância à lactose, supercrescimento bacteriano no intestino delgado, refluxo gastroesofágico, gastrite por refluxo duodeno-gástrico, inflamação gastrointestinal induzida por drogas, gastroenterite eosinofílica e anormalidades anatômicas.
» A dor na DF não é generalizada nem localizada em outras regiões abdominais ou torácicas e não é aliviada pela evacuação ou passagem de flatos. Não há dor retroesternal.

» Existe um grau de sobreposição entre a síndrome da dor epigástrica e a síndrome do desconforto pós-prandial. A classificação dos pacientes nesses dois subtipos pode ajudar na orientação da terapia (Figura 54.1).

Tratamento

Medidas gerais

» Todos os pacientes com dispepsia funcional devem receber uma explicação para a origem dos sintomas, para o diagnóstico após investigação direcionada e a garantia de que não há doença grave subjacente.
» Educação, desmistificação e reafirmação desempenham papéis importantes no tratamento. Começar pela explicação do diagnóstico para a criança e seus pais/cuidadores.
» No tratamento da DF, a educação do paciente é essencial, associada ao apoio psicossocial.
» Explicar de que não há causa estrutural para os sintomas, a história natural da doença; e que o tratamento será direcionado para o sintoma predominante.

Tratamento dietético

» Refeições menores e evitar alimentos gordurosos e bebidas gaseificadas.

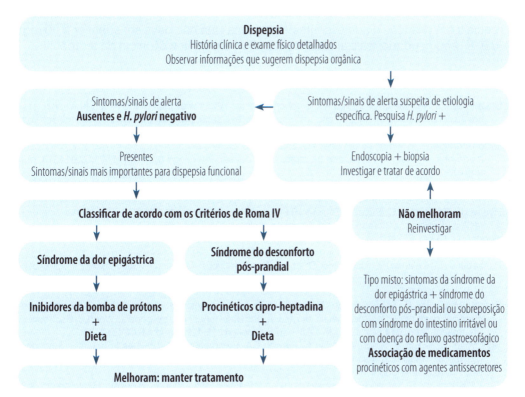

Figura 54.1. Abordagem da dispepsia funcional. (Fonte: Autoria própria.)

Tratamento farmacológico

Terapia direcionada ao mecanismo fisiopatológico específico é preferível, mas a terapia baseada em sintomas também pode ser útil.

Recomendações

» Para o subtipo de síndrome da dor epigástrica: terapia com inibidores da bomba de prótons como tratamento de primeira linha. Utilizar por 12 semanas, com reavaliação em 6 semanas para observar resposta terapêutica:
  – Omeprazol 0,7 a 2,4 mg/kg/dia.
  – Esomeprazol 0,2 a 1 mg/kg/dia.
  – Lansoprazol 0,7 a 1,4 mg/kg/dia.
» Para o subtipo síndrome do desconforto pós-prandial: medicamentos relaxantes do fundo gástrico (cipro-heptadina) e procinéticos (domperidona, eritromicina e azitromicina) são o tratamento de primeira linha.
» A cipro-heptadina é um antagonista de receptores específicos da serotonina, receptores de histamina-1 e receptores muscarínicos que melhora a acomodação e o esvaziamento gástrico, sendo benéfica e segura para crianças com DF. Entretanto podem ocorrer efeitos colaterais, como sonolência, aumento do apetite e ganho de peso. Cipro-heptadina, 0,25 mg/kg/dia, com reavaliação em 4 semanas para observar resposta terapêutica e presença de efeitos colaterais.
» A amitriptilina tem-se mostrado benéfica em adultos. Pode ser utilizada em casos especiais em crianças e adolescentes A dose máxima não deve ser superior a 20 mg/dia. É recomendado realizar um eletrocardiograma antes do início da terapêutica.

Leitura recomendada

Devanarayana NM, Mettananda S, Liyanarachchi C et al. Abdominal pain-predominant functional gastrointestinal diseases in children and adolescents: prevalence, symptomatology, and association with emotional stress. J Pediatr Gastroenterol Nutr. 2011;53:659-65.

Febo-Rodriguez L, Chumpitazi BP, Sher AC, Shulman RJ. Gastric accommodation: Physiology, diagnostic modalities, clinical relevance, and therapies. Neurogastroenterology & Motility. 2021;00:e14213. doi. org/10.1111/nmo.14213.

Ganesh M, Nurko S. Functional dyspepsia in children. Pediatr Ann. 2014;43(4):e101-5. doi: 10.3928/00904481-20140325-12.

Hyams JS, Di Lorenzo C, Saps M, Shulman RJ, Staiano A, van Tilburg M. Childhood functional gastrointestinal disorders: child/adolescents. Gastroenterology. 2016;150:1456-68.

Koppen IJ, Nurko S, Saps M, Di Lorenzo C, Benninga MA. The pediatric Rome IV criteria: what's new? Expert Rev Gastroenterol Hepatol. 2017;11:193-201.

Pensabene L, Talarico V, Concolino D et al. Post-infectious Functional Gastrointestinal Disorders Study Group of Italian Society for Pediatric Gastroenterology, Hepatology and Nutrition. J. Pediatr. 2015;166:903-7.

Rosen JM, Cocjin JT, Schurman JV, Colombo JM, Friesen CA. Visceral hypersensitivity and electromechanical dysfunction as therapeutic targets in pediatric functional dyspepsia. World J Gastrointest Pharmacol Ther 2014;5(3):122-138. DOI: http://dx.doi.org/10.4292/wjgpt.v5.i3.122

Schurman JV, Singh M, Singh V, Neilan N, Friesen CA. Symptoms and subtypes in pediatric functional dyspepsia: relation to mucosal inflammation and psychological functioning. J Pediatr Gastroenterol Nutr. 2010;51:298-303.

Tack J, Bisschops R, Sarnelli G. Pathophysiology and treatment of functional dyspepsia. Gastroenterology. 2004;127(4):1239-55. doi: 10.1053/j.gastro.2004.05.030.

Escolares e Adolescentes

Capítulo 55

Síndrome do Intestino Irritável

Critérios de Roma IV

Critérios diagnósticos para síndrome do intestino irritável (SII)

Deve incluir todos os achados:
Dor abdominal pelo menos 4 dias por mês associada a um ou mais dos seguintes:
» Relacionado à evacuação.
» Mudança na frequência das fezes.
» Mudança na forma (aparência) das fezes.

Em crianças com SII – Constipação, a dor não desaparece com a resolução da constipação (crianças nas quais a dor desaparece apresentam constipação, não SII).

Após avaliação adequada, os sintomas não podem ser totalmente explicados por outra condição – clínica.

Os critérios acima devem ser cumpridos por pelo menos 2 meses antes do diagnóstico.

Critérios diagnósticos para subtipos de SII

» SII com constipação predominante. Mais de um quarto (25%) das evacuações com fezes de Bristol dos tipos 1 ou 2 e menos de um quarto (25%) das evacuações com forma de fezes de Bristol dos tipos 6 ou 7.
» SII com diarreia predominante. Mais de um quarto (25%) das evacuações com fezes de Bristol dos tipos 6 ou 7 e menos de um quarto (25%) das evacuações com forma de fezes de Bristol dos tipos 1 ou 2.
» SII do tipo misto. Mais de um quarto (25%) das evacuações com fezes de Bristol dos tipos 1 ou 2 e mais de um quarto (25%) das evacuações com forma de fezes de Bristol dos tipos 6 ou 7.
» SII não classificado. Pacientes que atendem aos critérios de diagnóstico para SII, mas cujos hábitos intestinais não podem ser categorizados com precisão em 1 dos 3 grupos acima.

Síndrome do intestino irritável

» A síndrome do intestino irritável é o distúrbio gastrointestinal mais prevalente dentre os distúrbios funcionais da dor pediátrica. É uma condição comum com heterogeneidade na patogênese e na apresentação clínica.

» Tem um impacto significativo nas atividades diárias, educação e qualidade de vida relacionada à saúde das crianças afetadas.

Mecanismos fisiopatológicos

» A disfunção do eixo intestino-cérebro é definida como uma interrupção na comunicação bidirecional entre o intestino e o cérebro.
» O eixo intestino-cérebro consiste em sistema nervoso autônomo, sistema nervoso entérico, sistema neuroendócrino e o sistema neuroimune. A patogênese da SII é multifatorial e heterogênea, com alterações na motilidade, sensação visceral, microbiota, função imunológica da mucosa, metabolismo dos ácidos biliares e permeabilidade intestinal (Quadro 55.1).

Quadro 55.1. Patogênese da síndrome do intestino irritável	
Hipersensibilidade visceral	Alterações fisiológicas no trato gastrointestinal, como motilidade e distensão não causam dor. Quando ocorre dor a estímulos fisiológicos, é chamada hipersensibilidade visceral. Dois tipos principais são identificados: hiperalgesia (sensação de dor intensificada em resposta a estímulos normais – considerada a pedra angular na fisiopatologia da SII) e alodinia (sensação nociceptiva elevada em resposta a estímulos normais)
Modulação da dor	A principal função do sistema nervoso entérico é regular os reflexos gastrointestinais Locais e transmitir informações sensoriais para o –sistema nervoso central para que haja processamento e integração. As informações recebidas do intestino são usadas para regulação de funções normais, como motilidade e secreção
Alterações em neurotransmissores e receptores	A serotonina (5-hidroditriptamina; 5-HT) é um neurotransmissor secretado por células enterocromafins na mucosa intestinal. É substância mediadora na comunicação entre o cérebro e o intestino, sendo importante na patogênese da SII.
Dismotilidade gastrointestinal	São demonstradas anormalidades na atividade mioelétrica, motilidade e acomodação do estômago, bem como na motilidade intestinal e no trânsito colônico em pacientes com SII
Infecção, inflamação e barreira intestinal	A SII pós-infecciosa está associada à hiperplasia de células enterocromafins, aumento de células inflamatórias na mucosa intestinal (contagem de neutrófilos, mastócitos e células T) e consequente aumento da permeabilidade intestinal e baixo grau de inflamação
Microbiota	A microbiota intestinal é descrita como diferente em pacientes com SII com relação aos indivíduos saudáveis. Ocorre diversidade bacteriana reduzida, aumento de algumas espécies bacterianas e redução de outras. Estudos relataram uma associação entre diferenças na produção de ácidos graxos de cadeia curta por bactérias colônicas e o desenvolvimento de sintomas em SII com predomínio de diarreia
Alimentos	Existem relatos identificando um grande número de alimento que agrava os sintomas da SII, mas poucos estão realmente associados. A SII parece estar associada a oligo-, di-monossacarídeos e polióis fermentáveis (FODMAPs)
Fatores genéticos, epigenéticos e ambientais	Estudos relataram que indivíduos com história familiar de SII têm maior chance para desenvolver a síndrome. Da mesma forma, estudos de gêmeo sugeriram que há maior concordância de ocorrência em gêmeos monozigóticos do que em dizigóticos. Também é possível que fatores socioambientais desempenhem papel no desenvolvimento da SII, além da predisposição genética.

Fonte: Autoria própria.

Modelo *Top-Down* versus Modelo *Bottom-Up*

» No modelo *Top-Down*, os sintomas da SII são iniciados por estressores no sistema nervoso central, como, eventos adversos na vida, ansiedade e depressão. Acredita-se que esses estressores alteram a atividade do sistema nervoso entérico através do sistema nervoso autônomo e do eixo hipotálamo-hipófise-suprarrenal. Assim, ocorrem mudanças nos intestinos (delgado e cólon), incluindo hipersensibilidade visceral, alteração na motilidade, permeabilidade, secreção, resposta imune e na microbiota.
» No modelo *Bottom-Up*, fatores de estresse no intestino influenciam o sistema nervoso central e alteram a resposta cortical aos estímulos viscerais causando sintomas.
» Infecções intestinais, inflamação da mucosa, distensão intestinal, reações imunomediadas (alergia alimentar), alterações na microbiota, aumento da permeabilidade intestinal causam respostas anormais do sistema nervoso entérico. Esses estímulos intestinais levam a alterações em neurotransmissores (serotonina) desencadeando os sintomas.

 Subtipos de SII

» SII com constipação predominante (SII-C).
» SII com diarreia predominante (SII-D).
» SII misto com constipação e diarreia (SII-M).
» SII não especificado (SII- NE). Muito raro em crianças e adolescentes.
» A SII é um distúrbio intestinal crônico caracterizada por dor abdominal recorrente, relacionada à evacuação e alterações no hábito intestinal. Clinicamente, os pacientes são caracterizados por seu padrão intestinal predominante, baseados no padrão de evacuação da Escala de Bristol (ver Capítulo 67). Os subtipos mais comuns na população pediátrica é o SII-C. Os pacientes podem mudar de subtipo ao longo do tempo.
» É muito importante diferenciar SII-C de constipação funcional. Nos pacientes com dor abdominal e constipação deve-se primeiro tratar adequadamente a constipação. Se o sintoma de dor abdominal persistir apesar do tratamento da constipação, o paciente deve ser diagnosticado com SII-C e tratado de acordo com as recomendações. Se a dor abdominal desaparecer com o tratamento da constipação, o paciente tem constipação funcional.

 Investigação

História clínica e exame físico

» A dor abdominal que melhora com a evacuação, associada a uma mudança na forma e frequência das fezes, representa o marcador clínico específico para SII. Outros sintomas incluem: náuseas, vômitos, dores de cabeça e anorexia. A ansiedade e a depressão são as comorbidades mais frequentemente observadas em crianças e adolescentes com SII.
» A alimentação pode influenciar os sintomas da SII ou a evolução da doença. Grande parte dos pacientes com SII alegam que certos alimentos agravam seus sintomas (diarreia, distensão abdominal, desconforto e flatulência). Assim, os pacientes são frequentemente aconselhados a restringir a ingestão de alguns alimentos (leite, produtos lácteos, legumes, leguminosas, vegetais crucíferos, algumas frutas e trigo).

» Entretanto, os alimentos mais incriminados são aqueles altamente fermentáveis, denominados FODMAPs (oligossacarídeos, dissacarídeos, monossacarídeos e polióis fermentáveis).

» No exame físico, pedir à criança para apontar com um dedo onde a dor é mais intensa e mais frequente. Na SII, a dor é predominantemente periumbilical.

Investigação

» Não há testes diagnósticos únicos ou específicos para a SII.

» Fazer uso de investigação limitada para descartar patologia orgânica relevante.

» Os pacientes com suspeita de SII devem ser investigados com exames de rotina, como parte da primeira consulta. Entretanto, os testes normais têm um valor baixo para detectar doenças orgânicas na suspeita de SII.

» A investigação exaustiva é desnecessária e pode ter impacto negativo no paciente.

» A adoção dessa abordagem reduzirá os custos de saúde, e a oportunidade para o início precoce do tratamento.

- **Hemograma completo:** anemia, incluindo por deficiência de ferro, não é esperada na SII.

- **Marcadores inflamatórios:** proteína C-reativa e/ou VHS podem avaliar inflamação intestinal subjacente. Esstes testes normais ajudam a definir a SII.

- **Parasitológico fecal:** a pesquisa de ovos, cistos e parasitas é frequentemente negativa em pacientes com SII. Entretanto, a giardíase (endêmica em nosso meio) deve ser descartada, pois pode apresentar sintomas que se assemelham à SII.

- **Calprotectina fecal:** é uma proteína encontrada no citosol de células inflamatórias que pode ser detectada nas fezes, sendo um método não invasivo para avaliação de inflamação crônica intestinal (doença inflamatória intestinal) e para priorizar a colonoscopia.

Teste do hidrogênio no ar expirado (ver Capítulo 72)

» A má-absorção de lactose é um distúrbio de alta prevalência em nosso meio, sendo associada a diversos sintomas gastrointestinais. Se houver forte suspeita de intolerância à lactose associada à SII, o teste deve ser recomendado, ou a exclusão de lactose pode ser realizada.

» Não há evidências para o uso rotineiro do teste do hidrogênio no ar expirado para avaliação da síndrome de supercrescimento bacteriano no intestino delgado. Entretanto, pode ser realizado se houver suspeita específica.

- **Sorologia para doença celíaca:** os escolares e os adolescentes podem apresentar um padrão de sintomas gastrointestinais indistinguíveis da SII e, portanto, podem ser diagnosticados incorretamente.

Diagnóstico (Figura 55.1)

» A SII é diagnosticada com base nos sintomas cardinais definidos pelos critérios de Roma IV. Esses critérios requerem a presença de dor abdominal e hábito intestinal definido pelo paciente e avaliado pelo Escore de Bristol. Na SII, os pacientes são subdivididos de acordo com sua forma de fezes predominante.

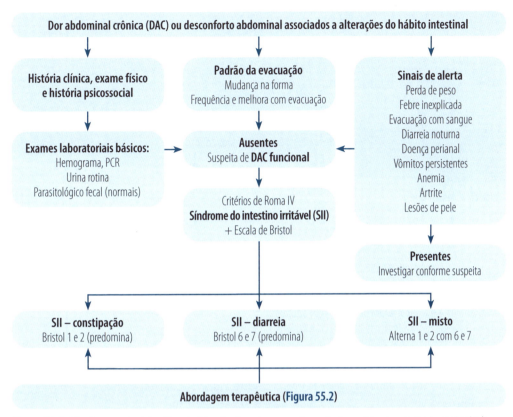

Figura 55.1. Síndrome do intestino irritável: abordagem diagnóstica. (Fonte: Autoria própria.)

» O diagnóstico de SII deve ser realizado após a exclusão dos sinais de alerta (ver Capítulo 28), e de causas orgânicas de dor abdominal.
» Atualmente não há biomarcador para o diagnóstico de SII.

Tratamento (Figura 55.2)

» A terapia deve ser individualizada e baseada no subtipo. As opções terapêuticas incluem: intervenção medicamentosa, dietética e terapia comportamental.
» A farmacoterapia de primeira linha inclui amitriptilina, um antidepressivo tricíclico.
» A dieta com baixo teor de FODMAPs (ver Capítulo 79) é eficaz no manejo dos sintomas na maioria das crianças e adultos com diagnóstico de SII. As três fases da dieta são as seguintes:
   1. Substituição de alimentos por escolhas com baixo teor de FODMAPs.
   2. Reintrodução gradual de alimentos na dieta durante a avaliação dos sintomas.
   3. Personalização da dieta para evitar alimentos que desencadeiam os sintomas.
» Existem evidências que apoiam o aumento da ingestão de fibra alimentar pelo efeito na secreção colônica, na motilidade e no microbioma. A fibra solúvel se mistura com a água, criando uma matéria gelatinosa, que melhora a viscosidade das fezes. A fibra insolúvel aumenta o volume fecal (ver Capítulo 78).

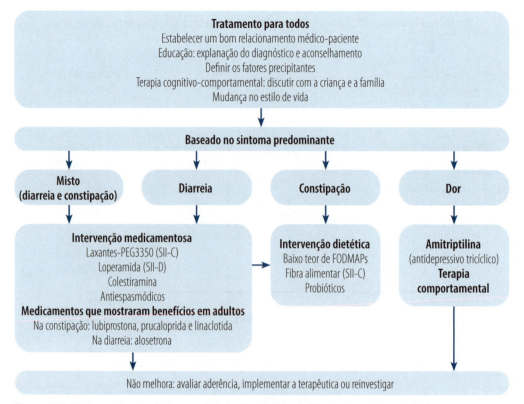

Figura 55.2. Tratamento da síndrome do intestino irritável. (Fonte: Autoria própria.)

» Estratégias como restrição de trigo/glúten ou de lactose podem ser tentadas. O papel do glúten na SII é questionado devido à sobreposição do glúten com a dieta de baixo FODMAPs.
» Visto que a disbiose intestinal está associada à SII, os probióticos têm sido usados para alterar o microbioma intestinal. Crianças tratadas com *lactobacillus rhamnosus GG* tiveram redução da frequência e da gravidade da dor abdominal.
» A terapia cognitivo-comportamental tradicional e seus subtipos são eficazes no tratamento de SII em crianças. Essa terapia deve, portanto, ser discutida com os pacientes e suas famílias como uma opção para a SII pediátrica.

Leitura recomendada

Alammar N, Stein E. Irritable bowel syndrome: What treatments really work. Med Clin North Am. 2019;103(1):137-152. doi: 10.1016/j.mcna.2018.08.006.
Black CJ. Review article: Diagnosis and investigation of irritable bowel syndrome. Aliment Pharmacol Ther. 2021;54(Suppl. 1):S33-S43. doi.org/10.1111/ apt.16597.
Cremonini F, Lembo A. Irritable bowel syndrome subtypes: constipation, diarrhea...and mixed bowel pattern: tertium datur. Neurogastroenterol Motil. 2014;26(1):1-2. doi: 10.1111/nmo.12274.
Devanarayana NM, Rajindrajith S. Irritable bowel syndrome in children: current knowledge, challenges and opportunities. World J Gastroenterol. 2018;24:2211-35.
Ding FCL, Karkhaneh M, Zorzela L et al. Probiotics for paediatric functional abdominal pain disorders: A rapid review. Paediatr Child Health. 2019;24(6):383-394. doi: 10.1093/pch/pxz036.

Fisher K, Hutcheon D, Ziegler J. Elimination of fermentable carbohydrates to reduce gastrointestinal symptoms in pediatric patients with irritable bowel syndrome: A narrative review. Nutr Clin Pract. 2020;35(2):231-245. doi: 10.1002/ncp.10269.

Hojsak I. Probiotics in functional gastrointestinal disorders. Adv Exp Med Biol. 2019;1125:121-137. doi: 10.1007/5584_2018_321.

Hyams JS, Di Lorenzo C, Saps M et al. Childhood functional gastrointestinal disorders: Child/adolescent. Gastroenterology. 2016;150:1456-1468.e2.

Levy EI, De Geyter C, Ouald Chaib A et al. How to manage irritable bowel syndrome in children. Acta Paediatr. 2021;00:1-11. doi.org/10.1111/apa.16107.

Liu JJ, Brenner DM. Review article: current and future treatment approaches for IBS with constipation. Aliment Pharmacol Ther. 2021;54(Suppl. 1):S53-S62. doi.org/10.1111/apt.16607.

Nee J, Lembo A. Review article: Current and future treatment approaches for IBS with diarrhoea (IBS-D) and IBS mixed pattern (IBS-M). Aliment Pharmacol Ther. 2021;54(Suppl. 1):S63-S74. doi:10.1111/apt.16625.

Ruddy J. Review article: the patients' experience with irritable bowel syndrome and their search for education and support. Aliment Pharmacol Ther. 2021;54(Suppl. 1):S44-S52. doi.org/10.1111/apt.16643.

Sandhu BK, Paul SP. Irritable bowel syndrome in children: Pathogenesis, diagnosis and evidence-based treatment. World J Gastroenterol 2014; 20(20): 6013-6023.

Whelan K. FODMAPs or gluten as inducers of symptoms in irritable bowel syndrome: separating the wheat from the chaff. Am J Clin Nutr. 2021;15:nqab381. doi: 10.1093/ajcn/nqab381.

Escolares e Adolescentes

Capítulo 56

Migrânea Abdominal

Critérios de Roma IV

Migrânea abdominal.
Deve incluir todos os seguintes achados, ocorrendo pelo menos duas vezes:
» Episódios paroxísticos de dor aguda, intensa, periumbilical, na linha média ou difusa com duração de uma hora ou mais (deve ser o mais intenso e estressante sintoma).
» Episódios são separados por semanas ou meses.
» A dor é incapacitante e interfere nas atividades normais.
» Repetição do padrão de sintomas no mesmo paciente.
» A dor é associada a dois ou mais dos seguintes sintomas:
  – Anorexia.
  – Náuseas.
  – Vômito.
  – Cefaleia.
  – Fotofobia.
  – Palidez.
» Após avaliação adequada, os sintomas não podem ser completamente explicados por outra condição clínica.
Critérios preenchidos por pelo menos 6 meses antes do diagnóstico.

Migrânea abdominal

» A migrânea abdominal (MA) é uma das causas de doenças abdominais crônicas funcionais em crianças e adolescentes. A MA é uma síndrome episódica que pode ocorrer na ausência de dor de cabeça.
» A MA é caracterizada por episódios recorrentes de dor abdominal na linha média, periumbilical ou de localização difusa. A dor de moderada a intensa (incapacitante) é suficiente para interferir nas atividades diárias e para as quais nenhuma causa orgânica é encontrada.
» Também se distingue pela ausência de sintomas nos períodos intercrises.
» Geralmente começa na idade escolar, com pico de incidência aos 7 anos idade. O diagnóstico é realizado entre 3 a 12 anos de idade.
» A prevalência de AM aumenta em crianças com histórico familiar de enxaqueca ou depressão. Também é maior entre meninas.

MIGRÂNEA ABDOMINAL **365**

» Maioria dos pacientes têm um histórico pessoal ou familiar de enxaqueca.
» Crianças com MA têm um prognóstico excelente, com a maioria evoluindo para resolução completa dos sintomas. Entretanto, pode evoluir para enxaqueca na idade adulta.
» Apesar da existência de critérios diagnósticos, é provável que a MA continue sendo subdiagnosticada e as crianças continuem correndo o risco de sofrer algum prejuízo no seu desenvolvimento social e educacional.

Critérios diagnósticos

» O Quadro 56.1 apresenta os critérios diagnósticos e de exclusão.
» O Quadro 56.2 apresenta os Critérios de Roma IV, e os Critérios da *The International Classification of Headache Disorders* (ICHD – III). Existem diferenças entre os Critérios de Roma IV e os Critérios ICHD – III.
» Os Critérios de Roma IV enfatizam a necessidade dos ataques terem um padrão estereotipado e a dor interferir nas atividades normais. Também inclui um período de 6 meses, durante os quais pelo menos 2 ataques devem ocorrer.
» Os Critérios ICHD – III incluem pelo menos 5 crises de dor abdominal sem especificar o período durante o qual esses episódios devam ocorrer.
» De acordo com os Critérios de Roma IV, um episódio de MA deve durar pelo menos 1 hora, enquanto sob o ICHD – III, deve durar no mínimo 2 horas.

Investigação

História clínica e exame físico

As crises:
» O principal sintoma é a dor abdominal e não pode ser explicada por outra condição clínica.

Quadro 56.1. Migrânea abdominal – Critérios de Dignan *et al.*, 2001
Dor é forte o suficiente para interferir nas atividades normais
Dor é descrita como incômoda, ou "dolorida"
Dor é periumbilical ou mal localizada
Dor está associada a anorexia, náuseas, vômito e palidez
Cada crise permanece pelo menos 1 hora
Há resolução completa dos sintomas entre as crises
As crises ocorrem pelo menos 2 vezes por ano
O diagnóstico é excluído se qualquer um dos seguintes achados estiver presente: • Sintomas leves que não interferem significativamente nas atividades diárias • Dor tipo queimação • Dor abdominal não na linha média • Sintomas sugestivos de intolerância alimentar, má-absorção • Ou outra doença gastrointestinal • Ataques com menos de 1 hora de duração • Persistência dos sintomas entre as crises

Fonte: Autoria própria.

Quadro 56.2. Critérios diagnósticos para migrânea abdominal	
Critérios Roma IV	**Critérios ICHD – III** *The International Classification of Headache Disorders*
≥ 2 episódios em um período de 6 meses	A. ≥ 5 ataques de dor abdominal cumprindo os critérios B-D
Episódios paroxísticos de dor intensa, aguda, periumbilical, linha média ou abdominal difusa durando ≥ 1 hora	B. A dor tem ≥ 2 de o seguinte 3 características: Localização da linha média, periumbilical, ou mal localizado Maçante ou "apenas dolorido" qualidade Moderada ou intensidade severa
A dor é incapacitante e interfere nas atividades normais	
Padrão estereotípico e sintomas específicos para criança	
Dor associada a ≥ 2 dos seguintes: Anorexia Náuseas Vômito Dor de cabeça Fotofobia Palidez	C. ≥ 2 dos seguintes 4 sintomas ou sinais: Anorexia Náuseas Vômito Palidez
	D. Ataques permanecem 2 a 72 horas quando não tratados ou tratados sem sucesso
Períodos de saúde basal que permanecem semanas a meses entre os episódios	E. Sem sintomas entre as crises
Após investigação apropriada, os sintomas não podem ser totalmente explicados por outra condição clínica	F. Não atribuído a outro distúrbio

Fonte: Autoria própria.

» As crises geralmente permanecem entre 1 e 72 horas e são recorrentes em um período de 12 meses. O pródromo é inespecífico, como: mudanças de humor e comportamento, anorexia, rubor, alterações visuais, fala arrastada, formigamento nas extremidades distais e dormência. O início e a resolução dos sintomas são abruptos.

» Os episódios de MA são geralmente esporádicos, embora em algumas crianças ocorre em intervalos regulares.

» Está associada a sintomas vasomotores e gastrointestinais, incluindo anorexia, náuseas, vômitos, palidez, dor de cabeça, fotofobia e fonofobia.

» O vômito é menos grave do que na síndrome dos vômitos cíclicos.

» A palidez pode ser acompanhada por "olheiras" e, em alguns pacientes, o rubor pode ser um sintoma proeminente.

» Constipação e diarreia não são relatadas na MA.

» Os possíveis fatores desencadeantes da MA são: estresse escolar ou familiar, privação de sono ou sono irregular, jejum prolongado, desidratação, fatores alimentares (glutamato monossódico, cafeína, queijo, chocolate), luz brilhante e piscando e exercício.

Investigação laboratorial

Em função da história clínica, exame físico, sinais de alerta e gravidade, os seguintes exames podem ser solicitados, baseando-se nos critérios e julgamento do médico que está atendendo o paciente.

MIGRÂNEA ABDOMINAL **367**

» Hemograma completo, VHS e/ou PCR.
» Eletrólitos, ureia, creatinina e glicemia.
» Testes de função hepática, amilase e lipase.
» Exames de urina (urina rotina e/ou cultura).
» Fezes (sangue oculto, parasitológico).
» Teste para antígeno do *Helicobacter pylori.*
» Estudos radiológicos (raios X simples de abdome); trânsito intestinal.
» Ultrassonografia do abdome e da pelve.
» Ressonância magnética do cérebro.
» Procedimentos endoscópicos (esofagogastroduodenoscopia e colonoscopia).

Diagnóstico

Uma definição clínica da MA adaptada seria:
1. Episódio de dor abdominal, geralmente com duração > 1 hora.
2. Episódios interferem na atividade normal.
3. Episódios ocorrem com um ou mais dos seguintes sintomas/sinais: palidez, anorexia, náuseas, vômito, fotofobia, dor de cabeça.
4. Exame físico e de desenvolvimento normais.
» Uma chave para o diagnóstico é a ausência de cefaleia durante os episódios.
» Avaliação cuidadosa para quaisquer sinais de alarme que possam sugerir doença orgânica (perda de peso, febre, dor na fossa ilíaca direita, disfagia, hematêmese, vômito bilioso, diarreia crônica, presença de sangue visível ou oculto nas fezes).
» A presença de potenciais sinais e sintomas alarmantes deve alertar o médico para procurar outras possíveis causas orgânicas (condições inflamatórias, anormalidades estruturais, distúrbios metabólicos, intolerâncias alimentares, doenças do trato urinário e outros distúrbios gastrointestinais funcionais).
» A natureza paroxística da doença, presença de fatores desencadeantes e de alívio devem apontar para o diagnóstico correto antes recorrer a investigações invasivas e dispendiosas. A presença de potenciais sinais e sintomas alarmantes
» A Figura 56.1 apresenta a abordagem da MA.

Tratamento

» Como princípio geral, o foco deve ser a prevenção das crises. Explicar com clareza o problema e o plano terapêutico e o prognóstico. A ausência de patologia abdominal orgânica deve ser reiterada. Essas explanações ajudarão os pais e as crianças/adolescentes a lidar com os sintomas.
» A díade pais/filho deve ser educada sobre a natureza episódica da doença.

Não farmacológico

» Explicar os sintomas desencadeantes; abordagem do estresse; promover o repouso em quarto escuro e silencioso; cuidar da higiene do sono; evitar excesso de luzes muito brilhantes e piscando; alimentação (evitar jejuns prologados, fazendo

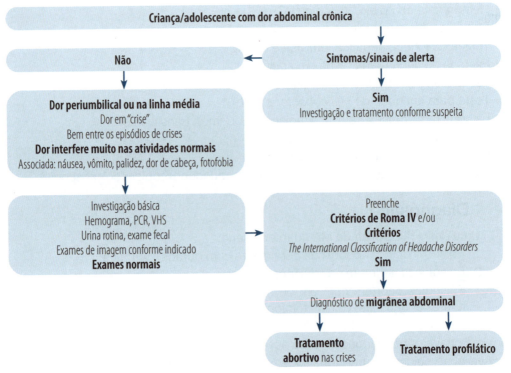

Figura 56.1. Abordagem da migrânea abdominal. (Fonte: Autoria própria.)

refeições regulares e modificar a dieta se necessário), manter-se bem hidratado e exercícios moderados.

» O modelo biopsicossocial de origem das dores abdominais funcionais sugere que intervenções psicológicas podem ser úteis nesses pacientes. Assim, em função da gravidade e presença de componentes emocionais indicar psicoterapia. Especificamente terapia comportamental cognitiva.

Farmacológico

» O tratamento farmacológico deve ser considerado se as crises são frequentes e/ou refratárias. A escolha do medicamento e a dosagem são definidas pela idade do paciente e as comorbidades. Deve ser dividido em tratamento abortivo da crise ou tratamento profilático (Quadro 56.3).

Quadro 56.3. Tratamento farmacológico da migrânea abdominal	
Tratamento abortivo da crise	Tratamento profilático
Medicamentos orais devem ser utilizados, mas se náuseas e/ou vômito presentes, a via de administração poderá ser nasal ou injetável	Cipro-heptadina Anti-histamínico, antisserotoninérgico 0,25 a 0,5 mg/kg/dia 2 a 4 mg (ao se deitar)

Continua...

Quadro 56.3. Tratamento farmacológico da migrânea abdominal – continuação	
Tratamento abortivo da crise	Tratamento profilático
Ibuprofeno 10 mg/kg repetido a cada 6 horas	Amitriptilina 10-25 mg 0,5 a 1 mg/kg/dia (ao se deitar)
Paracetamol 10 a 15 mg kg repetido a cada 6 horas	Propranolol (betabloqueador) 2 a 3 mg/kg/dia 10 a 20 mg 2×/dia
Sumatriptano (5HT1a/1d agonista) Intranasal (10 mg) Injeção subcutânea (6 mg)	Flunarizina (bloqueador dos canais de cálcio) 5 a 7,5 mg/dia
	Pizotifeno 0,25 mg 2×/dia, aumentar para 3×/dia se não houver resposta

Fonte: Autoria própria.

Leitura recomendada

Abu-Arafeh I, Callaghan M. Short migraine attacks of less than 2 h duration in children and adolescents. Cephalalgia 2004;24:333-338.

Abu-Arafeh I, Russell G. Prevalence and clinical features of abdominal migraine compared with those of migraine headache. Arch Dis Child. 1995;72:413-417.

Angus-Leppan H, Saatci D, Sutcliffe A, Guiloff RJ. Abdominal migraine. BMJ 2018;360:k179. 31.

Azmy DJ, Qualia CM. Review of abdominal migraine in children. Gastroenterol Hepatol (NY). 2020;16(12):632-639.

Catto-Smith AG, Ranuh R. Abdominal migraine and cyclical vomiting. Semin Pediatr Surg. 2003;12:254-258.

Collins BS, Thomas DW. Chronic abdominal pain. Pediatr Rev. 2007;28:323-331.

Devanarayana NM, Rajindrajith S, Benninga MA. Abdominal migraine in children: association between gastric motility parameters and clinical characteristics. BMC Gastroenterol 2016;16:26.

Headache Classification Committee of the International Headache Society (IHS). The international classification of headache disorders, 3rd edition (beta version). Cephalalgia 2013;33:629-808.

Headache Classification Committee of the International Headache Society (HIS). The international classification of headache disorders, 3rd edition. Cephalalgia 2018;38:1-211.

Hyams JS, Di Lorenzo C, Saps M, Shulman R, Staiano A, van Tilburg M. Childhood functional gastrointestinal disorders: child/adolescent. Gastroenterology 2016;150:1456-1468, e2.

Irwin S, Barmherzig R, Gelfand A. Recurrent gastrointestinal disturbance: abdominal migraine and cyclic vomiting syndrome. Curr Neurol Neurosci Rep. 2017;17(3):21. doi: 10.1007/s11910-017-0731-4.

LenglarT L, Caula C, Moulding T, Lyles A, Wohrer D, Titomanlio L. Brain to Belly: abdominal variants of migraine and functional abdominal pain disorders associated with migraine. J Neurogastroenterol Motil. 2021;30;27(4):482-494. doi: 10.5056/jnm20290.

Mani J, Madani S. Pediatric abdominal migraine: current perspectives on a lesser known entity. Pediatric Health Med Ther. 2018;24;9:47-58. doi: 10.2147/PHMT.S127210.

Symon DN, Russell G. Abdominal migraine: a childhood syndrome defined. Cephalalgia. 1986;6:223-228.

Thiessen PN. Recurrent abdominal pain. Pediatr Rev. 2002;23:39-46.

Escolares e Adolescentes

Capítulo 57

Dor Abdominal Funcional Não Especificada

Critérios de Roma IV

Devem ser preenchidos por pelo menos 4 vezes ao mês e incluir todos os seguintes:
» Dor abdominal episódica ou contínua que não ocorre somente durante eventos fisiológicos (alimentação, menstruação).
» Critérios insuficientes para síndrome do intestino irritável, dispepsia funcional e migrânea abdominal.
» Após avaliação adequada, a dor abdominal não pode ser completamente explicada por outra condição médica.

Critérios preenchidos por pelo menos 2 meses antes do diagnóstico.

Dor abdominal funcional não especificada

» Estudos investigando a dor abdominal funcional não especificada isoladamente são raros. A sobreposição de sintomas/sinais com síndrome do intestino irritável e dispepsia funcional é frequente.
» Os mecanismos fisiopatológicos incluem: hipersensibilidade visceral (crianças e adolescentes com dor abdominal funcional não especificada não apresentam hipersensibilidade retal, em contraste com crianças com síndrome do intestino irritável), alteração na motilidade (esvaziamento gástrico de líquidos mais lento, comparado com controles normais), intolerâncias alimentares e fatores psicológicos (ampla evidencia de ansiedade, depressão, somatização e sintomas emocionais).
» Na dor abdominal funcional não especificada é muito importante ter segurança de tratar-se de distúrbio da dor abdominal funcional e especialmente que não preenche critérios para síndrome do intestino irritável, dispepsia funcional e migrânea abdominal. Raramente ocorrem alterações na frequência ou na consistência das fezes.
» A redação "não ocorre apenas durante eventos fisiológicos, como alimentação, menstruação" foi adicionada para harmonizar com os critérios do adulto. Entretanto, crianças e adolescentes podem ter piora dos sintomas nesses eventos.
» Crianças com dor abdominal funcional não especificada frequentemente relatam sintomas somáticos não específicos e sintomas extraintestinais que não requerem investigação laboratorial ou radiológica. Entretanto, para uma abordagem adequada com os pais, uma avaliação diagnóstica básica deve ser realizada.

» Consideração especial deve ser dada à presença de sintomas autonômicos, em particular síndrome de taquicardia postural ortostática.
» Tratamento: terapia comportamental e curtos ciclos de amitriptilina são utilizados. O tratamento visa a reduzir os sintomas, a melhorar a qualidade de vida e a reduzir o absentismo escolar.

Leitura recomendada

Devanarayana NM, Rajindrajith S, Rathnamalala N et al. Delayed gastric emptying rates and impaired antral motility in children fulfilling Rome III criteria for functional abdominal pain. Neurogastroenterol Motil. 2012;24:420-425;e207.

Di Lorenzo C, Youssef NN, Sigurdsson L et al. Visceral hyperalgesia in children with functional abdominal pain. J Pediatr. 2001;139:838-843.

Ginkel RV, Voskuijl WP, Benninga MA et al. Alterations in rectal sensitivity and motility in childhood irritable bowel syndrome. Gastroenterology 2001;120:31-38.

Hyams JS, Di Lorenzo C, Saps M, Shulman RJ, Staiano A, Van Tilburg M. Childhood functional gastrointestinal disorders: Child/adolescent. Gastroenterology. 2016;150(6):1456-1468e2.

Korterink JJ, Rutten JMTM, Venmans L, Benninga MA, Tabbers MM. Pharmacologic treatment in pediatric functional abdominal pain disorders: A Systematic Review. J Pediatr. 2015;166(2):424-431.e6.

Levy RL, Langer SL, Walker LS et al. Cognitive behavioral therapy for children with functional abdominal pain and their parents decreases pain and other symptoms. Am J Gastroenterol. 2010;105:946-956.

Rutten JMTM, Korterink JJ, Venmans L, Benninga MA, Tabbers MM. Nonpharmacologic treatment of functional abdominal pain disorders: a systematic review. Pediatrics. 2015;135(3):522-35.

Saps M, Youssef N, Miranda A et al. Multicenter, randomized, placebo-controlled trial of amitriptyline in children with functional gastrointestinal disorders. Gastroenterology 2009;137:1261-1269.

Youssef NN, Atienza K, Langseder AL, Strauss RS. Chronic abdominal pain and depressive symptoms: Analysis of the National Longitudinal Study of Adolescent Health. Clin Gastroenterol Hepatol. 2008;6(3):329-32.

Youssef NN, Murphy TG, Langseder AL, Rosh JR. Quality of life for children with functional abdominal pain: A comparison study of patients' and parents'perceptions. Pediatrics. 2006; 1;117(1):54-9.

Escolares e Adolescentes

Capítulo 58

Constipação Funcional no Escolar e no Adolescente

Critérios de Roma IV

Em criança que não preencha critérios para síndrome do intestino irritável, 2 ou mais dos seguintes, ocorrendo pelo menos 1 vez por semana, por pelo menos 1 mês:

» Duas ou menos evacuações no vaso sanitário por semana em criança com idade mental de 4 anos ou mais.

» Pelo menos 1 episódio por semana de incontinência fecal.

» História de postura de retenção fecal ou retenção fecal voluntária excessiva.

» História de evacuações dolorosas ou de fezes endurecidas.

» Presença de grande massa fecal no reto.

» História de fezes de grande diâmetro que podem obstruir o vaso sanitário.

Após avaliação clínica apropriada, os sintomas não podem ser completamente explicados por nenhuma outra condição.

Constipação funcional

» A constipação funcional (CF) é uma condição comum e com carga significativa no atendimento em saúde pela alta prevalência e uso frequente de serviços médicos. Causa sofrimento e compromete a qualidade de vida de crianças e dos seus pais (ver Capítulo 91). Aproximadamente 25% das crianças continuam a apresentar sintomas na idade adulta.

» Em muitos casos de CF, o início ocorre nos primeiros anos de vida durante ou antes do treinamento esfincteriano.

Mecanismos fisiopatológicos

» A fisiopatologia da CF é considerada multifatorial. Fatores associados à CF ocorrem via eferente (transportando sinais do cérebro para o intestino) e via aferente (transportando sinais do intestino para o cérebro) no eixo cérebro-intestino (Quadro 58.1).

Diagnóstico

» Ao abordar uma criança com constipação, o primeiro passo é determinar se ela é funcional ou orgânica. A presença de quaisquer 'sinais de alerta' na história ou exame pode sugerir uma etiologia orgânica.

CONSTIPAÇÃO FUNCIONAL NO ESCOLAR E NO ADOLESCENTE **373**

Quadro 58.1. Mecanismos fisiopatológicos na constipação funcional	
Disfunção da motilidade colônica	Presente em um subconjunto de crianças com CF com tempo de trânsito retardado. Nessas, as contrações propagatórias de alta amplitude (HAPCs) ocorrem com menos frequência do que em pacientes sem constipação. As HAPCs são responsáveis pelo movimento de massa do conteúdo colônico em direção anterógrada e esse padrão motor ocorre após uma refeição e ao acordar
Fatores anorretais	Um grande subconjunto de pacientes adultos com CF tem função e/ou estrutura anorretal prejudicada, resultando em dificuldade em expelir fezes do reto (sintomas de esforço, sensação de evacuação incompleta, anormalidades da sensação retal e manobras de evacuação manual)
Fatores psicológicos	Sintomas de ansiedade e depressão são mais comuns em crianças com CF do que em indivíduos saudáveis. Pode haver relação com o eixo cérebro-intestino. Sensações como dor e distensão abdominal oriundas do cólon são processadas por vias aferentes do SNEnterico para o SNC. Também componentes psicológicos e emocionais podem modular a função colônica e retal por meio de vias eferentes, resultando em disfunção gastrointestinal
Fatores comportamentais	O comportamento de retenção é considerado a causa mais comum de CF em crianças, pois resulta em fezes retidas mais endurecidas em razão da absorção de água, o que as torna mais difíceis de evacuar, resultando em defecação mais dolorosa. Pode ser agravado por fissuras anais ou medo de evacuar. Um ciclo vicioso de retenção pode ocorrer e resultar em impactação fecal. Impactações fecais frequentes podem resultar em megarreto e provocar sintomas de incontinência fecal por transbordamento, diminuição da sensação retal e redução do desejo de defecar
Fatores dietéticos	Durante a infância, as mudanças na alimentação, como a transição do aleitamento materno para a alimentação com fórmula ou a introdução de alimentos sólidos, são frequentemente um gatilho para o aparecimento da CF. A baixa ingestão de fibra alimentar predispõe à constipação em crianças em escolares, adolescentes e adultos
Microbiota	A microbiota intestinal difere entre indivíduos saudáveis e crianças e adultos com CF, sugerindo um possível papel dos distúrbios microbianos no desenvolvimento da constipação. A microbiota poderia ter efeitos moduladores na motilidade gastrointestinal por produtos de fermentação pelo efeito osmótico e produção de gases
Obesidade e atividade física	Com os efeitos mecânicos da obesidade criando tensão no assoalho pélvico, a diminuição da atividade física também é sugerida como um importante fator de risco para constipação em crianças e adultos
Fatores dos pais e/ou cuidadores	Certas características dos pais (neuroticismo, depressão) e atitudes de superproteção que promovem um baixo grau de autonomia são associadas à CF e incontinência fecal
Fatores genéticos	Crianças com CF geralmente têm história familiar positiva de constipação. No entanto, nenhum gene específico foi associado à CF. Estudos em adultos, sugeriram que uma etiologia adquirida estaria associada ao estilo de vida e fatores ambientais predominantes em certas famílias

Fonte: Adaptado de Vriesman et al., 2020.

» A CF pode ser diagnosticada com base nos hábitos intestinais da criança, sinais e sintomas e de acordo com os Critérios de Roma IV (de fácil aplicação). Em casos difíceis ou na presença de sinais de alerta, investigações auxiliares podem ser usadas para descartar causas orgânicas, como Doença de Hirschsprung, malformações anorretais, pseudo-obstrução intestinal pediátrica (ver Capítulo 38), hipotireoidismo e doença celíaca.

» Os pais muitas vezes interpretam a 'postura retentiva' como esforço e tentativa de evacuar. O comportamento de retenção inclui ficar rígido, apertar as nádegas, cruzar as pernas, apoiar-se em móveis ou andar na ponta dos pés. A impactação fecal ocorre como consequência da retenção, pois a mucosa do cólon absorve a água das fezes e as fezes retidas tornam-se progressivamente mais endurecidas.

» A descrição da consistência das fezes é subjetiva, e pais e filhos podem muitas vezes não ter certeza de como descrevê-la. A escala de Bristol é muito útil e tem 7 pontuações (ver Capítulo 67). As fezes do tipo 1 e 2 sugerem a presença de constipação. A aplicação é confiável em crianças com 6 anos ou mais, e em crianças mais novas os pais podem identificar o tipo de fezes.

Tratamento

A combinação de terapia farmacológica e não farmacológica aumenta a chance de sucesso.

Tratamento não farmacológico

» Muitas modalidades não farmacológicas estão disponíveis para tratar a CF, consistindo em educação, desmistificação, treinamento de toalete, modificação comportamental e intervenções dietéticas.
» Educação: é importante envolver a criança nesse processo. Informar sobre os fatores que iniciam e perpetuam a CF. Evitar constrangimentos relacionados à incontinência fecal (explicar como ocorre e especialmente tirar as culpas). Conversar sobre as opções de tratamento e prognóstico.
» Treinamento das evacuações: as crianças devem ser encorajadas a sentar no vaso sanitário, especialmente após o café da manhã para aproveitar: o reflexo gastrocólico natural dessa refeição, o pico de ação do laxante (quando tomado antes de se deitar para dormir) e as contrações propagadoras de alta amplitude (HAPCs) mais intensas ao acordar. Outro momento adequado seria antes do banho da noite, quando o laxante for tomado pela manhã. A posição correta deve ser orientada: inclinar-se para a frente com as costas retas, cotovelos nos joelhos e pés apoiados (use um banquinho) com os joelhos mais alto que o quadril.
» Dieta: o aumento da fibra alimentar e líquidos são as duas abordagens não farmacológicas mais utilizadas. Existem diferentes mecanismos de ação: solúveis e insolúveis (ver Capítulo 78). Aumentar a fibra alimentar até a quantidade recomendada para idade e peso melhoram o padrão das fezes. A ingestão diária total de fibra alimentar para crianças é "Idade mais 5". Fornecidas principalmente como frutas (biomassa da banana verde), cereais e legumes.
» O papel da ingestão de líquidos é controverso. A baixa ingestão de líquidos tem sido associada à constipação, mas o aumento da ingestão de líquidos por si só não demonstrou ter um papel benéfico no tratamento da CF. Assim, líquido adicional além das recomendações diárias não é eficaz.
» Probióticos, prebióticos e simbióticos. Conceitualmente, alterando o microbioma, poderia alterar a motilidade em crianças constipadas. Abordagem promissora para a constipação. Os pais frequentemente solicitam probióticos para o tratamento da constipação.
» Estimulação elétrica transcutânea: postula-se que os eletrodos na pele geram uma corrente interferencial e estimulam os nervos periféricos, melhorando o trânsito colônico e a motilidade retal. A estimulação tibial posterior e parassacral mostraram benefícios em crianças com CF. Pode ser utilizada diariamente em casa usando um dispositivo portátil (ver Capítulo 87).
» Atividade física deve ser incentivada, pois está associada à melhora na constipação.

Tratamento comportamental

» A CF resulta de uma interação complexa de fatores biopsicossociais e interações do eixo cérebro-intestino.
» Intervenções comportamentais devem incluir estratégias para abordar a conexão mente-intestino. A modificação do comportamento para promover a evacuação regular pode ser a base do manejo da constipação, mas requer paciência, motivação e persistência.
» A terapia cognitivo-comportamental pode ser benéfica na redução do comportamento de retenção de fezes por medo. Fezes dolorosas podem levar à ansiedade relacionada à defecação e resultar em comportamento de retenção. Assim, intervenções que visam aumentar a autoconfiança sobre evacuar sem dor e medo podem melhorar os resultados do tratamento.
» Um sistema de recompensa bem elaborado, pode ser útil como estratégias de reforço positivo.

Tratamento farmacológico

» A terapia farmacológica consiste em desimpactação fecal e terapia de manutenção.

Desimpactação (ver Capítulo 21)

» É necessária antes de iniciar a terapia de manutenção.
» O PEG 3350 é um excelente medicamento para desimpactação (usado durante 3 a 6 dias).
» O picossulfato de sódio também é um excelente medicamento para a desimpactação, especialmente quando associado ao uso de óleo mineral. Usar 2 a 3 colheres de sopa de óleo mineral, 2 dias antes do início do picossulfato de sódio.
» A desimpactação deve ocorrer em dias não concorrentes com a escola e especialmente com o apoio dos pais/cuidadores que trabalham fora. Por exemplo, sexta-feira à noite, sábado e domingo).

Manutenção (ver Capítulo 21)

» Deve-se enfatizar a atenção à adesão e tomar os laxantes diariamente e preferencialmente no mesmo horário do dia. O horário de tomada do laxante deve ocorrer 8 a 12 horas antes do horário programado para a evacuação. Por exemplo, se o escolar/adolescente frequenta a escola à tarde, deve tomar o laxante antes de dormir e evacuar após o café da manhã. Se frequenta a escola pela manhã, deve tomar o laxante pela manhã e evacuar antes do banho da noite.
» A titulação da dose do laxante é uma atividade prática muito utilizada, pois cada paciente responde de maneira individualizada às diferentes doses. O Quadro 58.2 ajuda na orientação aos pais/cuidadores nessa definição.
» Desmame do laxante. Sempre diminuir gradualmente e em função da evolução clínica.
» Os laxantes bisacodil e picossulfato de sódio estimulam a motilidade intestinal. São particularmente úteis no tratamento de escolares com constipação tipo obstrução

Quadro 58.2. Titulação da dose dos laxantes. Orientação aos pais/cuidadores e à criança/adolescente

Nome	Apresentação	Prática na titulação
Picossulfato de sódio	Gotas	Aumentar a dose se não fizer efeito (1 a 2 gotas a cada 3 dias) / Dose inicial programada / Reduzir a dose se efeito excessivo (1 a 2 gotas cada 3 dias)
Bisacodil Bisacodil + docusato	Comprimidos	
PEG 3350	Pó em sachê	Diluir em 240 mL (mamadeira) e oferecer frações: 80, 160 ou 240 mL ou 60, 120 etc.
Leite de magnésia	Suspensão (colheres de...)	Sopa Sobremesa Chá Café
Lactulose	Líquido Doses crescentes em < 2 anos	2,5 mL; 5,0 mL; 7,5 mL e 10 mL

Fonte: Autoria própria.

de saída associados ao óleo mineral. Também podem ser utilizados em casos graves, associados ao PEG 3350.

» Os medicamentos prucaloprida, lubiprostona e tegaserode estão em avaliação no tratamento da CF em crianças.

Problemas

» Os tratamentos farmacológicos podem ser ineficazes em alguns pacientes devido à: dosagem subótima, baixa adesão, utilização de medicamentos com mecanismos de ação que não abordam a fisiopatologia subjacente e insatisfação com os tratamentos convencionais. Os pais hesitam em administrar medicamentos por períodos prolongados devido ao medo de dependência de laxantes ou efeitos colaterais.

» A não adesão à farmacoterapia é um fator importante que contribui para resultados terapêuticos ruins.

Constipação refratária

» A CF é considerada refratária, quando não há resposta à terapia adequada por mais de 3 meses. Esses pacientes frequentemente apresentam longo tempo de sintomas, falha no treinamento esfincteriano anal e têm incontinência fecal. Entretanto, primeiro é importante certificar-se de que a criança tenha recebido uma dose adequada de laxante, por um tempo adequado, tenha adesão ao tratamento e que a desimpactação tenha sido alcançada.

» Exames a serem realizados nessa situação:

» Estudo do tempo de trânsito colônico com marcadores radiopacos é necessário nesse subtipo de constipação, pode ajudar no esquema terapêutico. Geralmente, três categorias são reconhecidas: inércia colônica; obstrução distal e obstrução de saída (ver Capítulo 75).

» Manometria anorretal (ver Capítulo 69).
» Biópsia retal com avaliação histopatológica coma a calretinina.

Tratamentos alternativos

» Irrigação transanal: envolve uma irrigação de grande volume de água do reto e do cólon realizada por meio da introdução de um cateter pelo ânus.
» Cirurgia: o estoma pode ser colocado de duas maneiras (com o apêndice trazido através da pele para criar uma apendicostomia de Malone, ou inserindo um tubo de cecostomia através da pele). Devem ser realizados enemas anterógrados.

Leitura recomendada

Tabbers MM, DiLorenzo C, Berger MY et al. Evaluation and treatment of functional constipation in infants and children: evidence-based recommendations from ESPGHAN and NASPGHAN. J Pediatr Gastroenterol Nutr. 2014;58(2):258-74.

Hyams JS, Di Lorenzo C, Saps M et al. Functional disorders: children and adolescents. Gastroenterology. 2016;150(6):1456-68.

Cassettari VMG, Machado NC, Lourenção P et al. Combinations of laxatives and green banana biomass on the treatment of functional constipation in children and adolescents: a randomized study. J Pediatr (Rio J). 2019;95(1):27-33.

Vriesman MH, Koppen IJN, Camilleri M et al. Management of functional constipation in children and adults. Nat Rev Gastroenterol Hepatol. 2020;17:21-39. https://doi.org/10.1038/s41575-019-0222-y.

Mutyala R, Sanders K, Bates MD. Assessment and management of pediatric constipation for the primary care clinician. Curr Probl Pediatr Adolesc Health Care. 2020;50(5):100802. doi: 10.1016/j.cppeds.2020.100802.

Medina-Centeno R. Medications for constipation in 2020. Curr Opin Pediatr. 2020;32(5):668-673. doi: 10.1097/MOP.0000000000000938.

Bolia R, Safe M, Southwell BR, King SK, Oliver MR. Paediatric constipation for general paediatricians: Review using a case-based and evidence-based approach. J Paediatr Child Health. 2020;56(11):1708-1718. doi: 10.1111/jpc.14720.

Leung AKC, Hon KL. Paediatrics: how to manage functional constipation. Drugs in Context. 2021;10:2020-11-2. doi: 10.7573/dic.2020-11-2.

Escolares e Adolescentes

Capítulo 59

Incontinência Fecal Funcional Não Retentora

Critérios de Roma IV

Incontinência fecal funcional não retentora

Em criança com idade mental de 4 anos ou mais, pelo menos 1 mês de história dos seguintes sintomas:
» Evacuações em lugares inapropriados para o contexto sociocultural.
» Sem evidências de retenção fecal.
» Após avaliação clínica apropriada, a incontinência fecal não pode ser explicada por nenhuma outra condição.

Incontinência fecal

» O trato gastrointestinal tem um controle complexo que depende da interação coordenada entre contrações musculares e impulsos neuronais. Constipação e/ou incontinência fecal ocorre quando há um problema com o funcionamento normal do intestino (Quadro 59.1).

Quadro 59.1. Fisiologia da continência fecal e evacuação
Assoalho pélvico: é o complexo muscular do levantador do ânus, composto de músculos estriados ligados aos ossos da pelve. O músculo puborretal, constituinte do levantador do ânus, forma um U atrás da junção anorretal e relaciona-se fortemente com o esfíncter anal externo (EAE). Os músculos do assoalho pélvico estão tonicamente contraídos no repouso e sustentam essa atividade tônica quando o indivíduo está andando, tossindo, mudando de posição ou durante exercícios mais vigorosos que exigem a manutenção da continência. Os músculos do assoalho pélvico estão sob controle consciente e podem ser contraídos ou relaxados voluntariamente.
Região anorretal: o reto é um segmento especializado do cólon com a função de armazenamento e eliminação das fezes. O canal anal é um segmento especializado composto de músculos estriados e lisos e componentes neuro-vasculares, sendo circundado pelo espaço isquioanal que contém gordura. Está geralmente fechado por contração tônica do EAI e por contração parcial da musculatura estriada do EAE. O complexo anorretal tem a função sensorial de permitir a distinção entre material sólido, líquido e gasoso, provendo assim o controle noturno e um reservatório para o material fecal e o adiamento da evacuação. A distensão retal é associada à diminuição da pressão anal de repouso, denominada reflexo inibitório retoanal, por relaxamento do esfíncter anal interno.
Esfíncter anal interno (EAI), esfíncter anal externo (EAE): o EAI é uma expansão da camada muscular lisa circular do reto. O EAI contribui com 70% a 85% do tônus anal de repouso, 65% durante distensão retal constante e somente com 40% após distensão súbita do reto. O EAI é o maior responsável por manter a continência anal em repouso. O EAE circunda o canal anal e se estende do músculo puborretal até o bordo anal, sendo composto por músculos estriados que estão sob controle voluntário e contribuem com 20% da pressão de repouso do canal anal.

Continua...

Quadro 59.1. Fisiologia da continência fecal e evacuação – continuação
Continência anal: o músculo liso do EAI mantém uma contração tônica, mantendo o canal anal fechado durante o repouso. O músculo puborretal e o EAE também mantêm o tônus de repouso e se contraem rapidamente durante aumento da pressão intra-abdominal. Os fatores relacionados com a continência normal são: volume, consistência das fezes, tempo de trânsito colônico, integridade neurológica, capacidade sensorial e de armazenamento do reto. A continência normal necessita de acomodação do reto com a entrada de material fecal. Isso implica em relaxamento receptivo, percepção, discriminação do conteúdo retal e da função motora voluntária e reflexa da região anorretal. A sensação de reto cheio e a capacidade de discriminar o conteúdo gasoso, líquido ou sólido são componentes importantes da continência.
Evacuação: sequência complexa de eventos que integram sistemas somáticos e autonômicos. Antes da evacuação, o material fecal armazenado no cólon é propelido para o reto, que está normalmente vazio. Com o material fecal no reto, as paredes relaxam e ocorre pequeno aumento na pressão retal. Essa distensão desencadeia o reflexo inibitório reto-anal que diminui a pressão no canal anal, permitindo ao conteúdo retal entrar em contato com a mucosa. A distensão do reto inicia sinais aferentes que estão associados à sensação da necessidade de evacuar. A vontade de evacuar é aceita ou inibida. As contrações do diafragma e da musculatura abdominal são métodos fisiológicos adicionais que auxiliam a evacuação com aumento da pressão intrapélvica, assim criando um gradiente de pressão positiva do reto para o ânus. Esse tipo de evacuação envolve um esforço muscular voluntário. A manobra de Valsalva é usada para iniciar a evacuação, pois aumenta a pressão intra-abdominal e intrarretal.

Fonte: Autoria própria.

» Incontinência fecal representa um problema angustiante para as crianças e seus pais. Pode levar a sentimento de culpa, constrangimento, fazer com que as crianças sejam vítimas de *bullying*. As roupas íntimas sujas podem causar cheiros desagradáveis e resultar em intimidação e rejeição por parte dos colegas.

» É mais prevalente no sexo masculino, com eventos de vida estressantes relacionados à escola e à família, crianças de classes sociais mais baixas, idade mais jovem, história familiar positiva, eventos importantes da vida como nascimento de um irmão mais novo, discórdia do casal, mudança nas condições de vida e outros fatores psicológicos.

» Em aproximadamente 95% das crianças, a incontinência fecal é funcional (IFF). dentre a incontinência fecal funcional (80%-90%) está associada à constipação. Nos restantes 10% a 20% não há sinais de retenção fecal, sendo denominada incontinência fecal funcional não retentora (IFFNR) (Quadro 59.2).

Quadro 59.2. Nomenclatura e classificação da incontinência fecal	
Incontinência fecal	Perda fecal em lugares inapropriados para o contexto social, frequentemente nas roupas íntimas em crianças > 4 anos. Pode ser voluntária ou involuntária
Incontinência fecal funcional	Perda fecal nas vestes em crianças com constipação funcional. Anteriormente denominada escape fecal
Incontinência fecal funcional não retentora	Perda fecal nas vestes sem constipação funcional. Na literatura é descrita como "soiling sem retenção" ou "encoprese". Definida após os 4 anos de idade
Incontinência fecal funcional não retentora primária	Em crianças maiores de 4 anos de idade e que não tiveram o treinamento esfincteriano anal
Incontinência fecal funcional não retentora secundária	Crianças que tiveram o treinamento esfincteriano anal bem-sucedido antes dos quatro anos (sem constipação funcional) e que geralmente diante de um evento crítico físico ou psicossocial, voltam a evacuar nas vestes
Forma mista: incontinência fecal retentora/não retentora	Muito difícil de categorizar. Tem características de ambas as síndromes que podem ocorrer quase simultaneamente ou em momentos diferentes
Incontinência fecal orgânica	Dividida em anormalidades anatômicas e neuropáticas dos esfíncteres anais, nervos mioentéricos e medula espinal. Podendo ser congênitas ou adquiridas

Fonte: Autoria própria.

Investigação

História clínica

» A história clínica e um exame físico completo frequentemente são suficientes para definir o diagnóstico.
» Em crianças que apresentam incontinência fecal sem uma causa orgânica subjacente, o objetivo mais importante é definir se existe constipação ou não. Assim, as perguntas devem abordar a frequência de evacuação, consistência, tamanho das fezes, comportamento de retenção fecal e dor às evacuações.
» É importante perguntar sobre a idade de início dos sintomas, frequência dos episódios de incontinência fecal (número de episódios por semana), a situação e a hora do dia em que ocorrem as perdas e os sintomas associados (incontinência urinária).
» Procurar sinais de alarme de causas orgânicas subjacentes.
» A maioria das crianças com IFFNR tem acidentes após a escola, no final da tarde e antes de dormir. Manter um diário das evacuações (por 14 dias) pode ajudar a obter informações confiáveis.

Triagem para sintomas psicológicos

» Observar, explorar e inquirir sobre problemas comportamentais, baixa autoestima, depressão, raiva, vergonha e medo da punição. Muitas vezes essas crianças negam o problema, mentindo para seus pais e escondendo as roupas sujas.
» Ansiedade de separação, fobias específicas, ansiedade generalizada, transtorno de déficit de atenção e hiperatividade e transtornos desafiadores de oposição.
» Fatores emocionais na vida familiar são identificados e um ou mais dos três temas clínicos são frequentemente encontrados em crianças com perda fecal: (1) conflito entre os pais; (2) sentimentos de ser deslocado na chegada de um irmão recém-nascido; (3) atormentando por irmãos mais velhos.
» Essas situações afetam negativamente o tratamento. A avaliação psicológica é recomenda quando problemas relevantes estão presentes.

Exame físico

» Exame abdominal deve concentrar-se na detecção de uma massa fecal palpável.
» Inspeção da coluna lombossacra: desvio da linha média da fenda glútea, manifestações cutâneas de um disrafismo espinhal oculto (hipertricose, malformação vascular na pele, lipoma subcutâneo).
» Inspeção perianal fornece informações sobre anormalidades anatômicas, eritema, ânus aberto, cicatrizes anais, fezes perianais. Hemorroidas e fissuras podem indicar fezes endurecidas e/ou de grande diâmetro.
» Exame retal pode fornecer informações sobre o tônus do esfíncter anal, integridade neuromuscular e sensação anorretal. A detecção de uma massa fecal endurecida é muito valiosa. Sempre explicar a importância do exame retal, tanto para os pais, quanto para a criança.

INCONTINÊNCIA FECAL FUNCIONAL NÃO RETENTORA **381**

» Avaliação neurológica. Especial atenção deve ser dada à função motora dos membros inferiores, anormalidades na marcha, deformidade dos pés, força anormal, reflexos são indicadores de anomalias cerebrais ou espinhais subjacentes.
» O reflexo cremastérico deve ser pesquisado e se anormal, pode indicar um quadro neurológico subjacente.

Testes diagnósticos

» **Radiografia abdominal:** uma radiografia simples de abdome é utilizada para avaliar o grau de retenção fecal e para identificar megarreto e megacólon em crianças com constipação associada à incontinência fecal. Vários sistemas de pontuação foram publicados para avaliar o grau de retenção fecal. O escore de Leech é o mais prático (ver Capítulo 68).
» **Tempo de trânsito colônico com marcadores radiopacos:** o tempo de trânsito colônico pode ser determinado por um teste com marcadores radiopacos (ver Capítulo 75). Com essa técnica, o tempo de trânsito colônico total e segmentar pode ser determinado (50% das crianças constipadas têm tempo de trânsito colônico aumentado; a maior parte ocorre no segmento retossigmoide). Em contraste, 90% das crianças com IFFNRI têm tempo de trânsito colônico normal.
» **Ultrassonografia transabdominal:** pode ser usada para medir o diâmetro transverso do reto e fornecer informações sobre o trato urinário, como volumes residuais pós-esvaziamento, espessura da parede da bexiga, e anormalidades estruturais.
» **Endossonografia anal:** fornece informações confiáveis sobre a integridade estrutural dos esfíncteres anais e a presença de fezes no reto.
» **Ressonância magnética:** deve ser realizada em crianças com suspeita de doenças orgânicas da medula espinhal quando houver uma indicação clara (achados anormais nas extremidades inferiores, na pele da região lombar, desvio da fenda glútea).
» **Manometria anorretal:** fornece informações sobre funções neuromusculares; sendo útil para avaliar o reflexo inibitório reto anal (RAIR), tônus do esfíncter anal e sensação retal. Crianças com IFFNR tem função sensório-motora e tom do esfíncter anorretal manometria normais. Distensão do balão no reto de uma maneira gradual ajuda a determinar o limiar sensorial retal e complacência retal, e também avaliar o nível em que a criança se sente a urgência e a dor (volume máximo tolerável). Crianças com constipação associada a Incontinência Fecal têm maior limiar para sensação retal (maior volume do balão para provocar sensação retal) do que aqueles com IFFNR (ver Capítulo 69).

Diagnóstico

» A comparação das principais características entre incontinência fecal funcional associada à constipação e incontinência fecal funcional não retentora são apresentadas no Quadro 59.3. A maioria das crianças com incontinência fecal funcional é retentiva ou não retentiva. Entretanto, em uma pequena parcela de crianças, não é possível categorizar nestes dois grupos. Elas apresentam características de ambos os grupos quase simultaneamente ou em momentos diferentes.
» O diagnóstico dos distúrbios funcionais da evacuação (constipação funcional e IFFNR) são baseados em achados clínicos, não sendo necessário realizar testes antes do início do tratamento.

Quadro 59.3. Comparação entre incontinência fecal funcional associada à constipação e incontinência fecal funcional não retentora

	Incontinência fecal funcional associada à constipação	Incontinência fecal funcional não retentora
Idade	Menor	Maior
Sexo	Sem predominância	Predomínio masculino
Apetite relacionado com evacuação	Comprometido e melhora com a evacuação	Apetite normal
História de constipação	Sim	Não
Característica das evacuações	Espaçamento e com fezes endurecidas	Frequentemente diárias de consistência normal
Frequência das perdas fecais	Mais frequentes	Menos frequentes
Tipo de perda fecal	Pequena quantidade de fezes que denota incontinência por transbordamento	Frequentemente evacuação completa ou parcial nas vestes
Dor ao evacuar	Presente frequentemente	Sem dor
Evacuação de grande massa fecal	Sim	Não
Sangue nas fezes	Ocorre com frequência	Não
Obstrução do vaso sanitário	Sim	Não
Massa abdominal palpável	Na parte inferior do abdome	Sem massa palpável
Toque retal	Grande massa fecal	Nenhuma massa fecal
Radiografia abdominal	Retenção fecal	Sem retenção fecal
Comorbidades comportamentais	Alta incidência	Alta incidência
Uso de laxantes	Frequentemente melhoram os sintomas	Ineficazes e podem piorar os sintomas

Fonte: Autoria própria.

» Em casos atípicos ou quando há falha no tratamento convencional, testes diagnósticos devem ser considerados para detectar uma causa orgânica subjacente.

Tratamento (Figura 59.1)

Preparar as crianças e seus pais/cuidadores para um tratamento de longa duração e com expectativa de recaídas. O objetivo principal é ter evacuações regulares e continência social. O objetivo a longo prazo é desenvolver independência para o paciente. Para um programa de sucesso é necessário um forte relacionamento entre o paciente, os pais/cuidadores, e a equipe médica.

Os pilares no tratamento da IFFNR são: educação, motivação positiva e treinamento do uso do toalete.

Medidas gerais

Episódios repetidos de perda fecal irritam a pele, associados a limpeza rigorosa na tentativa de remover as fezes comprometem a sua integridade, prejudica a sua eficiência para funcionar como uma barreira. Assim, uma limpeza suave da área perianal usando lenços umedecidos, em vez de papel higiênico seco após cada episódio de incontinência, é muito mais eficaz na prevenção danos à pele. Um creme de barreira como o óxido de zinco é útil para prevenir escoriações cutâneas. Infecções fúngicas perianais associados devem ser tratadas com medicamentos tópicos.

INCONTINÊNCIA FECAL FUNCIONAL NÃO RETENTORA 383

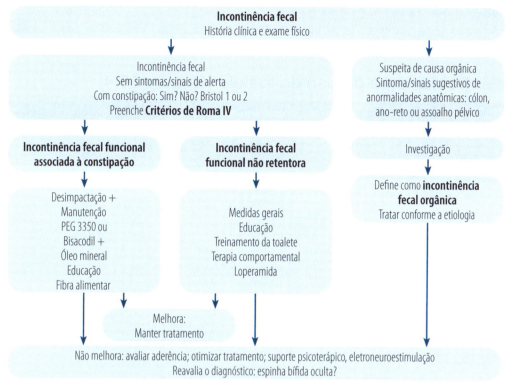

Figura 59.1. Abordagem da incontinência fecal. (Fonte: Autoria própria.)

Intervenções dietéticas

Fibra alimentar aumenta o volume fecal e reduzem o aspecto liquido das fezes e, portanto, espera-se que reduza a frequência das perdas.

Farmacoterapia

A IFFNR responde mal aos laxantes. Loperamida é um agonista do receptor opiáceo, que diminui o peristaltismo e aumenta o tônus do esfíncter anal interno, podendo ter um papel benéfico no tratamento de IFFNR. Assim, melhorando a função esfincteriana, haveria redução da perda involuntária de fezes. Se a loperamida for prescrita, deverá haver supervisão para prevenir a constipação.

Educação e desmistificação

As crianças e suas famílias precisam entender como ocorre a IFFNR para aderência e um tratamento efetivo. Explicar usando uma linguagem simples. Durante a consulta, um tempo adequado deve ser dado aos pais/cuidadores e a criança para que expressem suas preocupações, e tirem as dúvidas. Este processo alivia a ansiedade e ajuda a construir uma aliança entre o médico, a família e a criança. A abordagem não deve ser acusatória. Para uma educação efetiva, utilizar desenhos ilustrativos, *hand-outs*, livretos, para explicar os mecanismos da incontinência. É importante manter um diário intestinal (por 14 dias). Os pais devem ser informados de que complicações graves são raras. Este diário ajuda definir o padrão de evacuação. As famílias precisam de apoio e revisões regulares do plano terapêutico para continuar.

Treinamento do uso do toalete (Quadro 59.4)

Quadro 59.4. Treinamento do uso do toalete
É considerado o elemento essencial no tratamento de FNRFI
Considerar a idade, comportamento da criança, ambiente emocional, ambiente físico e o sistema de funcionamento familiar.
Não ser punitivo e garantir que as recompensas são adequadas e motivadoras e continuam a desenvolver ao longo do tempo. Lembrar que as recompensas são sempre para seguir o plano e não condicionado a ter as vestes limpas.
O ambiente deve ser livre de estresse, positivo e relaxado.
A criança deve ser capaz de descrever a sensação retal da necessidade de evacuar. Inicialmente, isso pode ser repentino (urgência), mas é um bom sinal de progresso.
Ir ao banheiro depois de uma refeição, a criança aproveita o reflexo gastrocólico, que aumenta a motilidade do cólon após a distensão gástrica, facilitando a evacuação.
O ponto de partida é encorajar ficar sentado no banheiro por 5 min após as refeições. Durante este esquema de "sentar no toalete" a criança deve tentar, embora não seja obrigada a evacuar ou urinar.
O "sentar no toalete" pode ser estimulado logo após a escola, uma vez que a maioria dos episódios de incontinência fecal ocorrem à tarde. Também devem ser instruídas a ir ao banheiro no momento que sentem a necessidade de evacuar.
Diminuição da fobia ao uso do banheiro. A criança deve se sentir relaxada e permitir a passagem das fezes.
Durante o treinamento esfincteriano, as crianças devem se concentrar apenas em evacuar sem nenhuma distração (jogos de computador, leitura de livros não são permitidos).
As crianças devem ser encorajadas a sentar-se bem apoiadas, inclinando-se ligeiramente à frente com o tronco reto. As crianças menores precisarão de apoio para os pés.
Um diário deve ser mantido para registrar o progresso, monitorando o número de ações bem-sucedidas, episódios de sujar as vestes com recompensas focadas no esforço (por exemplo, sentar no vaso sanitário) e não nos resultados.
O diário ajudará verificar o progresso e a necessidade de quaisquer modificações no plano.
O programa de uso do banheiro deve continuar até que a criança tenha evacuações espontâneas e na maioria dos dias e sem sujar as vestes.

Fonte: Autoria própria.

Terapia cognitiva comportamental

» A terapia comportamental é uma modalidade de tratamento não invasivo que fornece uma visão clara para os pais e crianças em relação à doença.
» A terapia cognitivo-comportamental é um subtipo de psicoterapia que consiste em dois componentes: terapia cognitiva e terapia comportamental.
» A terapia cognitiva se concentra no irracional, condições disfuncionais, pensamentos e crenças.
» A terapia comportamental concentra-se no comportamento observável, que utiliza uma variedade de técnicas. Esses incluem "condicionamento clássico", com base no co-aparecimento de estímulo e comportamento, e "condicionamento operante",

com base no reforço positivo e negativo. O Treinamento do Toalete é um tipo de terapia comportamental, que pode ser aprimorada com simples técnicas como elogios e recompensas.

» A terapia visa diminuir o sofrimento, restaurar hábitos intestinais normais por reforço positivo e restabelecer o respeito próprio. O processo também incentiva a criança e os pais a continuarem o tratamento.

» A terapia comportamental é a pedra angular na gestão de IFFNR, pois não há evidências convincentes sobre eficácia das terapia medicamentosa ou dietética.

Encaminhamento para profissional de saúde mental

Muitas famílias não reconhecem a necessidade existência de atendimento psicológico. A insistência poderia prejudicar a relação médico/pais e pode levá-los a procurar atendimento de outro clínico que faria mais testes para descobrir o que está realmente errado. Assim, o encaminhamento distúrbios funcionais de eliminação para profissionais de saúde mental é mais adequado quando quatro pré-requisitos forem atendidos:

1. Os pais são capazes de discernir e se sentem incomodados por sinais de dificuldades emocionais em seus filhos.
2. Os pais são capazes de ver o encaminhamento como potencialmente útil.
3. Os acesso a um terapeuta competente deve ser viável.
4. Os cuidado do paciente não deve ser inteiramente transferido, pois os pais podem temer que o diagnóstico de doença orgânica ainda possa existir.

Leitura recomendada

Bongers ME, Tabbers MM, Benninga MA. Functional nonretentive fecal incontinence in children. J Pediatr Gastroenterol Nutr. 2007 Jan;44(1):5-13. doi: 10.1097/01.mpg.0000252187.12793.0a.

Burgers R, Benninga MA. Functional nonretentive fecal incontinence in children: a frustrating and long-lasting clinical entity. J Pediatr Gastroenterol Nutr. 2009;48 Suppl 2:S98-S100. doi: 10.1097/MPG.0b013e3181a15ec6.

Dos Santos IR, de Abreu GE, Dourado ER, Martinelli Braga AAN, Lobo VA, de Carvalho IWB, Bastos Netto JM, Barroso U Jr. Emotional and behavioural problems in children and adolescents: The role of constipation. J Paediatr Child Health. 2021;57(7):1003-1008. doi: 10.1111/jpc.15368.

Hyams JS, Di Lorenzo C, Saps M, Shulman RJ, Staiano A, van Tilburg M. Childhood functional gastrointestinal disorders: Child/Adolescent. Gastroenterology 2016; 150: 1456-68.e2.

Koppen IJ, von Gontard A, Chase J, Cooper CS, Rittig CS, Bauer SB, Homsy Y, Yang SS, Benninga MA. Management of functional nonretentive fecal incontinence in children: Recommendations from the International Children's Continence Society. J Pediatr Urol. 2016;12(1):56-64. doi: 10.1016/j.jpurol.2015.09.008.

Koppen IJ, von Gontard A, Chase J, Cooper CS, Rittig CS, Bauer SB, Homsy Y, Yang SS, Benninga MA. Management of functional nonretentive fecal incontinence in children: Recommendations from the International Children's Continence Society. J Pediatr Urol. 2016;12(1):56-64. doi: 10.1016/j.jpurol.2015.09.008.

Rajindrajith S, Devanarayana NM, Benninga MA. Review article: faecal incontinence in children: epidemiology, pathophysiology, clinical evaluation and management. Aliment Pharmacol Ther. 2013;37(1):37-48. doi: 10.1111/apt.12103.

Voskuijl WP, Reitsma JB, van Ginkel R, Büller HA, Taminiau JA, Benninga MA. Longitudinal follow-up of children with functional nonretentive fecal incontinence. Clin Gastroenterol Hepatol. 2006;4(1):67-72. doi: 10.1016/j.cgh.2005.10.001.

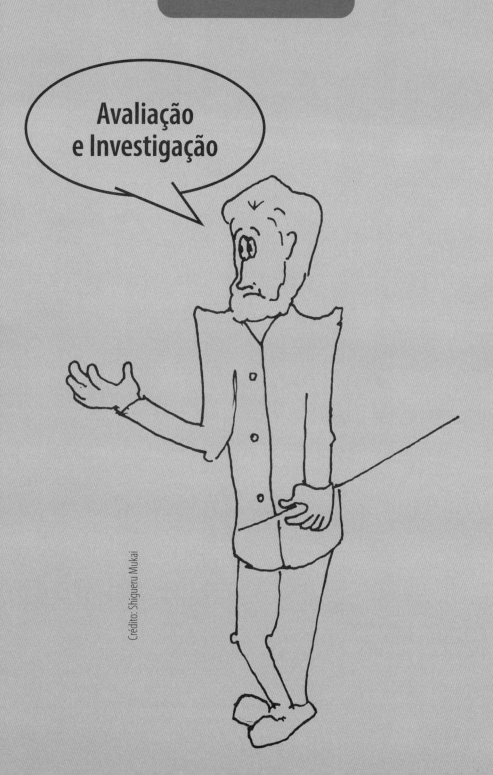

Capítulo 60

Investigação Laboratorial

A principal tarefa do clínico é tomar decisões sobre o atendimento ao paciente:

» Os dados da história clínica e do exame físico muitas vezes são suficientes para fazer um diagnóstico ou para orientar a terapia. Entretanto mais informações podem ser necessárias. Nessas situações, o médico recorre aos testes diagnósticos.

» Os testes auxiliam: no diagnóstico precoce; estabelecem ou excluem a existência de doença em pessoas sintomáticas; no diagnóstico diferencial; determinam o estágio ou a atividade da doença; identificam fatores de risco para doenças e detectam doenças ocultas em pessoas assintomáticas.

» Entretanto, um teste falso-positivo pode levar a outros testes desnecessários. Classificar um paciente saudável como doente com base em um teste de diagnóstico falso-positivo pode causar sofrimento emocional e pode levar a riscos de terapia desnecessária.

» Os custos totais podem ser altos ou a relação custo-eficácia pode ser desfavorável. Mesmo os testes relativamente baratos podem ter uma relação custo-eficácia baixa se produzirem poucos benefícios à saúde.

Os testes podem ser úteis no tratamento do paciente, pois:

» Avaliam a gravidade da doença.
» Estimam o prognóstico.
» Monitoram o curso da doença (progressão, estabilidade ou resolução).
» Detectam a recorrência da doença.
» Selecionam medicamentos e ajustam a terapia.

Preparação do paciente

Os fatores que afetam o paciente e a amostra são importantes. O elemento mais importante em um teste de laboratório conduzido adequadamente é uma amostra apropriada. A preparação do paciente é importante para certos testes – por exemplo, um estado de jejum é necessário para medições ideais de glicose e triglicerídeos.

Coleta de espécimes

Deve-se prestar muita atenção à identificação do paciente e à rotulagem da amostra. Saber quando a amostra foi coletada pode ser importante. O tempo excessivo do torniquete levará à hemoconcentração e a um aumento da concentração de substâncias ligadas a proteínas, como o cálcio. A lise das células durante a coleta de uma amostra de sangue resultará no aumento dos níveis séricos de substâncias concentradas nas células (lactato desidrogenase e potássio). Certos testes podem requerer manuseio ou armazenamento especial (amostras de gases do sangue). O atraso na entrega das amostras ao laboratório pode resultar no metabolismo celular contínuo e, portanto, em resultados inadequados (glicose sérica).

Precisão

A precisão de um teste de laboratório é sua correspondência com o valor verdadeiro. Um teste impreciso é aquele que difere do valor verdadeiro, embora os resultados possam ser reprodutíveis. No laboratório clínico, a precisão dos testes é maximizada pela calibração do equipamento de laboratório com material de referência e pela participação em programas de controle de qualidade. A precisão do teste é uma medida da reprodutibilidade de um teste quando repetido na mesma amostra.

Intervalo de referência

Os intervalos de referência são específicos do método e do laboratório. Na prática, representam resultados de testes encontrados em 95% de uma população considerada saudável, então, 5% dos pacientes saudáveis terão um resultado de teste anormal. Os resultados ligeiramente anormais devem ser interpretados criticamente – eles podem ser verdadeiramente anormais ou falsamente anormais. O médico também deve estar ciente de que quanto mais exames solicitados, maior a chance de obter um resultado falsamente anormal.

A Figura 60.1 apresenta os erros de pré-análise, análise e pós-análise na interpretação de exames subsidiários na investigação. A Figura 60.2 mostra o fluxograma que avalia a presença ou ausência de um sintoma, sinal ou resultado de exame laboratorial obrigatório para definir um diagnóstico.

O Quadro 60.1 apresenta a interpretação da relação presença/ausência de doença, resultado positivo/negativo do exame.

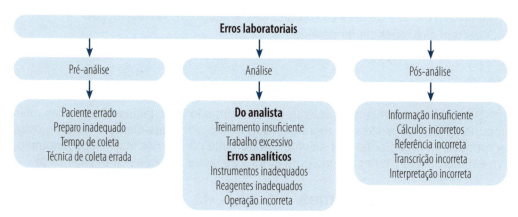

Figura 60.1. Erros de pré-análise, análise e pós-análise na interpretação de exames realizados. (Fonte: Autoria própria.)

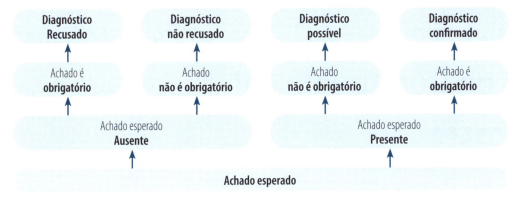

Figura 60.2. Fluxograma que avalia a presença ou ausência de um sintoma, sinal ou resultado de exame laboratorial obrigatório para definir um diagnóstico. (Fonte: Autoria própria.)

Quadro 60.1. Interpretação da relação presença/ausência de doença e resultado positivo/negativo do exame		
Doença	Resultado de exame	Interpretação
Sem doença	Negativo	Verdadeiro negativo
Sem doença	Positivo	Falso-positivo
Com doença	Positivo	Verdadeiro positivo
Com doença	Negativo	Falso-negativo

Fonte: Autoria própria.

Leitura recomendada

Lapidate M, Digue AS. "Pre-pre" and "post-post" analytical error: high incidence patient safety hazards involving the clinical laboratory. Clin Chem Lab Med. 2007;45:712-719.

Laposata ME, Laposata M, Van Cott EM et al. Physician survey of a laboratory medicine interpretative service and evaluation of the influence of interpretations on laboratory test ordering. Arch Athol Lab Med. 2004;128:1424-142.

Lipoate M. Concepts in Laboratory Medicine. In: The diagnosis of disease in the clinical laboratory. McGraw-Hill Education eBooks. New York: LANGE medical book, 2014, 2nd edition. pp. 480. ISBN: 978-0-07-180555-1.

Capítulo 61

Avaliação da Intensidade da Dor Abdominal

» A dor abdominal crônica representa um problema considerável para as crianças e suas famílias. As queixas de dor abdominal afetam a socialização, a frequência e o desempenho escolar. Muitas crianças apresentam ansiedade, implicações psicológicas a longo prazo e repercussão na qualidade de vida relacionada com a saúde.
» Durante a primeira consulta, após explicação é solicitado às crianças e adolescentes que definam a intensidade da sua dor mediante preenchimento de duas escalas de avaliação de intensidade da dor.
» A intensidade da dor abdominal pode ser registrada utilizando-se três escalas impressas em papéis separados, aplicadas diretamente às crianças e adolescentes, para anotarem a percepção da sua dor.
» Escala visual analógica (EVA) de 10 cm, com marcações entre 0 e 10, onde 0 não está com dor e 10 está com dor muito intensa (Figura 61.1).
» Escala numérica de dor. Também com marcações de 0 a 10. Entretanto, nessa escala, os valores são mostrados (Figura 61.2).
» Escala afetiva de faces de dor, conforme McGrath *et al*. Essas escalas podem ser convertidas em escalas intervalares lineares de pontuação de dor e os dados derivados podem ser analisados por métodos estatísticos (Figura 61.3).
» As avaliações podem ser repetidas após tratamento.

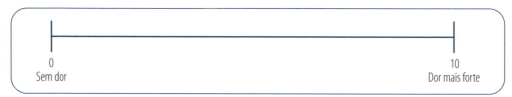

Figura 61.1. Escala visual analógica (EVA). (Fonte: Autoria própria.)

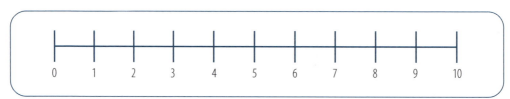

Figura 61.2. Escala numérica de dor. (Fonte: Autoria própria.)

AVALIAÇÃO DA INTENSIDADE DA DOR ABDOMINAL 393

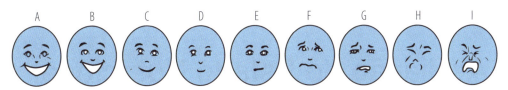

Figura 61.3. Escala afetiva de faces de dor. (Fonte: Adaptada de McGrath et al,.1990.)

Leitura recomendada

Gold JI, Mahrer NE, Yee J, Palermo TM. Pain, fatigue, and health-related quality of life in children and adolescents with chronic pain. Clin J Pain. 2009;5:407-12.

Gragg RA, Rapoff MA, Danovsky MB, Lindsley CB, Varni JW, Waldron SA et al. Assessing chronic musculoskeletal pain associated with rheumatic disease: further validation of the pediatric pain questionnaire. J Pediatr Psychol. 1996;21:237-50.

Hirschfeld G, Zernikow B. Variability of "optimal" cut points for mild, moderate, and severe pain: Neglected problems when comparing groups. Pain. 2013;154:154-9.

Huskisson EC. Measurement of pain. Lancet (London, England). 1974;9;2(7889):1127-31.

McGrath PJ, Beyer J, Cleeland C, Eland J, McGrath PA, Portenoy R. Report of the subcommittee on assessment and methodologic issues in the management of pain in childhood cancer. Pediatrics. 1990;86(5 Suppl.):814-7.

Scott J, Huskisson EC. Graphic representation of pain. Pain. 1976;2(2):175-84.

Van Der Veek SMC, Derkx HHF, De Haan E, Benninga MA, Boer F. Abdominal pain in dutch schoolchildren: relations with physical and psychological comorbid complaints in children and their parents. J Pediatr Gastroenterol Nutr. 2010;51(4):481-7.

Capítulo 62

Avaliação do Estado Nutricional

» O estado nutricional é a condição de saúde de um indivíduo derivada do balanço entre a ingestão e a utilização de nutrientes, influenciando diretamente a condição de saúde.
» O objetivo é identificar antecipadamente os distúrbios nutricionais para reduzir a morbidade e a mortalidade associadas tanto às deficiências quanto aos excessos alimentares.

Avaliação antropométrica

Quadro 62.1. Informações dos indicadores antropométricos utilizados na avaliação do estado nutricional de crianças e adolescentes		
Indicador	**Faixa etária**	**Particularidades**
Peso para idade (P/I)	0 a 10 anos	• Não considera diferença de estatura (crianças com baixo peso/idade, embora com peso/estatura adequado, podem ser erroneamente classificadas como desnutridas) • Possui sensibilidade maior em crianças até 2 anos, pois as deficiências nutricionais nessa fase afetam mais o peso do que a estatura
Comprimento ou estatura para idade (E/I)	0 a 19 anos	• Mostra o crescimento linear alcançado para a idade • Estima o estado nutricional passado ou crônico • Não deve ser utilizado sozinho, uma vez que o déficit de estatura pode levar um período para acontecer, podendo ocasionar desnutrição subestimada • O déficit de estatura acompanha tardiamente os agravos nutricionais, não sendo sensível aos déficits nutricionais agudos, pois a criança pode perder peso, mas não estatura • O comprometimento do índice estatura/idade analisado sozinho aponta que a criança tem um déficit de crescimento de longa duração, embora apresente peso/estatura adequado para a estatura atual
Peso para estatura (P/E)	0 a 5 anos	• Esse indicador expressa a proporcionalidade do crescimento, considerando o ganho de peso e de altura • É um indicador sensível para a avaliação de alterações recentes de peso que podem refletir alterações na composição corporal • O déficit no índice peso/estatura demonstra um comprometimento mais recente do crescimento que interferiu no ganho de peso, identificando casos de desnutrição mais aguda • Uma limitação é não considerar a idade e, portanto, classificar como normais as crianças com crescimento linear ruim
Índice de massa corporal para idade (IMC/I)	0 a 19 anos	• É recomendado no diagnóstico dos distúrbios nutricionais, considerando-se a informação da idade • Foi validado como indicador de gordura corporal total nos percentis superiores, proporcionando continuidade em relação ao indicador utilizado nos adultos, possuindo grande utilidade para identificar baixo peso e sobrepeso

Continua...

AVALIAÇÃO DO ESTADO NUTRICIONAL | **395**

Quadro 62.1. Informações dos indicadores antropométricos utilizados na avaliação do estado nutricional de crianças e adolescentes – continuação		
Indicador	**Faixa etária**	**Particularidades**
Circunferência do braço (CB)	> 1 ano	• Como referência utiliza-se a tabela proposta por Frisancho • Valor abaixo do percentil 5 indica risco de distúrbios relacionados com desnutrição e valores acima do percentil 95 estão relacionados com peso excessivo
Prega cutânea tricipital (PCT)	> 1 ano	• Como referência utiliza-se a tabela proposta por Frisancho • Os valores P5-15 e P85-95 precisam ser acompanhados, pois são faixas de risco para desnutrição e obesidade, respectivamente • A PCT relaciona-se bem com o percentual de gordura corporal
Circunferência muscular do braço (CMB)	> 1 ano	• Medida derivada da CB e PCT • É tida como bom indicador da reserva do tecido muscular, sem corrigir a área óssea • Para referência da classificação da CMB é utilizada a tabela de percentil proposta por Frisancho
Área muscular do braço (AMB)		• É preferível à CMB como indicador da massa muscular corpórea porque reflete mais adequadamente a verdadeira magnitude das alterações do tecido muscular

Fonte: Autoria própria.

Quadro 62.2. Padronização para realização de medidas antropométricas	

Peso	Crianças com menos de 2 anos
	    Pesar a criança despida na presença do responsável
	    Colocar a criança no centro do prato da balança, sentada ou deitada, de modo que o peso fique distribuído.
	    Manter a criança parada
	    Orientar o responsável a manter-se próximo, sem tocar na criança

	Crianças com mais de 2 anos
	    As crianças devem ser pesadas descalças, com o mínimo de roupa possível
	    Devem ser orientadas a retirarem objetos pesados (cintos, óculos, celulares etc.)
	    Posicionar o indivíduo no centro do equipamento, com os pés juntos e os braços estendidos ao longo do corpo.
	    Mantê-lo parado nessa posição

Comprimento (para crianças com menos de 2 anos)	Retirar os sapatos, toucas, fivelas, enfeites de cabelo, que interferem na medida Deitar a criança no centro do infantômetro Manter a cabeça apoiada contra a parte fixa do equipamento, com o pescoço reto e o queixo afastado do peito, os ombros totalmente em contato com a superfície de apoio do infantômetro e os braços estendidos ao longo do corpo As nádegas e os calcanhares da criança em total contato com a superfície que apoia o infantômetro Pressionar os joelhos da criança para baixo de modo que eles fiquem estendidos Juntar os pés, fazendo um ângulo reto com as pernas Levar a parte móvel do equipamento até as plantas dos pés
Estatura (para crianças com mais de 2 anos)	Posicionar o indivíduo descalço, retirar os sapatos e adereços que possam interferir Mantê-lo de pé, ereto, com os braços estendidos ao longo do corpo, com a cabeça erguida, olhando para um ponto fixo na altura dos olhos Idealmente, o indivíduo deve encostar os calcanhares, as panturrilhas, os glúteos, as escápulas e parte posterior da cabeça (região do occipital) no estadiômetro ou parede (quando não for possível encostar esses cinco pontos, devem-se posicionar no mínimo três deles) Abaixar a parte móvel do equipamento, fixando-a contra a cabeça Retirar o indivíduo quando tiver certeza de que o mesmo não se moveu

Continua...

Quadro 62.2. Padronização para realização de medidas antropométricas – continuação

Circunferência do braço (CB)	Peça ao paciente para ficar de pé, reto e de lado, com os braços relaxados Dobrar o cotovelo direito em um ângulo de 90 graus (palmas voltadas para cima) No lado direito, localize a projeção do acrômio da escápula e o processo do olécrano da ulna (parte pontiaguda do cotovelo) Coloque a fita com sua marca zero logo abaixo do acrômio e estenda a fita ao longo do braço até bem abaixo da parte pontiaguda do cotovelo, sem enrolar a fita ao redor do cotovelo Marque o ponto médio com um (+) usando uma caneta Na marca de ponto médio enrole a fita métrica ao redor do braço
Prega cutânea tricipital (PCT)	Certifique-se de que o braço direito do participante esteja solto. Fique de pé atrás do paciente e puxe uma prega vertical cerca de meia polegada acima do ponto médio marcado para a coleta da CB Coloque os cursores perpendiculares ao comprimento da dobra, centralizando a marca Leia o mostrador após aproximadamente 4 segundos enquanto os dedos continuam a segurar a dobra cutânea. Registre a medida para o milímetro mais próximo Obs.: sugere-se repetir a dobra aproximadamente 15 segundos depois
Altura do joelho	Essa medida é feita a partir da medida do joelho e o tornozelo dobrado a 90°, com um paquímetro ou régua antropométrica Realiza-se a medida da distância do calcanhar à superfície anterior da coxa, sobre os côndilos femorais, como representado na Figura 62.1. Utilizada para cálculo do peso estimado

Fonte: Autoria própria.

Quadro 62.3. Pontos de corte para a classificação do estado nutricional conforme os indicadores antropométricos

Indicador antropométrico	Faixa etária	Valores críticos (em percentil)	Valores críticos (em escore z)	Diagnóstico nutricional
Estatura/Idade	0-19 anos	< P 0,1	< -3z	Muita baixa
		≥ P 0,1 e < P3	≥ -3z e < -2z	Baixa
		≥ P3	≥ -2z	Adequada
Peso para idade (P/I)	0-10 anos	< P 0,1	< -3z	Muito baixo
		≥ P 0,1 e < P3	≥ -3z e < -2z	Baixo
		≥ P3 e ≤ P97	≥ -2z e ≤ +2z	Adequado
		> P97	> +2z	Elevado
IMC/idade	0-5 anos	< P 0,1	< -3z	Magreza acentuada
		≥ P 0,1 e < P3	≥ -3z e < -2z	Magreza
		≥ P3 e ≤ P85	≥ -2z e ≤ +1z	Eutrofia
		> P85 e ≤ P97	> +1z e ≤ +2	Risco de sobrepeso
		> P97 e ≤ P 99,9	> +2z e ≤ +3z	Sobrepeso
		> P 99,9	> +3z	Obesidade
IMC/idade	5 aos 19 anos	< P 0,1	< -3z	Magreza acentuada
		≥ P 0,1 e < P3	≥ -3z e < -2z	Magreza
		≥ P3 e ≤ P85	≥ -2z e ≤ +1z	Eutrofia
		> P85 e ≤ P97	> +1z e ≤ +2	Sobrepeso
		> P97 e ≤ P 99,9	> +2z e ≤ +3z	Obesidade
		> P 99,9	> +3z	Obesidade grave

Fonte: Autoria própria.

AVALIAÇÃO DO ESTADO NUTRICIONAL

Quadro 62.4. Tipo de subnutrição de acordo com os critérios de Waterlow			
E/I	P/E		
	> 90%		< 90%
> 95%	Eutrofia		Subnutrição aguda
< 95%	Subnutrição pregressa		Subnutrição crônica
Adequação E/I	Estatura encontrada × 100/Estatura ideal P50		
Adequação P/E	Peso encontrado × 100/Peso ideal para a estatura observada		

Fonte: Autoria própria.

Quadro 62.5. Fórmulas para cálculos	
Área total do braço (ATB), AAB (mm) = π ÷ 4 × (CB ÷ π)² CB: Utilizar em mm Em que π = 3,1416	Área adiposa do braço (AAB) AAB (mm) = [π ÷ 4 × (CB ÷ π)²] − [(CB − π × PCT)² ÷ 4 × π] CB: Utilizar em mm PCT: Utilizar em mm Em que π = 3,1416
Área muscular do braço (AMB) AMB (mm) = (CB − π × PCT)2 ÷ 4 × π CB: utilizar em mm Em que π = 3,1416	Circunferência muscular do braço (CMB) CMB (cm) = CB − π × (PCT ÷ 10) Ou fórmula simplificada: CMB (cm) = CB − (π × PCT) CB: Utilizar em cm PCT: Utilizar em mm Em que π = 3,1416
AJ = altura do joelho Estatura estimada (EE) Crianças de 2 a 12 anos EE (cm) = (2,69 × AJ) + 24,2 AJ = Utilizar em cm	

Fonte: Autoria própria.

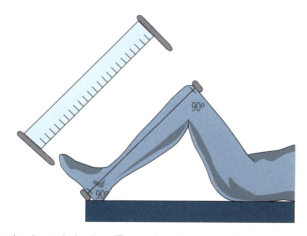

Figura 62.1. Medida da altura do joelho. (Fonte: Autoria própria.)

Leitura recomendada

Araújo ACT, Campos JADB. Subsídios para a avaliação do estado nutricional de crianças e adolescentes por meio de indicadores antropométricos. Alim Nutr. Araraquara. 2008;19(2):219-25.

Brasil, Ministério da Saúde, Secretária de Atenção à Saúde, Departamento de Atenção Básica. Orientações para a coleta e análise de dados antropométricos em serviços de saúde: Norma Técnica do Sistema de Vigilância Alimentar e Nutricional - SISVAN [Internet]. Brasília: Ministério da Saúde; 2011 [cited 2021 Sep 7]. p. 76. Disponível em: https://bvsms.saude.gov.br/bvs/publicacoes/orientacoes_coleta_analise_dados_antropometricos.pdf.

Callaway CW, Chumlea WC, Bouchard C, Himes JH, Lohman TG, Martin AD. Circunferences. In: Lohman TG, Roche AF, Martorell R (Eds.). Anthropometric standardization reference manual. Champaign: Human Kinetics; 1988. p. 39-54.

Frisancho AR. Anthropometric standards for the assessment of growth and nutritional status. Ann Arbor: University of Michigan Press; 1990. 200 p.

Frisancho AR. New norms of upper limb fat and muscle areas for assessment of nutritional status. Am J Clin Nutr. 1981;34(11):2540-5.

Gordon CC, Chumlea AF, Roche WC. Stature, recumbent length and weight. In: Lohman TG, Roche AF, RM (Eds.). Anthropometric standardization reference manual. Champaign: Human Kinetics; 1988. p. 3-8.

Harrison GG, Buskirk ER, Carter JEL, Johnston FE, Lohman TG, Pollock ML. Skinfold thicknesses and measurement technique. In: Lohman TG, Roche AF (Eds.). Anthropometric standardization reference manual. Champaign: Human Kinetics; 1988. p. 55-70.

Medeiros A de Q, Pinto IC da S, Silva CP da. Avaliação nutricional. In: Nutrição clínica, obstetrícia e pediatria. Rio de Janeiro: MedBook; 2011. p. 211-38.

Mello ED de. O que significa a avaliação do estado nutricional. J Pediatr (Rio J). 2002;78(357-358).

Sigulem DM, Devincenzi MU, Lessa AC. Diagnóstico do estado nutricional da criança e do adolescente. J Pediatr (Rio J). 2000;76(Supl. 3):S275-84.

Sociedade Brasileira de Pediatria. Avaliação nutricional da criança e do adolescente - Manual de Orientação [Internet]. Departamento de Nutrologia, editor. São Paulo: Sociedade Brasileira de Pediatria; 2009 [acesso em 2021 Jul 4]. p. 112. Disponível em: https://www.sbp.com.br/fileadmin/user_upload/pdfs/MANUAL-AVAL-NUTR2009.pdf.

Stevenson RD. Use of segmental measures to estimate stature in children with cerebral palsy. Arch Pediatr Adolesc Med. 1995;149(6):658-62.

Waterlow JC. Evaluación del estado nutricional en la comunidad. In: Malnutrición proteico-energética. Washington, DC: OPS; 1996. p. 260-80.

Capítulo 63

Avaliação Laboratorial em Doenças Hepáticas

» A avaliação de doença hepática requer a compreensão dos diversos testes de função hepática e marcadores séricos de doença hepatobiliar. Eles avaliam a capacidade do fígado em excretar substâncias e sua capacidade sintética e metabólica.

» Os testes bioquímicos têm o potencial de identificar doenças hepáticas, distinguir os tipos de doenças hepáticas, avaliar a gravidade, a progressão da disfunção hepática e monitorar a resposta à terapia. Também são usados para monitorar e avaliar a gravidade da lesão hepática induzida por drogas, o risco operatório e identificar candidatos ao transplante de fígado.

» A interpretação desses resultados em conjunto com a história clínica e exame físico pode sugerir um tipo específico de lesão hepática, permitindo uma avaliação complementar direcionada (estudos adicionais sorológicos, de imagem e biópsia), o risco para procedimentos cirúrgicos e a estimativa do prognóstico.

» Nenhum teste avalia com precisão a capacidade funcional total do fígado; testes bioquímicos medem apenas algumas das milhares de funções bioquímicas desempenhadas pelo fígado.

Etapas na avaliação de um paciente com doença hepática

Existem três etapas fundamentais:

» Determinar a natureza da doença hepática (padrão parenquimatoso *vs.* colestático *vs.* padrão misto).

» Determinar a etiologia da doença hepática.

» Avaliar o prognóstico.

Mecanismos subjacentes usados para investigar distúrbios hepáticos

Podem ser divididos em três grupos principais que frequentemente coexistem, mas um geralmente predomina.

» O dano às células hepáticas é caracterizado pela liberação de enzimas dos hepatócitos lesados. As atividades plasmáticas da alanina aminotransferase (ALT), aspartato aminotransferase (AST) são aumentadas.

» A colestase é caracterizada pela retenção de bilirrubina conjugada e da fosfatase alcalina (FA) e gamaglutamil transpeptidase (GGT). Os níveis plasmáticos de bilirrubina conjugada, FA e GGT estão aumentados.
» A massa reduzida de hepatócitos é caracterizada, principalmente, por redução na síntese de albumina e protrombina.

Testes bioquímicos para doença hepática (Figura 63.1)

» A investigação de doença hepática depende de abordagem multidisciplinar, envolvendo bioquímica clínica, hematologia, radiologia, histopatologia e microbiologia. É essencial compreender as muitas funções do fígado e reconhecer os efeitos da disfunção hepática em outros sistemas. Testes bioquímicos da função hepática refletem a gravidade da disfunção hepática, mas raramente fornecem informações diagnósticas sobre doenças individuais.
» Vários testes bioquímicos constituem o que são chamados de "testes de função hepática". Eles são liberados na corrente sanguínea pelas células apoptóticas e eliminados do plasma a uma taxa relativamente constante, mantendo assim uma

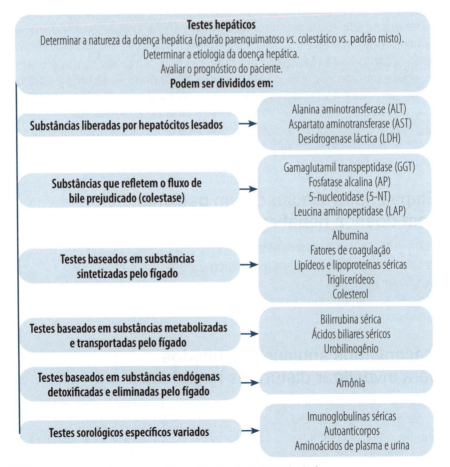

Figura 63.1. Testes de avaliação hepática. (Fonte: Autoria própria.)

concentração plasmática estável. Esses testes, são marcadores séricos para renovação de hepatócitos (principalmente AST e ALT), colestase (bilirrubina total e conjugada, ácidos biliares, GGT, FA), função de síntese hepática (albumina, fatores de coagulação), hipertensão portal (plaquetas, leucócitos e hemoglobina) e, finalmente, malignidade (alfafetoproteína, CA-19). É o quadro clínico, junto com as anormalidades das enzimas hepáticas, que ditam a sequência ideal de testes.

» Os padrões de exames hepáticos nos distúrbios hepatobiliares estão apresentados nos Quadros 63.1 e 63.2.

Os exames laboratoriais podem ser divididos em:

1. Marcadores de lesão das células hepáticas.
2. Marcadores de colestase.
3. Função de síntese hepática.

Marcadores de lesão das células hepáticas

As alterações na atividade das enzimas plasmáticas geralmente indicam dano à membrana da célula hepática, e não da capacidade da função hepática. Como essas enzimas também estão presentes em outros tecidos, as alterações nas atividades plasmáticas podem refletir danos a esses tecidos, e não ao fígado. As enzimas nessa categoria incluem AST, ALT e lactato desidrogenase.

Quadro 63.1. Padrões de exames hepáticos nos distúrbios hepatobiliares					
	Aminotransferases	Fosfatase alcalina	Bilirrubina	Albumina	Tempo de protrombina
Doença hepatocelular					
Aguda	↑↑↑ (> 500 IU/mL)	Normal ou ↑ < 3 × normal	↑	Normal	Normal ou ↑
Crônica	↑↑ (< 300 IU/mL)	Normal ou ↑ < 3 × normal	Normal ou ↑	Normal ou ↓	↑ Frequente
Colestase					
Aguda	Normal ou ↑↑↑	Normal ou ↑	Normal ou ↑	Normal	Normal
Crônica	Normal ou ↑↑	↑↑↑ > 4 × normal	↑	Normal ou ↓	Normal ou ↑

Fonte: Autoria própria.

Quadro 63.2. Classificação da lesão hepatocelular e exames laboratoriais			
Duração	Aguda < 6 meses	Crônica > 6 meses	
Magnitude de elevação	Leve < 200 UI/L (< 5 × LSN)	Moderada 200-600 UI/L (5-15 × LSN)	Grave > 600 UI/L (> 15 × LSN) → Sinais de alerta: ↑INR + ↓ sensório
Relação AST/ALT (índice de Ritis)			Lesão tóxica/grave Relação > 2 (criança)
Relação bilirrubina total ↑ e bilirrubina direta	< 15% a 20% da BT: provável hemólise	> 30% a 40% da BT: provável colestase hepatocelular	> 50% a 60% da BT: provável colestase obstrutiva
Fator R Relação ALT/GGT	≤ 2: provável Colestase obstrutiva	2-5: provável Colestase mista	≥ 5: provável Colestase hepatocelular

Fonte: Autoria própria.

Aminotransferases séricas

» AST, encontrada no citosol e nas mitocôndrias, é amplamente distribuída por todo o corpo, sendo encontrada, em ordem decrescente de concentração, no fígado, músculo cardíaco, músculo esquelético, rim, cérebro, pâncreas, pulmão, leucócitos e eritrócitos. ALT é uma enzima citosólica também encontrada em muitos órgãos, mas está presente em maior concentração no fígado e é, portanto, um indicador mais específico de lesão hepática. Ambas são os marcadores mais sensíveis de lesão hepatocelular aguda.

» A necrose de hepatócitos não é necessária para a liberação de aminotransferases, e o grau de elevação não se correlaciona com a extensão da lesão hepática. Refletem a taxa relativa com que entram e saem da circulação. Eles são, provavelmente, eliminados por células no sistema reticuloendotelial. A AST é eliminada mais rapidamente que a ALT.

» Os níveis de aminotransferase são geralmente elevados em todas as formas de lesão hepática. O grau e o padrão de elevação avaliados no contexto dos sintomas e achados do exame físico podem sugerir diagnósticos específicos e direcionar a avaliação subsequente.

» Nas aminotransferases séricas levemente elevadas, a primeira etapa é repetir o teste para confirmar a persistência do valor elevado. Se o nível permanecer elevado, fazer um histórico cuidadoso com foco na identificação de todos os medicamentos do paciente, incluindo medicamentos de venda livre, medicamentos complementares e alternativos. A associação entre o uso de um medicamento e as elevações das enzimas hepáticas é prontamente estabelecida interrompendo-se o medicamento e observando-se o retorno dos níveis enzimáticos ao normal. A reintrodução do medicamento suspeito seguida por um aumento nos níveis de aminotransferase sérica é confirmatória. A doença muscular também deve ser excluída pela obtenção dos níveis séricos de creatinoquinase e aldolase.

» A próxima etapa da avaliação é avaliar o paciente quanto às causas mais comuns e tratáveis de doença hepática, incluindo hepatites B e C crônicas, hemocromatose, hepatite autoimune e doença de Wilson.

» Na maioria das doenças hepáticas, a atividade da ALT é maior do que a da AST e estão associadas à lesão parenquimatosa do fígado.

» Ao interpretar os resultados de AST e ALT, pensar nas causas extra-hepáticas; o aumento dos níveis de aminotransferase pode ser devido ao aumento da renovação celular em outros tecidos que não o fígado, na maioria das vezes degradação dos miócitos em decorrência de exercícios intensos ou doença muscular aguda ou crônica subjacente. Ao testar para CK (creatininoquinase) ou mioglobina, pode-se descartar o tecido muscular danificado como a fonte da alteração.

» Em fígado com parênquima residual limitado, níveis normais de aminotransferase podem ser encontrados (doença hepática terminal com cirrose). Nessas condições também devem ser incluídos os marcadores de síntese hepática (albumina e INR) na avaliação.

Marcadores de colestase

Bilirrubina total e direta

» A hiperbilirrubinemia pode ser o resultado da superprodução de bilirrubina por meio da degradação excessiva da hemoglobina; diminuição da captação hepatocelular,

AVALIAÇÃO LABORATORIAL EM DOENÇAS HEPÁTICAS **403**

conjugação ou excreção de bilirrubina; ou regurgitação de bilirrubina não conjugada e conjugada de hepatócitos ou ductos biliares lesados.

» A primeira etapa na avaliação de um paciente com elevação isolada do nível de bilirrubina sérica é fracionar a bilirrubina para determinar se ela é bilirrubina conjugada ou não conjugada. O aumento da produção de bilirrubina em virtude de hemólise e de conjugação defeituosa produz hiperbilirrubinemia não conjugada, enquanto os distúrbios hepatocelulares e a obstrução extra-hepática causam hiperbilirrubinemia conjugada. Uma terceira forma de bilirrubina, observada na colestase prolongada, é ligada covalentemente à albumina. A presença dessa bilirrubina explica a resolução lenta da icterícia em pacientes em convalescença com doença hepática.

» Uma concentração elevada de bilirrubina conjugada plasmática indica função excretora hepática prejudicada, mas como também é elevada na doença hepatocelular, não é específica para colestase.

» Uma vez no lúmen intestinal, a bilirrubina é degradada, principalmente, em urobilinogênio, que é reabsorvido e excretado pelos rins.

» O nível de bilirrubina na urina é elevado na hiperbilirrubinemia conjugada.

Fosfatase alcalina

» O termo FA se aplica a um grupo de isoenzimas derivadas de vários tecidos (fígado, ossos, intestino, placenta e rim). No fígado, a FA é encontrada na membrana canalicular dos hepatócitos. Tem meia-vida sérica de aproximadamente 7 dias.

» As atividades plasmáticas aumentam na doença hepática colestática porque a síntese de FA é aumentada e a enzima é regurgitada no plasma.

» Elevações dessa enzima são proeminentes na colestase e na doença infiltrativa do fígado; aumentos menores são observados em outras doenças hepáticas.

» O valor de um nível sérico elevado de FA de origem hepática é permitir o reconhecimento de distúrbios colestáticos (distúrbios associados ao fluxo biliar prejudicado, geralmente com icterícia).

» Uma concentração elevada de FA na presença de concentração elevada de GGT implica que a FA é de origem hepática.

» Elevação da FA sérica desproporcional ao nível das aminotransferases sugere um distúrbio colestático, tanto intra quanto extra-hepático.

Gamaglutamil transpeptidase (Quadro 63.3)

» GGT é encontrada no fígado (hepatócitos e colangiócitos), rim, pâncreas, baço, coração, cérebro e vesículas seminais. A GGT é uma enzima derivada do retículo endoplasmático das células do trato hepatobiliar. À medida que esse retículo se prolifera, por exemplo, em resposta à ingestão de drogas como o fenobarbital e a fenitoína, a síntese da enzima é induzida e a atividade plasmática da GGT aumenta. Portanto, a atividade plasmática elevada não indica, necessariamente, dano hepatocelular, mas pode refletir indução enzimática ou colestase.

» Os níveis séricos de GGT estão elevados nas síndromes colestáticas e podem ajudar a distinguir fontes hepáticas de fontes ósseas nas elevações de FA (GGT não é elevada na doença óssea).

Quadro 63.3. Valores anormais de gamaglutamil transpeptidase (GGT) e doenças hepáticas	
	GGT ($\times$ LSN)
Atresia de vias biliares extra-hepáticas	↑ ($\times$ 10)
Síndrome de Alagille	↑ ($\times$ 3 a 20)
Colangite esclerosante	↑ ($\times$ 50 a 100)
PFIC 1 – PFIC 2	N/↓
PFIC 3	↑
Distúrbios dos ácidos biliares	N

LSN: limite superior do normal; PFIC: progressive familial intrahepatic cholestasis. Fonte: Autoria própria.

● Função de síntese hepática

Albumina

» A albumina é uma proteína plasmática sintetizada exclusivamente pelos hepatócitos. Aproximadamente 10 gramas de albumina são sintetizados e excretados todos os dias com concentrações plasmáticas normais variando de 3,5–5 g/dL. A albumina é responsável por 75% da pressão coloide oncótica plasmática. O fígado tem a capacidade de dobrar a taxa de síntese em caso de perda rápida de albumina ou diminuição na diluição de albumina sérica. A meia-vida da albumina é de 14 a 21 dias. Essa longa meia-vida sérica da albumina no soro é responsável por sua falta de confiabilidade como marcador da função sintética hepática em lesão hepática aguda. Entretanto, é um bom índice de gravidade da doença hepática crônica.

» A síntese de albumina é regulada por mudanças no estado nutricional, pressão osmótica, inflamação sistêmica e níveis hormonais. Uma diminuição nos níveis de albumina sérica pode refletir uma produção diminuída secundária à lesão hepatocelular, depuração aumentada (perdas renais na síndrome nefrótica, queimaduras, enteropatia perdedora de proteína) ou diminuição da distribuição de aminoácidos ao fígado secundária à desnutrição). Também em condições inflamatórias sistêmicas crônicas e desequilíbrios hormonais.

» Uma concentração de albumina plasmática abaixo do limite inferior de referência em um paciente com hepatite recém-diagnosticada deve levantar a suspeita de um processo crônico, pois a albumina sérica é um excelente marcador da função de síntese hepática em pacientes com doença hepática crônica e cirrose. Exceção se faz nos casos de cirrose com ascite, que podem ter produção de albumina normal ou aumentada.

» A hipoalbuminemia é um achado comum em muitas doenças graves, sendo um indicador menos específico de capacidade sintética prejudicada. O tempo de protrombina prolongado é mais seguro.

» A pré-albumina tem meia-vida mais curta (1,9 dias) do que a albumina e, portanto, é proposta como uma medida útil da capacidade de síntese hepática após lesão aguda (p. ex., *overdose* de paracetamol).

AVALIAÇÃO LABORATORIAL EM DOENÇAS HEPÁTICAS

Tempo de protrombina/INR

» A síntese dos fatores de coagulação é uma função importante do fígado (exceto o fator VIII – produzido pelas células endoteliais vasculares).

» O tempo de protrombina (TP) é uma medida direta da taxa de conversão da protrombina em trombina e da atividade dos fatores de coagulação II, V, VII e X.

» Os fatores de coagulação II, V, VII e X são dependentes da vitamina K. Assim, quando ocorre deficiência de vitamina K (desnutrição, alteração da microbiota intestinal), o TP é prolongado.

» Um tempo de protrombina prolongado também pode resultar de comprometimento grave da capacidade de síntese se a massa de células do fígado for muito reduzida; nesses casos não é corrigido em 24 horas pela administração parenteral de vitamina K.

» O TP prolongado é um marcador confiável de disfunção hepática. No entanto, não é uma medida sensível da função hepática, pois mais de 80% da reserva funcional hepática deve ser comprometida antes que o TP se torne anormal.

» O TP pode estar prolongado na colestase. A vitamina K solúvel em gordura não pode ser absorvida normalmente se a absorção de gordura for prejudicada pela deficiência intestinal de sais biliares. Essa anormalidade deve ser corrigida pela administração parenteral da vitamina K.

» A medida do TP tem valor prognóstico em pacientes com insuficiência hepática aguda. Ao contrário da albumina sérica, o TP permite uma avaliação da função sintética hepática atual.

» A variabilidade interlaboratorial no TP levou a aumento do uso da Razão Normalizada Internacional (INR), que divide o TP de um indivíduo por um TP médio de controle. A faixa normal de INR é 0,8-1,2. A interpretação do INR é semelhante à interpretação do TP.

» O Tempo Parcial de Tromboplastina (PTT) avalia a via intrínseca da cascata de coagulação e pode estar prolongado em pacientes com cirrose avançada. Entretanto, é menos sensível do que o TP para detectar coagulopatia.

Ácidos biliares

» Os ácidos biliares são sintetizados nos hepatócitos a partir do colesterol, sendo conjugados com glicina ou taurina e secretados na bile. Após a passagem para o intestino delgado, a maioria dos ácidos biliares são reabsorvidos ativamente, pois o fígado extrai com eficiência os ácidos biliares do sangue portal.

» A manutenção das concentrações séricas normais de ácidos biliares depende do fluxo sanguíneo hepático, captação hepática, secreção de ácidos biliares e trânsito intestinal.

» Os ácidos biliares séricos estão elevados em pacientes com doenças hepáticas colestáticas, mas são normais em pacientes com síndrome de Gilbert e síndrome de Dubin-Johnson. Assim, podem ser usados para fazer a distinção.

» Os ácidos biliares séricos são indicadores sensíveis, mas inespecíficos, de disfunção hepática e permitem alguma quantificação da reserva hepática funcional.

Outros testes

» A hepatite viral aguda diminui a α e pré-β na eletroforese de proteínas séricas por causa da atividade reduzida da lecitina-colesterol aciltransferase, enquanto a banda β pode ser ampla por causa da atividade alterada da triglicerídeo lipase que resulta em lipoproteínas de baixa densidade elevada.

» As células hepáticas primitivas sintetizam α-fetoproteína. Os níveis são mais elevados no recém-nascido (> 1.000 mg/L) e diminuem nos primeiros meses de vida. Pode ser um teste de triagem útil no diagnóstico de tirosinemia tipo I e hepatoblastoma (tumor hepático mais comum em crianças, cerca de 90% dos pacientes apresentam AFP elevada) ou para detecção de carcinoma hepatocelular em portadores crônicos de hepatite B e C.

» A hipoglicemia de jejum na ausência de outras causas indica função hepática deficiente e é um guia para o prognóstico na insuficiência hepática aguda.

» A deficiência de a1-antitripsina é a doença hepática metabólica hereditária mais comum e deve ser sempre excluída em qualquer idade. Como a a1-antitripsina é uma proteína de fase aguda, é necessário medir a concentração e o fenótipo para diferenciar entre homozigotos, heterozigotos e uma resposta de fase aguda.

» O colesterol sérico geralmente é elevado em crianças com colestase grave, por exemplo, na síndrome de Alagille ou atresia biliar e fornece apoio desses diagnósticos. Em contraste, o colesterol baixo ou normal é característico dos distúrbios do transporte do ácido biliar ou da doença hepática terminal.

» A amônia plasmática pode estar elevada na insuficiência hepática aguda ou crônica, sendo indicação de disfunção hepática. Níveis elevados de amônia sérica podem ser observados com doença hepática aguda ou crônica grave e podem se correlacionar com encefalopatia hepática.

Leitura recomendada

Bussler S, Vogel M, Pietzner D et al. New pediatric percentiles of liver enzyme serum levels (alanine aminotransferase, aspartate aminotransferase, gammaglutamyltransferase): effects of age, sex, body mass index, and pubertal stage. Hepatology. 2018;68:1319-30.

Giannini EG, Testa R, Savarino V. Liver enzyme alteration: a guide for clinicians. CMAJ. 2005;172(3):367-79. doi: 10.1503/cmaj.1040752.

Giboney PT. Mildly elevated liver transaminase levels in the asymptomatic patient. Am Fam Physician. 2005 Mar 15;71(6):1105-10. Erratum in: Am Fam Physician. 2005 1;72(1):41.

Kwo PY, Cohen SM, Lim JK. ACG Clinical Guideline: Evaluation of Abnormal Liver Chemistries. Am J Gastroenterol. 2017;112(1):18-35. doi: 10.1038/ajg.2016.517.

Lee TH, Kim WR, Poterucha JJ. Evaluation of elevated liver enzymes. Clin Liver Dis. 2012;16(2):183-98. doi: 10.1016/j.cld.2012.03.006.

Newsome PN, Cramb R, Davison SM et al. Guidelines on the management of abnormal liver blood tests. Gut. 2018;67:6-19. 10.

Oh RC, Hustead TR, Ali SM, Pantsari MW. Mildly elevated liver transaminase levels: causes and evaluation. Am Fam Physician. 2017;96(11):709-15.

Scheig R. Evaluation of tests used to screen patients with liver disorders. Prim Care. 1996;23(3):551-60. doi: 10.1016/s0095-4543(05)70347-x.

Smith A, Baumgartner K, Cooper J, St Louis J. Liver disease: evaluation of patients with abnormal liver test results. FP Essent. 2021;511:11-22.

Capítulo 64

Escore CoMiSS (*Cow's Milk-Related Symptom Score*)

» O escore CoMiSS foi desenvolvido para aumentar a conscientização de sintomas relacionados a alergia à proteína do leite de vaca.
» O instrumento CoMiSS fornece uma pontuação considerando manifestações alérgicas gerais, bem como sintomas dermatológicos, gastrointestinais e respiratórios (escore total de 0 a 33). Escore final ≥ 10 os sintomas provavelmente estão relacionados com alergia à proteína do leite de vaca.
» O CoMiSS também pode ser usado para monitorar a evolução dos sintomas em resposta a intervenção terapêutica.

Assinale a característica que mais corresponde às manifestações clínicas do lactente com suspeita de alergia à proteína do leite de vaca

Choro escore ( )
0. ≤ 1 hora/dia
1. 1-1,5 hora/dia
2. 1,5-2,5 horas/dia
3. 2-3 horas/dia
4. 3-4 horas/dia
5. 4-5 horas/dia
6. ≥ 5 horas/dia

Regurgitação Escore ( )
0. 0-2 episódios/dia
1. ≥ 3 e ≤ 5 pequeno volume
2. > 5 episódios > 1 colher de café
3. > 5 episódios com mais da metade da alimentação em menos da metade das refeições
4. Regurgitação continua de pequeno volume > 30 minutos após cada alimentação
5. Regurgitação de metade do volume ingerido
6. Regurgitação de toda alimentação após cada mamada

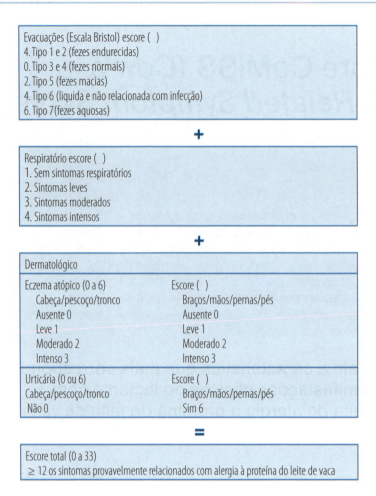

Leitura recomendada

Vandenplas Y, Dupont C, Eigenmann P, et al. A workshop report on the development of the Cow's Milk-related Symptom Score awareness tool for young children. Acta Paediatr 2015;104:334-9.

Vandenplas Y, Mukherjee R, Dupont C, et al. Protocol for the validation of sensitivity and specificity of the Cow's Milk-related Symptom Score (CoMiSS) against open food challenge in a single blinded, prospective, multicentre trial in infants. BMJ Open 2018;8:e019968. doi:10.1136/ bmjopen-2017-019968.

Capítulo 65

Caso Novo – Gastroenterologia Pediátrica

IDENTIFICAÇÃO

Nome _____ RG _____ Sexo _____
Data de nascimento _____ Idade _____ Procedência _____
Informante _____

COMPOSIÇÃO FAMILIAR / SALUBRIDADE DA CASA

Idade/Pai _____ Profissão _____ Anos de escolaridade _____
Idade/Mãe: _____ Profissão _____ Anos de escolaridade _____
Posição na família _____ Idade/Irmãos: _____
Casa – número de cômodos: _____ Número de pessoas: _____
Número de adultos: _____ Quem mora na casa? _____ Número de crianças _____

HISTÓRIA DA MOLÉSTIA ATUAL: _____
_____
_____
_____
_____
_____
_____
_____
_____
_____
_____

INTERROGATÓRIO SUSCINTO SOBRE OS DIVERSOS APARELHOS (ISDA)

Apetite: _____ Atividade: _____
Pele e anexos: _____
BOONG: _____
Coração: _____
Pulmões: _____
Gastrointestinal: _____
Geniturinário: _____
Musculoesquelético: _____
Sistema nervoso: _____
Outros: _____

ANTECEDENTES PESSOAIS/DNPM E SOCIAL

Duração da gestação: _____
Intercorrências: _____ Tipo de parto: _____
Intercorrências: _____
PN: _____ EN: _____ Apgar: _____
Sustentou cabeça: _____ Sentou c/ apoio: _____
Sentou s/apoio: _____ Andou: ____Falou: _____
Controle esfincteriano anal: _____Vesical: _____
Desempenho escolar e ano: _____
Relações sociais: _____
Atividades sociais: _____
Eventos críticos: _____
Doenças anteriores: _____
Internações: _____

ANTECEDENTES ALIMENTARES (Idade de início)
Aleitam. materno: _____
Aleitam. artificial:_____

ANTECEDENTES FAMILIARES (parentesco)
Atopia:_____
Alergia alimentar:_____
Doença inflamatória intestinal: _____
Fibrose cística: _____
Doença celíaca: _____
Doenças auto-imunes: _____
Enxaqueca: _____
Outras:_____

DIETA ATUAL (Quantidade e frequência diária/semanal)
Leite materno: _____
Fórmula láctea: _____
Carnes: _____
Ovo: _____
Peixe: _____
Embutidos: _____
Massas e cereais: _____
Leguminosas: _____

EXAME FÍSICO
Peso:_____ percentil: _____ Escore z: _____ Estatura: _____ percentil: _____ Escore z:_____
IMC: _____ percentil: _____ Escore z: _____ FC:_____ FR: _____
Impressão geral: _____ Mucosas: _____
Pele/Anexos e TCSC: _____
Linfonodos: _____
BOONG: _____
Osteomuscular: _____
Tórax: _____
Abdome: _____
Genitais:_____
Ânus: _____
Toque retal: _____
Neurológico: _____

HIPÓTESES DIAGNÓSTICAS
ESTADO NUTRICIONAL: _____
DNPM:_____
DIAGNÓSTICOS SINDRÔMICOS ⇒ TOPOGRÁFICOS ⇒ ETIOLÓGICOS

CONDUTA DE INVESTIGAÇÃO

CONDUTA TERAPÊUTICA

CASO NOVO – GASTROENTEROLOGIA PEDIÁTRICA

RETORNO GASTROENTEROLOGIA PEDIÁTRICA - Data: _____

IDENTIFICAÇÃO
Nome: _____
RG: _____Idade: _____
Procedência: _____
Informante: _____

RESULTADOS DE EXAMES
_____
_____
_____
_____

MEDICAÇÕES EM USO: _____
EVOLUÇÃO CLÍNICA: _____
_____
_____
_____
_____
_____
_____
_____
_____
_____
_____
H.I: _____

INTERROGATÓRIO SUSCINTO SOBRE OS DIVERSOS APARELHOS (ISDA)
_____
_____
_____
_____

INTERCORRÊNCIAS PESSOAIS/SOCIAIS
_____
_____
_____
_____
_____

DIETA ATUAL (Quantidade e frequência diária/semanal)
Leite materno: _____
Fórmula láctea: _____
Carnes: _____
Ovo: _____
Peixe: _____
Embutidos: _____
Massas e cereais: _____
Leguminosas: _____
Tubérculos, Legumes e Verduras:_____
Frutas: _____
Doces / Frituras / Outros:_____

EXAME FÍSICO
P: _____ perc: ____z: _____ E: _____ perc: _ z: _____
IMC: ____ perc: ____z: _____ FC: ____ FR: _____
Geral: _____
_____
Específico:_____
_____
_____
_____
Neurológico: _____
_____

HIPÓTESES DIAGNÓSTICAS
NUTRICIONAL: _____
DNPM:_____
DIAGNÓSTICOS SINDRÔM./TOPOGRÁF./ETIOL.
_____
_____

CONDUTA
_____
_____
_____
_____
_____

Capítulo 66

Coprograma (Coprologia Funcional Modificada)

O Coprograma corresponde às análises dos leucócitos fecais, pesquisas de carboidratos e gorduras (**Figura 66.1**).

Pesquisa de Leucócitos Fecais (PLF)

» A etiologia inflamatória da diarreia pode ser suspeitada com base em febre, tenesmo e fezes com sangue.
» Entretanto, os agentes etiológicos da diarreia raramente são identificados no pronto atendimento, pois os resultados da cultura fecal não estão disponíveis de imediato.

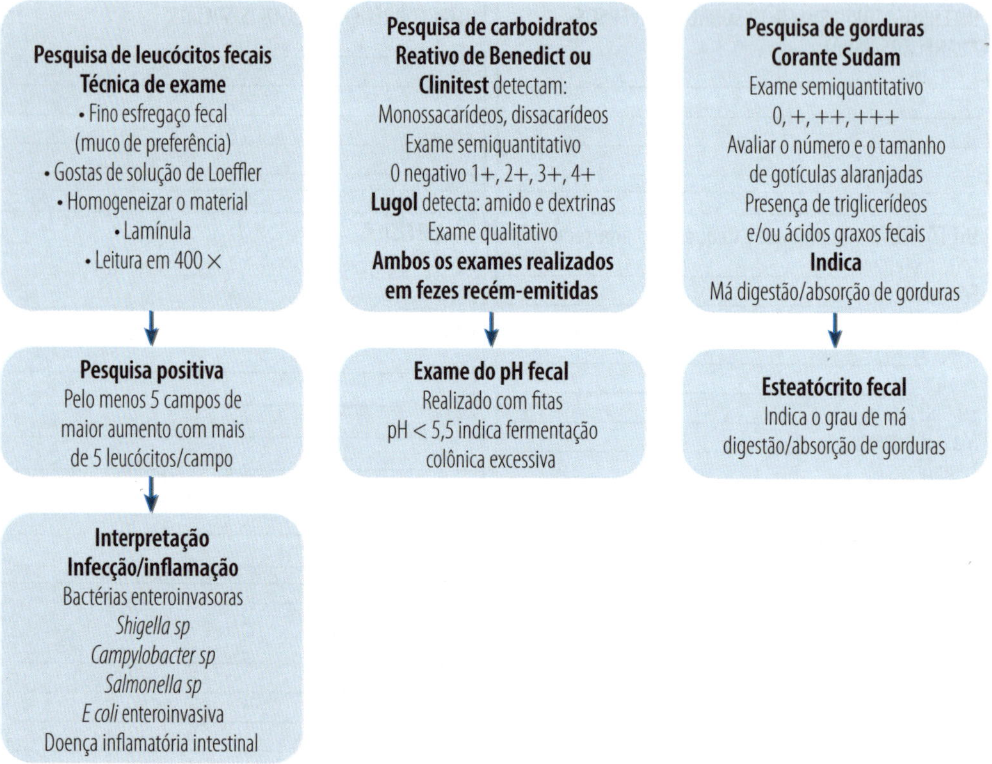

Pesquisa de leucócitos fecais
Técnica de exame
- Fino esfregaço fecal (muco de preferência)
- Gostas de solução de Loeffler
- Homogeneizar o material
- Lamínula
- Leitura em 400 ×

Pesquisa de carboidratos
Reativo de Benedict ou Clinitest detectam:
Monossacarídeos, dissacarídeos
Exame semiquantitativo
0 negativo 1+, 2+, 3+, 4+
Lugol detecta: amido e dextrinas
Exame qualitativo
Ambos os exames realizados em fezes recém-emitidas

Pesquisa de gorduras
Corante Sudam
Exame semiquantitativo
0, +, ++, +++
Avaliar o número e o tamanho de gotículas alaranjadas
Presença de triglicerídeos e/ou ácidos graxos fecais
Indica
Má digestão/absorção de gorduras

Pesquisa positiva
Pelo menos 5 campos de maior aumento com mais de 5 leucócitos/campo

Exame do pH fecal
Realizado com fitas
pH < 5,5 indica fermentação colônica excessiva

Esteatócrito fecal
Indica o grau de má digestão/absorção de gorduras

Interpretação
Infecção/inflamação
Bactérias enteroinvasoras
Shigella sp
Campylobacter sp
Salmonella sp
E coli enteroinvasiva
Doença inflamatória intestinal

Figura 66.1. Coprograma. (Fonte: Autoria própria.)

» No entanto, o tratamento antimicrobiano deve ser realizado com suspeita de diarreia invasiva.
» Existe associação significativa a bactérias enteroinvasivas e presença de leucócitos fecais.
» Assim, a combinação de dados epidemiológicos, clínicos, PLF positiva pode fornecer uma abordagem mais eficiente da diarreia utilizada e para tomar a decisão de prescrever ou não antibiótico.

Pesquisa de carboidratos fecais

» A avaliação da presença de carboidratos fecais (reativo de Benedict e Lugol) é feita por exames de baixo custo para avaliar a má digestão/absorção de carboidratos.
» O pH fecal avalia indiretamente a intensidade da fermentação.
» A interpretação de ambos os exames dão informações que ajudam na decisão terapêutica quanto ao carboidrato da dieta do paciente.

Pesquisa de gorduras fecais

» A avaliação da presença de gorduras fecais (corante Sudam) e a medida semiquantitativa (esteatócrito fecal) também são exames de baixo custo. O esteatócrito fecal permite boa avaliação da resposta terapêutica.

O Quadro 66.1 apresenta mais detalhes de exames fecais para diagnóstico e acompanhamento da diarreia.

A Figura 66.2 apresenta as diferentes consistências fecais.

Quadro 66.1. Exames fecais para diagnóstico e acompanhamento da diarreia	
Consistência e forma	Pode ser avaliada pela escala de Bristol (Capítulo 67). Também pode ser classificada em: formada (normal, endurecidas cibalosas); pastosa; semipastosa; semilíquida; líquida (Figura 66.2)
Odor	*Sui generis*; pútrido; pútrido rançoso; alcalino
Presença de muco	Pequena quantidade é normal
Eritrócitos e leucócitos	Raramente observados nas fezes normais
Pesquisa de leucócitos fecais	Em amostras obtidas na área com muco
Coloração com Sudam III	Teste qualitativo que pode detectar mais de 90% dos pacientes que têm esteatorreia clinicamente significativa
Teste do esteatócrito ácido	É simples, rápido, barato e confiável
Teste da gordura fecal de 72 horas	O padrão ouro no diagnóstico de esteatorreia
pH fecal	Em amostra fecal fresca usando papel de nitrazina. pH fecal varia entre 7,0 e 7,5 (abaixo de 5,5 indica fezes ácidas). Em lactentes alimentados com leite materno, o pH fecal é ligeiramente ácido
Substâncias redutoras	Investigada com o teste de Benedict. Lactose, glicose e frutose são açúcares redutores, mas a sacarose não. Assim, a sacarose deve ser reduzida por hidrólise ácida, liberando glicose e frutose e depois examinada com o reativo de Benedict. A amostra fecal deve ser fresca e chegar ao laboratório em meia hora

Continua...

Quadro 66.1. Exames fecais para diagnóstico e acompanhamento da diarreia – continuação	
Teste da alfa-1 antitripsina fecal	A alfa-1 antitripsina é uma glicoproteína sintetizada no fígado e o principal componente das alfa-1 globulinas. É resistente à proteólise e desintegração no lúmen intestinal. Aumento fecal significa enteropatia perdedora de proteínas
Teste da elastase-1 fecal	Teste indireto, sensível e específico para a função pancreática. A elastase-1 fecal mostra boa correlação com a produção de enzimas pancreáticas
Calprotectina fecal	Proteína liberada por neutrófilos e monócitos e correlacionada com a infiltração da mucosa intestinal por leucócitos polimorfonucleares (aumentada em infecção, inflamação e neoplasia). É útil para diferenciar causas inflamatórias de não inflamatórias na diarreia crônica
Toxinas do *Clostridioides difficile*	Analisada somente em amostras fecais de pacientes com diarreia e não deve ser realizada após tratamento. A maioria das cepas de *C. difficile* produz toxinas A e B, mas algumas cepas produzem apenas toxina A ou a toxina B. A toxina B é clinicamente importante. Entretanto, o teste realizado para ambas as toxinas é mais sensível em comparação com o teste apenas para a toxina B

Fonte: Autoria própria.

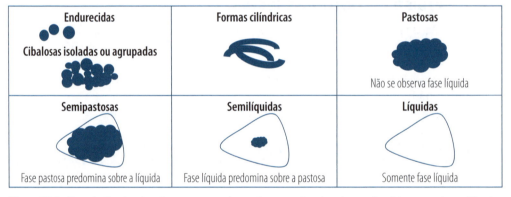

Figura 66.2. Consistência das fezes segundo a observação das fases liquida e pastosa (Fonte: Autoria própria.)

Leitura recomendada

Harris JC, Dupont HL, Hornick RB. Fecal leukocytes in diarrheal illness. Ann Intern Med. 1972;76(5):697-703. doi: 10.7326/0003-4819-76-5-697.

Korzeniowski OM, Barada FA, Rouse JD et al. Value of examination for fecal leukocytes in the early diagnosis of shigellosis. Am J Trop Med Hyg. 1979;28:1031-5.

Leeds JS, Oppong K, Sanders DS. The role of fecal elastase-1 in detecting exocrine pancreatic disease. Nat Rev Gastroenterol Hepatol. 2011;31;8(7):405-15. doi: 10.1038/nrgastro.2011.91. PMID: 21629239.

Degraeuwe PL, Beld MP, Ashorn M et al. Faecal calprotectin in suspected paediatric inflammatory bowel disease. J Pediatr Gastroenterol Nutr. 2015;60(3):339-46. doi: 10.1097/MPG.0000000000000615.

Chao-Chih Lai, Dar-Der Ji, Fang-Tzy Wu et al. Etiology and risk factors of acute gastroenteritis in a taipei emergency department: clinical features for bacterial gastroenteritis. J Epidemiol. 2016;26(4):216-23. doi:10.2188/jea.JE20150061

Park Y, Son M, Jekarl DW, Choi HY, Kim SY, Lee S. Clinical significance of inflammatory biomarkers in acute pediatric diarrhea. Pediatr Gastroenterol Hepatol Nutr. 2019;22(4):369-76. doi: 10.5223/pghn.2019.22.4.369.

Kasırga E. The importance of stool tests in diagnosis and follow-up of gastrointestinal disorders in children. Turk Pediatri Ars. 2019 Sep 25;54(3):141-8. doi: 10.14744/TurkPediatriArs.2018.00483.

Capítulo 67

Escala de Bristol – Consistência de Fezes

» A escala de Bristol tornou-se o padrão-ouro para classificar a consistência das fezes. Consta de 7 pontos com 7 formas de fezes (7 desenhos diferentes) que variam desde fezes cibalosas (escore 1) até fezes líquidas (escore 7) (Figura 67.1).
» Escala de Bristol tem tradução, adaptação cultural e validação para a população brasileira.
» Tem excelente confiabilidade e concordância quando usada para classificar o tipo de fezes por diferentes indivíduos.
» A escala de Bristol foi modificada para crianças. Os autores reduziram de 7 para 5 tipos de fezes, omitindo os tipos 3 e 5 do escala original. A escala de Bristol modificada para crianças também tem tradução, adaptação cultural e validação para a população brasileira.

Tipo 01	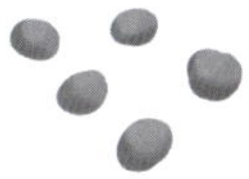	Pequenas bolinhas duras, separadas como coquinhos (difícil para sair)
Tipo 02	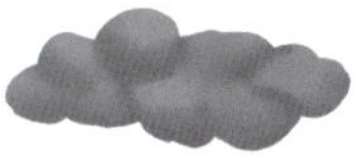	Formato de linguiça encaroçada, com pequenas bolinhas grudadas
Tipo 03	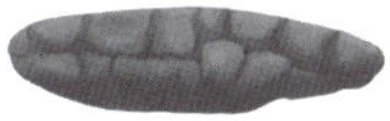	Formato de linguiça com rachaduras na superfície
Tipo 04	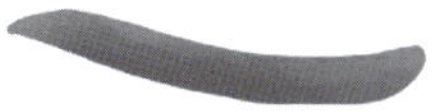	Alongada, com formato de salsicha ou cobra, lisa e macia
Tipo 05	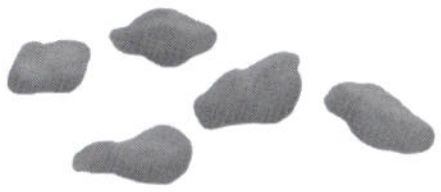	Pedaços macios e separados, com bordas bem definidas (fáceis de sair)
Tipo 06	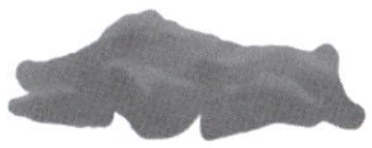	Massa pastosa e fofa, com bordas irregulares
Tipo 07	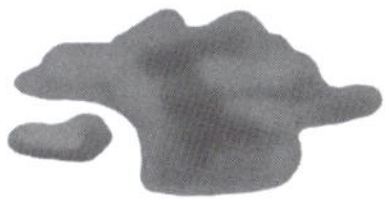	Totalmente líquida, sem pedaços sólidos

Figura 67.1. Escala de Bristol de consistência das fezes. (Fonte: Adaptada de Martinez & Azevedo; 2012.)

» Os critérios de Roma IV (Capítulos 43 e 58) recomendam o uso da escala original de Bristol para avaliação da consistência das fezes em ensaios clínicos em crianças com treinamento esfincteriano anal.

» Há um debate sobre a escala de Bristol de consistência de fezes ser apropriada para ser usada em crianças que não têm treinamento esfincteriano anal em quem a consistência das fezes é avaliada em fraldas.

Leitura recomendada

Chumpitazi BP, Lane MM, Czyzewski DI, Weidler EM, Swank PR, Shulman RJ. Creation and initial evaluation of a Stool Form Scale for children. J Pediatr. 2010;157:594-7.

Koppen IJN, Velasco-Benitez CA, Benninga MA, Di Lorenzo C, Saps M. Using the Bristol Stool Scale and Parental Report of Stool Consistency as Part of the Rome III Criteria for Functional Constipation in Infants and Toddlers. J Pediatr. 2016;177:44-48. e1. doi: 10.1016/j.jpeds.2016.06.055.

Lane MM, Czyzewski DI, Chumpitazi BP, Shulman RJ. Reliability and validity of a modified Bristol Stool Form Scale for children. J Pediatr. 2011;159:437-41.e1.

Lewis SJ, Heaton KW. Stool form scale as a useful guide to intestinal transit time. Scand J Gastroenterol. 1997;32:920-4.

Martinez AP, Azevedo GR. Tradução, adaptação cultural e validação da Bristol Stool Form Scale para a população brasileira. Rev Lat Am Enfermagem. 2012;20(3):1-7.

Capítulo 68

Escore de Leech: Radiografia Simples de Abdome (Deitado)

O método de pontuação de Leech divide o cólon em três segmentos: cólon direito, cólon esquerdo e segmento retossigmoide.

Instruções (Figura 68.1).
1. Desenhar uma linha que passe pelo meio da coluna vertebral. Do apêndice xifoide até a quinta vértebra lombar.
2. Desenhar uma linha que saia do meio do corpo da quinta vértebra lombar e passe na crista ilíaca superior à esquerda.
3. Desenhar uma linha que sai do meio do corpo da quinta vértebra lombar e passe na borda pélvica à direita.

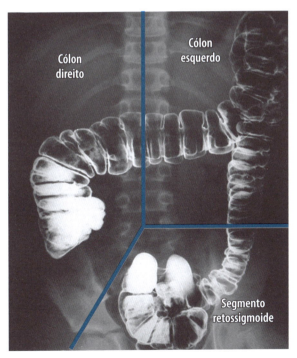

Figura 68.1. Demonstração das linhas de marcação para divisão do abdome em três áreas (nesta figura utilizamos uma radiografia com contraste para melhor orientar as regiões que são formadas. Entretanto, o exame é realizado em uma radiografia simples de abdome deitado). (Fonte: Autoria própria.)

4. Serão construídas três regiões: cólon direito; cólon esquerdo e retossigmoide.
5. Efetuar a pontuação para cada região.
   – Para cada segmento do cólon é fornecida uma pontuação de 0 a 5 (Quadro 68.1) que resulta em uma pontuação de 0 a um máximo de 15. Uma pontuação total de 9 ou mais é considerada sugestiva de retenção fecal excessiva.

Quadro 68.1. Protocolo para avaliação da retenção fecal pelo Escore de Leech					
Escore	Quantidade de fezes	Cólon direito	Cólon esquerdo	Retossigmoide
0	Sem fezes visíveis			
1	Ocasional			
2	Leve			
3	Moderada			
4	Intensa			
5	Intensa com dilatação			
Escore total ≥ 9, retenção fecal significativa					

Fonte: Autoria própria.

 Leitura recomendada

Leech SC, McHugh K, Sullivan PB. Evaluation of a method of assessing faecal loading on plain abdominal radiographs in children. Pediatr Radiol. 1999;29:255-8.

Capítulo 69

Manometria Anorretal

» Os processos de evacuação e manutenção da continência fecal são complexos, envolvendo atividade muscular voluntária e involuntária. Os nervos pudendo e sacro são importantes tanto nas informações sensoriais quanto motoras. O reto funciona como um reservatório distensível que permite o controle sobre a evacuação.

» Todas essas atividades e as unidades anatômicas devem atuar em conjunto para uma evacuação eficaz. Quando há disfunção, vários distúrbios podem ocorrer, como: constipação, incontinência fecal, obstrução da evacuação e sintomas de evacuação incompleta.

» A manometria anorretal (MAR) mede a pressão intraluminal anorretal com o uso de um balão anexado a um cateter continuamente perfundido que está conectado a um transdutor de pressão e a um polígrafo.

» Pacientes pediátricos encaminhados para MAR incluem aqueles com constipação refratária ao tratamento médico, dor anorretal, especialmente durante a evacuação e/ou incontinência fecal.

» A MAR pode ser realizada em crianças de qualquer idade; no entanto, apenas crianças com 5 anos ou mais são capazes de cooperar com os testes sensoriais e com os componentes dinâmicos do teste. Assim, para crianças menores, a MAR é limitada à análise da pressão de repouso do esfíncter anal e do reflexo inibitório reto anal (RIRA).

Principais indicações da MAR

» A MAR é um teste funcional que pode fornecer informações essenciais sobre as alterações na função retal, incluindo aumento da pressão no canal anal, defeitos do RIRA, sensibilidade retal diminuída e complacência retal aumentada.

» Em crianças com constipação crônica e funcional/estrutural e incontinência fecal, o uso de MAR é necessário para elucidar os mecanismos fisiopatológicos envolvidos.

» As indicações mais aceitas para a MAR em crianças é a avaliação do relaxamento do esfíncter anal interno e crianças que não melhoram com os tratamentos convencionais para constipação crônica. O Quadro 69.1 apresenta as principais indicações das Sociedades Norte-Americana e Britânica de Gastroenterologia, Hepatologia e Nutrição Pediátrica.

Quadro 69.1. Principais indicações da manometria anorretal em crianças
Segundo a North American Society of Paediatric Gastroenterology Hepatology and Nutrition
1	O RIRA (reflexo inibitório reto anal) em resposta à distensão do balão retal. Ajudar a excluir a doença de Hirschsprung (RIRA ausente); a avaliação do RIRA em crianças com suspeita de acalasia do esfíncter anal; após miomectomia.
2	Malformações anorretais com persistência de problemas de evacuação após reparo cirúrgico.
3	Problemas persistentes de evacuação após a cirurgia para doença de Hirschsprung.
4	Pacientes com esfíncter hipertônico ou acalasia anal que podem ter benefício da injeção de toxina botulínica. Também avaliar o efeito da injeção de toxina botulínica.
5	A dinâmica da defecação em pacientes com constipação crônica. Em uma criança que tenta evacuar, a pressão retal aumenta e a pressão do esfíncter anal diminui. Crianças com dissinergia não conseguem coordenar essa resposta.
6	A sensação retal e do tônus do esfíncter de pacientes com incontinência fecal associada a problemas neurogênicos. O RIRA está presente em pacientes com lesões na medula espinal.
Segundo a British Society Paediatric Gastroenterology Hepatology and Nutrition
1	Triagem e após cirurgia para doença de Hirschsprung.
2	Sintomas persistentes de constipação com ou sem incontinência fecal que não responde à terapia médica padrão.
3	Incontinência fecal crônica (retentiva ou não retentiva) incluindo urgência fecal.
4	Avaliação das funções anorretais antes e após intervenção com *biofeedback*.
5	Avaliação da função esfincteriana em crianças com problemas persistentes de evacuação após o tratamento de anomalias congênitas anorretais ou causas orgânicas de constipação (p. ex., malformação anorretal e lesões da medula espinal).
6	Para avaliar a dinâmica da evacuação, incluindo crianças com suspeita de defecação dissinérgica.

Fonte: Autoria própria.

Realização da MAR

» Uma entrevista pré-teste deve ser realizada para explicar o procedimento, identificar qualquer requisito especial e planejar o dia do procedimento, incluindo técnicas de distração, se necessário.
» O consentimento informado deve ser obtido como um requisito obrigatório antes do procedimento.

Procedimentos básicos durante a realização da MAR

A MAR consiste em uma série de medições de pressão que avaliam:
» Função involuntária do canal anal durante repouso.
» Função voluntária durante o esforço para reter as fezes.
» Coordenação do reflexo retoanal durante a estimulação retal.
» Coordenação retoanal voluntária durante a evacuação simulada (*push*).
» Avaliação da sensação retal.

MAR com a criança sob sedação ou acordada (parâmetros avaliados)

» **Acordada:** pressão de repouso, pressão para reter as fezes, reflexo de tosse, pressão para evacuar, RIRA e sensação retal.
» **Sob sedação:** pressão de repouso e RIRA.

Parâmetros avaliados e definição dos termos

O Quadro 69.2 apresenta o resumo dos principais parâmetros avaliados na MAR, bem como a interpretação dos dados manométricos em termos clínicos e fisiopatológicos.

Quadro 69.2. Parâmetros avaliados na manometria anorretal e interpretação dos dados manométricos em termos clínicos e fisiopatológicos		
Teste	**Parâmetro avaliado**	**Interpretação**
Pressão de repouso	EAI (70% da pressão) e EAE (30% da pressão)	Pressão aumentada: esfíncteres hipertônicos (EAI e/ou EAE) Pressão diminuída: lesão no EAI
Pressão para reter fezes	Avaliar o EAE	Aumento no pico de pressão: fraqueza do EAE (neurogênico ou miogênico)
Reflexo inibitório retoanal	Relaxamento EAI durante enchimento do balão retal	Ausente: possível Hirschsprung Se estiver presente com volume elevado: megarreto Afastar lesão estrutural do EAI
Sensibilidade retal	Avalia a função sensorial retal em diferentes volumes	Limiar sensorial elevado pode estar ligado a mudanças na biomecânica retal (megarreto) ou à disfunção da via aferente. Risco de incontinência
Complacência retal	Avalia a função mecânica do reto	Maior complacência: megarreto Menor complacência: risco de incontinência fecal
Tentativa de evacuação	Sincronização entre o aumento na pressão retal e a diminuição na pressão anal durante as tentativas de evacuar	**Três tipos de disfunção:** Tipo 1: aumento adequado da pressão retal com aumento da pressão anal Tipo 2: aumento inadequado da pressão retal com aumento da pressão anal ou diminuição inadequada da pressão anal Tipo 3: aumento adequado da pressão retal com diminuição inadequada da pressão anal

EAE = esfíncter anal externo; EAI = esfíncter anal interno. Fonte: Autoria própria.

Período de estabilização

» Após a inserção do cateter e antes das manobras do teste, um período de estabilização de 3 minutos deve ser observado para permitir que o tônus anal volte à linha de base após a introdução da sonda. Nenhuma medida deve ser realizada nesse período.

Pressão anal em repouso

» A pressão de repouso se refere à pressão do canal anal quando o paciente está relaxado, deitado imóvel, quieto e o reto está vazio (mede o tônus anal basal em repouso). É medido ao longo de 60s. O tônus máximo em repouso é a pressão mais alta no canal anal com o paciente em repouso. Contrações tônicas dos esfíncteres interno e externo contribuem para a pressão de repouso. O principal componente da pressão de repouso é a pressão gerada pelo EAI, com uma contribuição em torno de 70%.

» Uma baixa pressão de repouso pode ser indicativa de fraqueza ou ruptura na musculatura esfincteriana.

» Na pressão de repouso o EAI é o principal componente.

» Pacientes com incontinência fecal têm baixa pressão de repouso, indicando fraqueza do EAI e EAE.

Pressão para reter as fezes

» Essa é a manobra que registra a pressão anal durante esforço voluntário para contrair o ânus/assoalho pélvico. Durante a pressão prolongada, o EAE pode entrar em "fadiga".

» A criança é instruída para "apertar" o canal anal o mais fortemente possível para um período de 15 a 20 segundos. Essa manobra deve ser repetida duas vezes para garantir a melhor pressão. A criança não deve se distrair nesse momento para garantir que ela esteja se concentrando na manobra. A pressão máxima e a de resistência podem ser calculadas.

» A pressão para reter as fezes é usada para avaliar a força/tônus do esfíncter. É produzida quando a criança contrai voluntariamente o máximo do esfíncter, representando, predominantemente, a função do EAE.

Pressão de esforço para evacuar

» Manobra que mede as mudanças na pressão anal e retal durante uma evacuação simulada. Três "esforços" são realizados durante o protocolo, cada um de 15s de duração separados em 30s entre os intervalos de recuperação da manobra.

» Solicita-se à criança para abaixar por 20 a 30 segundos como se fosse defecar.

» A criança não deve ser distraída nesse momento a fim de garantir concentração na manobra. Isso pode ser repetido para garantir que elas estão entendendo o que se espera. Frequentemente é útil colocar sua mão no abdome para garantir que estejam fazendo a manobra de modo correto (abdome deve ser expandido para fora).

RIRA

» Esse é o procedimento que mede a resposta anal reflexa à distensão retal, sendo mediado pelo plexo miontérico.

» Uma resposta normal é caracterizada por uma diminuição da pressão anal induzida pela distensão retal.

» O volume para obter um RIRA depende do tamanho do reto, tipo e tamanho do cateter etc. Se houver suspeita de megarreto, o teste deve ser repetido com volumes progressivamente maiores. A recomendação é continuar a aumentar o volume (250 a 300 mL) em crianças maiores até que uma resposta ocorra.

» A ausência do RIRA sugere a presença da doença de Hirschsprung.

Complacência do reto

» É o volume máximo tolerável dividido pela mudança na pressão retal determinada pela inflação do balão.

Volume crítico

» O volume mínimo que produz um desejo duradouro de defecar é definido como o volume crítico.

Contração paradoxal do esfíncter anal

» É definida como aumento na pressão do esfíncter anal superior a 40 mmHg durante a defecação simulada

Comprimento do canal anal

» A distensão do reto permite avaliar a sensação retal e complacência e o RIRA. O cateter é, em seguida, retirado lentamente até que um aumento na pressão intraluminal seja observado. Esse ponto define o início do canal anal funcional; sua distância do ânus é registrada, determinando assim o comprimento do canal anal.
» Comprimento do canal anal: o comprimento do canal é a distância medida entre a borda anal e o local com aumento de pressão ≥ 5 mmHg sobre a pressão retal.

Teste sensorial retal

» Esse é o procedimento que avalia a sensibilidade retal à distensão utilizando um balão retal colocado pelo menos 3-5 cm acima da borda superior do canal anal.
» O volume do balão é registrado para três limiares sensoriais relatados pelo paciente:
   1. Definida como o menor volume do balão detectado pelo paciente.
   2. Menor volume do balão em que o paciente desenvolve a vontade de defecar.
   3. Sensação no volume máximo tolerado que está associada à forte urgência para evacuar.
» A diminuição da sensação é mais frequentemente observada com um canal retal cronicamente dilatado em decorrência de constipação crônica.

Tempo de expulsão do balão

» Esse é o procedimento que mede a capacidade de o indivíduo expulsar um balão retal cheio com 50 mL de água enquanto na posição sentada. A medida é o tempo gasto para o paciente expulsar o balão do reto.
» O paciente é então instruído a expelir o balão em ambiente com privacidade.
» O teste é considerado normal se o paciente conseguir expelir o balão dentro de um tempo definido. Em adultos é permitido 1 minuto. Não está claro se esse limite de tempo é adequado em crianças, bem como a quantidade certa de insuflação do balão para crianças. Assim, volume e limite de tempo para adultos podem ser aplicáveis.

Evacuação dissinérgica

Na dinâmica normal da evacuação, há aumento na pressão retal em virtude da contração dos músculos abdominais coordenada com diminuição na pressão do esfíncter anal. Um padrão dissinérgico é definido como contração anal paradoxal (aumento na pressão do esfíncter anal ou relaxamento inadequado da pressão do esfíncter anal em repouso < 20%).
» Deve-se suspeitar de dissinergia quando pelo menos duas das seguintes características estão presentes: incapacidade de contrair músculos abdominais,

incapacidade de relaxar o esfíncter anal e/ou músculo puborretal, contração para-doxal do esfíncter anal ou puborretal.

» Os pacientes apresentam esforço excessivo, sensação de evacuação incompleta, estufamento, fezes endurecidas, evacuações infrequentes. Os pacientes nos quais essa coordenação não ocorre são descritos com evacuação dissinérgica, resultan-do em constipação do tipo obstrução da saída.

» O diagnóstico de evacuação dissinérgica requer 3 condições:
1. Sintomas de constipação crônica (Roma IV).
2. Um padrão de defecação dissinérgica.
3. Pelo menos outra medida anormal quantificável da evacuação: teste de expul-são anormal do balão, atraso prolongado no trânsito colônico ou evacuação incompleta durante a defecografia.

Técnica de manometria anorretal com cateter de perfusão por bomba Pneumo-hidráulica utilizando o aparelho Multiplex Manometria Anorretal (Alacer Biomédica Indústria Eletrônica Ltda.)

1. Primeiramente o paciente deve realizar "*Fleet* enema", em casa, no dia do exame ou na véspera. Jejum de 4 a 6 horas apenas naqueles com possível necessidade de sedação para realização do exame.
2. Calibra-se o aparelho (a 0 e a 37 cmH$_2$O) e, a seguir, ajusta-se a linha de base do traçado.
3. O paciente deve ficar em decúbito lateral com a cabeça contrária à posição do computador, coberto por lençol, com o auxiliar posicionado de tal modo a manipular e verificar a posição do cateter anorretal, além de fazer insuflação do balão, quando solicitado.
4. Lubrifica-se, então, o cateter de perfusão (8 canais – 4 helicoidais e 4 radiais ou 8 helicoidais, distando 0,5 cm entre si) com vaselina e, a seguir, introduz-se em região anorretal, aproximadamente a 6 cm do bordo anal.
5. Solicita-se então ao auxiliar que retire o cateter progressivamente, centí-metro a centímetro, até que se identifique região de alta pressão corres-pondente ao canal anal no maior número possível de canais, usualmente localizada 1 a 2 cm acima do bordo anal, correspondente a 4 a 5 cm de tamanho do cateter intrarretal.
6. Pode-se excluir a imagem de um canal do traçado, clicando-se 2 vezes com o botão esquerdo do mouse diretamente sobre o número do canal localizado à esquerda do traçado.
7. Inicia-se o enchimento e o esvaziamento rápido do balão retal com volumes progressivos – iniciar com 5 mL e ir aumentando para 15-20-25-30 mL, e assim progressivamente.
8. Em cada estação de volume, deve-se observar se houve ou não a presença do **reflexo inibitório retoanal (RIRA) – relaxamento do esfíncter anal interno –**, determinando a mínima pressão em que esse passa a ocorrer e se foi típico ou não, e a pressão necessária para que ocorra o **relaxamento constante**

dos dois esfíncteres, externo e interno, muitas vezes coincidindo com o **volume crítico**.

9. Em cada estação de volume deve-se solicitar ao paciente que faça manobra de **reter fezes** (*squeeze*).
10. Em cada estação de volume deve-se solicitar ao paciente que tente identificar primeiramente a sensação mínima de percepção do balão ou vontade evacuatória, denominada "primeiro esforço para evacuar" (**sensibilidade mínima** ou **limiar de sensibilidade**); a seguir, que tente identificar a sensação de urgência para evacuar, quando já começa a ficar incômodo, denominada **volume crítico**; e, por fim, identificar o **máximo volume** tolerado, quando já começa a apresentar desconforto tipo dor, ponto em que se interrompe com a insuflação do balão.
11. Antes de terminar o exame, deve-se solicitar ao paciente que tente expulsar o balão – **teste de expulsão do balão**.

Valores normais para manometria anorretal

O Quadro 69.3 apresenta os valores de referência para alguns parâmetros da MAR convencional segundo diferentes autores e os valores da MAR de alta resolução-3D.

Quadro 69.3. Valores de referência para parâmetros da manometria anorretal em crianças e adolescentes. Média (± desvio-padrão)						
Autor	Idades (anos)	Pressão anal de repouso (mmHg)	Pressão para reter as fezes (mmHg)	RIRA (limiar) (mL)	Pressão esforço para evacuar (mL)	Volume crítico (mL)
Li *et al.* (2008)	5 a 15				28 (11)	117 (46)
*Hyman *et al.* (2006)	5 a 16	67 (12)	140 (52)	11 (05)	14 (07)	101 (39)
Stuphen *et al.* (1997)	7 a 12		142 (47)		30 (12)	96 (38)
Beninga *et al.* (1994)	8a 16	55 (16)	182 (61)	18 (10)	19 (12)	131 (31)
Media (maior-menor)		55 a 67	140 a 182	11 a 18	14 a 30	96 a 131
**Banasiuk *et al.* (2016)	2 a 17	83 (23)	191 (64)	15 (10)	24 (23)	

*Comprimento do canal: 3,3 (0,8) cm. **Valores para manometria anorretal de alta resolução-3D. Fonte: Autoria própria.*

Modelo de laudo de manometria anorretal

» Exame realizado sem sedação (ou com sedação com midazolam intranasal), com cateter de perfusão anorretal de 8 canais helicoidais, distando 0,5 cm entre si, com criança colaborativa.
» O canal anal mediu ...... cm de comprimento.
» A pressão anal basal média foi de ...... mmHg.
» A máxima pressão alcançada na tentativa de reter fezes foi de .... mmHg.
» Houve reflexo de relaxamento do esfíncter anal interno (reflexo inibitório retoanal - RIRA) a partir de ...... mL de ar no balão retal. O reflexo foi típico e reprodutível.

» A sensibilidade mínima para percepção do balão ou vontade evacuatória ocorreu com ...... mL de ar no balão retal.
» O volume crítico ou sensação de urgência para evacuar ocorreu com ...... mL e o máximo volume tolerado foi de..... mL.
» Durante manobra de expulsão do balão (simulação da evacuação), o paciente apresentou a esperada queda de pressão no esfíncter anal interno.

Conclusão

Manometria anorretal mostrando valores normais para a idade, inclusive com reflexo inibitório retoanal (RIRA) típico e reprodutível.

Leitura recomendada

Athanasakos E, Cleeve S, Thapar N et al. Anorectal manometry in children with defaecation disorders: BSPGHAN Motility Working Group Consensus Statement. Neurogastroenterol Motil. 2020;27:e13797.

Azpiroz F, Enck P, Whitehead WE. Anorectal functional testing: review of collective experience. Am J Gastroenterol. 2002;97:232-40.

Banasiuk M, Banaszkiewicz A, Dziekiewicz M et al. Values from three-dimensional high-resolution anorectal manometry analysis of children without lower gastrointestinal symptoms. Cline Gastroenterol Hepatol. 2016;14:993.e3-1000.e3.

Benninga MA, Wijers OB, van der Hoeven CW et al. Manometry, profilometry, and endosonography: normal physiology and anatomy of the anal canal in healthy children. J Pediatr Gastroenterol Nutr. 1994;18:68-77.

Bharucha AE. Update of tests of colon and rectal structure and function. J Clin Gastroenterol. 2006;40:96-103.

Bove A, Bellini M, Battaglia E et al. Consensus statement AIGO/SICCR diagnosis and treatment of chronic constipation and obstructed defecation (part II: treatment). World J Gastroenterol. 2012;28;18(36):4994-5013. doi: 10.3748/wjg.v18.i36.4994.

Fabrizio AC, Alimi Y, Kumar AS. Methods of evaluation of anorectal causes of obstructed defecation. Clin Colon Rectal Surg. 2017;30(1):46-56. doi: 10.1055/s-0036-1593427.

Hyman PE, Milla PJ, Benninga MA et al. Childhood functional gastrointestinal disorders: neonate/toddler. Gastroenterology. 2006;130:1519-26.

Li ZH, Dong M, Wang ZF. Functional constipation in children: investigation and management of anorectal motility. World J Pediatr. 2008;4:45-8.

Rao SS, Azpiroz F, Diamant N, Enck P, Tougas G, Wald A. Minimum standards of anorectal manometry. Neurogastroenterol Motil. 2002;14:553-9.

Rao SS. Dyssynergic defecation and biofeedback therapy. Gastroenterol Clin North Am. 2008;37:569-86.

Rodriguez L, Sood M, Di Lorenzo C, Saps M. An ANMS-NASPGHAN consensus document on anorectal and colonic manometry in children. Neurogastroenterol Motil. 2017;29(1):e12944. doi: 10.1111/nmo.12944.

Sutphen J, Borowitz S, Ling W et al. Anorectal manometric examination in encopretic-constipated children. Dis Colon Rectum. 1997;40:1051-5.

Yates G, Friedmacher F, Cleeve S, Athanasakos E. Anorectal manometry in pediatric settings: A systematic review of 227 studies. Neurogastroenterol Motil. 2021;33(4):e14006. doi: 10.1111/nmo.14006.

Capítulo 70

pHmetria Esofágica de 24 Horas

» Doença do refluxo gastroesofágico (DRGE) ocorre quando o conteúdo gástrico reflui para o esôfago ou orofaringe e produz sintomas e/ou complicações.
» O monitoramento do pH esofágico tornou-se amplamente utilizado para avaliar a DRGE. O exame é seguro, sensível e específico na detecção de refluxo gastroesofágico ácido, sendo a ferramenta clínica mais amplamente utilizada para monitorar o refluxo esofágico.
» Fornece uma medição fisiológica direta do ácido no esôfago; documenta a doença do refluxo; avalia a gravidade da doença; monitora a resposta ao tratamento médico ou cirúrgico.
» Embora diferentes anormalidades na motilidade, como função do esfíncter esofágico inferior, peristaltismo esofágico e atividade motora gástrica possam contribuir para o desenvolvimento de DRGE, o grau de exposição ao ácido esofágico representa o fator-chave na patogênese da DRGE.
» Assim, o monitoramento do pH esofágico, baseado na detecção de episódios de refluxo ácido (no lúmen esofágico) e na medição de sua frequência e duração, são considerados como ferramenta diagnóstica sensível e específica para o diagnóstico da doença do refluxo.

Características do exame

» O monitoramento ambulatorial padrão do pH esofágico de 24 horas mede a exposição do esôfago distal ao ácido usando um único cateter com eletrodo de pH passado através do nariz e posicionado 5 cm acima da margem superior do esfíncter esofágico inferior. A sonda é conectada a um aparelho que grava os episódios de refluxo.
» Classicamente, o eletrodo de pH esofágico deve ser fixado em 87% do comprimento esofágico (fórmula de Strobel: $[(h*0,252) + 5] * 0,87$) ao nível de T9, 3 dedos acima do diafragma.
» Na ausência de refluxo gastroesofágico, o pH do lúmen esofágico está normalmente entre 4 e 7.
» Para detectar DRGE, o pH do lúmen esofágico deve ser monitorado por 24 horas.
» Episódios de refluxo são caracterizados por um declínio abrupto, abaixo de 4,0, do pH intraesofágico no esôfago distal.
» O valor de corte de 4,0 é um parâmetro clinicamente útil na prática, pois observações demonstraram que a atividade da pepsina diminui rapidamente em soluções com pH acima de 4,0 e sintomas típicos de refluxo são frequentemente relatados em valores de pH intraesofágico abaixo de 4,0.

» Definição de episódios de refluxo: o pH esofágico distal cai abaixo de 4,0 por pelo menos 15 s e termina quando o pH é restaurado para um valor acima de 4,0.
» A principal limitação do monitoramento do pH esofágico é que ele detecta somente episódios de refluxos ácidos. Essa técnica não permite a detecção de refluxos ácidos fracos nem refluxo alcalino.

Parâmetros analisados

A DRGE pode ser diagnosticada com base em uma série de critérios. O monitoramento do pH esofágico pode detectar e quantificar o refluxo e correlacionar os sintomas temporalmente com o refluxo (Quadro 70.1).

Os seguintes parâmetros geralmente são analisados:
» Porcentagem de tempo durante o qual o pH é inferior a 4,0 (tempo de exposição ao ácido esofágico ou índice de refluxo).
» Duração média dos episódios de refluxo (calculada dividindo-se o tempo de refluxo pelo número de episódios de refluxo).
» Número de episódios de refluxo por 24 horas.
» Número de episódios de refluxo com duração superior a 5 minutos por 24 horas.
» Episódios mais longos de refluxo, em minutos.
» Tempo para clareamento ácido.
» O índice oscilatório calcula a porcentagem de tempo em que o pH oscila entre os valores de pH 4,25 e 3,75.

Quadro 70.1. Valores normais de pHmetria a 5 cm do esfíncter esofágico inferior			
	Esôfago proximal (LSN)	**Esôfago distal (LSN)**	**Esôfago distal**
Índice de refluxo (% tempo de 24 horas com pH < 4)	$0,87 \pm 1,01$ (2,89)	$2,19 \pm 1,43$ (5,05)	0-11 m ≤ 11,7% 0-9 a ≤ 5,4% Adultos ≤ 6,0%
Número de episódios de refluxos ácidos (pH < 4)	$24,32 \pm 24,92$	$49,51 \pm 34,88$	0-11 m 31±21 (< 73) 0-9 a ≤ 25 Adultos ≤ 45
Número de episódios de refluxo > 5 min	$0,31 \pm 1,15$	$0,70 \pm 0,89$	Lactentes ≤ 9,7 Crianças ≤ 6,8 Adultos ≤ 3,2
Duração do episódio de refluxo mais longo	$2,72 \pm 3,51$	$6,08 \pm 5,58$	
Tempo para clareamento ácido (minutos)	$0,44 \pm 0,67$	$0,57 \pm 0,37$	
Índice de sintomas			< 50%
Índice de sensibilidade de sintomas			< 10%
Probabilidade de associação a sintomas			< 95%
Índice de Boix-Ochoa (para lactentes < 8 meses)			< 11,99
Escore de Euler-Byrne			< 50
Índice de DeMeester (para crianças > que 8 meses)			< 14,72
Área sob a curva			< 43 unidades*minutos
Duração média de refluxo durante o sono (minutos)			< 4,5

Fonte: Bagucka B et al., 2000.

» Área sob a curva [unidades de pH (de pH < 4) * minutos (de pH < 4)].

» A área abaixo de pH 4,0 pode representar a exposição ácida real do esôfago distal e fornecer informações adicionais sobre a gravidade da doença.

» O escore de DeMeester é calculado automaticamente pelo *software*. É uma medida da exposição do esôfago a níveis de pH abaixo de 4 calculado com base nos 6 parâmetros:
  – % tempo total pH < 4:
  – % tempo pH < 4 no período vertical.
  – % tempo pH < 4 no período reclinado.
  – Número total de episódios de refluxo.
  – Total número de episódios de refluxo com mais de 5 minutos.
  – Duração do episódio de refluxo mais longo.

» Índice de sintomas. Sintomas relacionados com episódios de RGE/todos os sintomas, ou seja, o percentual de sintomas que foram relacionados a episódios de RGE.

» O índice de sensibilidade dos sintomas (episódios de RGE assintomáticos/todos os RGE, ou seja, o percentual de episódios de RGE que foram assintomáticos).

» Probabilidade de associação a sintomas (relação estatística entre os sintomas e os episódios de RGE, calculada pelo teste exato de Fisher).

» Score de Euler-Byrne [n refluxos/dia + 4 * (n refluxos/dia > 5 min)].

» Índice de Boix-Ochoa para lactentes de até 8 meses [refluxos *vs.* número *vs.* duração *vs.* posição).

» Duração média dos refluxos durante o sono.

Principais indicações do exame

» Pacientes com apresentação incomum de DRGE, como sintomas laríngeos, dor torácica atípica, doença das vias aéreas, recusa à alimentação e aspiração crônica recorrente (pneumonias de repetição).

» No pré e pós-cirurgia antirreflexo.

» Na avaliação da eficácia do tratamento farmacológico da DRGE. Pode ajudar a direcionar a dose ideal de drogas antissecretoras.

» Sintomas persistentes em pacientes de alto risco (atresia esofágica, fibrose cística ou pacientes neurologicamente comprometidos).

» Para documentar o excessivo refluxo ácido em pacientes com suspeita de DRGE, mas sem esofagite endoscópica.

» Para avaliar a associação dos sintomas.

» Sintomas laríngeos recorrentes.

» Tosse crônica ou engasgos.

» Apneia.

» Choro excessivo.

» Postura anormal de pescoço ou corpo.

Orientações para o exame de pHmetria (Quadro 70.2)

» No monitoramento ambulatorial do pH esofágico há possibilidade de os eventos serem marcados pelo paciente durante o estudo, indicando sintomas, refeições e posicionamento do corpo. O paciente também registra esses eventos em um diário para que sintomas específicos possam ser posteriormente correlacionados com a exposição ao ácido esofágico.

» A duração típica para análises baseadas em cateter de monitoramento de pH esofágico é de 24 horas. Estudo mais curto com períodos variando de 3 a 16 horas podem ocorrer pela baixa tolerância do paciente aos cateteres de pH. No entanto, durações de estudo mais curtas resultam em diminuição da sensibilidade em comparação com o monitoramento de 24 horas.

» Embora muitos parâmetros sejam avaliados (Quadro 70.1), a porcentagem de tempo com pH é inferior a 4 e o parâmetro mais importante.

Quadro 70.2. Orientações para pHmetria
O que é pHmetria?
É um exame que mede o pH no esôfago. Ajuda a determinar se há ou não retorno de conteúdo ácido do estômago para o esôfago. O exame é feito quando há suspeita de refluxo gastroesofágico; para avaliar se um tratamento para refluxo está sendo eficaz; ou na investigação de tosse noturna, apneia, cianose e outros sintomas.
Como é realizado o exame?
Uma sonda plástica com um sensor na ponta é colocada dentro do esôfago e um transdutor é colado com esparadrapo ao peito da criança. Durante a colocação da sonda, a criança pode ter náuseas, vômitos e tosse. A sonda é então conectada a um gravador portátil que a criança pode carregar enquanto o exame estiver sendo realizado. O exame dura 18 a 24 horas.
O que ocorre durante o exame?
Seu filho(a) continuará com as atividades habituais. Deverá ser preenchido um relatório constando os sintomas apresentados durante o exame (choro, tosse, chiado, dor abdominal...) com horário de início e final da queixa; além do horário das refeições (início e fim) e o período (início e fim) em que a criança estiver deitada. A sonda e o transdutor torácico deverão estar bem fixados durante todo o exame.
O que acontece depois do exame?
Após 18 a 24 horas a sonda é removida e as informações armazenadas no gravador serão analisadas. Seu médico lhe falará oportunamente sobre o resultado do exame do seu filho.

Fonte: Autoria própria.

Leitura recomendada

Bagucka B, Badriul H, Vandemaele K, Troch E, Vandenplas Y. Normal ranges of continuous pH monitoring in the proximal esophagus. J Pediatr Gastroenterol Nutr. 2000;31(3):244-7. doi: 10.1097/00005176-200009000-00008.

Czinn SJ, Blanchard S. Gastroesophageal reflux disease in neonates and infants: when and how to treat. Paediatr Drugs. 2013;15(1):19-27.

DeMeester TR. Patterns of gastroesophageal reflux in health and disease. Ann Surg. 1976;184:459-70.

Gonzalez Ayerbe JI, Hauser B, Salvatore S, Vandenplas Y. Diagnosis and management of gastroesophageal reflux disease in infants and children: from guidelines to clinical practice. Pediatr Gastroenterol Hepatol Nutr. 2019;22(2):107-21.

Leung AK, Hon KL. Gastroesophageal reflux in children: an updated review. Drugs Context. 2019;8:1-12.

Lin S, Li H, Fang X. Esophageal motor dysfunctions in gastroesophageal reflux disease and therapeutic perspectives. J Neurogastroenterol Motil. 2019;25(4):499-507.

Mousa H, Hassan M. Gastroesophageal reflux disease. Pediatr Clin North Am. 2017;64(3):487-505.

Rosen R, Vandenplas Y, Singendonk M et al. Pediatric Gastroesophageal Reflux Clinical Practice Guidelines: Joint Recommendations of the North American Society for Pediatric Gastroenterology, Hepatology, and Nutrition and the European Society for Pediatric Gastroenterology, Hepatology, and Nutrition. J Pediatr Gastroenterol Nutr. 2018;66(3):516-54. doi: 10.1097/MPG.0000000000001889.

van Lennep M, Leijdekkers ML, Oors JM et al. Clinical experience with performing esophageal function testing in children. J Pediatr Gastroenterol Nutr. 2021;1;72(2):226-31. doi: 10.1097/MPG.0000000000003000.

Vardar R, Keskin M. Indications of 24-h esophageal pH monitoring, capsule pH monitoring, combined pH monitoring with multichannel impedance, esophageal manometry, radiology and scintigraphy in gastroesophageal reflux disease? Turk J Gastroenterol. 2017;28(Suppl 1):S16-S21.

Capítulo 71

Semiologia da Diarreia

1. Tempo de diarreia e idade da criança

Nascimento   Idade de início   Idade atual
                                           Tempo de doença

2. Tempo de diarreia e comprometimento do crescimento e desenvolvimento
Longa duração × pouco comprometimento
Longa duração × grande comprometimento
Curta duração × pouco comprometimento
Curta duração × grande comprometimento

3. Curso da diarreia

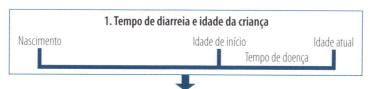

Contínuo	
Intermitente	
Contínuo com exacerbação	

4. Características da evacuação no período com diarreia e sem diarreia
Avaliação da relação entre:
- Volume
- Consistência
- Frequência
- Odor

5. Sintomas e sinais associados à diarreia

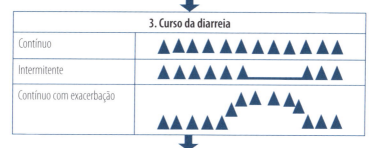

Febre   Lesões de pele
Vômitos   Edema
Cólica   Manifestações pulmonares
Tenesmo   Manifestações neurológicas
Distensão abdominal   Sinais de anemia e hemorragia
Períodos de constipação   Infecções de repetição
Fístulas e fissuras perianais   Lesões de pele

6. Linha do tempo
Ao longo do tempo de doença, observar: evolução de sintomas e sinais, tratamentos dietéticos, farmacológicos instituídos e resposta clínica.

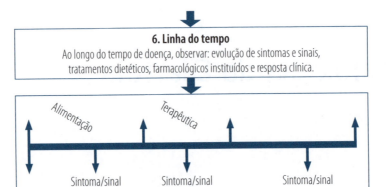

7. Diagnósticos
Estado nutricional: normal *versus* comprometido.
Diagnóstico topográfico: enteropatias; enterocolopatias; colopatias.
Tomando como base o enterócito ou o colonócito
- Defeitos pré-entéricos (luminal)
- Defeitos entéricos (mucosa)
- Defeitos pós-entéricos (pós-mucosa)

Diagnóstico etiológico
- Infecção
- Infestação
- Inflamação
- Hipersensibilidade
- Motilidade
- Alteração estrutural
- Defeitos congênitos

8. Classificação final
Má digestão/má absorção de macronutrientes
Diarreia secretora
Diarreia inflamatória
Distúrbios da motilidade

Capítulo 72

Teste do Hidrogênio no Ar Expirado

O teste do hidrogênio no ar expirado (teste H_2 no ar expirado) é uma ferramenta de grande utilidade: não invasivo, barato, simples de realizar e seguro para o paciente. Pode ser utilizado tanto em adultos quanto em crianças.

Princípios do teste H_2 no ar expirado

» Medida dos gases produzidos no intestino e expirados pelos pulmões.
» Existem quatro fontes principais de gases intestinais:
   1. Ar deglutido.
   2. Ar misturado com alimentos.
   3. Reações químicas no intestino.
   4. Difusão de gases da corrente sanguínea e metabolismo microbiano.
» Indivíduos saudáveis têm uma média de cerca de 100 mL de gás intestinal (variando de 30 a 200 mL), composto principalmente de hidrogênio (H_2), dióxido de carbono (CO_2) e metano (CH_4), com menores quantidades de oxigênio (O_2), nitrogênio (N_2), hidrogênio sulfídrico (H_2S), indol, escatol e amônia (NH_3).
» Destes, H_2 e CH_4 são produzidos exclusivamente por fermentação microbiana no intestino, que é o princípio desse teste respiratório.
» Microbiota intestinal (especialmente a colônica) fermentam os carboidratos rapidamente, resultando na produção desses gases, que difundem na circulação venosa abdominal e são transportados para os pulmões, onde podem ser detectados no ar expirado. O H_2 pode ser medido no ar expirado em menos de 5 minutos após a chegada de carboidratos no ceco.
» Concentrações aumentadas de H_2 no ar expirado após a ingestão oral de um carboidrato fermentável indica que o substrato não foi totalmente absorvido no intestino delgado e entrou em contato com bactérias fermentadoras no ceco.

Recomendações para realização do teste H_2 no ar expirado

» O Quadro 72.1 apresenta as principais indicações.
» O Quadro 72.2 apresenta o preparo do paciente.
» O Quadro 72.3 apresenta as doses dos carboidratos.
» O Quadro 72.4 apresenta a interpretação dos testes.
» Protocolo 72.1 são orientações para a alimentação do dia anterior ao exame.
» Protocolo 72.2 são anotações durante o teste H_2 no ar expirado.

GASTROENTEROLOGIA PARA PEDIATRAS – FLUXOGRAMA PARA DIAGNÓSTICO EFETIVO

	Quadro 72.1. Indicações para o teste H_2 no ar expirado
1	Diagnóstico e resposta ao tratamento do supercrescimento bacteriano no intestino delgado. Teste com glicose ou lactulose
2	Diagnóstico de má digestão-absorção de carboidratos com diferentes substratos (lactose, sacarose, glicose, frutose, sorbitol e lactulose)
3	Medir o tempo de trânsito orocecal (intervalo de tempo entre a ingestão de lactulose e seu contato com bactérias no ceco (início da produção de H_2)
4	Avaliação de sintomas/sinais, como: dor abdominal, distensão abdominal, diarreia, náusea, flatulência, que podem estar relacionados com má absorção de carboidratos

Fonte: Autoria própria.

	Quadro 72.2. Preparo do paciente para o teste H_2 no ar expirado
1	Os antibióticos devem ser evitados por 4 semanas antes do teste
2	Não é necessário interromper o uso de inibidores da bomba de prótons
3	Se for possível, interromper os laxantes, antidiarreicos e antiespasmódicos pelo menos uma semana antes do teste. Se necessário, substituir por laxantes não fermentadores (PEG 3350)
4	Medicamentos que contêm carboidratos fermentáveis (lactulose, lactose), procinéticos, devem ser interrompidos pelo menos 24 horas antes do teste
5	Em pacientes submetidos a preparo colônico, adiar o teste por pelo menos duas semanas
6	Alimentos fermentáveis, como carboidratos complexos, devem ser evitados no dia anterior (24 horas antes). Em indivíduos constipados, é preferível evitar por 48 horas
7	Probióticos devem ser suspensos por 24 horas antes do teste
8	O período de jejum noturno deve ser de 8-12 horas. Jejum de 4-6 horas deve ser indicado para lactentes com menos de 1 ano de idade
9	A atividade física deve ser limitada durante o teste (hiperventilação reduz as concentrações de H_2 no ar expirado)
10	Enxaguar a boca com uma solução antisséptica (clorexidina) imediatamente antes da primeira coleta (valor basal) para reduzir o risco de produção de H_2 a partir de bactérias orais

Fonte: Autoria própria.

Quadro 72.3. Doses dos carboidratos no teste H_2 no ar expirado				
	Dose em solução aquosa a 10%		Tempo do teste	Interpretação
	Crianças	Adultos		
Lactose	0,5 a 2,0 g/kg Máximo 25 a 50 g	Para má absorção, 25 a 50 g Para tolerância, 25 g	3 a 5 h ou menos, se diagnóstico positivo Coleta a cada 30 min	$H_2 \geq 20$ ppm acima do valor basal em um único tempo de coleta
Frutose	0,5 e 1,0 g /kg Máximo de 25 a 50 g	20 a 25 g	3 h	≥ 20 ppm
Sorbitol	0,2 g/kg Dose total de 5 a 10 g	10 a 20 g		
Super crescimento bacteriano no intestino delgado	Glicose 2 g/kg (máximo 50 g) em 200 a 250 mL de água Lactulose 10 a 20 g em 100 a 200 mL de água	Glicose 50 g diluído em 250 mL de água Lactulose 10 g em 200 mL de água	120 minutos Coleta a cada 15 min	$H_2 \geq 20$ ppm acima do valor basal em um único pico em coleta por 90 min

Continua...

Quadro 72.3. Doses dos carboidratos no teste H_2 no ar expirado – continuação

| | Dose em solução aquosa a 10% | | Tempo do teste | Interpretação |
	Crianças	Adultos		
Tempo de trânsito orocecal	10 g de lactulose volumes que variam de 20 mL de (solução a 50%) 100 mL (solução a 10%)	Lactulose 10 a 20 g em 100 mL de água	240 minutos A cada 15 min	Incrementos de pelo menos 5 ou 10 ppm H_2 acima do basal mantido ou aumentando nas duas determinações seguintes

Fonte: Autoria própria.

Quadro 72.4. Interpretação dos resultados no teste H_2 no ar expirado

Falso positivo	Falso negativo
Má higiene oral	Pacientes não produzem H_2 (microbiota metanogênica). Ocorre em 10% a 15% das crianças
Supercrescimento bacteriano no intestino delgado	Fatores que afetam a microbiota intestinal
Tempo de trânsito orocecal rápido	Tempo de trânsito orocecal prolongado O substrato chega ao cólon após a conclusão do teste

Fonte: Autoria própria.

Protocolo 72.1. Orientações para a alimentação do dia anterior ao exame

Dieta do dia anterior ao exame Jejum após 22 horas	Proibidos: frutas e sucos, verduras e legumes, leguminosas (p. ex., feijão, ervilha, lentilha, grão de bico), leite e derivados, açúcares, doces e refrigerantes
	Permitidos: arroz branco, pães, macarrão sem molho branco; carne bovina, frango, ovos, óleos, margarina e maionese
Refeição	Favor anotar os alimentos consumidos no dia anterior ao exame
Café da manhã	
Lanche da manhã	
Almoço	
Lanche da tarde	
Jantar	
Antes de dormir	

Fonte: Autoria própria.

Protocolo 72.2. Anotações durante o teste H_2 no ar expirado

Refeição-teste: _____ Quantidade: _____ Gramas: _____
Nome: _____ Data: _____
Idade: _____ Peso: _____ kg Estatura: _____ cm

H_2 expirado (ppm)/delta	Sintomas Tempo	Náusea	Arrotos	Distensão abdominal	Dor abdominal	Diarreia	Flatos
	0 min – Jejum _____h						

Continua...

Protocolo 72.2. Anotações durante o teste H_2 no ar expirado – continuação							
H_2 expirado (ppm)/delta	Sintomas Tempo	Náusea	Arrotos	Distensão abdominal	Dor abdominal	Diarreia	Flatos
	15 min _____ h						
	30 min _____ h						
	45 min _____ h						
	60 min _____ h						
	90 min _____ h						
	120 min _____ h						
	150 min _____ h						
	180 min _____ h						

Fonte: Autoria própria.

Sintoma/sinais durante o teste

» O registro dos sintomas que se manifestam após a ingestão do carboidrato é parte integrante do teste. Fazer anotação dos sintomas após término do teste (até 6 horas, se possível).

» A ocorrência de sintomas durante o teste não distingue má absorção de carboidratos primária da secundária e intolerância.

» A combinação do teste com sintomas permite a determinação de 3 situações:

1. Má digestão ou má absorção mais sintomas.
2. Má digestão ou apenas má absorção sem sintomas.
3. Apenas sintomas.

Leitura recomendada

Gasbarrini A, Corazza GR, Gasbarrini G et al. Methodology and indications of H2-breath testing in gastrointestinal diseases: the Rome Consensus Conference. Aliment Pharmacol Ther. 2009;29 (Suppl 1):1-49.

Hammer HF, Fox MR, Keller J, Salvatore S, Basilisco G, Hammer J et al. European guideline on indications, performance, and clinical impact of hydrogen and methane breath tests in adult and pediatric patients: European Association for Gastroenterology, Endoscopy and Nutrition, European Society of Neurogastroenterology and Motility, and European Society for Paediatric Gastroenterology Hepatology and Nutrition consensus. United European Gastroenterol J. 2021:1-26. doi.org/10.1002/ueg2.12133.

Keller J, Franke A, Storr M et al. Clinically relevant breath tests in gastroenterological diagnostics--recommendations of the German Society for Neurogastroenterology and Motility as well as the German Society for Digestive and Metabolic Diseases. Z Gastroenterol. 2005;43:1071-90.

Rezaie A, Buresi M, Lembo A, Lin H, McCallum R, Rao S et al. Hydrogen and Methane-Based Breath Testing in Gastrointestinal Disorders: The North American Consensus. Am J Gastroenterol. 2017;112(5):775-84. doi: 10.1038/ajg.2017.46.

Capítulo 73

Testes em Alergia Alimentar

» O estabelecimento do diagnóstico precoce e correto de alergia alimentar é importante para iniciar a dieta de eliminação ou para evitar restrições alimentares desnecessárias. O diagnóstico é baseado na combinação de história clínica, exame físico, evidência de IgE-específica do alérgeno em testes cutâneos (*Prick* Teste) ou no sangue (*RAST*).

» A principal dificuldade com ambos os testes é que eles não conseguem distinguir entre um indivíduo que está sensibilizado para o alérgeno (tem sIgE circulante detectável) e aquele que é clinicamente alérgico (tem IgE ligada aos mastócitos levando à liberação imediata do mediador). É por isso que é essencial que os testes sejam baseados na história clínica do paciente.

» O *Prick* teste geralmente é de primeira linha, mas o teste de imunoglobulina E sérica (*RAST*) é preferível quando há risco de anafilaxia, doenças dermatológicas graves e em pacientes incapazes de interromper medicamentos como β-bloqueadores e anti-histamínicos.

Antes de qualquer teste é essencial obter

1. Uma descrição detalhada dos sintomas de alergia.
2. A relação dos sintomas com a ingestão do alimento (geralmente em minutos a 1 a 2 horas).
3. Reprodutibilidade dos sintomas com ingestão alimentar subsequente.
4. A forma do alimento ingerido (cru, cozido, processado).
5. Quantidade ingerida.
6. Frequência de ingestão do alimento suspeito.

Teste cutâneo de puntura (*Prick* teste) – Quadro 73.1

» O teste deve ser realizado no contexto de alta suspeita clínica de alergia.

» O *Prick* teste com extratos disponíveis comercialmente fornece um método imediato para a triagem de pacientes quanto à presença de anticorpos IgE-específicos para alimentos ligados a mastócitos na pele.

» Esse teste também pode ser realizado quando não há testes comerciais ou extratos disponíveis. Para frutas e vegetais e leite, é preferível usar o alimento, pois os extratos comerciais degradam.

Quadro 73.1. Técnica para o *Prick* teste	
1	Limpar a área a ser testada com álcool a 70% (dorso de crianças < 12 meses ou superfície anterior do antebraço em > 12 meses). Deixe secar
2	Marcar com caneta os locais das punturas com distância mínima de 2 cm entre cada uma delas
3	Pingar 1 gota de diidrocloridro de histamina 1% como controle positivo e solução fisiológica como controle negativo nestes locais
4	Pingar 1 gota do antígeno comercial nestes locais
5	Punção de epiderme com lancetas de 1 mm, com ombros
6	Reação lida após 15-20 minutos será considerada positiva se o diâmetro do anel for ≥ 3 mm que o controle (ou ≥ metade do controle positivo), com um controle negativo (0 mm) no mesmo momento
7	(−) Negativo (1+) 1/3 controle histamina (2+) 2/3 controle histamina (3+) = controle histamina (4+) > que controle histamina

Fonte: Autoria própria.

» A técnica consiste em um teste *in vivo* simples, barato e reproduzível. Envolve uma gota de alérgeno na superfície anterior do braço, seguida por uma pequena picada na pele usando um dispositivo de teste cutâneo de picada (vários tipos estão disponíveis no mercado).

» No *Prick* teste a superfície da pele é picada com extrato de alérgeno para avaliar a IgE-específica do alérgeno ligada aos mastócitos cutâneos.

» A resposta é a erupção de uma pápula. Após 20 minutos, o diâmetro da induração é medido.

» Uma pápula de 3 mm ou mais do que o controle negativo é considerada positiva (Quadro 73.2).

» O tamanho da pápula correlaciona-se com a probabilidade de alergia alimentar, com tamanhos maiores indicando maior risco de alergia clínica. O *Prick* teste tem valor preditivo positivo baixo, mas alto valor preditivo negativo. Portanto, é útil para descartar alergia alimentar.

Quadro 73.2. Folha para resultados do *Prick* e do *Patch* teste	
SF 0,9%	mm
Histamina	mm
α-Lactoalbumina LV	mm
β-Lactoglobulina LV	mm
Caseína LV	mm
LV fresco	mm
Soja	mm
Clara de ovo	mm
Gema de ovo	mm

Fonte: Autoria própria.

TESTES EM ALERGIA ALIMENTAR **439**

» Como no RAST, o teste não distingue entre sensibilização e alergia verdadeira, mas há uma correlação entre o tamanho da pápula e a probabilidade de alergia verdadeira.
» Resultados de teste cutâneo falso-negativos podem ocorrer nos casos em que o alérgeno não está presente em quantidades suficientes no extrato comercial. Nesses casos o teste cutâneo com alimentos frescos pode ser útil.

Contraindicações aos testes cutâneos *in vivo*

» Uso de anti-histamínicos nos 15 dias antes do *Prick* teste.
» Uso de corticoides sistêmicos nos 15 dias antes do *Patch* teste.
» Uso de imunossupressores tópicos, emolientes e preparações com coaltar no local do teste, pelo menos, 15 dias antes do *Prick* e *Patch* teste. Dermatite atópica grave não controlada ou outras dermatoses generalizadas (*Prick* e *Patch* testes).
» Dermografismo intenso. História de anafilaxia com risco de vida. Optar pelos testes *in vitro*.
» Doenças e medicamentos que podem diminuir a capacidade do paciente para sobreviver a uma reação anafilática (asma instável ou quem utiliza betabloqueador) (*Prick* e *Patch* testes).

Teste de imunoglobulina E sérica (*RAST*)

» Método que identifica o nível de ligação de IgE a proteínas específicas.
» O teste de imunoglobulina E sérica específica para alimentos (sIgE) está amplamente disponível. São normalmente relatados em *quilounits*/por litro (kUA/L) (Quadro 73.3), específicos para alérgenos.
» Como o *Prick* teste, um teste positivo indica sensibilização a um alimento, mas isoladamente não é diagnóstico de alergia clínica.
» Semelhante ao *Prick* teste, o aumento da concentração de IgE específica de alimentos se correlaciona com um aumento do risco de alergia clínica, mas o nível de sIgE não prediz com precisão a gravidade das reações alérgicas que podem ser desencadeadas pelo alérgeno.
» É importante interpretar esses resultados no contexto com a história clínica de um paciente. Tem alta sensibilidade, mas baixa especificidade para alergia alimentar.

Quadro 73.3. *RAST* IgE – resultados e interpretação do teste semiquantitativo			
Classe	Faixa (KU/L)	Resultado	Interpretação
0	< 0,35	Indetectável	Negativo
1	0,35-0,7	Fraco	Duvidoso
2	0,7-3,5	Moderado	Duvidoso
3	3,5-17	Forte	Positivo
4	17-50	Muito forte	Positivo
5	50-100	Muito forte	Positivo
6	> 100	Muito forte	Positivo

Fonte: Autoria própria.

Patch teste (Quadro 73.4)

» O *Patch* teste reflete reações clínicas de fase tardia.
» O teste envolve a aplicação de extratos alimentares diretamente na pele das costas de um paciente e avaliação de eritema, infiltração e pápulas após 48 a 72 horas.
» O *Patch* teste não é útil no diagnóstico de alergia alimentar mediada por IgE, mas pode ajudar no teste de respostas imunes mediadas por células T.

	Quadro 73.4. Técnica para o *Patch* teste
1	Limpar a área a ser testada com éter ou acetona (dorso saudável). Deixe secar
2	Na parte superior do verso do contensor Finn Chambers®, identificar a substância ou o grupo de substâncias a serem testadas
3	Retirar o papel protetor grande do contensor, mantendo a faixa estreita do papel protetor na fita adesiva até a sua aplicação à pele. Deitar o contensor sobre uma superfície plana ou na bandeja que acompanha o produto com as câmaras voltadas para cima
4	Aplicar as substâncias semissólidas diretamente na câmara, ocupando aproximadamente metade do diâmetro (um cilindro da pasta de 6 a 7 mm).
5	Aplicar 1 gota das substâncias líquidas à câmara, colocando o disco de papel de filtro sobre a gota. Coloque-as por último no contensor, sem deixar extravasar nem secar
6	Usar solução salina isotônica como controle negativo
7	Aplicar o teste à pele imediatamente, retirando a faixa estreita do papel protetor na fita adesiva. Eliminar o possível excesso com um papel poroso
8	Oclusão por 48 horas e leitura dos resultados 15 minutos após a remoção dos contensores com uma segunda releitura às 72 horas
9	Reações serão consideradas positivas se houver presença de nítido eritema e infiltração palpável ou eczema
10	(−) Negativo (1+) Eritema com infiltração (2+) Eritema e poucas pápulas (3+) Eritema com muitas pápulas espalhadas (4+) Eritema e vesículas

Fonte: Autoria própria.

Leitura recomendada

Giannetti A, Toschi Vespasiani G, Ricci G, Miniaci A, di Palmo E, Pession A. Cow's milk protein allergy as a model of food allergies. Nutrients. 2021;30;13(5):1525. doi: 10.3390/nu13051525.

Hon E, Gupta SK. Gastrointestinal food allergies and intolerances. Gastroenterol Clin North Am. 2021;50(1):41-57. doi: 10.1016/j.gtc.2020.10.006.

Oriel RC, Wang J. Diagnosis and management of food allergy. Pediatr Clin North Am. 2019;66(5):941-54. doi: 10.1016/j.pcl.2019.06.002.

Turnbull JL, Adams HN, Gorard DA. Review article: the diagnosis and management of food allergy and food intolerances. Aliment Pharmacol Ther. 2015;41(1):3-25. doi: 10.1111/apt.12984.

Capítulo 74

Teste de Sobrecarga de Água

» O teste de sobrecarga de água é simples e direto da atividade neuromuscular gástrica pós-ingestão. Avalia as alterações na atividade miontérica gástrica após uma carga de água. Corresponde a mudanças na percepção da plenitude gástrica.

» É um teste padronizado para induzir distensão gástrica e evocar respostas de motilidade sem a resposta hormonal complexa de uma refeição-teste calórica.

» O reflexo de acomodação consiste no relaxamento do estômago proximal, proporcionando um reservatório para a refeição e permitindo aumento de volume sem aumento de pressão.

» O teste de sobrecarga de água é realizado utilizando uma carga rápida de água potável ao paciente *ad libitum* durante um período de 3 a 5 minutos.

» Assim, esse teste simples, não invasivo e barato é proposto como uma ferramenta de diagnóstico útil para avaliar a função gástrica, incluindo acomodação e sensibilidade visceral.

» Pode ser utilizado antes e após o tratamento farmacológico.

Teste de sobrecarga de água			
Nome:	Data do nascimento:	Idade:	
Diagnóstico:	Peso	Altura	Data do exame:

» Criança de 7 a 15 anos com dor abdominal crônica e dispepsia.

» Jejum de pelo menos 2,5 horas antes da prova.

» O avaliador, o paciente e a mãe (ou responsável) ficarão sentados diante de uma mesa com 1 garrafa de 1 litro de água mineral (marca®), 3 copos e um cilindro volumétrico com precisão de 10 mL.

» Passar todo o conteúdo da garrafa para o cilindro volumétrico, medindo precisamente, e registrando, o volume de água mineral a ser oferecido.

(Volume oferecido)

» Verter parte da água do cilindro nos 3 copos.

» Explicar ao paciente que ele deverá ingerir dos copos tanta água quanto possível em um tempo máximo de 3 minutos ou até que ele se sinta muito cheio para continuar.

- » Iniciar a contagem do tempo assim que o paciente estiver pronto.
- » O avaliador deverá repor a água nos copos a partir do cilindro volumétrico com água.
- » Encerrar o exame ao final de 3 minutos ou quando ele reafirmar que não consegue mais ingerir água.
- » Ao final, a água restante nos vários copos será revertida ao cilindro volumétrico e aferido e registrado o volume total rejeitado.

(Volume rejeitado)

Será calculado e registrado o volume ingerido.

Tempo utilizado (min)	Volume oferecido (mL)	Volume rejeitado (mL)	Volume ingerido (mL)

Valores de referência para crianças e adolescentes de 8 a 17 anos (Peralta-Palmezano *et al.*, 2021)

- » A mediana do volume de água bebido foi: 380 mL (190 a 540 mL).
- » Meninos: 523 mL, intervalo interquartil: 275 a 760 mL.
- » Meninas: 380 mL, intervalo interquartil: 190 a 570 mL.

Avaliação dos sintomas durante e após o teste de sobrecarga de água

O escore de intensidade do sintoma deve ser avaliado em dois momentos: durante a prova de sobrecarga e 30 minutos após o final da prova		
Dor/queimação epigástrica		
O Não	O Sim	Escore de intensidade
Dor/queimação retroesternal		
O Não	O Sim	Escore de intensidade
Náusea/enjoo		
O Não	O Sim	Escore de intensidade
Vômito		
O Não	O Sim	Escore de intensidade
Eructação/arroto		
O Não	O Sim	Escore de intensidade
Saciedade precoce		
O Não	O Sim	Escore de intensidade
Empachamento pós-prandial		
O Não	O Sim	Escore de intensidade
Dor abdominal (outro local)		
O Não	O Sim	Escore de intensidade

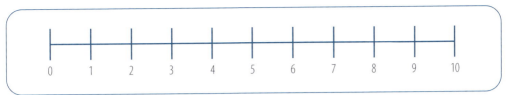

Figura 74.1. Escala numérica de intensidade da dor. (Fonte: Autoria própria.)

Leitura recomendada

Devanarayana NM, de Silva DG, de Silva HJ. Gastricmyoelectrical and motor abnormalities in children and adolescents with functional recurrent abdominal pain. J Gastroenterol Hepatol. 2008;23:1672-7.

Devanarayana NM, Rajindrajith S, Rathnamalala N, Samaraweera S, Benninga MA. Delayed gastric emptying rates and impaired antral motility in children fulfilling Rome III criteria for functional abdominal pain. Neurogastroenterol Motil. 2012;24:420-5, e207.

DiLorenzo C, Youssef NN, Sigurdsson L et al. Visceral hyperalgesia in children with functional abdominal pain. J Pediatr. 2001;139:838-43.

Jones MP, Roth LM, Crowell MD. Symptom reporting by functional dyspeptics during the water load test. Am J Gastroenterol. 2005;100:1334-9.

Olafsdottir E, Gilja OH, Aslaksen A et al. Impaired accommodation of the proximal stomach in children with recurrent abdominal pain. J Pediatr Gastroenterol Nutr. 2000;30:157-63.

Peralta-Palmezano FJ, Escobar-Serna DP, Peralta-Palmezano JJ. Reference values for the water load test in healthy school children and adolescents. Acta Gastroenterol Belg. 2021;84(2):299-303. doi: 10.51821/84.2.299.

Peralta-Palmezano JJ, Guerrero-Lozano R. The water load test in school children and adolescents with functional gastrointestinal disorders. Indian J Gastroenterol. 2021;40(2):162-8. doi: 10.1007/s12664-020-01073-4.

Schurman JV, Friesen CA, Andre L et al. Diagnostic utility of the water load test in children with chronic abdominal pain. J Pediatr Gastroenterol Nutr. 2007;44:51-7.

Sood MR, Schwankovsky LM, Rowhani A et al. Water load test in children. J Pediatr Gastroenterol Nutr. 2002;35:199-201.

Capítulo 75

Tempo de Trânsito Colônico com Marcadores Radiopacos

» A evacuação é um processo complexo que envolve a sincronização da motilidade gastrointestinal, sensação anorretal, contração do reto, coordenação da musculatura do assoalho pélvico e relaxamento do esfíncter anal.
» O teste do tempo de trânsito colônico (TTC) raramente é necessário em pacientes com resposta ao tratamento prescrito, mas se o paciente tiver constipação refratária, a determinação do TTC pode ser indicada.
» O TTC pode ser avaliado por marcadores radiopacos, cápsulas de avaliação da motilidade (sem fio) ou por cintilografia. A forma mais comum do TTC usa a ingestão de marcadores radiopacos e realiza uma radiografia abdominal em intervalos definidos para determinar a passagem dos marcadores.
» O TTC avaliado por marcadores radiopacos é acessível, não invasivo, barato e a opção mais comum para avaliar o tempo de trânsito do cólon.
» Dependendo do local de acúmulo dos marcadores radiopacos ao longo do cólon, o exame pode diferenciar entre pacientes com constipação por trânsito total lento ou trânsito segmentar alterado, como naqueles com obstrução da saída (Figura 75.1).
» O resultado mais importante do teste TTC é o resultado de trânsito normal (Quadro 75.1).
» O TTC normal fornece uma base para aconselhamento e realinhamento das expectativas do paciente. O paciente em trânsito normal deve ser instruído a se concentrar menos na frequência de evacuações como o problema principal e mais na hipersensibilidade visceral, no distúrbio da evacuação retal.

■ Técnica do exame (Figura 75.2)

» Ingestão de 24 marcadores/dia (1 marcador = 1 hora) por 3 dias consecutivos (Sitzmarks capsules, Konsyl Pharmaceuticals, Easton MD).

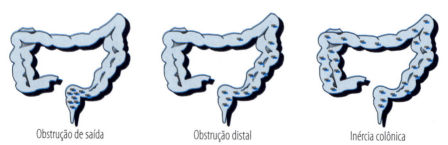

Figura 75.1. Interpretação da avaliação do tempo de trânsito colônico. (Fonte: Autoria própria.)

Quadro 75.1. Valores de referência do tempo de trânsito colônico (TTC) total e segmentar									
Autor	Idade (anos)	TTC segmentar						TTC total	
		Cólon direito		Cólon esquerdo		Retossigmoide			
		X ± SD	LSN	X ± SD	LSN	X ± SD	LSN	X ± SD	LSN
Metcalf et al., 1987	21 a 40	12,0 ± 1,3	14,6	11,2 ± 1,5	14,2	12,6 ± 1,4	15,4	35,8 ± 2,5	40,8
Arhan et al., 1981	15 a 59	-	38,0	-	37,0	-	34,0	-	93,0
Arhan et al., 1981	2 a 15	-	18,0	-	20,0	-	34,0	-	62,0
Casasnovas et al., 1991	6 a 14	10,8 ± 3,5	17,8	12,2 ± 2,7	17,6	14,7 ± 2,1	18,9	37,8 ± 6,2	50,2
Zaslavsky et al., 1998	12 a 18	6,7 ± 3,9	14,5	7,9 ± 7,8	23,5	15,6 ± 10,7	37,0	30,2 ± 13,1	56,4

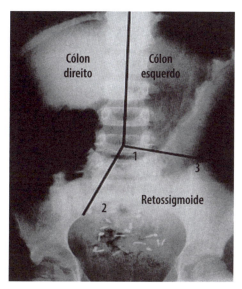

Figura 75.2. Pontos de referência para definição dos segmentos colônicos. **1**. 5ª vértebra lomba. **2**. Espinha ilíaca anterossuperior direita. **3**. Crista ilíaca esquerda. (Fonte: Arhan et al., 1981.)

» Realização de radiografia simples de abdome (AP, deitado) no 4º dia e contagem de marcadores radiopacos nos diversos segmentos intestinais.
» Se o total ≥ 15, a radiografia será repetida no 7º dia e, eventualmente, no 10º dia, 13º dia etc., somando-se aos marcadores das radiografias anteriores.
» O número de marcadores em determinado segmento será o número de horas gasto pelos marcadores para transitar em tal segmento.

Orientações aos pais/cuidadores para a realização do exame do tempo de trânsito colônico

O que é o exame de tempo de trânsito colônico?

O *tempo de trânsito colônico* é um exame simples que permite a avaliação do tempo que o intestino leva para eliminar as fezes e determinar qual local do intestino é o mais problemático no funcionamento.

Como é realizado o exame de tempo de trânsito colônico?

Esse exame é realizado mediante ingestão de cápsulas que irão liberar os marcadores no intestino e que serão vistos em radiografia de abdome.
» Seu filho(a) não pode fazer uso de laxantes, supositórios ou lavagens intestinais durante o teste.
» Seu filho(a) deverá tomar duas cápsulas por dia (contendo marcadores), durante 3 dias seguidos, sempre no mesmo horário, a cada 24 horas (às horas).
» Então, deverá ser realizado uma radiografia de abdome no 4º dia (às horas) e no 7º dia (às horas).

 ## Como ficar sabendo dos resultados?

Com as radiografias de abdome em mãos, seu médico poderá fazer o laudo do exame.
» O resultado desse exame ajudará na decisão de qual o melhor tratamento para o funcionamento do intestino do seu filho(a).

 ## Leitura recomendada

Arhan P, Devroede G, Jehannin B, Lanza M, Faverdin C, Dornic C et al. Segmental colonic transit time. Dis Colon Rectum. 1981;24(8):625-9. doi: 10.1007/BF02605761.
Bautista Casasnovas A, Varela Cives R, Villanueva Jeremias A, Castro-Gago M, Cadranel S, Tojo Sierra R. Measurement of colonic transit time in children. J Pediatr Gastroenterol Nutr. 1991;13(1):42-5.
Berger MY, Tabbers MM, Kurver MJ, Boluyt N, Benninga MA. Value of abdominal radiography, colonic transit time, and rectal ultrasound scanning in the diagnosis of idiopathic constipation in children: a systematic review. J Pediatr. 2012;161(1):44-50.e1-e2.
Metcalf AM, Phillips SF, Zinsmeister AR, MacCarty RL, Beart RW, Wolff BG. Simplified assessment of segmental colonic transit. Gastroenterology. 1987 Jan;92(1):40-7. doi: 10.1016/0016-5085(87)90837-7.
Sharif H, Devadason D, Abrehart N, Stevenson R, Marciani L. Imaging measurement of whole gut transit time in paediatric and adult functional gastrointestinal disorders: a systematic review and narrative synthesis. Diagnostics (Basel). 2019;13;9(4):221. doi: 10.3390/diagnostics9040221.
Steele SR, Mellgren A. Constipation and obstructed defecation. Clin Colon Rectal Surg. 2007;20(2):110-7.
Zaslavsky C, Reverbel da Silveira T, Maguilnik I. Total and segmental colonic transit time with radio-opaque markers in adolescents with functional constipation. J Pediatr Gastroenterol Nutr. 1998;27(2):138-42.

Parte 6

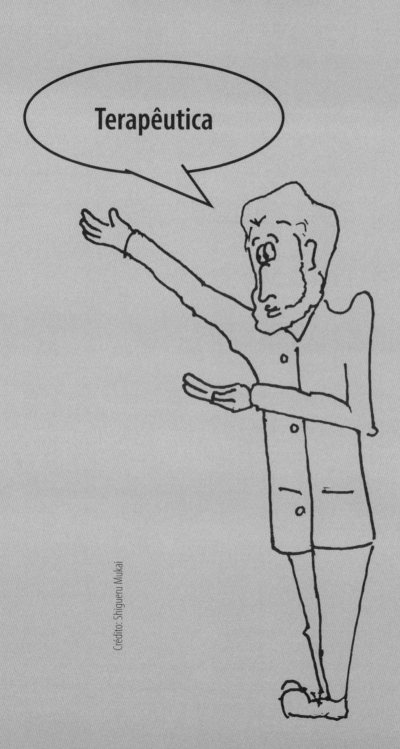

Terapêutica

Crédito: Shigueru Mukai

Capítulo 76

Plano Terapêutico

Princípios da implementação do plano terapêutico

O plano terapêutico envolve a relação entre três personagens
- » Quem vai orientar (pediatra/outro profissional de saúde).
- » Quem vai fornecer o medicamento/alimento/treinamento/orientações para a criança (pais/cuidadores).
- » E a própria criança.

Cada personagem terá três componentes associados à sua ação sobre o problema a ser tratado

- » Cognitivo (o que se sabe).
- » Afetivo (o que se sente).
- » Situacional (o que se pode, ou seja, a condição econômica).

Assim, observa-se a formação de várias combinações de relações que definirão a implementação e a aderência ao tratamento (Figura 76.1).

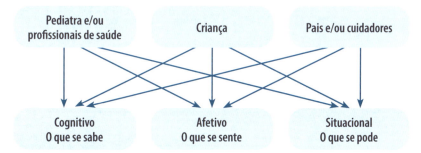

Figura 76.1. Componentes a serem observados na programação do plano terapêutico. (Fonte: Autoria própria.)

Capítulo 77

52 Medicamentos mais Usados em Gastroenterologia Pediátrica

Observação: a dosagem de alguns medicamentos dessa lista pode variar de acordo com a indicação clínica.

Medicamento	Dose	Intervalo de tomadas	Principais efeitos colaterais
Albumina humana 20%	0,5 a 1 g/kg/dose, correr em 30 a 120 minutos	A critério médico	• Infusão rápida pode levar à sobrecarga de volume (manter abaixo de 3 mL por minuto)
Azatioprina	2 a 2,5 mg/kg/dia	1 × por dia	• Hepatite, plaquetopenia, leucopenia, anemia • Síndrome *flu-like* (febre, mialgia), estomatite
Azitromicina	10 mg/kg/dia	1 × por dia	• Diarreia, dor abdominal, colestase
Bisacodil	5 mg (3 a 10 anos) 10 mg (> de 10 anos)	1 × por dia	• Cólicas, vômitos, diarreia
Bismuto (subsalicilato de)	8 mg/kg/dia	2 × por dia	• Escurecimento das fezes e/ou da língua, constipação intestinal
Ceftriaxona	50 a 100 mg/kg/dia	1 a 2 × por dia	• *Rash* cutâneo, diarreia, lama biliar, colelitíase
Colestiramina	0,25 a 0,5 g/kg/dia	2 a 3 × por dia	• Constipação intestinal, flatulência, acidose hiperclorêmica se uso prolongado
Cimetidina	RN: 5 a 20 mg/kg/dia Lactente: 10 a 20 mg/kg/dia Criança: 20 a 40 mg/kg/dia	4 × por dia	• Diarreia, *rash* cutâneo, ginecomastia, tontura, confusão mental
Ciprofloxacino	10 a 40 mg/kg/dia	2 × por dia	• Náuseas, cefaleia, cansaço e *rash* cutâneo • Pode causar convulsões, tendinite e artrite
Ciproeptadina	0,25 a 0,4 mg/kg/dia	2 a 3 × por dia	• Sonolência, aumento do apetite
Domperidona	0,75 a 1 mg/kg/dia 30 a 60 minutos antes das refeições	3 a 4 × por dia	• Sonolência, sedação • Síndrome de liberação extrapiramidal
Enema fosfatado	3 mL/kg/dose VR	Dose única	• Hiperfosfatemia hipercalcêmica
Eritromicina	10 a 20 mg/kg/dia (procinético)	3 a 4 × por dia	• Náuseas, vômitos, flatulência. Arritmia cardíaca. Colestase (estolato)
Esomeprazol	3 a 5 kg: 2,5 mg 5 a 7,5 kg: 5 mg 7,5 a 20 kg: 10 mg > 20 kg: 10 a 20 mg 12 a 17 anos: 20 a 40 mg	1 × por dia	• Cefaleia • Hipomagnesemia e pólipos gástricos associados ao uso prolongado

Continua...

Continuação

Medicamento	Dose	Intervalo de tomadas	Principais efeitos colaterais
Espironolactona	1 a 6 mg/kg/dia	2 a 4 × por dia	• Hipercalemia
Fluconazol	6 a 12 mg/kg/dia	1 × por dia	• Náuseas, cefaleia, *rash* cutâneo, diarreia, hepatite e colestase
Furosemida	1 a 6 mg/kg/dia (máx. 200 mg/dose)	1 a 4 × ao dia	• Hipocalemia, desidratação, alcalose • Ototoxicidade, nefrotoxicidade
Ganciclovir	5 a 12 mg/kg/dia	2 × por dia	• Neutropenia, trombocitopenia, descolamento de retina e confusão mental
Hidróxido de alumínio	320 a 960 mg (1 a 3 mL) 30 minutos após refeição	Até 4 × por dia	• Interfere na absorção de outros medicamentos • Administrar com 1 a 2 horas de intervalo • Constipação intestinal
Hidróxido de magnésio	0,5-3 mL/kg/dia	1 × por dia	• Hipermagnesemia, hipofosfatemia, hipocalemia
Infliximabe	5 a 10 mg/kg/dose	Indução: semanas 0, 2 e 6 Manutenção: de 8 em 8 semanas	• Artralgia, edema articular, febre, *rash* cutâneo
Interferon alfa	5 a 6 MU/m^2 (máx 10 MU)	SC, 3 × por semana	• Febre, mialgia, fraqueza, cefaleia
Lactulose	0,5 a 3 mL/kg/dia (máx. 60 mL/dia)	VO, VR: 1 × por dia, 4 × por dia como catártico (insuficiência hepática aguda)	• Flatulência, cólicas
Lamivudina	3 mg/kg/dia (máx. 100 mg/dia)	1 × por dia	• Cefaleia, fadiga, sintomas gastrointestinais. Acidose lática e hepatotoxicidade
Lipase pancreática	A critério médico, máx. 10.000 U lipase/kg/dia	Dividida pelo número de refeições do dia	• Sangramento gastrointestinal, alergia à proteína do porco • Estenose colônica, hiperuricemia e hiperuricosúria (altas doses)
Loperamida	0,08 a 0,24 mg/kg/dia	2 a 3 × por dia	• Náuseas, vômitos, constipação intestinal, cólicas, boca seca, arritmias • Em menores de 2 anos pode causar íleo paralítico
Mebendazol	100 mg	2 × por dia	• *Rash*, cefaleia, diarreia, cólicas
Mesalazina	60 a 80 mg/kg/dia (máx. 4 g/dia)	3 × por dia	• Leucopenia, cefaleia, pancreatite, fotossensibilidade
Metilprednisolona	0,5 a 1,7 mg/kg/dia- (máx. 40 mg)	2 a 4 × por dia	• Síndrome de Cushing
Metotrexato	Indução: 15 mg/m^2 (máx. 25 mg) Manutenção: 10 mg/m^2 (máx. 15 mg)	1 × por semana	• Pancreatite, *rash* cutâneo, náuseas, síndrome *flu-like* (febre, mialgia), mielossupressão
Metronidazol	20 a 50 mg/kg/dia	3 × por dia	• Náuseas, diarreia, boca seca, gosto metálico na boca, neuropatia periférica
Neomicina (sulfato)	50 a 100 mg/kg/dia	4 × por dia	• Ototoxicidade e nefrotoxicidade

Continua...

Continuação

Medicamento	Dose	Intervalo de tomadas	Principais efeitos colaterais
Nitazoxanida	15 mg/kg/dia	2 × por dia	• Náuseas, vômitos, urina amarelo-esverdeada, aumento discreto de transaminases
Octreotida (acetato)	1 a 2 mcg/kg dose de ataque, 1 a 2 mcg/kg/hora até controle do sangramento intestinal	Infusão contínua	• Colelitíase, náuseas, diarreia, hipoglicemia e hiperglicemia
Óleo mineral	1 a 3 mL/kg/dia, até 90 mL	A critério médico	• Diarreia, cólicas • Interfere na absorção de vitaminas lipossolúveis • Aspiração pulmonar (principalmente menores de 5 anos)
Omeprazol	0,2 a 3,5 mg/kg/dia, 30 minutos antes do desjejum	1 a 2 × por dia	• Cefaleia, diarreia, náuseas e vômitos
Ondansetrona	VO: < 4 anos: Até 0,3 m²: 1 mg/dose De 0,3 a 0,6 m²: 2 mg/dose De 0,6 a 1 m²: 3 mg/dose > 4 anos: 4 mg/dose IV: 0,15 mg/kg/dose	3 × por dia	• Arritmia cardíaca • Broncospasmo, hipocalemia, convulsões, cefaleia, aumento transitório de transaminases e bilirrubina
Pantoprazol	0,3 a 1,2 mg/kg/dia	1 × por dia	• Cefaleia, diarreia
PEG 4000	1 a 1,5 g/kg/dia para desimpactação, 0,2 a 0,8 g/kg/dia para manutenção	1 × por dia	• Náuseas, vômitos
Picossulfato de sódio	Variável: 4 a 15 gotas/dia	1 × por dia	• Cólicas
Prednisolona	0,5 a 2 mg/kg/dia	1 × por dia	• Síndrome de Cushing
Prednisona	0,5 a 2 mg/kg/dia – máx. 40 a 60 mg	1 × por dia, de manhã	• Síndrome de Cushing
Propranolol	0,5 a 7 mg/kg/dia (ajustar para redução da frequência cardíaca em 25%)	2 a 3 × por dia	• Broncospasmo, hipotensão, hipoglicemia
Ranitidina	2 a 10 mg/kg/dia	2 a 3 × por dia	• Cefaleia, sedação
Racecadotrila	4,5 mg/kg/dia	3 × ao dia	• Cefaleia, sonolência, constipação intestinal, náuseas e vômitos
Ribavirina	10 a 15 mg/kg/dia (máx. 1 g/dia)	VO	• Anemia, insônia, depressão, ideação suicida
Saccharomyces boulardii	200 a 400 mg/dia	2 × ao dia	• Nenhum significativo
Sucralfato	40 a 80 mg/kg/dia, 1 a 2 h após refeição	4 × por dia	• Constipação intestinal, vertigem, boca seca
Sulfametoxazol e trimetropim	8 a 20 mg/kg/dia	3 a 4 × por dia	• Discrasias sanguíneas, glossite, lesão hepática e/ou renal, *rash* cutâneo
Sulfassalzaina	40 a 70 mg/kg/dia (máx. 3 g/dia)	4 × por dia	• Fotossensibilidade, diminuição da absorção de folato
Ursodesoxicólico (ácido)	10 a 30 mg/kg/dia	2 a 3 × por dia	• Aumento de transaminases, fosfatase alcalina, gama-GT e bilirrubinas
Zinco	0,5 a 1 mg Zn elementar/kg/dia	1 a 3 × por dia	• Náuseas, vômito, leucopenia, diaforese • Úlcera gástrica em altas doses

Capítulo 78

Fibra Alimentar

A fibra alimentar (FA) é um componente importante e fundamental numa alimentação saudável, exercendo inúmeros benefícios à saúde, como diminuição da pressão sanguínea, redução do colesterol, diminuição do risco de doenças cardiovasculares, diabetes *mellitus* tipo 2, hipertensão arterial, doenças coronárias e cerebrovasculares, vários tipos de câncer, doença hepática, que resultam, principalmente, do controle do peso.

Principais definições

» **CAC – Codex Alimentarius (2009):** polímeros (polissacarídeos comestíveis intrínsecos aos alimentos; polissacarídeos obtidos de matérias-primas alimentares extraídas por processos físicos, químicos ou enzimáticos; e polissacarídeos sintéticos) de carboidratos com 10 ou mais unidades de monômero, que não são hidrolisadas pelas enzimas do intestino delgado dos seres humanos.

» **FDA – Food and Drug Administration:** carboidrato solúvel e insolúvel, não digerível, intrínseco, isolado ou sintético e com efeitos fisiológicos benéficos à saúde humana. Esses efeitos incluem a regulação da glicose e colesterol no sangue, redução da ingestão calórica e aumento da frequência de evacuações.

» **AACC – American Association of Cereal Chemists (2001):** partes comestíveis das plantas ou carboidratos que são resistentes à digestão e absorção no intestino delgado humano, com fermentação completa ou parcial no intestino grosso. Essa definição inclui polissacarídeos, oligossacarídeos e lignina.

» **IOM – Institute of Medicine (2001):** define três termos:
  1. FA consiste em carboidratos não digeríveis e lignina que são intrinsecamente e intactos nas plantas.
  2. A FA funcional é composta por carboidratos não digeríveis isolados, com efeitos fisiológicos benéficos em seres humanos.
  3. FA total é a soma da FA e da FA funcional, que inclui oligossacarídeos resistentes, amido resistente e maltodextrinas resistentes.

Classificação da FA

As classificações mais utilizadas de FA são baseadas em sua solubilidade (solúvel e insolúvel) em água e fermentabilidade (fermentável e não fermentável) no cólon humano. O Quadro 78.1 apresenta as principais propriedades físico-químicas da FA e o Quadro 78.2 apresenta a ação fisiológica da FA no sistema digestório.

A Organização das Nações Unidas para Agricultura e Alimentação (FAO) e a Organização Mundial da Saúde (OMS) recomendam o consumo diário de pelo menos cinco frutas e vegetais. Esses têm sido reconhecidos como excelentes fontes de vitaminas e minerais, FA e outros antioxidantes. Os hábitos alimentares e o estilo de vida afetam os níveis de ingestão de FA. O Quadro 78.3 apresenta as recomendações de ingestão diária de FA. Os Quadros 78.4 a 78.7 apresentam a concentração de fibra alimentar nos diferentes grupos de alimentos.

Quadro 78.1. Propriedades físico-químicas da fibra alimentar	
Solubilidade	Tendência a hidratar-se. FA solúvel apresenta ações fisiológicas como esvaziamento gástrico lento, absorção retardada de glicose e redução do colesterol sérico, além de proteção contra doenças cardiovasculares. FA insolúvel adequa o hábito intestinal e protege contra o câncer colorretal
Viscosidade	Resistência fornecida pelo fluido ao seu próprio fluxo. A capacidade de formação de gel produz massa gelatinosa ou soluções viscosas, que aumentam o volume e viscosidade
Capacidade de retenção e ligação de água	Definida pelo princípio da ação de formação de gel dos polissacarídeos
Fermentabilidade	Capacidade de atuar como substrato para o processo de fermentação. Geralmente a FA solúvel é fermentável por bactérias colônicas. Algumas funções: peso fecal, frequência de evacuações, pH do cólon e energia de alimentos dependem da fermentabilidade.
Capacidade de ligação a minerais e ácidos biliares	Capacidade de ligação a íons e materiais polares por meio da interação com a água, formando estruturas do tipo gel, mostrando ligação e aprisionamento dos ácidos biliares que são excretados pelas fezes, causando o aumento da utilização de colesterol no organismo para a formação de ácidos biliares e, finalmente, levando à diminuição dos níveis de colesterol no corpo humano
Capacidade de vinculação ao óleo	A porosidade na estrutura da FA é um fator responsável pela capacidade de ligação ao óleo. A estrutura porosa dos componentes da FA permite vincular o óleo nos poros presentes em sua estrutura
Tamanho e porosidade das partículas	O tamanho das partículas de FA sofre alteração conforme o tipo de parede celular e do nível de processamento e interage com funções fisiológicas, como o tempo de trânsito intestinal, digestão, taxa de fermentação e excreção fecal

Fonte: Autoria própria.

Quadro 78.2. Ação fisiológica da fibra alimentar no sistema digestório	
Mastigação	Pela textura mais densa e compacta, requerem maior mastigação em termos de esforço e/ou tempo, aumentando a sensação de saciedade por meio do estímulo da secreção de saliva e respostas das fases cefálica e gástrica, reduzindo a taxa de ingestão
Distensão gástrica	O aumento da mastigação pode promover a distensão gástrica pelo aumento da produção de saliva e ácido gástrico. Ocorre aumento da saciedade para refeições de alta viscosidade com o mesmo volume gástrico
Esvaziamento gástrico	A separação de sólidos e líquidos no estômago permite um esvaziamento gástrico mais rápido dos líquidos em comparação com os sólidos. Além da viscosidade do conteúdo gástrico, a composição química da digestão também é considerada importante para o retardo do esvaziamento gástrico
Absorção de nutrientes	FA solúveis encapsulam os nutrientes e retardam sua absorção, aumentando o tempo de trânsito intestinal com uma absorção mais gradual dos nutrientes e a sensação prolongada de saciedade. A matriz de gel das FA hidratadas pode espessar o conteúdo do intestino delgado, levando à diminuição na difusão de colesterol, açúcares e outros nutrientes para absorção e limitando o contato entre alimentos e enzimas digestivas. A viscosidade engrossa a camada de água estacionária nas superfícies absorventes, diminuindo a taxa de difusão da glicose

Continua...

FIBRA ALIMENTAR **455**

Quadro 78.2. Ação fisiológica da fibra alimentar no sistema digestório – continuação	
Efeitos na saciedade	Saciedade é a inibição da fome após o final da ingestão de alimentos, impedindo a ingestão adicional. A FA proporciona maior saciedade que os polissacarídeos digeríveis e os açúcares simples em decorrência de suas propriedades de volume e textura. A FA insolúvel tem impacto na saciedade igual ou superior a FA solúvel

Fonte: Autoria própria.

Quadro 78.3. Recomendações de ingestão diária de fibra alimentar	
OMS/FAO	> 25 g por dia de FA
Comitê Consultivo Científico de Nutrição (SACN)	30 g/dia
Autoridade Europeia para a Segurança dos Alimentos (EFSA)	25 g/dia
Diretrizes Nutricionais dos EUA	14 g/1.000 kcal
Recomendação de FA no rótulo	
FDA (consumo diário de FA relatado nos rótulos)	25 g FA/dieta de 2.000 kcal/dia 30 g FA/dieta de 2.500 kcal/dia
FDA (declarações permitidas de FA nos rótulos)	Fonte de FA: 10% do valor diário (2,5 g) Alto teor: 20% do valor diário (5,0 g)
União Europeia	Fonte de FA: 3 g/100 g (1,5 g/100 kcal) Alto teor: 6 g/100 g (3,0 g/100 kcal)
Brasil	Fonte de FA: 3 g/100 g ou 2,5 g/porção Alto teor: 6 g/100 g ou 5,0 g/porção

Fonte: Autoria própria.

Quadro 78.4. Concentração de fibra alimentar por grupos de alimentos		
Cereais e leguminosas Porção cereais – 150 kcal Porção leguminosas – 55 kcal	FA (g)/parte comestível do alimento (100 g)	FA (g)/porção do alimento (g)
Arroz branco	0,49	0,59/120
Milho-verde (grão)	2,8	3,92/140
Aveia em flocos	9,13	4,5/45
Granola	10,5	3,15/30
Farinha de trigo integral	4	1,6/40
Batata-doce	2,3	3,22/140
Mandioca	1,56	2,06/125
Feijão-carioca	8,51	6,38/75
Feijão-preto	8,4	6,3/75
Lentilha	4,55	4,72/60
Ervilha	5,1	6,35/65
Grão-de-bico	4,9	1,85/15
Soja	6,27	1,88/30

Fonte: Philippi, 2013; Taco, 2011.

GASTROENTEROLOGIA PARA PEDIATRAS – FLUXOGRAMA PARA DIAGNÓSTICO EFETIVO

Quadro 78.5. Concentração de fibra alimentar por grupos de alimentos

Hortaliças Porção verduras/hortaliças – 15 kcal	FA (g)/parte comestível do alimento (100 g)	FA (g)/porção do alimento (g)
Abóbora cabotiá	2,46	0,86/35
Abobrinha italiana	1,59	1,59/100
Alface-crespa	1,83	2,65/145
Berinjela	2,52	2,02/80
Beterraba	1,88	0,54/50
Brócolis	3,42	2,22/65
Cenoura	2,63	1,31/50
Chicória	2,2	2,42/110
Chuchu	1,04	0,88/85
Espinafre	2,52	0,63/25
Couve	3	0,9/30
Rúcula	1,47	1,32/90
Repolho	2,03	1,22/60
Tomate	1,03	0,77/75

Fonte: Philippi, 2013; Taco, 2011.

Quadro 78.6. Concentração de fibra alimentar por grupos de alimentos

Frutas *in natura* e secas Porção frutas – 70 kcal	FA (g)/parte comestível do alimento (100 g)	FA (g)/porção do alimento (g)
Abacaxi	1,2	150/1,8
Acerola	1,51	3,17/210
Banana-nanica	1,95	1,56/80
Goiaba vermelha	6,22	8,09/130
Laranja-baía	1,12	1,74/155
Maçã fugi	1,35	1,75/130
Morango	1,72	4,14/240
Mexerica	1,5	2,4/160
Uva itália	0,6	0,6/100
Ameixa seca	9,25	2,78/30
Uva-passa	3,47	0,87/25
Abacaxi desidratado	7,2	1,44/20
Damasco seco	7,8	2,34/30

Fonte: Philippi, 2013; Taco, 2011.

Quadro 78.7. Concentração de fibra alimentar por grupos de alimentos		
Produtos industrializados Porção cereais – 150 kcal Porção açúcares e doces – 110 kcal	FA (g)/parte comestível do alimento (100 g)	FA (g)/porção do alimento (g)
Pão de forma tradicional	3	3,6/120
Pão de forma integral	6,25	3,75/60
Pão francês	2,8	1,54/55
Farinha láctea	5,71	1,71/30
Bolo pronto de fubá	1,8	0,72/40
Barra de cereal de banana	4	1,4/35
Cereal matinal de chocolate	1,7	0,51/30
Biscoito água e sal	2,5	0,88/35
Biscoito integral	3,33	1,17/35
Biscoito de gergelim	4	1,4/35
Achocolatado em pó	3,89	1,17/30
Suco concentrado (uva)	0,23	0,36/155

Fonte: Philippi, 2013; Taco, 2011.

Leitura recomendada

Anderson JW, Baird P, Davis RH et al. Health benefits of dietary fiber. Nutrition Reviews. 2009;67:188-205. doi. 10.1111/j.1753-4887.2009.00189.x.

Dai FJ, Chau CF. Classification and regulatory perspectives of dietary fiber. Journal of Food and Drug Analysis. 2017;25(1):37-42. doi. 10.1016/j.jfda.2016.09.006

de Vries J, Birkett A, Hulshof T, Verbeke T, Gibes K. Effects of cereal, fruit and vegetable fibers on human fecal weight and transit time: a comprehensive review of intervention trials. Nutrients. 2016;8:1-10. doi. 10.3390/nu8030130.

Dhingra D, Michael M, Rajput H, Patil RT. Dietary fibre in foods: a review. Journal of Food Science and Technology. 2011;49:255-266. doi. 10.1007/s13197-011-0365-5.

Li YO, Komarek AR. Dietary fibre basics: Health, nutrition, analysis, and applications. Food Quality and Safety. 2017;1:47-59. doi.org/10.1093/fqsafe/fyx007.

Philippi ST. Redesenho da Pirâmide Alimentar Brasileira para uma alimentação saudável, 2013. Disponível em <http://www.piramidealimentar.inf.br/pdf/estudo_cientifico_piramide_pt.pdf> Acesso em 12 de agosto de 2020.

Poutanen KS, Fiszman S, Marsaux CFM, Pentikäinen SP, Steinert RE, Mela DJ. Recommendations for characterization and reporting of dietary fibers in nutrition research. American Journal of Clinical Nutrition. 2020;108(3):437-44. doi. 10.1093/AJCN/nqy095.

Capítulo 79

FODMAPs

FODMAPs, *Fermentable Oligo-, Di- and Monosaccharides and Polyols*, é um grupo heterogêneo de carboidratos e polióis de cadeia curta que são digeridos (altamente fermentáveis) mas pouco absorvidos no trato gastrointestinal. A má absorção de FODMAPs ocorre por: ausência de enzimas para hidrolisar as ligações glicosídicas presentes em carboidratos complexos, ausência ou baixa atividade de enzimas da borda em escova e transportador epitelial de glicose (GLUT-2) e glicose transportador (GLUT-5). Os FODMAPs parcialmente ou não absorvidos agem no intestino delgado (aumento do conteúdo de água), e no cólon (aumento da produção de gás e produção excessiva de ácidos graxos de cadeia curta, como o propionato, butirato e acetato). Assim, os sintomas como dor abdominal, distensão e diarreia são decorrentes dessas situações.

Os FODMAPs são: frutose (monossacarídeo), lactose (dissacarídeo), frutanos e galactanos (oligossacarídeo), e álcoois de açúcar (sorbitol, maltitol, manitol, xilitol e isomaltose).

» **Monossacarídeo** – frutose: tem alta osmolalidade no lúmen intestinal. Portanto, pode levar à diarreia e alteração da motilidade gastrointestinal se ingerido em grande quantidade. Fontes alimentares comuns de frutose incluem: maçã, manga, pera, melancia, ervilhas, mel e xarope de milho com alto teor de frutose.

» **Dissacarídeos** – lactose: dissacarídeo hidrolisado pela enzima lactase em glicose e galactose. As fontes de lactose incluem leite e seus produtos lácteos. Quando a lactose não é absorvida e atinge o cólon, é um substrato para fermentação com produção de ácidos graxos de cadeia curta, hidrogênio e metano, o que resulta em distensão, diarreia e flatulência excessiva.

» **Oligossacarídeos** – frutanos/fruto-oligossacarídeos (FOS) e galactanos/galacto-oligossacarídeo (GOS): os frutanos são encontrados principalmente no trigo, centeio, cevada e cebola, enquanto os galactanos, como a rafinose, são encontrados principalmente em legumes.

» **Polióis:** são álcoois de açúcar, como sorbitol, manitol, xilitol, maltitol e isomaltose. Fontes comuns de polióis incluem maçã, couve-flor, cogumelos, pera e ervilha. Também são usados como adoçantes artificiais nas gomas de mascar e balas.

» **Prebióticos:** são substratos utilizados seletivamente por microrganismos que conferem um benefício para a saúde. Muitos carboidratos (fruto-oligossacarídeos (FOS), galacto-oligossacarídeos (GOS), xilo-oligossacarídeos (XOS), polióis e, possivelmente, a frutose) que têm efeito como prebióticos são membros dos FODMAPs e seletivamente estimulam o crescimento de tipos específicos de bactérias.

FODMAPS **459**

Implantação de dieta com baixo FODMAPs

O Quadro 79.1 apresenta a administração em três fases da dieta com baixo teor de FODMAPs. O Quadro 79.2 apresenta uma listagem de alguns alimentos ricos em FODMAPs. Entretanto, é apenas um exemplo.

Quadro 79.1. Dieta com baixo teor de FODMAPs administrada em três fases.	
A dieta do paciente deve ser previamente avaliada para conhecer o padrão de ingestão de FODMAPs	
Fase 1 Restrição (4-6 semanas) depende do tempo para a resolução dos sintomas	Nenhum alimento ou bebida contendo grandes quantidades de FODMAPs deve ser consumido nesse período. Envolve a substituição de alimentos com alto teor por alimentos com baixo teor de FODMAPs. Assim, garante menor risco de deficiências nutricionais. Fazer uma lista de alimentos com alto e baixo teor de FODMAP (Quadro 79.2) para que o paciente entenda o que devem ingerir ou não. Observar a resposta clínica. Se os sintomas não melhorarem, retornar a dieta habitual do paciente e considerar outras opções de tratamento
Fase 2 Reexposição (6-8 semanas)	Cada subgrupo de FODMAPs deve ser reintroduzido separadamente enquanto a dieta de base permanece baixa em FODMAPs. A reexposição de alimentos ricos em FODMAP é introduzida um por um para identificar qual alimento ou grupo de alimentos tem o potencial para induzir sintomas. A reexposição deve ser realizada com pequenos intervalos (pelo menos 3 dias), para não haver superposição de sintomas. Também deve ser identificado o nível de tolerância individual
Fase 3 Reintrodução de FODMAPs (longo prazo)	Todos os alimentos reintroduzidos com sucesso na Fase 2 podem ser consumidos regularmente. Se os sintomas recomeçarem, uma avaliação cuidadosa da dieta é necessária para determinar qual alimento desencadeou os sintomas e deve ser restringido novamente. Pode ser útil limitar o tamanho das porções de todos os alimentos com alto teor de FODMAPs, mesmo com sucesso na reintrodução. Essa fase é de longo prazo para se manter livre de sintomas

Fonte: Autoria própria.

Quadro 79.2. Lista de alimentos com alto e baixo teor de FODMAPs		
	Alto teor de FODMAPs Consumo controlado	**Baixo teor de FODMAPs** Consumo liberado
Frutas	Maçã, pera, pêssego, ameixa, frutas enlatadas em calda, frutas secas, suco das frutas acima relatadas e sucos de frutas concentrados	Banana, uva, melão, kiwi, limão, laranja, tangerina, maracujá, mamão, morango
Leite e derivados	Leites: vaca (integral e baixo teor de gordura), iogurte (integral e baixo teor de gordura) Queijos: brancos e frescos (p. ex., ricota e *cottage*) Creme de leite, leite condensado	Leites: leites zero lactose, leite de arroz, iogurte zero lactose Queijos: queijos curados ("secos/duros") Manteiga Gelatina, picolé de frutas
Pães, cereais e massas	Trigo e centeio, quando consumidos em grandes quantidades (p. ex., pão, massas, pizzas, bolachas, biscoitos)	Arroz, batata, mandioca, pães/produtos de cereais sem glúten: a base de farinhas sem glúten, farinha de mandioca, farinha de arroz, maizena, polvilho, tapioca, féculas e fubá
Leguminosas	Feijão, ervilha, grão-de-bico, lentilha	
Vegetais	Brócolis, couve-flor, repolho, cogumelos Temperos: erva-doce, alho e cebola	Cenoura, milho, berinjela, alface, abóbora, tomate e outros
Adoçantes	Mel, frutose, xarope de milho Adoçantes: sorbitol, manitol, xilitol, maltitol, isomalte e outros que terminam em "ol'"	Açúcar refinado, cristal, mascavo (sacarose) Adoçantes artificiais: ciclamato, esteviosídeo (stévia), sucralose, acessulfame-K e sacarina

Fonte: Autoria própria.

Fatores que contribuem para melhor adesão à dieta de baixo FODMAPs

» Explicar a natureza e o objetivo da dieta.
» Motivação do paciente e promover a aceitação para uma nova forma de dieta.
» Prescrição de dieta alternativa centrada no paciente.
» Adaptação da dieta ao comportamento alimentar e estilo de vida (gosto pessoal).
» Aconselhamento com detalhes sobre as preferências do paciente.
» Educação sobre recursos para fazer uma dieta alternativa.
» Visitas regulares de acompanhamento com monitoramento frequente.
» Garantir a adequação nutricional e evitar desequilíbrios nutricionais.

 Leitura recomendada

Bellini M, Tonarelli S, Nagy AG, Pancetti A, Costa F, Ricchiuti A et al. Low FODMAP Diet: evidence, doubts, and hopes. Nutrients. 2020;4;12(1):148. doi: 10.3390/nu12010148.

El-Salhy M, Gundersen D. Diet in irritable bowel syndrome. Nutr J. 2015 Apr 14;14:36. doi: 10.1186/s12937-015-0022-3.

Fodor I, Man SC, Dumitrascu DL. Low fermentable oligosaccharides, disaccharides, monosaccharides, and polyols diet in children. World J Clin Cases. 2019;7(18):2666-74.

Gibson PR. History of the low FODMAP diet. J Gastroenterol Hepatol. 2017 Mar;32 Suppl 1:5-7. doi: 10.1111/jgh.13685.

McMeans AR, King KL, Chumpitazi BP. Low FODMAP Dietary Food Lists are Often Discordant. Am J Gastroenterol. 2017;112(4):655-56. doi: 10.1038/ajg.2016.593.

Phillips W. When a registered dietitian becomes the patient: translating the science of the low FODMAP diet to daily living. Pract Gastroenterol. 2018;175:20-37.

Vakil N. Dietary Fermentable Oligosaccharides, Disaccharides, Monosaccharides, and Polyols (FODMAPs) and Gastrointestinal Disease. Nutr Clin Pract. 2018;33(4):468-75. doi: 10.1002/ncp.10108.

Capítulo 80

Leites e Fórmulas Lácteas

» O leite é qualitativa e quantitativamente complexo, contendo proteínas (principalmente caseínas), lipídeos (triglicerídeos), açúcares (lactose e oligossacarídeos), vitaminas, minerais e fatores de crescimento, além de água. As quantidades relativas dessas substâncias variam significativamente entre as espécies (Quadro 80.1).

» Tal variabilidade implica que os mecanismos responsáveis pela síntese e/ou secreção das substâncias lácteas sejam determinados e regulados geneticamente. A comparação do genoma de mamíferos, incluindo seres humanos, revelou que os processos de secreção de leite são altamente conservados e se desenvolveram há mais de 160 milhões de anos.

» O leite, um líquido exclusivamente de mamíferos, foi adaptado pela evolução para atender aos desafios nutricionais e ambientais específicos enfrentados pelos neonatos de cada espécie. Em seres humanos, esse líquido é capaz de fornecer aos recém-nascidos a termo todos os nutrientes necessários aos primeiros 4 a 6 meses de vida.

» O reconhecimento dos benefícios para a saúde dos componentes do leite humano aumentou o interesse na identificação das substâncias bioativas e na compreensão dos mecanismos pelos quais elas são secretadas.

Quadro 80.1. Composição dos leites de diferentes espécies						
Espécie	Água	Proteína	Lactose	Lipídeos	Total de sólidos	Sólidos não lipídeos
Humana	87	1,2	7,0	3,8	12,4	8,9
Jumenta	89	2,1	6,1	0,6	8,5	8,6
Búfala	76	3,7	5,5	7,4	17,2	9,3
Camela	87	3,7	5,0	4,5	13,6	8,7
Vaca	86	3,4	4,8	3,7	12,7	8,8
Ovelha	80	5,6	4,8	7,4	19,3	-
Cabra	85	3,3	4,1	4,5	13,2	8,7
Lhama	86	3,9	6,0	2,4	16,2	10,3
Égua	89	2,2	6,2	1,9	11,2	8,5
Rena	62	10,3	2,8	16,9	33,1	14,2

Fonte: Autoria própria.

» O leite humano é o melhor alimento para os lactentes, pois o leite materno não só fornece uma fonte de nutrição completa, mas também contém componentes biológicos que ajudam os lactentes a crescerem e se desenvolverem normalmente (Quadro 80.2).

» Existem influências culturais, econômicas, médicas e ambientais que interferem na capacidade da mãe de alimentar uma criança com seu próprio leite.

» Embora a maioria dos lactentes seja inicialmente amamentada, é comum a transição para a fórmula infantil aos 6 meses de idade, seja como suplemento ou como substituto do leite humano. Os fabricantes capitalizaram essa demanda crescente por fórmulas infantis e desenvolvem fórmulas para "imitar" o leite humano, criando uma variedade de formulações.

» Assim, a composição da fórmula infantil tem sido melhorada não só para aumentar as semelhanças nutricionais com o leite humano, mas também para incluir ingredientes com benefícios para a saúde infantil.

Quadro 80.2. Benefícios do aleitamento materno	
01	Nutrição ideal para os lactentes – prontamente disponível e seguro
02	Promove resposta imune adequada
03	Microbiota equilibrada e riscos reduzidos de infecções gastrointestinais e respiratórias. Especialmente para prematuros
04	Risco reduzido de otite média aguda
05	Proteção contra alergias
06	Promoção do desenvolvimento correto da mandíbula e dos dentes
07	Associação a maior desempenho escolar
08	Risco reduzido de doenças crônicas (obesidade, diabetes tipos 1 e 2, doenças cardíacas, hipertensão, hipercolesterolemia e leucemia)
09	Reduzido risco de síndrome de morte súbita infantil
10	Reduzido risco de morbidade e mortalidade infantil
11	Forte ligação emocional com a mãe
12	Benefícios econômicos

Fonte: Autoria própria.

Leites e fórmulas lácteas

» O leite materno é considerado o melhor para os lactentes. Entretanto, existem situações em que não é possível amamentar. Assim, é importante que as fórmulas infantis sejam desenvolvidas de maneira a se assemelharem ao leite humano.

» Embora as fórmulas lácteas sejam capazes de garantir o crescimento infantil, muitos componentes do leite humano, incluindo fatores críticos para o crescimento, ácidos graxos poli-insaturados de cadeia longa, oligossacarídeos anti-infecciosos e proteínas não estão presentes nessas fórmulas.

» As fórmulas lácteas modernas, baseadas em leite de vaca ou soja e projetadas como substituto do leite humano, devem atender às recomendações do Codex Alimentarius (FAO/OMS) (Quadros 80.3 e 80.4).

Quadro 80.3. Classificação e principais características das fórmulas lácteas

Forma de preparo	**Artesanais:** baseada em alimentos *in natura*; mescla de alimentos *in natura* e industrializados; nutrientes industrializados **Industrializadas:** pó para reconstituição; líquidas semiprontas para uso já industrialmente reconstituídas
Indicação	**Padrão:** fórmulas poliméricas suprem as necessidades nutricionais, mantendo ou melhorando o estado nutricional **Especializada:** fórmula polimérica, oligomérica ou elementar, com indicação para falência de órgãos. Otimizam o estado nutricional (coadjuvante no tratamento clínico)
Valor nutricional	**Completa:** fornece a quantidade de calorias adequada para suprir as necessidades da criança **Incompleta:** dada sua densidade calórica, não atingem as necessidades calóricas da criança
Complexidade dos nutrientes	**Poliméricas:** os macronutrientes, especialmente as proteínas, encontram-se em sua forma intacta **Semielementares:** compostas de ingredientes pré-digeridos, com as proteínas em sua forma incompletamente hidrolisada, os oligopeptídeos **Parcialmente hidrolisadas:** apresentam uma parte dos oligopeptídeos com peso molecular superior a 1.200 dáltons **Extensamente hidrolisadas:** apresentam a maior parte dos oligopeptídeos com peso molecular inferior a 1.200 dáltons **Elementares:** a proteína se apresenta em sua forma totalmente hidrolisada (aminoácidos livres)
Presença/ausência de um componente específico	Isenta de lactose Com ou isenta de fibra alimentar
Módulos de alimentação	Veiculam um nutriente específico (macronutriente, micronutrientes e/ou vitaminas)
Densidade calórica	< 1 ano: hipocalórica (< 0,6 cal/mL); normocalórica (0,6-0,8 cal/ mL) e hipercalórica (> 0,8 cal/ mL) > 1 ano: hipocalórica (< 0,8 cal/ mL); normocalórica (0,8-1,2 cal/ mL) e hipercalórica (> 1,2 cal/ mL)
Osmolaridade	Hiperosmolar > 300 mOsm/L

Fonte: Autoria própria.

Quadro 80.4. Fórmulas lácteas: subtipos e principais indicações

Fórmula para prematuros	Prematuros ou recém-nascidos de baixo peso. Soro do leite + caseína
Fórmulas de partida/1° semestre	Lactentes nos primeiros 6 meses de vida. Caseína + proteína solúvel
Fórmulas de acompanhamento/2° semestre	Lactentes saudáveis a partir dos 6 meses de vida. Caseína + proteína solúvel
Fórmulas à base de soja (e sem lactose)	Alergia alimentar Dieta sem lactose
Bebidas lácteas à base de soja	Proteína isolada de soja, extrato de soja
Fórmulas para situações especiais	Antirregurgitação, sem lactose; tratamento da Doença de Crohn
Fórmulas semielementares parcialmente hidrolisadas	Prevenção da alergia alimentar
Fórmulas semielementares extensamente hidrolisadas	Alergia alimentar, diarreia grave
Fórmulas elementares	Alergia alimentar, diarreia grave
Dietas enterais	Desnutrição, cardiopatia, distúrbios neurológicos
Módulos de:	Lipídeos. Má digestão/absorção. Distúrbios no transporte linfático. Para aumentar a densidade calórica Proteínas. Para alto risco nutricional Carboidratos. Aumento da densidade calórica Fibra alimentar. Solúvel/insolúvel Espessantes. 100% carboidratos. Pacientes com disfagia, dificuldade de deglutição

Fonte: Autoria própria.

464 GASTROENTEROLOGIA PARA PEDIATRAS – FLUXOGRAMA PARA DIAGNÓSTICO EFETIVO

» As fórmulas lácteas têm três utilizações principais:
1. Como substituto ou suplemento do leite humano em crianças cujas mães optam por não amamentar ou não amamentar exclusivamente.
2. Como substituto do leite humano em lactentes para os quais a amamentação é medicamente contraindicadas, por exemplo alguns erros inatos do metabolismo.
3. Como suplemento para lactentes amamentados cuja ingestão de leite humano é inadequada para sustentar um ganho de peso.

» Os principais fatores a serem considerados na seleção de uma fórmula são: idade, condição clínica, requerimentos nutricionais, função gastrointestinal, via de administração, osmolaridade, carga de soluto renal, densidade calórica, viscosidade, intolerância/alergia alimentar, custo e estilo de vida da família.

Componentes dos leites

Os leites contêm os nutrientes necessários ao crescimento e ao desenvolvimento do neonato. Todos os leites contêm: proteínas específicas; gorduras destinadas a ser facilmente digeridas; a maioria tem lactose; minerais e vitaminas. O leite humano tem composição diferente para o colostro, leite de transição e leite maduro (Quadro 80.5).

Quadro 80.5. Composição do leite humano em diferentes estágios			
	Colostro Até 7 dias	Leite de transição 7 a 14 dias	Maduro Após 14 dias
	por/100 mL		
Água (g)	88	87	87
Proteínas (g)	2,0	1,5	1,3
Lipídeos (g)	2,6	3,7	4,1
Carboidratos (g)	6,6	6,9	7,2
Energia (Kcal)	56	67	69
Ácidos graxos saturados (g)	1,1	1,5	1,8
Monoinsaturados (g)	1,1	1,5	1,6
Poli-insaturados (g)	0,3	0,5	0,5
Colesterol (mg)	31	24	16

Fonte: Autoria própria.

Os componentes básicos do leite são:
» **Água:** o conteúdo de água varia amplamente entre as diferentes espécies como resultado da composição dos sólidos totais presentes (gordura, proteína e carboidrato). A água, quando separada como soro do leite, contém as proteínas solúveis.
» **Proteína:** varia amplamente e contribui para as diferenças no total de sólidos entre as diferentes espécies. Sua concentração diminui progressivamente do colostro para a fase de transição. Entretanto, permanece estável durante todo o período de lactação. As proteínas representam uma das maiores contribuições do leite para a nutrição humana.
» **Lactose:** é o carboidrato característico e dominante no leite (80%). Outras formas de açúcar estão presentes em pequenas quantidades (galactose, glicose). O conteúdo

de lactose é menor no colostro e aumenta gradualmente com o progresso da lactação, variando amplamente entre espécies. Os oligossacarídeos são o terceiro maior sólido componente do leite humano após a lactose e lipídeos.

» **Lipídeos:** os lipídeos do leite são uma importante fonte de energia para o recém-nascido. Na porção aquosa do leite, a gordura ocorre na forma emulsionada. O teor de gordura varia mais do que qualquer um dos outros constituintes. Os principais lipídeos presentes são os triglicerídeos. A última porção do leite na mama, geralmente chamada de leite posterior, tem o maior teor de gordura. A gordura do leite atua como um transportador para as vitaminas lipossolúveis (A, D e), bem como betacaroteno, que atua como provitamina A.

» **Sólidos não gordurosos:** o teor de gordura é o principal responsável pelas mudanças nos sólidos totais. A parte não gordurosa contém substâncias nitrogenadas, carboidratos, vitaminas e minerais solúveis em água.

» **Teor de cinzas:** é dependente do total de sólidos presentes. Os minerais básicos estão presentes nas cinzas. O colostro tem o maior teor de cinzas, geralmente cerca de 1,5 vez o do leite maduro.

» **Compostos bioativos:** são compostos bioativos que "afetam os processos biológicos, tendo impacto na função corporal e, em última instância, na saúde". Têm sido usados para melhorar a qualidade das fórmulas infantis (α-lactalbumina, lactoferrina, taurina, membrana de glóbulo de gordura do leite, folatos, poliaminas, ácidos graxos poli-insaturados de cadeia longa, prebióticos e probióticos).

Recomendações

Os lactentes devem ser amamentados exclusivamente ao seio materno durante os primeiros 6 meses de vida. Após essa fase devem receber alimentos complementares à medida que continuam sendo amamentados, pelo menos até os 2 anos. Contudo, quando a amamentação não é possível ou aconselhável em decorrência de questões relacionadas com a saúde da mãe ou do lactente, as fórmulas lácteas devem ser utilizadas. Essa recomendação está apoiada em sociedades científicas internacionais.

Fórmulas especiais

Mamadeira à base de carne de frango

Atualmente, com uma grande variedade de fórmulas lácteas, a utilização da mamadeira à base de carne de frango tem sido pouco utilizada. Entretanto, ela deve ser conservada, pois em algumas situações está indicada tanto para teste diagnóstico quanto para terapêutica. A substituição de um macronutriente (quer seja proteína, lipídeo ou carboidrato) é facilmente realizada. Também pode ser utilizada em situações financeiras emergenciais.

Composição – para cada litro da fórmula

» 1 litro de água (aproximadamente).
» 150 gramas de peito de frango.
» 5 a 8 colheres de sopa de farinha (amido de milho ou fubá).

» 4 a 5 colheres de sopa de açúcar refinado.

» 5 a 8 colheres de sopa de óleo de milho ou de girassol.

Programação semanal

» Programar a compra desses componentes para o período de pelo menos 1 semana.

» No açougue, solicitar 7 pedaços de peito de frango, pesados o mais próximo possível de 150 gramas cada e separados em embalagens diferentes.

» Congelar estas porções de peito de frango.

» Não descuidar do estoque do restante dos componentes da fórmula.

Preparo da fórmula

» Na noite anterior ao preparo, lembrar de descer a embalagem com a porção de peito de frango do congelador para a geladeira.

» Pela manhã preparar a quantidade de fórmula suficiente para o volume que seu filho consome o dia todo (geralmente 1 litro).

» Colocar meio litro de água para esquentar em uma panela.

» Em uma frigideira antiaderente, colocar óleo de milho ou de girassol para esquentar.

» Cortar o peito de frango já descongelado em cubos e colocar algumas pitadas de sal.

» Passar o peito de frango na frigideira com o óleo já quente 2 ou 3 vezes, sem fritar demais.

» Colocar os cubos de frango na panela com a água previamente aquecida e cozinhar até que frango tenha desmanchado.

» Despejar o conteúdo da panela em um liquidificador e bater até que a fórmula fique por igual (bem homogênea).

» Colocar as medidas da farinha escolhida, de açúcar e de óleo em 250 mL de água previamente aquecida e cozinhar um pouco.

» Despejar no liquidificador e bater novamente até que a fórmula fique bem misturada, completando com água morna para 1 litro, na marca do copo do liquidificador.

» Pode-se acrescentar 2 ou 3 gotas de essência de baunilha para melhorar o sabor, de acordo com o gosto da criança.

» Separar a quantidade da mamada e armazenar o restante na geladeira (manter no copo do liquidificador).

» Antes de oferecer outra mamadeira, bater no liquidificador para misturá-la novamente e aquecer em banho-maria.

Modificações na mamadeira à base de carne de frango conforme as necessidades para diagnóstico e/ou terapêutica

Manipulação do:

» **Carboidrato:** utilizar a frutose.

» **Lipídeo:** utilizar triglicerídeos de cadeia média.

» **Proteína:** alguns centros optaram por substituir a carne de frango por carne de rã ou carneiro em alergias alimentares graves.

Leitura recomendada

Almeida CC, Mendonça Pereira BF, Leandro KC, Costa MP, Spisso BF, Conte-Junior CA. Bioactive compounds in infant formula and their effects on infant nutrition and health: a systematic literature review. Int J Food Sci. 2021;14;2021:8850080. doi: 10.1155/2021/8850080.

Ballard O, Morrow AL. Human milk composition: nutrients and bioactive factors. Pediatr Clin North Am. 2013;60(1):49-74. doi: 10.1016/j.pcl.2012.10.002.

Martin CR, Ling P-R, Blackburn GL. "Review of infant feeding: key features of breast milk and infant formula." Nutrients. 2018;8(5):279, 2016.

EFSA European Food Safety Authority. "Scientific opinion on the essential composition of infant and follow-on formulae". EFSA Journal. 2014;12(7):3760.

Iyengar, GV. Elemental composition of human and animal milk. A Technical document issued by the International Atomic Energy Agency, Vienna, 1982 (IAEA-TECDOC-269).

James DC, Dobson B; American Dietetic Association. Position of the American Dietetic Association: Promoting and supporting breastfeeding. J Am Diet Assoc. 2005;105(5):810-8. doi: 10.1016/j.jada.2005.03.015.

Sociedade Brasileira de Pediatria (SPB), "Departamento de Nutrologia," In: Manual de alimentação: Orientações para alimentação do lactente ao adolescente, na escola, na gestante, na prevenção de doenças e segurança alimentar, 4ª ed. São Paulo: SBP, , 2018.

World Health Organization & UNICEF, Global Strategy for Infant and Young Children, Geneva, Switzerland: WHO, 2003.

Capítulo 81

Malnutrição –
Abordagem e Tratamento

» A desnutrição, que engloba tanto a desnutrição, deficiências de micronutrientes e sobrepeso/obesidade, afeta milhões de pessoas em todo o mundo, afetando desproporcionalmente mulheres, crianças e outras populações vulneráveis. Para definição de termos, ver Quadro 81.1.

Quadro 81.1. Definições de termos	
Nutrição – Organização Mundial da Saúde	Ingestão de alimentos considerada em relação às necessidades alimentares. Uma boa nutrição é um determinante-chave da saúde. Quando a ingestão de alimentos não está em equilíbrio com as necessidades alimentares, a desnutrição ocorre
Malnutrição – Organização Mundial da Saúde	Engloba a ingestão inadequada (subnutrição) ou excessiva (sobrepeso/obesidade) de proteínas, energia e micronutrientes. Portanto, um termo ambíguo se o desequilíbrio alimentar não for esclarecido
Desnutrição proteico-energética	Quando tanto a proteína quanto a energia estão faltando na dieta. O termo deve ser evitado porque os déficits de proteína e energia provavelmente são acompanhados por deficiências de outros nutrientes
Desnutrição aguda grave	Consequência de um período súbito/agudo de escassez de alimentos, sendo associada à perda de gordura corporal ou consumo da musculatura esquelética
Formas de desnutrição aguda grave Escore de Mc Laren no Quadro 81.2	*Kwashiorkor.* Manifestação grave de desnutrição proteico-energética. Associada a uma dieta de baixa qualidade, rica em carboidratos, mas com baixo teor de proteínas. A criança pode ter uma ingestão total de energia suficiente. A insuficiência proteica grave leva ao edema leve (pés) ou grave (generalizado)
	Marasmo. Manifestação grave de desnutrição proteico-energética. Ocorre como resultado da insuficiência calórica total. Isso leva à perda evidente de tecido adiposo e músculo
	Kwashiorkor-marasmático. Apresenta características do marasmo e do *Kwashiorkor*. Criança com retardo de crescimento associado à perda de peso e edema. As alterações do cabelo e da pele são menos graves do que o *Kwashiorkor*. A distensão abdominal pode ocorrer secundária a edema e fígado gorduroso
Desnutrição crônica	Conhecida como retardo do crescimento, sendo caracterizada pelo crescimento linear (comprimento/altura) abaixo da média para a idade
Deficiência de micronutrientes	Consequência de um distúrbio nutricional específico, como escorbuto (vitamina C), xeroftalmia (vitamina A) ou anemia por falta de ferro
Desnutrição "endêmica"	Quando a exposição a patógenos e ciclos recorrentes de infecção agravam os problemas de segurança nutricional e alimentar
Desnutrição primária	Efeito combinado de múltiplos fatores, incluindo baixo peso ao nascer, falta de alimentação adequada, infecções frequentes e enteropatia ambiental
Desnutrição secundária	Resulta de uma doença que compromete o crescimento diretamente ou pelo seu efeito deletério sobre o apetite ou a absorção de nutrientes

Fonte: Autoria própria

MALNUTRIÇÃO – ABORDAGEM E TRATAMENTO

» O desenvolvimento da primeira infância – definido como os primeiros anos após o nascimento – é um período crucial para garantir a saúde física e mental de um indivíduo e está positivamente associado à maior renda e à produtividade mais tarde na vida. Assim, a desnutrição pode ter consequências drásticas e abrangentes para o desenvolvimento e a sobrevivência da criança a curto e longo prazos.

Vulnerabilidade das crianças

» Embora as consequências da desnutrição possam ser sentidas por todas as pessoas, aquelas nos estágios iniciais da vida (inclusive durante o período fetal) são particularmente mais comprometidas. Lactentes e crianças são mais vulneráveis aos efeitos da desnutrição durante o período de crescimento e desenvolvimento físico mais rápido, que ocorre, predominantemente, durante os primeiros 2 anos de vida.
» A vulnerabilidade, nesse momento, ocorre por causa das necessidades nutricionais extras para crescimento e desenvolvimento. Ainda, essas crianças têm reservas corporais menores do que um adulto, de modo que a desnutrição tem efeito mais rápido. São vulneráveis porque dependem de outros para fornecer e preparar alimentos.
» A nutrição inadequada pode levar ao comprometimento da função dos órgãos e da estrutura (p. ex., desenvolvimento do cérebro).
» As crianças que sofrem de desnutrição aguda grave muitas vezes têm histórico de desnutrição e privação social e, se sobreviverem, enfrentam consequências a longo prazo para sua saúde e bem-estar econômico. A desnutrição moderada coloca a criança em um *continuum* de risco que leva à falta de atividade (conservação de energia) e à diminuição da taxa de crescimento (peso e altura).
» Um déficit de energia muitas vezes é combinado com deficiências de nutrientes específicos, por exemplo, de proteína, ferro ou zinco.
» As crianças desnutridas têm menor resistência a infecções, e infecções repetidas também contribuem para a redução do crescimento.
» Quando a desnutrição se torna grave, uma série de mudanças físicas e metabólicas ocorre na medida em que o corpo tenta conservar energia e preservar funções essenciais pelo maior tempo possível. Esse processo é conhecido como adaptação redutiva.

Em resumo, diante da vulnerabilidade

Quando a ingestão de energia é insuficiente para sustentar o metabolismo, diferentes ajustes fisiológicos ocorrem para garantir que os órgãos-chave tenham suprimento adequado de energia, aproveitando as reservas nutricionais do corpo, principalmente gordura e músculo. Se a privação alimentar é sustentada, e se acontece durante o período de crescimento, ocorrem grandes mudanças no tamanho relativo dos órgãos, poupando o cérebro, mas afetando o coração, rim, timo e, especialmente, os músculos, com possíveis consequências a longo prazo mesmo durante a vida adulta.

Fatores de risco

Desnutrição está associada a uma combinação de fatores de risco:
» Amamentação e alimentação complementar inadequadas.
» Doenças infecciosas frequentes.

» Insegurança alimentar domiciliar (proteína, energia e micronutrientes insuficientes).
» Práticas inadequadas de cuidado e alimentação.
» Malnutrição materna durante a gravidez.
» Restrição de crescimento intrauterino (baixo peso ao nascer).
» Má qualidade da água, saneamento e higiene.
» Serviços de saúde inadequados.
» Pobreza.

Causas da desnutrição

Segundo a UNICEF, a desnutrição pode ser agrupada em três categorias principais:
» **Causas imediatas:** são a ingestão inadequada de alimentos e doenças (p. ex., diarreia).
» **Causas subjacentes:** são a insegurança alimentar, práticas precárias de cuidados maternos e infantis, acesso inadequado à saúde e ao saneamento. Esses são fatores que causam diretamente a ingestão alimentar inadequada e doenças.
» **Causas básicas:** também conhecidas como causas-raízes (recursos, estruturas políticas, culturais e econômicas) da área onde a família vive.

Também pode ser equacionada em três causas comuns.
» **Quantidade inadequada de alimentos:** a escassez de alimentos pode ser aguda (súbita/agudíssima) ou crônica (longa duração) e surgir como resultado da pobreza, desastres naturais (enchentes ou secas) que podem levar à interrupção do fornecimento de alimentos.
» **Qualidade inadequada dos alimentos:** as pessoas podem não ter acesso à variedade de alimentos que fornecerão todas as vitaminas e minerais necessários em sua dieta. Também podem não ter o conhecimento necessário para fazer escolhas acertadas sobre os alimentos que fornecem aos seus filhos.
» **Infecções:** podem reduzir o apetite, aumentar a utilização de energia e nutrientes (infecções) e limitar a capacidade de absorver ou reter nutrientes (diarreia e/ou parasitoses intestinais).

⬤ Tratamento da desnutrição proteico-energética grave

O manejo da desnutrição depende do tipo de desnutrição, identificação de sua causa e sua gravidade. Na desnutrição aguda moderada primária, o manejo em casa é recomendado. Isso inclui intervenções específicas de nutrição, como aconselhamento dos pais sobre a dieta adequada, com ênfase na continuidade do aleitamento materno e alimentação complementar adequada, suplementação de micronutrientes, desparasitação periódica etc. Essas crianças devem receber 25 kcal/kg por dia de energia acima do recomendado para seus pares saudáveis, e suas dietas devem conter alimentos de origem animal ricos em ácidos graxos essenciais e micronutrientes, incluindo vitamina A, ferro e zinco. Na desnutrição grave e complicações (diarreia grave, disenteria, hipoglicemia, hipotermia, pneumonia, infecção do trato urinário, doença séptica ou qualquer sinal de perigo), devem ser tratadas em hospital até que estejam aptas para continuar o tratamento em casa. Nessa situação, seguir as etapas.

Quatro etapas da terapia nutricional
1. Diagnóstico nutricional.
2. Definição das necessidades nutricionais.
3. Implementação.
4. Monitoramento.

Etapa 1. Diagnóstico nutricional

» As técnicas de avaliação do estado nutricional estão no Capítulo 62.
» O diagnóstico do estado nutricional deve ser baseado no escore z do: IMC para a idade, peso para estatura e estatura para a idade e na circunferência do braço.
» O escore de McLaren para a classificação dos subtipos da desnutrição proteico--energética grave em (*Kwashiorkor*, marasmo e *Kwashiorkor*-marasmático) está no Quadro 81.2.

Classificação

» A desnutrição pode ser classificada como leve, moderada ou grave com base na antropometria (comprimento ou estatura), bioquímica e avaliação clínica.

Quadro 81.2. Escore de McLaren

Característica		Pontuação
Edema		3
Dermatose		2
Edema + dermatose		6
Alterações no cabelo		1
Hepatomegalia		1
Albuminemia g/%	**Proteinemia g/%**	
< 1,0	< 3,25	7
1,0-1,49	3,25-3,99	6
1,50-1,99	4,0-4,74	5
2,0-2,49	4,75-5,49	4
2,50-2,99	5,50-6,24	3
3,0-3,49	6,25-6,99	2
3,50-3,99	7,0-7,74	1
≥ 4,0	≥ 7,75	0
Total de pontos, classificação		
0-3 Marasmo		
4-8 *Kwashiorkor*-marasmático		
9-15 *Kwashiorkor*		

Fonte: Autoria própria.

GASTROENTEROLOGIA PARA PEDIATRAS – FLUXOGRAMA PARA DIAGNÓSTICO EFETIVO

» Várias classificações diferentes foram desenvolvidas e elas usaram as diferentes medidas antropométricas e características clínicas para ajudar a identificar crianças com desnutrição aguda e diagnosticar o tipo e a gravidade da doença (Capítulo 62).
» A classificação da desnutrição segundo a OMS, 2006/2007, segundo o percentil e o escore z, está no Quadro 81.3.

Quadro 81.3. Classificação da desnutrição segundo a OMS, 2006/2007			
Índice antropométrico	Valor de corte de percentil	Valor de corte de escore z	Estado nutricional
IMC/idade	< 3	≥ -3 e < -2	Desnutrição
Peso/estatura	< 3	≥ -3 e < -2	Desnutrição
IMC/idade	-	< -3	Desnutrição grave
Peso/estatura	-	< -3	Desnutrição grave
Estatura/idade	< 3	≥ -3 e < -2	Baixa estatura
Estatura/idade	-	< -3	Baixa estatura grave
Peso/idade	< 3	≥ -3 e < -2	Baixo peso
Peso/idade	-	< -3	Baixo peso grave

Fonte: Autoria própria.

Existem três principais índices de desnutrição

1. **Peso para a idade:** medida do peso da criança em relação à sua idade em comparação com a referência padrão de crescimento da OMS. As crianças cujo peso para a idade com mais de 2 ou 3 desvios-padrão abaixo da média são classificadas como abaixo do peso ou gravemente abaixo do peso, respectivamente.
2. **Altura para a idade:** medida da altura da criança em relação à idade em comparação com os padrões de crescimento de referência da OMS para crianças da mesma idade e sexo. As crianças cujo escore z de altura para a idade é 2 ou 3 desvios-padrão abaixo da média são classificadas como desnutrição moderada ou grave, respectivamente. Essa é uma medida de deficiência nutricional a longo prazo.
3. **Peso para altura:** mede a desnutrição aguda em crianças. É o peso da criança comparado com os pesos de referência padrão de crianças saudáveis do mesmo sexo e altura. Esse é um indicador de infecções recentes ou recorrentes (p. ex., a diarreia, pois causa rápida perda de peso, especialmente em crianças).

Etapa 2. Definição das necessidades nutricionais

» Valores das necessidades de macronutrientes e micronutrientes (Capítulo 82).
» As necessidades diárias de líquidos, calorias, proteínas, vitaminas e micronutrientes para recuperação do desnutrido grave estão no Quadro 81.4.
» Para recuperação nutricional, o cálculo da necessidade energética também pode ser realizado segundo a fórmula a seguir.

$$\text{kcal/kg} = \frac{120 \times \text{peso ideal para altura (kg)}}{\text{Peso atual (kg)}}$$

Quadro 81.4. Necessidades diárias de líquidos, calorias, proteínas, vitaminas e micronutrientes para recuperação do desnutrido grave

Balanço hídrico inicial	130 mL/kg/dia (100 mL/kg/dia se edema)	
Balanço calórico	Inicial 80-100 cal/kg/dia (ou 50% das calorias-alvo)	Final 150-220 cal/kg/dia
Balanço proteico	Inicial 1,0-1,5 g/kg/dia	Final 4,0-4,5 (até 6,0) g/kg/dia
Vitamina A UI = Unidades Internacionais	1º dia < 6 meses: 50.000 6-12 meses: 100.000 > 12 meses: 200.000	Após 1º dia < 1 ano: 5.000 a 10.000 1-8 anos: 10.000 a 15.000 > 8 anos: 15.000
Vitamina E	1 UI /kg/dia	
Complexo B	1 comprimido/dia	
Vitamina C	100 mg/dia	
Sulfato de zinco a 1% ou acetato de zinco	1º dia: 2 a 4 mg/kg/dia de Zn elementar	
Sulfato de cobre	1º dia: 0,2 a 0,3 mg/kg/dia de Cu elementar	
Sulfato ferroso	Após 2ª semana: 3 a 5 mg/kg/dia de Fe elementar	
Ácido fólico	1º dia: 5 mg após: 1 mg/dia	

Fonte: Autoria própria.

Etapa 3. Implementação

Abordagem segundo a Organização Mundial da Saúde

A abordagem em 10 etapas para o manejo da desnutrição aguda grave é apresentada no Quadro 81.5. Existem três fases para o tratamento: tratamento inicial, reabilitação e acompanhamento.

Quadro 81.5. 10 etapas para abordagem da desnutrição grave

	Tratamento inicial		Reabilitação	Acompanhamento
Tratar ou prevenir	Dias 1-2	Dias 3-7	Semanas 2-6	Semanas 7-26
Hipoglicemia	➡			
Hipotermia	➡			
Desidratação	➡			
Distúrbios eletrolíticos	➡➡➡➡➡➡			
Infecção	➡➡➡			
Deficiência de micronutrientes	➡➡➡➡		* ➡➡	
Início da alimentação	➡➡➡			
Incremento na alimentação para recuperar peso			➡➡➡➡➡➡	
Estímulo ao desenvolvimento emocional e sensorial	➡➡➡➡➡➡➡➡➡			
Preparo para a alta			➡➡	

Introduzir ferro. Fonte: Adaptado de WHO, 1999.

Tratamento inicial

Na primeira fase, o foco é estabilizar a condição da criança por meio de realimentação cuidadosa e identificação e tratamento de quaisquer problemas com risco de vida (passos 1-7: tratamento/prevenção de hipoglicemia, hipotermia e desidratação, correção de desequilíbrio eletrolítico, tratamento de infecção, corrigindo deficiências de micronutrientes e dando pequenas e frequentes refeições de fórmula por sonda nasogástrica, se necessário. Essa primeira fase geralmente ocorre em hospital ou em uma unidade especial e, na maioria dos casos, dura de 2 a 7 dias, quando o apetite da criança deve ter melhorado.

Reabilitação

A segunda fase (fase de reabilitação) envolve o aumento do teor de energia e nutrientes dos alimentos (transição da fórmula) para recuperar o peso perdido. A maioria das crianças com mais de 2 anos de idade pode começar a receber alimentos sólidos nessa fase. Nesse período de reabilitação (etapas 8 a 10), o tratamento em crianças com mais de 6 meses e sem complicações médicas pode ocorrer em casa ou na comunidade.

Acompanhamento

A terceira fase inicia-se após a alta e concentra-se no acompanhamento da criança e sua família em casa, oferecendo apoio para prevenir recaídas e garantir a continuidade do desenvolvimento físico, mental e emocional da criança.

Praticando a abordagem da OMS em 10 etapas

Fase de estabilização

» Tratar ou prevenir hipoglicemia e hipotermia.
» Tratar ou prevenir desidratação e restaurar o equilíbrio eletrolítico (soro de reidratação oral com menos sódio e mais potássio).
» Providenciar ingestão adequada de potássio e magnésio.
» Tratar infecção e choque séptico.
» Começar a alimentar a criança.
» Identificar e tratar outros problemas (deficiência de vitaminas, anemia grave e insuficiência cardíaca).
» Tratar parasitoses intestinais (Capítulo 39).

Dietoterapia

» Considerar intolerâncias alimentares (lactose, avaliar necessidade de hidrolisados proteicos e triglicerídeos de cadeia média).
» Progredir no volume hídrico diário.
» Avaliar necessidade de SNG; evitar NPP.
» Progredir na ingestão calórica: 100 - 125 - 150 - 175 - 200 - 225 kcal/kg/dia.
» Progredir para dieta de alta densidade calórica.
» Repor vitaminas e oligoelementos.

Orientações práticas para a seleção de fórmula para recuperação nutricional

» Adequar a fórmula à faixa etária da criança.
» Definir a densidade calórica necessária (kcal/mL) e, se necessário, acrescentar
» macronutrientes (Quadro 81.6).
» Definir a consistência adequada.
» Estabelecer o carboidrato mais adequado.
» Utilizar fórmulas que contenham proteínas intactas se o trato digestório estiver íntegro.
» Utilizar proteínas hidrolisadas (parcial, extenso ou aminoácidos livres) se houver comprometimento da digestão/absorção de proteínas.
» Utilizar triglicerídeos de cadeia média se houver comprometimento da digestão/absorção de lipídeo.

Quadro 81.6. Suplementação da dieta com macronutrientes	
Proteína	Adicionar proteína como: proteínas intactas, peptídeos ou aminoácidos
	Suplementação proteica raramente é necessária sem aumento no consumo de energia
	Raramente é necessário dar ingestão > 6 g de proteína/kg. Acima dessa quantidade, monitorar os níveis de ureia sanguínea 2 vezes por semana
	Os módulos proteicos devem ser adicionados em pequenos incrementos
Carboidratos	Adicionar na forma de polímero de glicose, pelo menor efeito osmótico no intestino, em vez de usar monossacarídeos ou dissacarídeos. Assim, uma quantidade maior pode ser usada por volume de refeição
	Os polímeros de glicose devem ser adicionados em incrementos de 1% a cada 24 horas (1 g/100 mL de alimentação). Isso permitirá identificar a concentração em que a criança se torna intolerante (fezes líquidas)
	Adição de 2% (2 g/100 mL) de polímeros de glicose às fórmulas infantis aumenta a osmolaridade em 31,2 mOsm/kg H$_2$O
Lipídeos	Emulsões de gordura de cadeia longa são melhores em relação a emulsões de cadeia média porque são fonte de ácidos graxos essenciais
	Gorduras de cadeia média são utilizadas quando há má absorção de gordura de cadeia longa. Adicionar em incrementos de 1% a cada 24 horas
	Concentração total de gordura de 5%-6% (5-6 g de gordura por 100 mL de refeição) será tolerada se o intestino estiver funcionando normalmente
	Concentrações acima de 7% pode induzir sensação de náusea e vômitos

Fonte: Autoria própria.

Para recuperação nutricional com 70% em deposição de massa magra e 30% massa gorda

» A energia advinda da proteína deve representar 7,2% a 12% do valor energético total (VET) para lactentes. EP = % energia em proteínas.
» Para o ganho de estatura (não é determinado, provável que seja de 11%-12% EP).
» Para ganho de peso acelerado ou crescimento de "catchup".
» Ganho de peso de 5 g/kg/dia requer 105 kcal/ kg/dia, 1,8 g de proteína/kg/dia, 6,9% EP.
» Ganho de peso de 10 g/kg/dia requer 126 kcal/ kg/dia, 2,8 g de proteína/kg/dia, 8,9% EP.
» Ganho de peso de 20 g/kg/dia requer 167 kcal/ kg/dia, 4,8 g de proteína/kg/dia, 11,5% EP.

Etapa 4. Monitoramento

Ganho de peso durante a recuperação nutricional

Para as crianças com menos de 6 meses:
Bom ------------------------------ > 25 g/kg/dia
Para crianças com mais de 6 meses:
Deficiente ------------------------ < 5 g/kg/dia
Moderado ------------------------ 5-10 g/kg/dia
Bom ------------------------------ > 10 g/kg/dia

Síndrome da realimentação

Redução mensurável nos níveis de ≥ 1 dos eletrólitos fósforo, potássio e magnésio, ou a manifestação de deficiência de tiamina, desenvolvendo-se em horas a dias após o início da provisão calórica em criança que foi exposta a um período substancial de desnutrição.

» Pacientes com mais de 20% de déficit de P/E (DPE aguda moderada e grave).
» 3-4 dias após o início da alimentação (> ia).
» Sinais/sintomas: fraqueza, dor muscular, ataxia, parestesia, confusão, arritmia, convulsões.
» Depleção de fosfato – principal marcador e a principal causa.

Profilaxia e controle – síndrome da realimentação

» Identificar pacientes de risco (DPE grave).
» Verificar eletrólitos (K, Ca, P, Mg), ureia e creatinina antes da dietoterapia.
» Hidratar com cuidado (não sobrecarregar).
» Iniciar com 50%-75% das calorias-alvo e ir aumentando para a meta, em 25% a cada 3-5 dias (proteína não precisa ser restrita).
» Monitore K, Ca, P e Mg nos primeiros 4 dias e corrigir, se necessário.
» Introduzir multivitaminas e suplementação mineral (Tiamina, Zn, Se e Fe após a primeira semana).

⬤ Leitura recomendada

Becker P, Carney LN, Corkins MR et al. Academy of Nutrition and Dietetics; American Society for Parenteral and Enteral Nutrition. Consensus statement of the Academy of Nutrition and Dietetics/ American Society for Parenteral and Enteral Nutrition: indicators recommended for the identification and documentation of pediatric malnutrition (undernutrition). Nutr Clin Pract. 2015;30(1):147-61. doi: 10.1177/0884533614557642.

Black RE, Allen LH, Bhutta ZA, Caulfield LE, de Onis M, Ezzati M et al. Maternal and child undernutrition: global and regional exposures and health consequences. Lancet. 2008;371:243-60.

Black RE, Victora CG, Walker SP et al. Maternal and child undernutrition and overweight in low-income and middle-income countries. Lancet. 2013;382:427-51.

Bouma S. Diagnosing pediatric malnutrition: paradigm shifts of etiology-related definitions and appraisal of the indicators. Nutr Clin Pract. 2017;32(1):52-67. doi: 10.1177/0884533616671861.

da Silva JSV, Seres DS, Sabino KA et al. Parenteral Nutrition Safety and Clinical Practice Committees, American Society for Parenteral and Enteral Nutrition. ASPEN Consensus Recommendations for Refeeding Syndrome. Nutr Clin Pract. 2020;35(2):178-95. doi: 10.1002/ncp.10474.

Koletzko B et al. (Eds.). Pediatric Nutrition in Practice. World Rev Nutr Diet. 2015;113:139-46. doi: 10.1159/000367880.

Pike V, Bradley B, Rappaport AI, Zlotkin S, Perumal N. A scoping review of research on policies to address child undernutrition in the Millennium Development Goals era. Public Health Nutr. 2021;24(13):4346-57. doi: 10.1017/S1368980021001890.

Shetty P. Malnutrition and undernutrition. Medicine. 2003;31:18-22.

Victora CG, Adair L, Fall C, Hallal PC, Martorell R, Richter I et al. Maternal and child undernutrition 2. Maternal and child undernutrition: consequences for adult's health and human capital. Lancet. 2008;371:23-40.

WHO (2015) Transforming our world: the 2030 Agenda for Sustainable Development .:. Sustainable Development Knowledge Platform. https://sustainabledevelopment.un.org/post2015/transformingourworld (accessed November 2019).

WHO: Guideline: updates on the management of severe acute malnutrition in infants and children. Geneva, WHO, 2013.

WHO: Malnutrition: the global picture. Geneva, WHO, 2000.

World Health Organization. Management of severe malnutrition: a manual for physicians and other senior health workers. Geneva: World Health Organization; 1999.

World Health Organization. Serious childhood problems in countries with limited resources. Geneva: World Health Organization; 2004.

Capítulo 82

Necessidades de Macronutrientes e Micronutrientes

Quadro 82.1. Necessidades hídricas diárias conforme peso, segundo Holliday-Segar	
Peso	Necessidade hídrica por dia
Até 10 kg	100 mL/kg
10 a 20 kg	1.000 mL + 50 mL/kg acima de 10 kg
> 20 kg	1.500 mL + 20 mL/kg acima de 20 kg

Fonte: Holliday-Segar.

Quadro 82.2. Valores de ingestão adequada para água e eletrólitos, segundo o Institute of Medicine (IOM) 2002/2005					
Idade	Água total (L/dia)	Líquidos (L/dia)	Potássio (g/dia)	Sódio (g/dia)	Cloreto (g/dia)
Lactentes					
0 a 6 meses	0,7 (leite humano)	–	0,4	0,12	0,18
7 a 12 meses	0,8	0,6	0,7	0,37	0,57
Crianças					
1 a 3 anos	1,3	0,9	3	1	1,5
4 a 8 anos	1,7	1,2	3,8	1,2	1,9
Sexo masculino					
9 a 13 anos	2,4	1,8	4,5	1,5	2,3
14 a 18 anos	3,3	2,6	4,7	1,5	2,3
Sexo feminino					
9 a 13 anos	2,1	1,6	4,5	1,5	2,3
14 a 18 anos	2,3	1,8	4,7	1,5	2,3

Fonte: Institute of Medicine (IOM) 2002/2005.

NECESSIDADES DE MACRONUTRIENTES E MICRONUTRIENTES — 479

Quadro 82.3. Modificações nas necessidades hídricas diárias de fluido, conforme aumento ou diminuição das perdas em órgãos-alvos		
Fonte	**↑↑ Necessidade de água**	**↓↓ Necessidade de água**
Pele	Aquecimento radiante Fototerapia Febre Sudorese Queimadura	Incubadora (recém-nascido pré-termo)
Pulmões	Taquipneia Traqueostomia	Ventilador umidificado
Trato gastrointestinal	Diarreia Vômitos Drenagem nasogástrica	
Renal	Poliúria	Oligúria/anúria
Miscelânea	Drenagem cirúrgica Terceiro espaço	Hipotireoidismo Cardiopatia e insuficiência cardíaca

Fonte: Autoria própria.

Quadro 82.4. Necessidades calóricas e proteicas, segundo a FAO, OMS, UNU 2001/2002									
	Meninos		Meninas			Meninos		Meninas	
Idade--meses	Energia kcal/kg/d	Proteínas g/kg/d	Energia kcal/kg/d	Proteínas g/kg/d	Idade--anos	Energia kcal/kg/d	Proteínas g/kg/d	Energia kcal/kg/d	Proteínas g/kg/d
1	113	1,41	107	1,41	1-2	82,4	0,85	80,1	0,85
2	104	1,23	101	1,23	2-3	83,6	0,79	80,6	0,79
3	95	1,13	94	1,13	3-4	79,7	0,73	76,5	0,73
4	82	1,07	84	1,07	4-5	76,8	0,69	73,9	0,69
5	81	0,98	82	0,98	5-6	74,5	0,69	71,5	0,69
6	81	0,98	81	0,98	6-7	72,5	0,72	69,3	0,72
7	79	0,98	78	0,98	7-8	70,5	0,74	66,7	0,74
8	79	0,98	78	0,98	8-9	68,5	0,75	63,8	0,75
9	79	0,98	78	0,98	9-10	66,6	0,75	60,8	0,75
10	80	0,98	79	0,98	10-11	64,6	0,75	57,8	0,75
11	80	0,98	79	0,98	11-12	62,4	0,75	54,8	0,73
12	81	0,95	79	0,95	12-13	60,2	0,74	52,0	0,72
					13-14	57,9	0,73	49,3	0,71
					14-15	55,7	0,72	47,0	0,70
					15-16	53,4	0,72	45,3	0,69
					16-17	51,6	0,71	44,4	0,68
					17-18	50,3	0,70	44,1	0,67

Fonte: FAO, OMS, UNU 2001/2002.

Quadro 82.5. Necessidades calóricas diárias para crianças e adolescentes, segundo o Institute of Medicine (IOM) 2002/2005

Idade	Requerimento energético estimado (kcal/dia) (REE = GE + TMB)	
0 a 3 meses	{89 × peso (kg) - 100} + 175	
4 a 6 meses	{89 × peso (kg) - 100} + 56	
7 a 12 meses	{89 × peso (kg) - 100} + 22	
1 a 3 anos	{89 × peso (kg) - 100} + 20	
3 a 8 anos		
Meninos	88,5 - (61,9 × idade em anos) + AF × (26,7 × peso em kg + 903 × estatura em metros) + 20	
Meninas	133,5 - (30,8 × idade em anos) + AF × (10 × peso em kg + 934 × estatura em metros) + 20	
9-18 anos		
Meninos	88,5 - (61,9 × idade em anos) + AF × (26,7 × peso em kg + 903 × estatura em metros) + 25	
Meninas	133,5 - (30,8 × idade em anos) + AF × (10 × peso em kg + 934 × estatura em metros) + 25	
Nível de atividade física (AF)	Meninos	Meninas
Sedentário	1	1
Baixa atividade	1,13	1,16
Ativo	1,26	1,31
Muito ativo	1,42	1,56

AF = atividade física; GE = gasto energético; REE = requerimento energético estimado; TMB = taxa metabólica basal. Fonte: Institute of Medicine (IOM) 2002/2005.

Quadro 82.6. Necessidades proteicas diárias para crianças e adolescentes, segundo o Institute of Medicine (IOM) 2002/2005

Idade	Necessidade de proteínas (g/kg/dia)
0-6 meses	1,52
6-12 meses	1,2
1-3 anos	1,05
4-8 anos	0,95
9-13 anos	
Meninos	0,85
Meninas	0,95
14-18 anos	
Meninos	0,85
Meninas	0,85
Adultos	0,8

Fonte: Institute of Medicine (IOM) 2002/2005.

NECESSIDADES DE MACRONUTRIENTES E MICRONUTRIENTES

Quadro 82.7. Distribuição percentual aceitável dos macronutrientes conforme faixa etária, segundo o Institute of Medicine (IOM) 2002/2005

	Valor energético de 1 grama	Variação percentual de energia		
		Crianças 1-3 anos	Crianças 4-18 anos	Adultos
Lipídeos	9 kcal	30%-40%	25%-35%	20%-35%
n-6 PUFAs (ácido linoleico)		5%-10%	5%-10%	5%-10%
n-3 PUFAs (ácido α-linolênico)		0,6%-1,2%	0,6%-1,2%	0,6%-1,2%
Carboidratos	4 kcal	45%-65%	45%-65%	45%-65%
Proteínas	4 kcal	5%-20%	10%-30%	10%-35%

PUFAs = ácidos graxos poli-insaturados. Fonte: Institute of Medicine (IOM) 2002/2005.

Quadro 82.8. Valor energético e distribuição ideal dos nutrientes, segundo o Institute of Medicine (IOM) 2002/2005 e o European Food Safety Authority (EFSA) 2013

	Valor energético de 1 grama	Variação percentual de energia			
		Crianças 0-6 meses	Crianças 6-12 meses	Crianças 1-3 anos	Crianças 4-18 anos
Lipídeos	9 kcal	50%-55%	40%	30%-40%	25%-35%
Carboidratos	4 kcal	40%-45%	45%-55%	45%-65%	45%-65%
Proteínas	4 kcal	5%-10%	5%-15%	5%-20%	10%-30%
Referência		EFSA, 2013	EFSA, 2013	IOM, 2002/2005	IOM, 2002/2005

Fonte: Institute of Medicine (IOM) 2002/2005 e o European Food Safety Authority (EFSA) 2013.

Quadro 82.9. Recomendações diárias de eletrólitos nas diferentes idades

Recomendações diárias	Neonatos	Lactentes e crianças	Adolescentes	Dose máxima
Sódio	2-5 mEq/kg/dia	2-6 mEq/Pcal/dia	50-80 mEq/dia	150 mEq/dia
Potássio	1-4 mEq/kg/dia	2-3 mEq/Pcal/dia	40-60 mEq/dia	120 mEq/dia
Cloreto	1-5 mEq/kg/dia	2-5 mEq/Pcal/dia	----	150 mEq/dia
Cálcio	3-4 mEq/kg/dia	1-2,5 mEq/Pcal/dia	10-20 mEq/dia	----
Fósforo	1-2 mmol/kg/dia	0,5-1 mMol/Pcal/dia	10-40 mMol/dia	50 mmol/dia
Magnésio	0,3-0,5 mEq/kg/dia	0,3-0,5 mEq/Pcal/dia	10-30 mEq/dia	30 mEq/dia

Pcal = peso calórico. Fonte: Autoria própria.

Quadro 82.10. Necessidades diárias de vitaminas por faixa etária, segundo o Institute of Medicine (IOM) 2002/2005

Faixa etária	Vitamina A (µg/d)	Vitamina C (mg/d)	Vitamina D (µg/d)	Vitamina E (mg/d)	Vitamina K (µg/d)	Tiamina (mg/d)
Crianças 0-6 meses	400	40	10	4	2,0	0,2
6-12 meses	500	50	10	5	2,5	0,3
1-3 anos	300	15	15	6	30	0,5
4-8 anos	400	25	15	7	55	0,6
Meninos 9-13 anos	600	45	15	11	60	0,9
14-18 anos	900	75	15	15	75	1,2
19-30 anos	900	90	15	15	120	1,2
31-50 anos	900	90	15	15	120	1,2
51-70 anos	900	90	15	15	120	1,2
> 70 anos	900	90	20	15	120	1,2
Meninas 9-13 anos	600	45	15	11	60	0,9
14-18 anos	700	65	15	15	75	1,0
19-30 anos	700	75	15	15	90	1,1
31-50 anos	700	75	15	15	90	1,1
51-70 anos	700	75	15	15	90	1,1
> 70 anos	700	75	20	15	90	1,1
Gravidez						
14-18 anos	750	80	15	15	75	1,4
19-30 anos	770	85	15	15	90	1,4
31-50 anos	770	85	15	15	90	1,4
Lactação						
14-18 anos	1.200	115	15	19	75	1,4
19-30 anos	1.300	120	15	19	90	1,4
31-50 anos	1.300	120	15	19	90	1,4

Fonte: Institute of Medicine (IOM) 2002/2005.

Riboflavina (mg/d)	Niacina (mg/d)	Vitamina B6 (mg/d)	Folato (µg/d)	Vitamina B12 (µg/d)	Ácido pantotênico (mg/d)	Biotina (µg/d)	Colina (mg/d)
0,3	2	0,1	65	0,4	1,7	5	125
0,4	4	0,3	80	0,5	1,8	6	150
0,5	6	0,5	150	0,9	2	8	200
0,6	8	0,6	200	1,2	3	12	250
0,9	12	1,0	300	1,8	4	20	375
1,3	16	1,3	400	2,4	5	25	550
1,3	16	1,3	400	2,4	5	30	550
1,3	16	1,3	400	2,4	5	30	550
1,3	16	1,7	400	2,4	5	30	550
1,3	16	1,7	400	2,4	5	30	550
0,9	12	1,0	300	1,8	4	20	375
1,0	14	1,2	400	2,4	5	25	400
1,1	14	1,3	400	2,4	5	30	425
1,1	14	1,3	400	2,4	5	30	425
1,1	14	1,5	400	2,4	5	30	425
1,1	14	1,5	400	2,4	5	30	425
1,4	18	1,9	600	2,6	6	30	450
1,4	18	1,9	600	2,6	6	30	450
1,4	18	1,9	600	2,6	6	30	450
1,6	17	2,0	500	2,8	7	35	550
1,6	17	2,0	500	2,8	7	35	550
1,6	17	2,0	500	2,8	7	35	550

Leitura recomendada

EFSA NDA Panel (EFSA Panel on Dietetic Products, Nutrition and Allergies), 2013. Scientific Opinion on nutrient requirements and dietary intakes of infants and young children in the European Union. EFSA Journal. 2013;11(10):3408. 103 p. doi:10.2903/j.efsa.2013.3408.

Holliday MA, Segar WE. The maintenance need for water in parenteral fluid therapy. Pediatrics. 1957;19(5):823.32.

Institute of Medicine. Dietary reference intakes for energy, carbohydrate, fiber, fat, fatty acids, cholesterol, protein, and amino acids. Washington, D.C.: National Academies Press; 2005.

Joint WHO/FAO/UNU Expert Consultation. Protein and amino acid requirements in human nutrition. World Health Organ Tech Rep Ser. 2007;(935):1.265.

UNU/WHO/FAO. Human energy requirements: report of a joint FAO/WHO/UNU Expert Consultation. Food Nutr Bull. 2005;26(1):166.

Capítulo 83

Nutrição Enteral

O suporte nutricional pode ser enteral ou parenteral. Nutrição enteral (NE) refere-se a qualquer método de alimentação que usa o trato gastrointestinal para prover parte ou todas as necessidades nutricionais. A NE é parte importante do cuidado de crianças com doenças agudas, bem como essencial para crianças com doenças crônicas. A NE é um modo de fornecer nutrição quando a alimentação oral não é possível ou insuficiente. Na NE, um dispositivo pode ser colocado no estômago, duodeno ou jejuno através do nariz, boca ou via percutânea.

Nutrição enteral: vantagens

» Manutenção do trofismo da mucosa intestinal por efeitos diretos dos nutrientes enterais sobre os enterócitos, menor ocorrência de translocação bacteriana, equilíbrio do sistema imune associado ao intestino, normalização da resposta inflamatória.
» Menor custo, menor tempo de internação e praticidade.

Nutrição enteral: objetivos e indicações (Quadro 83.1)

» Os principais objetivos são: estabilização metabólica, manutenção do crescimento normal, recuperação nutricional e manutenção de massa corporal. O trato gastrointestinal deve ter comprimento suficiente, capacidade de digestão-absorção normal.

Quadro 83.1. Indicações de nutrição enteral em distúrbios específicos
Doença do refluxo gastroesofágico grave (risco de aspiração)
Disfunção do esvaziamento gástrico e obstrução gástrica de saída
Pancreatite aguda
Cirurgia gástrica anterior ou pós-operatório de grande cirurgia abdominal
Fístula traqueoesofágica, atresia esofágica
Fenda palatina e síndrome de Pierre Robin
Quimioterapia
Doenças neurológicas ou neuromusculares
Síndromes genéticas/metabólicas
Prematuridade (incoordenação sucção-deglutição-respiração)

Fonte: Autoria própria.

NUTRIÇÃO ENTERAL **485**

» Manutenção ou recuperação do estado nutricional, atingindo o equilíbrio nitrogenado pelo aumento ou normalização na síntese proteica hepática, sem exceder a oferta de calorias e nutrientes.
» Necessidades de alta ingestão calórica (incapaz de obter mais de 75% das necessidades calóricas por via oral). Crianças com menos de 2 anos de idade que apresentam baixo ganho de peso. Crianças com mais de 2 anos de idade com perda ou falta de ganho de peso por 3 meses, ou que tenha diminuído 2 ou mais canais de crescimento de peso ou altura, ou que, persistentemente, tenha uma dobra cutânea tricipital inferior ao 5º percentil.
» Crianças incapazes de ingerir a quantidade de energia suficiente (ingestão oral parcialmente comprometida) ou aquelas que são incapazes de tolerar alimentação oral em virtude de doenças subjacentes (ingestão oral totalmente comprometida).
» Ingestão inadequada em decorrência de: anorexia, distúrbios de deglutição, restrições dietéticas, absorção de nutrientes prejudicada, aumento das perdas intestinais e aumento na demanda nutricional que acompanha estados catabólicos.
» Sinais de subnutrição com perda ponderal aguda significativa, aumento do metabolismo por disfunções orgânicas múltiplas.

O suporte nutricional é parte essencial da abordagem terapêutica de várias condições patológicas específicas em pediatria.

Nutrição enteral: contraindicações

» A NE está contraindicada nas situações em que o trato gastrointestinal não se encontra íntegro ou funcionante, como por exemplo, no íleo mecânico e íleo paralítico, nas obstruções intestinais e hemorragias gastrointestinais altas, na sepse com início intra-abdominal e na enterocolite necrosante.
» Condições como fístulas intestinais e pancreatite grave não são contraindicações.

Nutrição enteral: operacionalização (Quadro 83.2 e Figura 83.1)

A família e as crianças maiores devem ser envolvidas na tomada de decisão da NE para aliviar medos e preocupações associados à NE. A NE é definida como o conjunto de procedimentos terapêuticos para manutenção ou recuperação do estado nutricional do paciente. Os 4 passos da NE são:

1. Avaliação clínica e diagnóstico nutricional.
2. Definição das necessidades nutricionais.
3. Instituição da nutrição enteral.
4. Monitoramento.

Avaliação clínica e diagnóstico nutricional

» **Na avaliação individual:** coletar dados da história clínica, exame físico, antropometria, achados de exames laboratoriais realizados anteriormente. Avaliar diagnósticos clínicos anteriores, intervenções médicas/cirúrgicas, uso de medicamentos, suplementos dietéticos e histórico nutricional. Exame físico detalhado (sinais associados a distúrbios nutricionais) e avaliação da composição corporal.

Quadro 83.2. Planejamento da nutrição enteral	
Vias de administração	
Gástrica (pré-pilórica)	**Intestino delgado (pós-pilórica)**
Nasogástrica	Nasoduodenal
Orogástrica	Oroduodenal
Gastrostomia (longo prazo)	Nasojejunal
	Orojejunal
	Jejunostomia
	Transgástrica
Modo de administração	
Contínua	Por gravidade
Intermitente	Por bomba de infusão
Bolus	Por seringa
Fórmulas	
Alta proteína	Controle de carboidratos
Alta caloria	Extensamente hidrolisada
Com fibra alimentar	À base de aminoácidos
Modulação imunológica	Baixa concentração de eletrólitos
Recomendações	
Avaliar volume residual gástrico na administração intermitente e *bolus*	
Definir medicamentos possíveis pela via	
Não misturar medicamentos com a fórmula	
Lavar a sonda com 10-15 mL de água antes e depois da medicação	
Monitoramento	
Observar sinais de intolerância	
Observar o peso corporal	
Monitorar o volume administrado	
Distensão, endurecimento e desconforto abdominal	
Condições locais da estomia	
Laboratório	
Glicemia capilar	
Eletrólitos	
Painel metabólico	

Fonte: Autoria própria.

NUTRIÇÃO ENTERAL 487

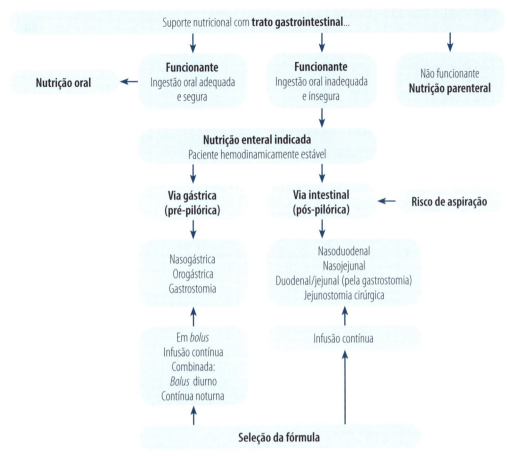

Figura 83.1. Abordagem para definição do suporte nutricional. (Fonte: Autoria própria.)

- **Anamnese:** é importante o vínculo do pediatra e do nutricionista com a família, para uma completa exploração dos antecedentes familiares, condição socioeconômica, estilo de vida, rotina diária, vínculo mãe-filho, escolaridade e condições de habitação. Em crianças em aleitamento materno, observar a técnica de amamentação. Deve-se investigar sobre o pré-natal, assim como o peso/comprimento de nascimento, idade gestacional e intercorrências durante a gestação.
- **Exame físico:** avaliar dados que estão relacionados direta ou indiretamente com o diagnóstico nutricional (sinais de desnutrição, obesidade, palidez cutânea e mucosa, atraso no desenvolvimento, hipovitaminoses, deficiência de zinco).
- **Antropometria:** a realização da antropometria deve ser aplicada seguindo padronização. As medidas antropométricas mais utilizadas na faixa etária pediátrica são peso, estatura, perímetro cefálico, circunferência abdominal, circunferência do braço, dobras cutâneas (tricipital e subescapular). Com os valores das dobras cutâneas tricipital e subescapular, calcular a porcentagem de gordura corporal.
- Para crianças com menos e 2 anos, recomenda-se a avaliação nutricional por meio da aferição do peso diário, estatura e perímetro cefálico semanais. Em crianças com mais de 2 anos recomenda-se a avaliação nutricional e a aferição do peso

semanal e estatura mensal. Esse monitoramento pode ocorrer em intervalos menores, dependendo do comprometimento do estado nutricional ou da gravidade da doença de base.

» Em crianças prematuras é importante utilizar a idade corrigida e não usar somente a idade cronológica. Esse ajuste deve ser feito para peso, estatura e perímetro cefálico até os 24 meses.

» Para crianças com limitações físicas de 2 a 12 anos, as medidas de segmentos corporais permitem estimar a estatura com a utilização de equações. A medida de segmento mais utilizada é o comprimento do membro inferior a partir do joelho (Capítulo 62).

» O risco nutricional pode ser avaliado pelo instrumento *Strongkids*, que é validado para a língua portuguesa brasileira (Quadro 83.3).

Quadro 83.3. *Strongkids*: triagem do risco de desnutrição
Preencher na admissão e 1 vez por semana (crianças de 1 mês a 18 anos de idade)   Quando a resposta for Sim, pontue
Doença de alto risco – existe alguma doença de base que pode causar desnutrição ou cirurgia de grande porte prevista?
(Quadro 83.1)   Anorexia nervosa; queimaduras; displasia broncopulmonar (idade máxima de dois anos); doença celíaca; fibrose cística; dismaturidade/prematuridade (usar idade corrigida até o 6º mês); doença cardíaca crônica; doença infecciosa (AIDS); doença inflamatória intestinal; câncer; doença hepática crônica; doença renal crônica; pancreatite; síndrome do intestino curto; doença muscular; doença metabólica; trauma; deficiência/retardo mental; cirurgia de grande porte prevista; não especificada (classificada por um médico)
Avaliação clínica subjetiva – o paciente apresenta estado nutricional prejudicado de acordo com a avaliação clínica subjetiva (massa muscular e/ou gordura subcutânea reduzidas e/ou face encovada)?
Ingestão alimentar e perdas – apresenta alguns dos itens abaixo?   • Diarreia (> 5 vezes por dia) e/ou vômito (> 3 vezes por dia) excessivos nos últimos dias?   • Diminuição da ingestão alimentar durante os últimos dias antes da internação (não incluindo jejum para procedimento ou cirurgia eletivos)?   • Recomendação de intervenção nutricional preexistente?   • Incapacidade de ingestão alimentar adequada por causa de dor?
Perda de peso ou pouco ganho de peso – houve perda de peso ou nenhum ganho de peso (em crianças < 1 ano) durante as últimas semanas/os últimos meses?

Risco de desnutrição e necessidade de intervenção	
Pontuação risco	**Intervenção e acompanhamento**
4-5 pontos alto risco	Consulte um médico e um nutricionista para fazer um diagnóstico completo, orientação nutricional individual e acompanhamento. Comece prescrevendo pequenas porções de alimento até o diagnóstico definitivo
1-3 pontos médio risco	Consulte um médico para diagnóstico completo, considere uma intervenção nutricional com um nutricionista. Verifique o peso 2 vezes por semana e avalie o risco nutricional após 1 semana
0 pontos Baixo risco	Não é necessária a intervenção nutricional. Verifique o peso regularmente e avalie o risco nutricional toda semana (ou de acordo com o protocolo do hospital)

Fonte: Autoria própria.

NUTRIÇÃO ENTERAL **489**

Definição das necessidades nutricionais

Após a definição do estado nutricional, é de grande importância definir as necessidades nutricionais de cada indivíduo para melhor recuperação. As recomendações variam de acordo com idade, sexo e estado clínico geral. Para os cálculos das necessidades hidroeletrolíticas, de calorias, proteínas, carboidratos, lipídeos, vitaminas e macronutrientes (Capítulo 82).

Instituição da nutrição enteral

Vias de administração

» A NE pode ser ofertada por via oral, via sonda ou mista. O método de administração da nutrição depende de vários fatores, como o tipo de sonda (pré-pilórica ou pós--pilórica), idade, condição ambulatorial, doenças subjacentes, tolerância esperada à alimentação, disponibilidade de suporte dos pais, aceitação, disponibilidade de equipamentos e custo.

» A escolha do acesso enteral mais adequado é baseada na situação clínica, sendo dependente da idade gestacional, anatomia e função do trato gastrointestinal, programação da duração (curto prazo de semanas a meses ou longo prazo de meses a anos).

» O acesso gástrico depende de um estômago funcional, sem retardo do esvaziamento gástrico, obstrução ou fístula.

» A alimentação orogástrica evita a obstrução das narinas. É usada com mais frequência em prematuros (respiradores nasais obrigatórios) antes de desenvolverem o reflexo de vômito (34 semanas gestação).

» A seleção de um dispositivo de acesso enteral requer uma avaliação do estado geral, anatomia gastrointestinal, cirurgias gástricas e intestinais anteriores, e duração estimada da terapia. São mais indicadas na obstrução da saída gástrica, gastroparesia, pancreatite e história de aspiração de conteúdo gástrico. Estudo de deglutição sob fluoroscopia pode ser útil para avaliar a função de deglutição e o risco de aspiração.

» O uso de sondas está indicado, principalmente, quando a ingestão calórica via oral for menor que 75% das necessidades e/ou o tempo para se alimentar for superior a 4 horas/dia, houver alterações anatômicas ou funcionais do esôfago (disfagia, estenose) com risco de aspiração, e necessidade de uso de dietas especiais de baixa aceitação via oral.

» A via nasogástrica geralmente é preferida em vez de gastrostomia para pacientes com hipertensão portal devido à propensão a desenvolver varizes ao redor do local de uma gastrostomia.

» Uma criança com expectativa de necessitar de NE por menos de 3 meses deve ter um meio temporário de fornecer fórmula, como sonda nasogástrica, sonda nasoduodenal ou orogástrica. Um acesso mais permanente deve ser considerado em uma criança que necessite de fórmula enteral por mais de 3 meses.

Nutrição pré-pilórica ou pós-pilórica

» A nutrição pré-pilórica é mais fisiológica, pois permite o processo digestivo gástrico.

» A maioria dos pacientes tolera nutrição pré-pilorica se o estômago estiver funcional e estruturalmente normal. O estômago atua como um reservatório e pode tolerar volumes maiores e cargas osmóticas mais altas do que o intestino delgado. Exerce efeito protetor contra fórmulas hiperosmolares, pois osmorreceptores duodenais regulam o esvaziamento gástrico e retêm a fórmula no estômago para que ocorra diluição do conteúdo gástrico.

» A nutrição pós-pilórica pode ser localizada no duodeno ou no jejuno (distal ao ligamento de Treitz). Pode ser via sonda, gastrostomia ou jejunostomia cirúrgica.

» Nutrição pós-pilórica diminui a probabilidade de refluxo com aspiração para as vias respiratórias. Especialmente indicadas em crianças com deficiência neurológica, pois são incapazes de proteger as vias aéreas.

» A principal desvantagem da nutrição pós-pilórica é a dificuldade na colocação da sonda. As sondas são longas, de pequeno calibre, com maior chance de oclusão e risco de migração para o estômago.

Nutrição enteral em *bolus* ou contínua

» A nutrição pré-pilórica permite o uso em *bolus* criando um esquema de alimentação mais flexível e mais próximo de um padrão natural.

» A alimentação em *bolus* só deve ser administrada no estômago e nunca administrada após o piloro. A fórmula pode ser administrada por gravidade ou por seringa. A alimentação em *bolus* é mais conveniente para o paciente e a família, pois permite horários mais flexíveis e maior mobilidade, pois a criança não está presa a uma bomba de infusão.

» As alimentações em *bolus* pode ser dividida em 4 a 6 doses, administradas por seringa ou gravidade. Eles também são usados para pacientes que têm intolerância à alimentação via gástrica e em *bolus*.

» As alimentações contínuas são fornecidas por meio de uma bomba de infusão, a uma taxa horária constante ao longo de um período de 8 a 24 horas, dependendo das necessidades nutricionais do paciente. É benéfica para pacientes gravemente enfermos, desnutridos, ou com má absorção.

» Entretanto, os dois métodos podem ser combinados com alimentação contínua durante a noite e alimentação em *bolus* durante o dia. Essa combinação é adequada para pacientes que precisam de uma quantidade significativa de calorias, mas não toleram grandes volumes.

» As alimentações contínuas são mais caras, pela necessidade de equipamentos e suprimentos.

Seleção da dieta enteral

» A seleção de uma fórmula para NE depende de vários fatores:

» Idade: existem fórmulas para prematuros, lactentes, pré-escolares, escolares e adolescentes.

» Função gastrointestinal, hepática, pancreática, renal e outras funções metabólicas.

» Presença de alergia induzida por proteínas alimentares (principalmente leite de vaca, soja e ovo).

» Intolerância a proteínas/aminoácidos (erros inatos de metabolismo), carboidratos (lactose, frutose) e má absorção de gorduras.

NUTRIÇÃO ENTERAL **491**

» Peculiaridades da fórmula (osmolaridade, viscosidade, sabor).
» Gravidade da doença subjacente.

Fórmulas para NE artesanais ou industrializadas

» Nas fórmulas artesanais, o preparo pode ser feito em casa ou no hospital, com ingredientes comuns de cozinha ou módulos. Devem ser liquefeitas em um liquidificador a fim de permitir a administração por meio de sonda.
» Pode haver dificuldade em garantir a densidade calórica, a osmolaridade e a oferta de micronutrientes (vitaminas e oligoelementos), além de possuírem maior risco para contaminação microbiológica.
» As dietas industrializadas são classificadas em sistemas aberto ou fechado. No sistema aberto, há necessidade de manipular a dieta. Essa pode se apresentar na forma de pó ou líquido. As dietas de sistema fechado já vêm prontas para uso, sem necessidade de acondicionamento em geladeira e conectam-se diretamente com o equipo. Apresentam menor risco de contaminação microbiológica, porém, maior custo.

Fórmulas agrupadas pela fonte de proteína e/ou extensão da hidrólise proteica

» As fórmulas de proteína do leite de vaca são compostas por proteínas intactas, derivadas do leite de vaca e usadas para todas as idades.
» As fórmulas à base de proteína de soja são toleradas pela maioria dos lactentes. Também podem ser usadas para crianças cuja família prefira uma dieta vegetariana ou para crianças com galactosemia, uma vez que a fonte de carboidratos é livre de lactose/galactose.
» Fórmulas extensivamente hidrolisadas (semielementares) ou à base de aminoácidos podem ser utilizadas por crianças com lesão intensa do trato gastrointestinal ou alergias alimentares múltiplas.

Fórmulas categorizadas pela faixa etária

» Nutricionalmente completas, se oferecidas à faixa etária apropriada e na quantidade apropriada.
» Para os lactentes estão disponíveis fórmulas infantis padrão projetadas para serem semelhantes ao leite materno.
» Após 1 ano de idade, uma variedade de fórmulas está disponível, dependendo das necessidades e de algumas considerações específicas da doença. Para crianças entre 1 e 10 anos de idade, as fórmulas são projetadas para ter maiores concentrações de micronutrientes em comparação com fórmulas para adultos. Para crianças a partir de 10 anos, fórmulas projetadas para adultos podem ser usadas.

Monitoramento

» Avaliar periodicamente a ingestão calórica, proteica, peso, estatura, para verificar a evolução do estado nutricional.

GASTROENTEROLOGIA PARA PEDIATRAS – FLUXOGRAMA PARA DIAGNÓSTICO EFETIVO

» Avaliar os sinais de intolerância à dieta como o aumento da circunferência abdominal (indicativo de distensão e presença de resíduo gástrico), vômitos, evacuações (volume, consistência, frequência).
» Exames laboratoriais (hemograma completo com diferencial e índices de deficiência de ferro, albumina, eletrólitos, lipidograma).

● Nutrição enteral: complicações

As principais complicações estão relatadas no Quadro 83.4.

Quadro 83.4. Complicações da nutrição enteral		
Mecânicas	**Metabólicas**	**Gastrointestinais**
Manuseio incorreto	Desidratação	Diarreia (má absorção: carga osmótica, infecção)
Entupimento da sonda. Falha ao enxaguar a sonda após a alimentação	Hiponatremia	Diarreia (intestino curto, insuficiência pancreática)
Deslocamento da sonda	Hiper e hipopotassemia	Vômito
Vazamento no local da estomia	Hiper e hipofosfatemia	Constipação
Formação de tecido de granulação	Hiperglicemia	Pele (eritematosa, quente dolorosa, pus visível)
Irritação na área nasal/oral	Ganho ponderal rápido	Distensão abdominal
Estigmatização com a sonda visível	Ganho de peso excessivo	Aspiração broncopulmonar
	Baixo ganho ponderal	Contaminação da fórmula
	Interação medicamentosa	

Fonte: Autoria própria.

Verificação da localização da sonda

» Usar métodos adequados de colocação e fixação (usar o nariz → lóbulo da orelha → processo xifoide → com medição do comprimento da sonda da linha média).
» Medir o pH gástrico (de 1-5,5 é indicativo de localização gástrica).
» Realizar radiografia quando houver preocupação quanto ao posicionamento correto da sonda (dificuldade em colocar, pacientes de alto risco).
» Verificar imediatamente a localização da sonda em paciente cuja condição se deteriora logo após o procedimento.

Obstrução da sonda

» O tamanho da sonda é escolhido com base na idade do paciente, condição nutricional e tipo de fórmula indicada.
» Sondas de diâmetro pequeno são mais confortáveis, mas podem sofrer entupimento com mais frequência, principalmente se o paciente receber fórmula contendo fibra alimentar.

NUTRIÇÃO ENTERAL **493**

» A obstrução de uma sonda de alimentação implica interrupção da nutrição e da medicação.
» Fatores que aumentam o risco de oclusão: sondas de pequeno calibre, fórmulas de alta viscosidade ou de proteína intacta, lavagem inadequada (estagnação da fórmula dentro da sonda), incompatibilidade física de medicamentos e fórmulas, incompatibilidades entre medicamentos. Esses processos resultam em taxas de infusão lenta. Sondas de silicone obstruem com mais frequência do que aquelas de poliuretano.
» Inicialmente, uma lavagem com água morna deve ser tentada. Também, uma solução de bicarbonato de sódio pode ser usada na restauração da permeabilidade da sonda.

Administração de medicamentos pela sonda

» Considerar a localização da sonda (gástrica ou enteral).
» Os medicamentos não devem ser misturados diretamente com a fórmula enteral.
» A sonda de alimentação deve ser devidamente enxaguada com quantidades adequadas de água antes e depois de cada administração de medicamento.
» Garantir que a formulação farmacêutica mais apropriada seja usada e que as interações físicas e nutricionais sejam evitadas.

Intolerância à nutrição enteral

» Vômito. Intolerância à proteína da fórmula. Usar fórmula de hidrolisado extenso ou fórmula de aminoácidos.
» Sensibilidade ao volume. Alimentação contínua.
» Hipersecreção de ácido gástrico. Usar medicamentos para supressão de ácido.
» Diarreia. Intolerância à lactose.
» Supercrescimento bacteriano. Usar antibióticos adequados (Capítulo 40).
» Má absorção de ácido biliar. Colestiramina.
» Distensão abdominal. Avaliar obstrução intestinal.

Dependência da sonda

» O desmame da sonda inclui todos os processos e intervenções necessários para levar o paciente da dependência da sonda à alimentação oral.
» Crianças que tiveram introdução retardada de alimentação oral (quando a alimentação por sonda foi necessária por um longo período de tempo) ou experiências tácteis orais desagradáveis (intubação oral frequente ou prolongada) estão especialmente em risco.
» Permitir que a criança ingira um volume mínimo de fórmula por via oral pode reduzir a aversão oral comumente observada nessas crianças.

Desmame da alimentação da sonda

» Usar colher com os alimentos liquidificados (1-2 por dia).

» Aumentar a quantidade a cada 3-4 dias. Após conseguir 10 colheres por refeição, iniciar a redução da quantidade oferecida pela sonda (adicionar água conforme necessário durante a redução).

» Ativar a mastigação com alimentos mais pastosos e menos triturados.

» Quando a deglutição de mastigáveis estiver estabelecida, introduzir o copo e o canudo.

» Observar ganho ponderal normal antes de remover a sonda.

Síndrome da realimentação

» Uma das preocupações mais importantes da NE em crianças com desnutrição crônica (acima de 3 meses), particularmente naqueles com perdas eletrolíticas em curso.

» A síndrome da realimentação é definida como uma redução mensurável nos níveis de um ou mais eletrólitos séricos, como fósforo, potássio, magnésio e na deficiência de tiamina.

» Pode manifestar-se desde decréscimos leves e clinicamente insignificantes nos níveis de eletrólitos, até reduções graves e repentinas, que levam ao risco de falência de órgãos e morte se não forem corrigidas.

» As manifestações clínicas ocorrem, em geral, dentro de 3 a 4 dias após o início da NE e incluem: fraqueza, dor muscular, ataxia, parestesia, confusão, arritmias cardíacas e convulsões.

» Os critérios diagnósticos são definidos no prazo de 5 dias após a reintrodução de calorias e estratificados conforme a diminuição dos níveis de fósforo sérico, potássio, magnésio, deficiência de tiamina, da seguinte forma:

Síndrome da realimentação

» **Leve:** diminuição em 10%-20%.

» **Moderada:** diminuição em 20%-30%.

» **Grave:** diminuição > 30% e/ou disfunção de órgãos, resultante da diminuição em qualquer um dos componentes.

Síndrome da realimentação: prevenção

» A síndrome de realimentação é considerada uma complicação potencial em qualquer paciente que esteja se recuperando de um período de nutrição insuficiente.

» Observar: hidratação (ganho de peso precoce pode ser secundário à retenção de líquidos); eletrólitos séricos (sódio, potássio, fosfato, magnésio e cálcio), ureia, creatinina, albumina.

» Iniciar a nutrição no máximo com 40%-50% da meta e avançar lentamente a cada 1 a 2 dias.

» Ofertar tiamina (2 mg/kg/dia, dose máxima de 100-200 mg) antes do início da alimentação; fluidos intravenosos contendo glicose; verificar o potássio, magnésio e fósforo séricos antes do início da NE.

» Monitorar e corrigir os níveis de eletrólitos a cada 12 horas nos primeiros 3 dias.

Orientações para dieta enteral no lactente com falência intestinal

Segundo Sonneville K, Duggan C (Eds.). Manual of pediatric nutrition. People's Medical Publishing House, 5th edition; 2014.

Princípios do avanço da dieta (Quadro 83.5)

» Iniciar com dieta enteral mínima (20 mL/kg/d), fórmula láctea elementar.
» Via de alimentação: inicialmente oferecer somente por SNG, em bomba de infusão contínua.
» Avaliar a tolerância alimentar principalmente pelas perdas gastrointestinais, substâncias redutoras nas fezes e sinais de desidratação.
» O volume de eliminação das fezes ou ostomia deve ser quantificado diariamente.
» Avaliar a tolerância pela manhã. Avançar na dieta não mais do que 1 vez por dia.
» Com o avanço nos volumes/velocidades de infusão das mamadas, a nutrição parenteral prolongada deve ser reduzida de tal forma que a velocidade de ganho de peso seja mantida.
» Objetivos finais (volume-alvo): 150 a 200 mL/kg/d ou 100 a 140 kcal/kg/d (ou meta calórica para recuperação nutricional).
» Se o volume de saída das fezes/ostomia impedir o avanço da dieta sob a concentração calórica de 0,7 cal/mL por 7 dias, pode-se tentar o aumento da densidade calórica da dieta.

Quadro 83.5. Diretrizes para o avanço da dieta	
Volume de saída de fezes	Se < 10 mL/kg/d ou < 10 evacuações/d → aumentar dieta em 10 a 20 mL/kg/d Se 10 a 20 mL/kg/d ou 10 a 12 evacuações/d → nenhuma mudança Se > 20 mL/kg/d ou > 12 evacuações/d → reduzir a velocidade de infusão via SNG para 75% da taxa de infusão anterior ou jejum (8 h), se necessário
Volume de saída de ostomia	Se < 2 mL/kg/h (< 50 mL/kg/d) → aumentar dieta em 10 a 20 mL/kg/d Se 2 a 3 mL/kg/h (50 a 75 mL/kg/d) → nenhuma mudança Se > 3 mL/kg/h (> 75 mL/kg/d) → reduzir a velocidade de infusão via SNG para 75% da taxa de infusão anterior ou jejum (8 h), se necessário
Substâncias redutoras nas fezes	Se < 1% (até ++) → avanço conforme saída de fezes ou ostomia Se 1% (+++) → nenhuma mudança Se > 1% (++++) → reduzir a velocidade de infusão via SNG para 75% da taxa de infusão anterior ou jejum (8 h), se necessário
Sinais de desidratação	Se ausente → avanço conforme saída de fezes ou ostomia Se presente → reduzir a velocidade de infusão via SNG para 75% da taxa de infusão anterior ou jejum (8 h), se necessário

Leitura recomendada

Bankhead R, Boullata J, Brantley S et al. A.S.P.E.N. Board of Directors. Enteral nutrition practice recommendations. JPEN J Parenter Enteral Nutr. 2009;33(2):122-67. doi: 10.1177/0148607108330314.
Bennett K, Hjelmgren B, Piazza J. Blenderized tube feeding: health outcomes and review of homemade and commercially prepared products. Nutr Clin Pract. 2020;35(3):417-31. doi: 10.1002/ncp.10493.

Boullata JI, Carrera AL, Harvey L et al. ASPEN Safe Practices for Enteral Nutrition Therapy Task Force, American Society for Parenteral and Enteral Nutrition. ASPEN Safe Practices for Enteral Nutrition Therapy. JPEN J Parenter Enteral Nutr. 2017;41(1):15-103. doi: 10.1177/0148607116673053.

Brasil. Ministério da Saúde. Agência Nacional de Vigilância Sanitária. Resolução - RCD nº 63, de 6 de julho de 2000. Requisitos mínimos exigidos para a Terapia de Nutrição Enteral. BRASIL; 2000.

Broekaert IJ, Falconer J, Bronsky JN et al. The use of jejunal tube feeding in children: a position paper by the gastroenterology and nutrition committees of the European Society for Paediatric Gastroenterology, Hepatology, and Nutrition 2019. J Pediatr Gastroenterol Nutr. 2019;69(2):239-58. doi: 10.1097/MPG.0000000000002379. PMID: 31169666.

Carvalho FC, Lopes CR, Vilela LC, Vieira MA, Rinaldi AEM, Crispim CA. Tradução e adaptação cultural da ferramenta STRONG kids para triagem do risco de desnutrição em crianças hospitalizadas. Rev Paul Pediatr. 2013;31(2):159-65.

da Silva JS V, Seres DS, Sabino K, Adams SC, Berdahl GJ, Citty SW et al. ASPEN Consensus Recommendations for Refeeding Syndrome. Nutr Clin Pract. 2020;35(2):178-95.

Edwards S, Davis AM, Bruce A et al. Caring for tube-fed children: a review of management, tube weaning, and emotional considerations. JPEN J Parenter Enteral Nutr. 2016;40(5):616-22. doi: 10.1177/0148607115577449.

Fuchs S. Gastrostomy tubes: care and feeding. Pediatr Emerg Care. 2017;33(12):787-91. doi: 10.1097/PEC.0000000000001332.

Hulst JM, Zwart H, Hop WC, Joosten KF. Dutch national survey to test the STRONGkids nutritional risk screening tool in hospitalized children. Clin Nutr. 2010;29(1):106-11. doi: 10.1016/j.clnu.2009.07.006.

Singhal S, Baker SS, Bojczuk GA, Baker RD. Tube feeding in children. Pediatr Rev. 2017;38(1):23-34. doi: 10.1542/pir.2016-0096.

Sociedade Brasileira de Nutrição Parenteral e Enteral. Associação Brasileira de Cirurgia Pediátrica Sociedade Brasileira de Clínica Médica Associação Brasileira de Nutrologia. Recomendações Nutricionais para Crianças em Terapia Nutricional Enteral e Parenteral. Projeto Diretrizes. 2011.

Sociedade Brasileira de Pediatria. Avaliação nutricional da criança e do adolescente - Manual de Orientação. Sociedade Brasileira de Pediatria. Departamento de Nutrologia (Ed.). São Paulo: Sociedade Brasileira de Pediatria. Departamento de Nutrologia; 2009. 111 p.

Sonneville K, Duggan C (Eds.). Manual of pediatric nutrition. People's Medical Publishing House, 5th edition; 2014.

Capítulo 84

Rotulagem em Alergia Alimentar

» A rotulagem de alimentos é o meio de comunicação entre o fabricante e o consumidor.
» Nos produtos embalados, as informações transcritas, imagens ou gráficas devem ser capazes de fornecer informações importantes sobre o alimento e impactar nas escolhas do consumidor.
» Assim, informações essenciais são consideradas obrigatórias como lista de ingredientes (exceto ingrediente único como sal e café), origem, lote, validade, conteúdo líquido e informação nutricional.
» No Brasil, a Agência Nacional de Vigilância Sanitária – ANVISA, é responsável por realizar controle sanitário da produção e consumo, estabelecendo normas visando produtos seguros à saúde da população.
» Atualizações vêm sendo realizadas considerando aprimorar e atender às necessidades, como informações sobre teor de sódio, açúcar, presença de lactose, glúten e alergênicos e evitar informações falsas ou que induzam a erros.

Anatomia de um rótulo com detalhes e orientações para leitura

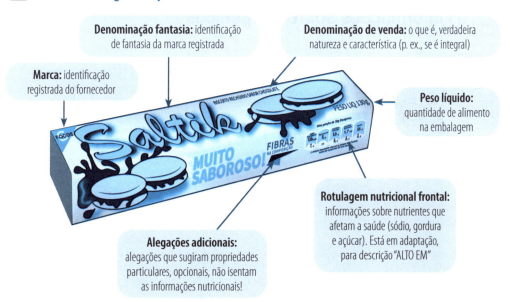

Denominação fantasia: identificação de fantasia da marca registrada

Denominação de venda: o que é, verdadeira natureza e característica (p. ex., se é integral)

Marca: identificação registrada do fornecedor

Peso líquido: quantidade de alimento na embalagem

Rotulagem nutricional frontal: informações sobre nutrientes que afetam a saúde (sódio, gordura e açúcar). Está em adaptação, para descrição "ALTO EM"

Alegações adicionais: alegações que sugiram propriedades particulares, opcionais, não isentam as informações nutricionais!

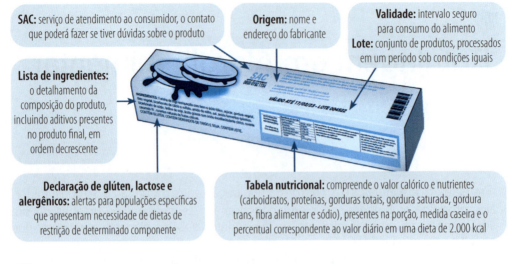

Leitura de um rótulo em busca de orientações para alergia alimentar

» A rotulagem dos alérgenos alimentares é assegurada pela Resolução RDC 26/2015.
» A Anvisa estabeleceu que os alimentos, ingredientes, aditivos alimentares e coadjuvantes de tecnologia que contenham ou sejam derivados dos alimentos potencialmente alergênicos previstos, como: trigo, centeio, cevada, aveia, crustáceos, ovos, peixes, amendoim, soja, leite de todas espécies de animais mamíferos, amêndoa, avelã, castanha-de-caju, castanha-do-brasil, macadâmias, nozes, pecãs, pistaches, pinoli, castanhas e látex sejam descritos como um alerta.

Infográfico – como obter as informações sobre alergênicos

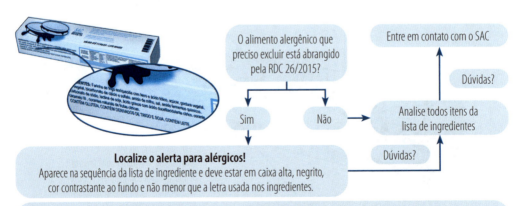

1. Declaração de presença nos ingredientes: "ALÉRGICOS: CONTÉM (NOMES COMUNS DOS ALIMENTOS QUE CAUSAM ALERGIAS ALIMENTARES)" P. EX., ALÉRGICOS: CONTÉM DERIVADOS DE TRIGO E SOJA. 2. Quando não é possível garantir ausência de contato cruzado: "ALÉRGICOS: PODE CONTER (NOMES COMUNS DOS ALIMENTOS QUE CAUSAM ALERGIAS ALIMENTARES)" P. EX., PODE CONTER LEITE.

ROTULAGEM EM ALERGIA ALIMENTAR **499**

| Quadro 84.1. Identificando possíveis alergênicos na lista de ingredientes ||
Alimento alergênico	Nomes que podem significar a presença do alérgeno na lista de ingredientes
Leite de vaca:	Soro do leite, soro isento de lactose, concentrado de proteínas, soro desmineralizado, *whey protein*, caseína, caseinato (de amônio, cálcio, magnésio, potássio, sódio), lactoalbumina, lactoglobulina, fosfato de lactoalbumina, lactoferrina, composto lácteo, mistura láctea, proteínas lácteas do soro, sólidos do leite, lactose, lactulose, gordura de manteiga, éster de manteiga, ácido lático fermentado em leite. Aditivos que podem conter traços: aroma ou sabor natural de manteiga, margarina, leite, queijo, caramelo, chocolate, baunilha, creme de coco.
Ovo:	Albumina, conalbumina, flavoproteína, fosfovitina, grânulo, lecitina, lipoproteína de baixa densidade, lipovitelina, lisozima (E1 105), livetina, ovoalbumina, ovomucina, ovomucoide, ovotransferrina, ovovilelina, plasma, simplesse, sólidos de ovo, vitelina.
Soja:	Proteína vegetal texturizada, lecitina de soja, gordura vegetal, beta-amilase, lipoxigenase, glicina, conglicina, hemaglutinina, isoflavonas, urease, inibidor de tripsina, óleo de soja
Trigo:	Farelo de trigo, proteína isolada, gérmen de trigo, sêmola de trigo, flocos de trigo, semente de trigo, semolina de trigo. Por vezes pode ser usado para produzir: xarope de glicose, amido, amido gelatinizado
Amendoim e castanhas:	Proteína hidrolisada de amendoim, gordura vegetal (menos comum no Brasil), óleo de amendoim, marzipan, manteiga de amendoim, chili, mandelonas, hidrolisado de proteína de amendoim. Amêndoa, pecã, avelã, pistache, castanha-de-caju, macadâmia, castanha-do-brasil, óleo vegetal, destilados de castanha, noz, pinoli, nozes mistas, pedaços de nozes, gianduia, manteiga de nozes, *nuts*.
Peixe, frutos do mar e crustáceos:	Mariscos (caramujos, ouriço-do-ar), lula, condimentos de peixes, surimi (pescado moído prensado), salmão, linguado, espada, crustáceos (lagosta, caranguejos, camarão, tamarutacas, tatuzinho-de-jardim, siri, cracas, percebes, tatuís. Parvalbumina e tropomiosina.

Capítulo 85

Vitaminas

As vitaminas são definidas como um grupo de compostos orgânicos complexos presentes em pequenas quantidades (microgramas a miligramas) nos alimentos naturais que são essenciais ao metabolismo normal.

Uma vitamina...

» É um composto orgânico distinto de gorduras, carboidratos e proteínas.

» É essencial, geralmente em quantidades mínimas, para a função fisiológica normal (crescimento, desenvolvimento e manutenção).

» A ausência ou subutilização causa uma síndrome de deficiência específica.

» Não é sintetizada em quantidades adequadas para atender às necessidades fisiológicas.

As vitaminas funcionam como:

» Antioxidantes.

» Elementos de transcrição gênica.

» H +/*e*– doadores/aceitadores.

» Hormônios.

» Coenzimas.

Classificação

A classificação não depende das características químicas, mas da função. Treze vitaminas são reconhecidas na nutrição humana (Quadro 85.1) e foram classificadas, de acordo com sua solubilidade, em dois grupos:

1. Vitaminas solúveis em gordura incluem A, D, E e K. São encontradas em alimentos em associação a lipídeos e são absorvidas junto às gorduras da dieta, aparentemente por mecanismos semelhantes aos envolvidos na absorção de gordura. O fluxo biliar adequado e a formação das micelas favorecem a absorção das vitaminas lipossolúveis. As vitaminas solúveis em gordura são excretadas principalmente nas fezes.

2. Vitaminas hidrossolúveis compreendem a vitamina C e aquelas do grupo da vitamina B: tiamina (vitamina B1), riboflavina (vitamina B2), niacina (vitamina B3), vitamina B6, ácido pantotênico (vitamina B5), biotina, folato e vitamina B12. Exceto pela vitamina B12, as vitaminas hidrossolúveis não são bem armazenadas e os excessos são rapidamente excretados. Assim, um suprimento dietético contínuo é necessário para evitar deficiências. As vitaminas solúveis em água são excretadas principalmente na urina.

3. Para várias vitaminas, a atividade biológica é atribuída a uma série de compostos estruturalmente relacionados, conhecidos como vitâmeros. Os vitâmeros pertencentes a uma determinada vitamina apresentam, na maioria dos casos, propriedades biológicas qualitativas semelhantes umas às outras.

Quadro 85.1. Vitaminas lipossolúveis, hidrossolúveis e seus sinônimos			
Lipossolúveis		**Hidrossolúveis**	
Vitamina A$_1$	Retinol, retinal, ácido retinoico	Tiamina	Vitamina B$_1$
Vitamina A$_2$	Desidrorretinol	Riboflavina	Vitamina B$_2$
Vitamina D$_2$	Ergocalciferol	Niacina	Vitamina, vitamina B$_3$
Vitamina D$_3$	Colecalciferol	Vitamina B$_6$	Piridoxol, piridoxal, piridoxamina
Vitamina E	Tocoferol, tocotrienol	Ácido pantotênico	Vitamina B$_5$
Vitamina K$_1$	Filoquinona	Biotina	Vitamina H
Vitamina K$_2$	Menaquinona	Folacina	Ácido fólico, vitamina M, vitamina B$_9$
Vitamina K$_3$	Menadiona	Vitamina B$_{12}$	Cobalamina
		Vitamina C	Ácido ascórbico

Fonte: Autoria própria.

Funções

Enquanto muitas vitaminas funcionam como cofatores enzimáticos (vitaminas A, K e C, tiamina, niacina, riboflavina, vitamina B6, biotina, ácido pantotênico, folato e vitamina B12), nem todos os cofatores enzimáticos são vitaminas. Algumas vitaminas funcionam como antioxidantes biológicos (vitaminas E e C), e várias funcionam como cofatores nas reações de oxidação-redução metabólica (vitaminas E, K e C, niacina, riboflavina e ácido pantotênico). Duas vitaminas (vitaminas A e D) funcionam como hormônios; um deles (vitamina A) também atua como um cofator fotorreceptivo na visão.

Deficiências de vitaminas (Quadro 85.2)

Quadro 85.2. Deficiência de vitaminas. Sequência de eventos no desenvolvimento da deficiência de vitaminas. Pietrzik (1985) subdividiu em seis estágios	
Estágio 1	Os estoques corporais são progressivamente esgotados. A diminuição da excreção de vitaminas na urina costuma ser o primeiro sinal. Os níveis sanguíneos normais são mantidos por mecanismos homeostáticos nos estágios iniciais da deficiência
Estágio 2 Impacto metabólico	A excreção urinária da vitamina diminui ainda mais e as concentrações de vitamina no sangue e em outros tecidos são reduzidas. Uma diminuição da concentração de metabólitos de vitaminas também pode ser observada
Estágio 3	Existem alterações nos parâmetros bioquímicos, como baixas concentrações da vitamina no sangue, urina e tecidos, e uma baixa atividade de enzimas ou hormônios dependentes de vitamina. A resposta imune também pode ser reduzida. Sintomas subclínicos inespecíficos, como mal-estar geral, perda de apetite e outras alterações mentais aparecem

Continua...

Quadro 85.2. Deficiência de vitaminas. Sequência de eventos no desenvolvimento da deficiência de vitaminas. Pietrzik (1985) subdividiu em seis estágios – continuação	
Estágio 4	As alterações bioquímicas tornam-se mais graves e são observados distúrbios morfológicos ou funcionais. Esses distúrbios podem ser corrigidos pela administração de vitaminas em quantidades terapêuticas em um período de tempo relativamente curto ou pela suplementação de vitaminas em quantidades (ou excedendo) as doses dietéticas recomendadas por um período mais longo
Estágio 5	Os sintomas clínicos clássicos de deficiência de vitaminas aparecem. As alterações anatômicas caracterizadas por danos reversíveis aos tecidos podem ser curadas em geral pela hospitalização do paciente. Na maioria dos casos há deficiências de vários nutrientes e um complexo regime dietético e terapêutico deve ser seguido
Estágio 6	Os distúrbios morfológicos e funcionais tornar-se-ão irreversíveis, levando, finalmente, à morte em casos extremos

Fonte: Autoria própria.

As deficiências primárias envolvem falhas na ingestão de uma vitamina em quantidades suficientes para atender às necessidades fisiológicas:

» Maus hábitos alimentares.
» Pobreza (baixo poder de compra de alimentos).
» Ignorância (falta de informações nutricionais).
» Falta de alimento total (perda de safra).
» Falta de alimentos ricos em vitaminas (consumo de alimentos altamente refinados).
» Destruição de vitaminas (durante o armazenamento, processamento e/ou cozimento).
» Anorexia (idosos, enfermos, problemas dentários).
» Tabus e modismos alimentares (jejum, evitar certos alimentos).
» Apatia (falta de incentivo para preparar refeições adequadas).

As deficiências secundárias envolvem falhas em absorver ou utilizar uma vitamina pós-absorção:

» Má digestão (acloridria – ausência de ácido gástrico).
» Má absorção (absorção intestinal comprometida de nutrientes; diarreia, infecção intestinal, parasitoses intestinais, pancreatite).
» Utilização metabólica prejudicada (certas terapias medicamentosas).
» Aumento da necessidade metabólica (gravidez, lactação, crescimento rápido, infecção, desequilíbrio de nutrientes).
» Aumento da excreção de vitaminas (diurese, lactação, sudorese excessiva).

Grupos de alto risco para deficiências de vitaminas

» Mulheres grávidas.
» Lactentes e crianças pequenas.
» Idosos.
» Pessoas pobres (sem segurança alimentar).
» Pessoas com parasitas ou infecções intestinais.
» Fumantes.

Fontes de vitaminas

As vitaminas são amplamente distribuídas em alimentos naturais. Alimentos de origem vegetal e animal fornecem vitaminas em dietas mistas para seres humanos.

» **Carnes e derivados:** geralmente excelentes fontes de tiamina, riboflavina, niacina, piridoxina e vitamina B12. O fígado (incluindo o de aves ou peixes) é uma boa fonte de vitaminas A, D, E e B12, assim como de folacina. O ovo é uma boa fonte de biotina. Produtos de origem animal, no entanto, geralmente não são boas fontes de vitamina C ou K (exceto fígado de porco) ou folato.

» **Feijões, ervilhas e lentilhas:** geralmente boas fontes de tiamina, riboflavina, niacina, vitamina B6, biotina, ácido pantotênico e folato.

» **Produtos lácteos:** fontes importantes de vitaminas A e C, tiamina, riboflavina, piridoxina e vitamina B12. Como o leite é amplamente enriquecido com ergosterol irradiado (vitamina D2), ele também é uma importante fonte de vitamina D.

» **Vegetais:** geralmente boas fontes de vitaminas A, K, C e piridoxina.

» **Frutas:** geralmente boas fontes de vitamina C; alguns (p. ex., mangas) também são boas fontes de vitamina A em grãos; geralmente boas fontes de tiamina, riboflavina e niacina.

Perdas de vitaminas

As vitaminas contidas nos alimentos podem ser perdidas de várias maneiras.

» **Perdas no armazenamento:** o armazenamento de alimentos não tratados pode resultar em perdas consideráveis devido à oxidação pós-colheita e decomposição enzimática.

» **Perdas na moagem de grãos:** a moagem de grãos para a produção de farinha envolve a remoção de grandes quantidades de farelo e porções de germe do produto. Farinhas altamente refinadas são pobres em vitaminas.

» Perdas no processamento térmico durante o processo térmico para conservação de alimentos.

» **Outras perdas no processamento:** o congelamento e a secagem geralmente resultam em apenas pequenas perdas da maioria das vitaminas. As perdas associadas à irradiação ionizante variam de acordo com a dose de energia, mas geralmente são baixas (menos de 10%).

» **Perdas por cozimento:** o cozimento pode causar perdas adicionais de vitaminas dos alimentos naturais. As maiores perdas estão associadas a longos tempos de cozimento em condições de exposição ao ar. As perdas de vitaminas são menores quando os alimentos são cozidos rapidamente, como em uma panela de pressão ou forno de micro-ondas.

» **As perdas de vitaminas dos alimentos são cumulativas:** cada etapa do armazenamento, processamento e cozimento pós-colheita de um alimento pode contribuir para a perda de seu conteúdo vitamínico.

As perdas de vitamina dos alimentos podem ser minimizadas por:

» Usar alimentos frescos em vez de alimentos armazenados.

» Usar quantidades mínimas de água na preparação e cozimento dos alimentos.

» Usando o mínimo de cozimento (quando necessário, usando altas temperaturas por curtos períodos de tempo).

» Evitar o armazenamento de alimentos cozidos antes de serem consumidos.

Rotulagem de vitaminas nos alimentos

A rotulagem do conteúdo nutricional dos alimentos fornece informações úteis aos consumidores sobre os alimentos. A rotulagem nutricional dos alimentos tem o potencial de influenciar as escolhas de uso dos alimentos pelos consumidores, na medida em que as informações do rótulo sejam acessíveis. Além de informações sobre o nome do produto e seu fabricante, e a medida/contagem do conteúdo dos alimentos, a lei exige que o rótulo do alimento contenha informações sobre os ingredientes, o tamanho da porção e o número de porções e as quantidades dos componentes e nutrientes específicos dos alimentos. As informações sobre o conteúdo de vitaminas e minerais devem ser apresentadas em comparação com um padrão, o Reference Daily Intakes (RDIs). As informações devem ser apresentadas de acordo com o formato especificado, conhecido como etiqueta de informação nutricional.

 Leitura recomendada

Ball GFM (Ed.). Vitamins their role in the human body. London: UK Blackwell Publishing Ltd, 2004. 432p. ISBN 0-632-06478-1.

Combs Jr GF (Ed.). The vitamins fundamental aspects in nutrition and health, 3rd ed. Elsevier Academic Press; 2008. 584p. ISBN 13: 978-0-12-183493-7.

Eitenmiller RR, Ye L, Landen Jr WO (Eds.). Vitamin analysis for the health and food sciences, 2nd ed. Boca Raton: CRC Press; 2008. 637p. ISBN13978084939771-4.

Institute of Medicine; Food and Nutrition Board. Dietary Reference Intakes for Thiamin, Riboflavin, Niacin, Vitamin B6, Folate, Vitamin B12, Pantothenic Acid, Biotin and Choline. Washington (DC): The National Academies Press; 1998. PMID: 23193625.

Institute of Medicine; Food and Nutrition Board. Dietary Reference Intakes for Vitamin C, Vitamin E, Selenium and Carotenoids. Washington (DC): The National Academies Press; 2000. PMID: 2507726.

Institute of Medicine; Food and Nutrition Board. Dietary Reference Intakes for Vitamin A, Vitamin K, Arsenic, Boron, Chromium, Copper, Iodine, Iron, Manganese, Molybdenum, Nickel, Silicon, Vanadium and Zinc. Washington (DC): The National Academies Press; 2001. PMID: 25057538.

Institute of Medicine; Food and Nutrition Board. Dietary Reference Intakes for Calcium and Vitamin D. Washington (DC): The National Academies Press; 2011. PMID: 21796828.

Lee Russell McDowell (Ed.). Vitamins in animal and human nutrition, 2nd ed. Iowa State: University Press/Ames; 2000. 792p. ISBN 0-8138-2630-6.

National Academy of Sciences 1992. Eat for Life: The Food and Nutrition Board's Guide to Reducing Your Risk of Chronic Disease. Washington, DC: The National Academies Press. Available from: https://doi.org/10.17226/1365.

Pietrzik K. Concept of borderline vitamin deficiencies. Int J Vitam Nutr Res Suppl. 1985;27:61-73.

Zempleni J, Rucker RB, McCormick DB, Suttie JW (Eds.). Handbook of vitamins, 4th ed. Boca Raton: FL.CRC Press Taylor & Francis Group; 2007. 593p. ISBN-10: 0-8493-4022-5.

Capítulo 86

Treinamento Esfincteriano Anal

Uma área do cuidado pediátrico que apresenta ótima oportunidade para prevenção, orientação e intervenção é o treinamento para o controle esfincteriano. Na consulta com os pais podem ser esclarecidas concepções erradas a respeito do treinamento esfincteriano anal (TEA) , desenvolvidas expectativas apropriadas, providas informações, direção e suporte para os pais lidarem com um processo potencialmente frustrante.

» Pediatras podem ajudar: apoiando, educando, reforçando e encorajando os pais e a criança, ressaltando os aspectos positivos do desenvolvimento no TEA.

» Para começar o processo é importante que o pediatra entenda as fases críticas do desenvolvimento da criança e as perspectivas dos pais. O comportamento de continência do controle intestinal se origina da maturidade neurológica suficiente para que a criança voluntariamente aceite a responsabilidade de participar do processo.

» Com base nas fases do desenvolvimento de uma criança, os profissionais de saúde podem programar visitas específicas para discutir o treinamento esfincteriano.

» Uma visita quando a criança tem de 12 a 18 meses de idade é o momento oportuno para discutir com os pais o planejamento do treinamento. O diálogo com os pais poderia focar nos métodos de treinamento, nas expectativas, nas pressões de familiares ou influências sociais.

» O controle esfincteriano é um marco do desenvolvimento na vida de uma criança; é um período em que as crianças estão descobrindo ou aumentando as suas habilidades físicas, entendendo e respondendo à dinâmica da relação, e confrontando e reagindo a pressões externas. Assim, para cada passo alcançado, sua autoestima também é desenvolvida. Lutas de poder resultam em impacto negativo na relação pais-criança e podem produzir complicações físicas como enurese, incontinência fecal funcional não retentora e maus tratos.

» Orientar os pais para o TEA exige experiência do profissional da saúde.

Antes do TEA

» O Quadro 86.1 apresenta as orientações para os pais/cuidadores antes do início do treinamento.

» Os sinais de prontidão são parâmetros físicos e comportamentais associados ao desenvolvimento neurológico, como o fato de andar e de outras tarefas motoras, controle voluntário sobre o intestino e a habilidade de cooperar com o treinamento, esperados emergir na idade de 18 a 24 meses. O Quadro 86.2 apresenta as

Quadro 86.1. Orientação para os pais/cuidadores antes do início do treinamento

O início do TEA sempre deve ser baseado no nível de desenvolvimento da criança e não na sua idade

O TEA pode ser uma das fases mais difíceis do desenvolvimento, portanto, as crianças e os pais devem experimentá-lo juntos

Iniciar o TEA antes de a criança estar "pronta" pode criar tensão e ansiedade tanto para a criança quanto para a família, e aumentar a duração do treinamento

O controle dos pais sobre o treinamento da criança que está tentando se controlar conduz a conflitos e ansiedade

Fatores estressantes podem ser criados por situações externas ao processo de aprendizado da continência, como mudança de endereço da família, escola ou creche ou uma crise na família

As complicações no TEA podem ocorrer quando a criança fica separada do pai ou mãe por muitas horas a cada dia, como quando começa a frequentar creche, e condições de saúde como atraso no desenvolvimento ou doença crônica

Fonte: Autoria própria.

Quadro 86.2. Habilidades para o TEA entre 18 e 36 meses de idade

18-24 meses	As crianças começam a ser capazes de controlar os músculos do esfíncter por um curto período de tempo e têm sua memória e aumento de cognição orientados para um objetivo. As habilidades de linguagem receptiva, bem como o desenvolvimento da linguagem verbal também progridem para que as crianças sejam mais capazes de entender as explicações e se comunicar de forma expressiva. Desejo emocional de autodomínio e desejo social de agradar aos pais e receber elogios também se intensifica
24-36 meses	As habilidades motoras finas se desenvolvem até o ponto em que são capazes de manipular roupas, o que é necessário para usar o banheiro de forma independente. Sua memória melhora e elas são capazes de se lembrar melhor da rotina de ir ao banheiro. O desenvolvimento emocional e social também progride, promovendo seu desejo de competência, independência e reforço social. Aos 3 anos muitas crianças possuem as habilidades necessárias para serem consideradas treinadas para usar o banheiro com sucesso

Fonte: Autoria própria.

habilidades importantes para o TEA das crianças entre 18 e 36 meses de idade. As porcentagens dos sinais de prontidão presentes na tomada de decisão e no início do treinamento observados no estudo de Miranda & Machado (2011) estão na Figura 86.1. Do mesmo estudo, o Quadro 86.3 apresenta as informações mais importantes relativas ao TEA em nosso meio.

» Os sinais de prontidão para o TEA são uma poderosa ferramenta conceptual e requer uma visão objetiva tanto na disposição da criança em começar e progredir no treinamento como na preparação dos pais para treinar a criança.

» Sem a interpretação adequada das observações listadas na Figura 86.1, seria inapropriado iniciar ou intensificar o treinamento. Nessa situação, uma abordagem prática é esperar um tempo adicional de 3 meses. Esse hiato de treinamento fornece um amortecedor na luta de poder entre pais e criança. Isso, por sua vez, preveniria ou atenuaria o comportamento da retenção crônica da evacuação e consequente constipação intestinal, que tende a bloquear o treinamento.

» Assim, sinais de prontidão são um grupo de parâmetros físicos, neurológicos e de desenvolvimento que definem a habilidade da criança cooperar com o treinamento (esperado emergir na idade de 18 a 24 meses). É importante que a criança, quando inicia o TEA, exiba grande parte dos sinais de prontidão. Fracasso para reconhecer estes sinais pode atrasar o processo de treinamento.

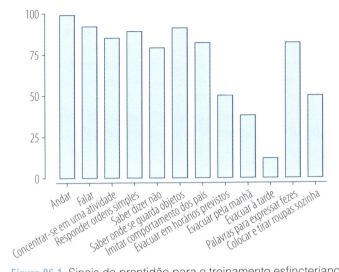

Figura 86.1. Sinais de prontidão para o treinamento esfincteriano anal. Valores em porcentagem. (Fonte: Autoria própria.)

Quadro 86.3. Informações importantes relativas ao TEA em nosso meio
Relativo às mães
São as responsáveis pelo TEA, sem auxílio especializado (não recebem orientação dos médicos e outros profissionais de saúde)
Aquelas com escolaridade menor iniciam o TEA mais cedo, mas sem interferência na duração do TEA
Relativo às classes sociais
Mães das classes C-D-E iniciam o TEA mais precocemente que as mães das classes A-B, mas sem interferência na duração do TEA
Mães das classes socioeconômicas C-D-E retiravam as fraldas o dia inteiro em uma maior proporção que as classes A-B
O custo das fraldas induziu o TEA mais precoce pelas mães das classes C-D-E
Relativo ao treinamento
A maioria das crianças tinha os "sinais de prontidão" quando o TEA foi iniciado
Em 77% das crianças a duração do TEA foi inferior a 6 meses
Não houve diferença na idade de início e duração do treinamento entre meninos e meninas
Nas crianças com TEA no vaso sanitário, uma pequena parcela utilizou redutor e apoio para os pés
Complicações do TEA
Não houve aumento significativo de constipação intestinal antes e após o treinamento e não se observou casos de incontinência fecal funcional não retentora

Fonte: Autoria própria.

Responsabilidades relativas ao TEA

Dos pediatras

» Uma visita quando a criança tiver de 12 a 18 meses de idade é um momento oportuno para discutir com os pais o planejamento do treinamento. O assunto poderia focar os métodos de treinamento, as expectativas, as pressões de familiares ou influências sociais.

» Fornecer orientação antecipatória aos pais a partir dos 18 a 24 meses de idade observando os sinais de prontidão para o treinamento esfincteriano e estabelecer expectativas realistas para os pais.

» Na consulta com os pais, esclarecer concepções erradas a respeito do TEA, desenvolver expectativas apropriadas, prover informações, direção e suporte para os pais lidarem com um processo potencialmente frustrante.

» Informar de que nenhum método de treinamento é superior ao outro. Escolher um método que seja mais adequado para eles e seu filho. Sempre usar reforço positivo.

Dos pais

» Criar um ambiente de aprendizagem favorável.
» Reconhecer que seu filho está no controle de seu corpo.
» Deixar seu filho decidir se deve usar o penico ou uma fralda todos os dias.
» Ensinar ao seu filho palavras para partes do corpo, urina e evacuação.
» Oferecer as ferramentas de que ela precisa para ter sucesso no uso do banheiro (como um penico, assento para penico, banquinho etc.).
» Esperar e lidar com acidentes com penico sem raiva.
» Evitar punições, bem como muitos elogios sobre o uso do banheiro (isso pode fazer as crianças se sentirem mal quando não tiverem sucesso).

Técnica de TEA

O treinamento abrange três diferentes forças no desenvolvimento da criança:
» Maturação motora (habilidade para sentar, andar, vestir e tirar a roupa).
» Controle externo (entender e responder a instruções).
» Controle interno (autoestima e motivação), desejo de imitação e identificação com seus mentores (autodeterminação e independência).
» O treinamento de continência deve ser gradual, sendo um processo pelo qual os pais e/ou cuidadores sistematicamente respondem aos sinais de um filho quanto à prontidão para a continência.

O Quadro 86.4 apresenta possíveis causas e consequências do treinamento esfincteriano anal tardio.

Quadro 86.4. Treinamento esfincteriano anal tardio	
Possíveis causas	**Possíveis consequências**
Pouco tempo dos pais	Problemas para as cuidadoras nas creches
Fraldas descartáveis	Criança não é permitida na escola
Treinamento visto como menos importante	Para os pais (mais estresse)
Métodos mais orientados para crianças	Para a criança (prejuízo na autoestima)
Muita pressão sobre as crianças	Alto custo financeiro de fraldas descartáveis
Sem estrutura e regularidade na vida diária	Carga ambiental (muitas fraldas)

Fonte: Autoria própria.

Forma simplificada para o TEA

Para iniciar o processo de retirada de fraldas

A criança deve ser capaz de:
» Sentar por 5 a 10 minutos.
» Caminhar.
» Falar.
» Tirar suas roupas, que devem ser de fácil manuseio (com elástico).
» Compreender os termos utilizados para nomear urina e fezes.
» Entender que existem locais apropriados, socialmente aceitos, para suas eliminações.
» Seguir instruções.

Orientações para o início do aprendizado

Primeira etapa

Deixe a criança escolher o penico:
» Coloque o penico em locais onde a criança costuma brincar.
» Ele ainda não será usado para suas eliminações.
» Nos primeiros contatos com o penico, estimule a criança a sentar com roupa.

Segunda etapa

» Passe as eliminações das fraldas para o penico e depois para o vaso sanitário, com a ajuda da criança.
» Deixe a criança com cueca ou calcinha e estimule-a a tirá-la quando for sentar no penico.
» Quando a criança começar a usar o penico, coloque-o no banheiro.
» Troque a criança quando as fraldas estiverem com eliminações.
» Meninos e meninas aprendem primeiro sentados.
» Quando completar o aprendizado, o menino deve ser estimulado a ficar de pé para urinar, imitando o pai e outros meninos.

Terceira etapa

» Adaptar o vaso sanitário para que a criança fique equilibrada ao sentar, firmando os pés no chão e não contraindo a musculatura para se equilibrar.

 ## Leitura recomendada

Baird DC, Bybel M, Kowalski AW. Toilet training: common questions and answers. Am Fam Physician. 2019;15;100(8):468-74.
Brazelton TB, Christopherson ER, Frauman AC et al. Instruction, timeliness, and medical influences affecting toilet training. Pediatrics. 1999;103:1353-8.
Brazelton TB. A child-oriented approach to toilet training. Pediatrics. 1962;29:121-8.
Fishman L, Rappaport L, Cousineau D, Nurko S. Early constipation and toilet training in children with encopresis. J Pediatr Gastroenterol Nutr. 2002;34:385-8.

Miranda JEGB, Machado NC. Treinamento esfincteriano anal: estudo transversal em crianças de 3 a 6 anos de idade. Rev Paul Pediatr. 2011;29(3):400-5.

Mota DM, Barros AJ. Toilet training: methods, parental expectations and associated dysfunctions. J Pediatr (Rio J). 2008;84:9-17.

Taubman B, Blum NJ & Nemeth N. Stool toileting refusal: a prospective intervention targeting parental behavior. Archives of Pediatrics and Adolescent Medicine. 2003;157:1193-6.

van Nunen K, Kaerts N, Wyndaele JJ, Vermandel A, Hal GV. Parents' views on toilet training (TT): a quantitative study to identify the beliefs and attitudes of parents concerning TT. J Child Health Care. 2015;19(2):265-74. doi: 10.1177/1367493513508232.

Capítulo 87

Eletroneuroestimulação Transcutânea em Constipação

» Neuromodulação, eletroneuroestimulação ou neuroestimulação são termos encontrados na literatura para definir o uso da estimulação elétrica em fibras nervosas para modular a atividade neuronal utilizada em diferentes campos clínicos.

» Essas terapias reúnem procedimentos em que circulam uma corrente elétrica com a finalidade de se obter determinada resposta fisiológica, que vai depender da intensidade, da frequência e da largura de pulso.

» O uso de eletroneuroestimulação no tratamento de desordens gastrointestinais é reportado desde 1911, para tratamento da constipação e íleo paralítico, mas seu uso em pacientes pediátricos é recente.

» Nas últimas décadas, a neuroestimulação vem sendo incorporada como uma nova estratégia para o tratamento de sintomas que variam desde náuseas e vômitos até distúrbios intestinais e urinários.

» A experiência com o uso dessa modalidade como terapia adjuvante para crianças com distúrbios gastrointestinais vem crescendo, sendo considerada uma estratégia promissora para o tratamento de crianças com constipação funcional refratária ao tratamento convencional.

Bases fisiológicas

» Há evidências de que ocorra estímulo sobre a região sacral da medula espinal a partir das fibras sensitivas, levando a aumento da percepção ao enchimento do reto e melhora da motilidade colônica.

» O giro cingulado, o córtex sensório-motor e o mesencéfalo atuariam nessa sensação progressiva de plenitude que, por sua vez, modularia os impulsos eferentes do reflexo evacuatório.

» Há, também, a hipótese de que ocorra neuroplasticidade das estruturas nervosas, modulando essa ação.

Modalidades para eletroneuroestimulação e suas características

» Existem diferentes modalidades disponíveis para eletroestimulação para tratamento da constipação, incluindo técnicas minimamente invasivas, como a estimulação elétrica transcutânea parassacral (EETP), a estimulação elétrica transcutânea do nervo tibial posterior (ENTP) e a estimulação transcutânea abdominal interferencial e técnicas invasivas, como as de implantação de dispositivos para estimulação sacral. As características de cada uma dessas modalidades estão sumarizadas no Quadro 87.1.

A estimulação nervosa sacral (ENS) requer a implantação cirúrgica de um estimulador elétrico permanente, sendo considerada invasiva, com risco de complicações e possui alto custo. As complicações incluem deslocamento do dispositivo, dor, infecção da ferida operatória e hematoma.

As técnicas de eletroestimulação transcutânea permitem a modulação da função intestinal por meio da estimulação nervosa sacral, sem a necessidade de procedimentos cirúrgicos para a implantação de eletrodos. A estimulação transcutânea pode ativar as redes neuronais aferentes de forma não invasiva, levando a reflexos sacrais que podem melhorar a motilidade do cólon.

A estimulação transcutânea pode ser alcançada por correntes alternadas (interferencial) por meio de dispositivos mais caros e complexos, ou com corrente pulsada, por meio de dispositivos mais simples (aparelhos portáteis com a corrente TENS) que são baratos, facilmente disponíveis e que podem ser aplicados em caráter domiciliar, após treinamento feito pelo especialista para os pais.

As vantagens da neuroestimulação transcutânea comparada com outras técnicas de neuromodulação do trato gastrointestinal incluem natureza menos invasiva do procedimento, que é indolor, a capacidade de ajuste do tratamento e a reversibilidade, que são potencialmente úteis na população pediátrica, bem como o número bastante limitado de complicações.

Quadro 87.1. Caracterização das principais modalidades utilizadas para eletroneuroestimulação no tratamento da constipação	
Estimulação nervosa sacral (ENS) *Sacral nerve stimulation*	• Permite a estimulação nervosa da raiz do nervo sacral por um eletrodo normalmente colocado em S3 (forame sacral) • Esse eletrodo está conectado a um gerador de pulso que é implantado no tecido subcutâneo da região da nádega, muitas vezes após um primeiro período de teste, durante o qual o gerador de pulso permanece externo • Modalidade invasiva que necessita de ao menos um procedimento cirúrgico
Eletroestimulação transcutânea abdominal com corrente interferencial *Abdominal transcutaneous electrical stimulation*	• Uso de corrente interferencial • Dois eletrodos anteriores colocados no nível do umbigo e 2 eletrodos posteriores paraespinhais no nível de T9 a L2 • Esses eletrodos geram duas correntes que se cruzam dentro do abdome • Modalidade minimamente invasiva, geralmente realizada em clínicas ou ambulatórios de fisioterapia
Eletroestimulação transcutânea parassacral (EETP) *Parasacral transcutaneous electrical nerve stimulation*	• Uso de corrente pulsada (TENS) • Dois eletrodos autoadesivos na região sacral (de S2 a S4) • Estímulo direto às redes neuronais aferentes levando a reflexos sacrais com efeitos sobre a motilidade do cólon e a dinâmica evacuatória • Modalidade minimamente invasiva que pode ser realizada em caráter domiciliar
Eletroestimulação transcutânea tibial posterior (ENTP) *Transcutaneous electrical posterior tibial nerve stimulation*	• Uso de corrente pulsada (TENS) • Um eletrodo a 3 a 4 cm acima do maléolo medial da tíbia e 1 eletrodo abaixo do maléolo medial da tíbia – realizado nas duas pernas, simultaneamente • O nervo tibial posterior contém fibras dos nervos sacrais. A estimulação de suas fibras periféricas, localizadas na região do tornozelo, transmite impulsos para os nervos sacrais e, de maneira reflexa, neuromodula o reto e o esfíncter anal • Modalidade minimamente invasiva que pode ser realizada em caráter domiciliar

Estado atual dos estudos sobre eletroneuroestimulação para constipação em crianças

» A ENS tem-se mostrado efetiva em pacientes selecionados, em casos de constipação crônica refratária, com taxas de eficácia variando entre 56% e 86%. Ainda é incerto se os efeitos positivos dessa terapia são duradouros em longo prazo.
» Estudos demonstraram a segurança e a eficácia da eletroestimulação transcutânea abdominal com corrente interferencial para melhora da incontinência fecal, frequência evacuatória e qualidade de vida em crianças com constipação de trânsito lento (*slow transit constipation*).
» As estimulações elétricas transcutâneas parassacral (EETP) e do nervo tibial posterior (ENTP) são técnicas pouco invasivas de neuroestimulação, com potencial para serem efetivas como métodos adjuvantes ao tratamento de crianças com constipação intestinal e com incontinência fecal.
» O impacto da EETP para tratamento de constipação em crianças foi avaliado somente em pacientes com outras doenças subjacentes. Na evolução pós-operatória de doença de Hirschsprung ou de malformações anorretais, houve remissão ou melhora da constipação dos pacientes após estimulação transcutânea do nervo sacral.
» A ENTP sobre a função intestinal de crianças, em nosso grupo de pesquisa, avaliou a efetividade e a aplicabilidade da ENTP em crianças com constipação intestinal funcional refratária. Os resultados mostraram aumento significativo do número de evacuações e da melhora da consistência das fezes, com subsequente melhora dos indicadores de qualidade de vida relacionada à saúde, que se mantiveram após 4 semanas do término da intervenção.

Indicações

» A ENS está indicada para casos graves de constipação em adultos e crianças e cursa com melhora dos sintomas da constipação.
» A EETP e a ENTP têm indicação consagrada para o tratamento de disfunções urinárias em crianças e de adultos com incontinência fecal. Em crianças, a utilização desse tipo de tratamento para constipação intestinal é mais recente, mas possui potencial benefício para aquelas que apresentam sintomas refratários ao tratamento clínico, evitando a utilização de procedimentos mais invasivos.
» Temos utilizado, há 4 anos, a EETP e a ENTP como método adjuvante para o tratamento de crianças e adolescentes com constipação intestinal com baixa resposta à terapia padrão. Nesse período temos encontrado resultados satisfatórios, bastante encorajadores, além de boa aceitação pelos pacientes e familiares e nenhuma complicação relatada.

Protocolos utilizados

» Os protocolos atualmente utilizados no Hospital das Clínicas da Faculdade de Medicina de Botucatu (UNESP) para eletroneuroestimulação transcutânea como método adjuvante no tratamento de constipação refratária em crianças e adolescentes estão apresentados nas Figuras 87.1 e 87.2.

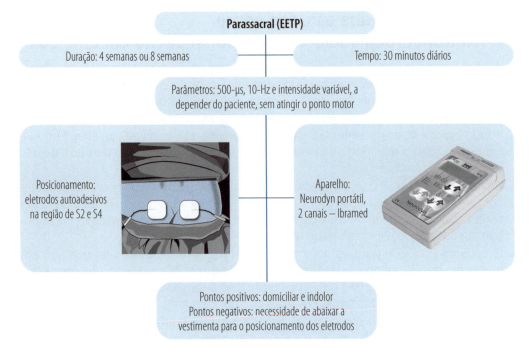

Figura 87.1. Protocolo para utilização de eletroestimulação transcutânea parassacral (EETP) em crianças com constipação. (Fonte: Autoria própria.)

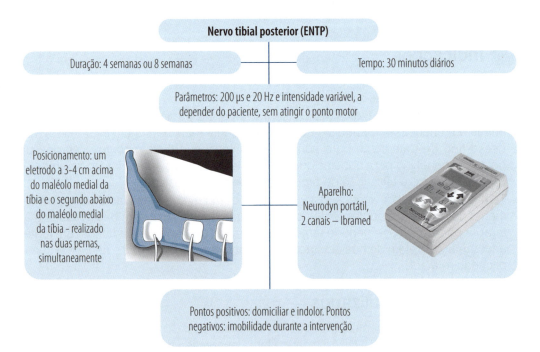

Figura 87.2. Protocolo para utilização de eletroestimulação transcutânea tibial posterior (ENTP) em crianças com constipação. (Fonte: Autoria própria.)

Leitura recomendada

Coelho GM, Machado NC, Carvalho MA, Rego RMP, Vieira SR, Ortolan EVP, Lourenção PLTA. A protocol for an interventional study on the impact of transcutaneous parasacral nerve stimulation in children with functional constipation. Medicine (Baltimore). 2020; 18;99(51):e23745.

Iacona R, Ramage L, Malakounides G. Current state of neuromodulation for constipation and fecal incontinence in children: a systematic review. Eur J Pediatr Surg. 2019;29(6):495-503. doi: 10.1055/s-0038-1677485.

Lecompte JF, Hery G, Guys JM, Louis-Borrione C. Evaluation of transcutaneous electrical posterior tibial nerve stimulation for the treatment of fecal and urinary leaks in children: preliminary results. J Pediatr Surg. 2015;50(4):630-3.

Lu PL, Di Lorenzo C. Neurostimulation of the gastrointestinal tract in children: is it time to shock the gut? Curr Opin Pediatr. 2016;28(5):631-637.

Martins-Moura ECS, Marques GMN, Peterlini FL et al. Preliminary assessment of sacral transcutaneous electro stimulation in pediatric patients undergoing colorectal surgery. SM J Pediatr Surg. 2016;2:1023.

Ng RT, Lee WS, Ang HL, Teo KM, Yik YI, Lai NM. Transcutaneous electrical stimulation (TES) for treatment of constipation in children. Cochrane Database of Systematic Reviews 2016, Issue 11. Art. No.: CD010873. doi: 10.1002/14651858.CD010873.pub4.

Rego RMP, Machado NC, Carvalho MA, Graffunder JS, Ortolan EVP, Lourenção PLTA. Transcutaneous posterior tibial nerve stimulation in children and adolescents with functional constipation: a protocol for an interventional study. Medicine. 2019;98:45(e17755).

Rego RMP. Avaliação da aplicabilidade e dos resultados clínicos da estimulação elétrica transcutânea do nervo tibial posterior no tratamento de crianças com constipação intestinal intratável [dissertação]. Botucatu: Faculdade de Medicina de Botucatu, Universidade Estadual Paulista "Júlio de Mesquita Filho"; 2020.

Veiga ML, Costa EV, Portella I et al. Parasacral transcutaneous electrical nerve stimulation for overactive bladder in constipated children: the role of constipation. J Pediatr Urol. 2016;12:396.e1-6.

Veiga ML, Lordêlo P, Farias T et al. Evaluation of constipation after parasacral transcutaneous electrical nerve stimulation in children with lower urinary tract dysfunction-a pilot study. J Pediatr Urol. 2013;9:622-6.

Parte 7

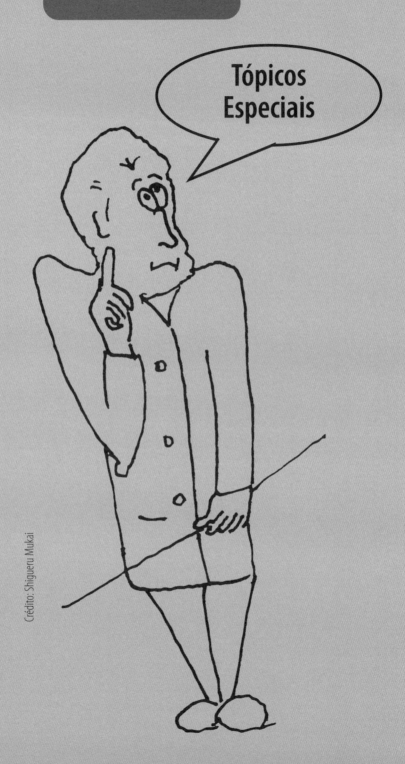

Capítulo 88

ALTE/BRUE

» Em 1987, o *National Institut of Health* define ALTE (*Apparent Life Threatening Event*) como um "episódio que é assustador para o observador".

» A definição de ALTE (evento com aparente risco de perder a vida) é baseada na história inicial pela combinação de apneia (central ou ocasionalmente obstrutiva), mudança de cor (geralmente cianótica ou pálida, mas ocasionalmente eritematosa ou pletórica), mudança acentuada no tônus muscular (geralmente flacidez acentuada), engasgo e sufocação.

» O ALTE afeta, predominantemente, crianças com menos de 1 ano de idade, sendo que em 80% a 90% das condições o lactente está livre de sintomas na chegada ao hospital. Aproximadamente 50% dessas crianças são diagnosticadas com uma doença subjacente que explica o ALTE: distúrbios digestivos (50%), neurológicos (30%), respiratórios (20%), cardíacos (5%) e endócrinos ou metabólicos (menos de 5%). Portanto, o reconhecimento da causa do ALTE é importante e implica que existe um potencial de intervenção que poderia eliminar eventos futuros. No entanto, em aproximadamente 50% dos pacientes com ALTE, a etiologia subjacente é idiopática.

» Em 2008, 20 anos após a criação do termo ALTE, dois artigos de revisão publicados sobre o assunto chegaram a conclusões diferentes. Um deles, recomendava uma avaliação extensa e apropriada para investigar todas as possíveis causas de ALTE. Em outro, em revisão sistemática, não foram encontradas evidências para recomendar muitos testes laboratoriais para avaliação de rotina no ALTE.

» Em 2016, a Academia Americana de Pediatria, diante dessa controvérsia, publicou uma diretriz de prática clínica recomendando a substituição do termo ALTE por um novo termo denominado BRUE (*Brief Resolved Unexplained Event* = evento breve resolvido e inexplicado). O novo BRUE serve para remover o rótulo de "risco de perder a vida" e refletir melhor a natureza transitória do evento e a falta de uma causa clara. O Quadro 88.1 apresenta as definições do BRUE.

Investigação

O principal objetivo é avaliar os pacientes que se apresentam ao serviço de emergência pediátrica com um episódio de ALTE e determinar:

» Uma investigação mínima e necessária para definir a etiologia.

» Se esses pacientes atendem aos critérios para BRUE.

» Se é possível estratificar os lactentes com BRUE em baixo ou alto risco.

» Uma redução de intervenções dispendiosas desnecessárias.
» A Figura 88.1 apresenta uma abordagem para a avaliação de um episódio de ALTE/BRUE.

Quadro 88.1. Definições de BRUE	
Em um lactente com menos de 1 ano, com pelo menos um dos seguintes	
1	Cianose ou palidez
2	Respiração ausente, diminuída ou irregular
3	Mudança acentuada no tônus (hiper ou hipotonia)
4	Nível alterado de responsividade
O evento foi resolvido brevemente (não presente na apresentação), sem suspeita de etiologia definida após a realização de história clínica e exame físico meticuloso (bom estado clínico, exame clínico normal)	
O BRUE pode ser dividido em:	
BRUE-baixo risco: > 60 dias de idade; idade gestacional ≥ 32 semanas; idade pós-concepção ≥ 45 semanas; primeiro BRUE (nenhum episódio anterior); não ocorrendo em *clusters*; duração do evento < 1 minuto; sem história de reanimação cardiopulmonar realizada por um médico treinado; história e exame físico sem nenhuma anormalidade	
BRUE-alto risco: idade < 60 dias; idade gestacional ≤ 32 semanas; idade pós-concepção ≤ 45 semanas; evento recorrente ou ocorrendo em *clusters*; duração do evento > 1 min	

Fonte: Autoria própria.

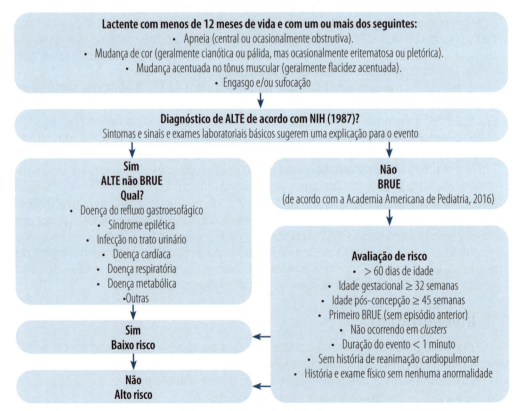

Figura 88.1. Abordagem em episódios de ALTE/BRUE. (Fonte: Autoria própria.)

Leitura recomendada

Fu LY, Moon RY. Apparent life-threatening events: an update. Pediatr Rev. 2012;33(8):361-8.

Meyer JS, Stensland EG, Murzycki J, Gulen CR, Evindar A, Cardoso MZ. Retrospective application of BRUE criteria to patients presenting with ALTE. Hosp Pediatr. 2018;8(12):740-745. https://doi.org/10.1542/hpeds.2018-0044.

Mittal MK, Sun G, Baren JM. A clinical decision rule to identify infants with apparent life-threatening event who can be safely discharged from the emergency department. Pediatr Emerg Care. 2012-28:599605.

NIH, 1987. National Institutes of Health Consensus Development Conference on Infantile Apnea and Home Monitoring. Pediatrics. 1987;79:292-9. www.ncbi.nlm.nih.gov/pubmed/3808807.

Piumelli R, Davanzo R, Nassi N, Salvatore S, Arzilli C, Peruzzi M et al. Apparent Life-threatening Events (ALTE): Italian guidelines. Italian Journal of Pediatrics. 2017;43:111. doi. 10.1186/s13052-017-0429-x.

Tieder JS, Altman RL, Bonkowsky JL et al. Management of apparent life-threatening events in infants: a systematic review. J Pediatr. 2013-163:9499.

Tieder JS, Bonkowsky JL, Etzel RA, Franklin WH, Gremse DA, Herman B et al. Brief resolved unexplained events (formerly apparent life-threatening events) and evaluation of lower-risk infants. Pediatrics. 2016;137(5). Epub 2016 Apr 25. Erratum in: Pediatrics. 2016;138(2).

Tieder JS, Cowan CA, Garrison MM, Christakis DA. Variation in inpatient resource utilization and management of apparent life-threatening events. J Pediatr. 2008;152:629-35. e1-2.

Vigo A, Balagna R, Brazzi L, Costagliola G, Gregoretti C, Lupica MM et al. Apparent life-threatening events: helping infants help themselves. Pediatr Emerg Care. 2018;34(8):545-51. https://doi.org/10.1097/PEC.0000000000000811.

Capítulo 89

Encefalopatia Crônica Não Progressiva

» Paralisia cerebral ou encefalopatia crônica não progressiva (ECNP) descreve um grupo heterogêneo de pacientes com distúrbios não progressivos de postura ou movimento, causando limitação da atividade em decorrência de uma lesão no cérebro em desenvolvimento. A deficiência motora muitas vezes é acompanhada por distúrbios sensoriais, cognitivos, perceptivos, comportamentais ou epilépticos.

» Existem muitos fatores de risco reconhecidos para a ECNP, incluindo: prematuridade, gestação múltipla, malformação congênita, anormalidades genéticas e metabólicas, infecção intrauterina, asfixia ao nascimento, acidente vascular cerebral perinatal e trombofilia.

» As comorbidades são mais relevantes para aqueles com uma Classificação da Função Motora Grosseira (GMFCS) de IV-V.

» A ECNP é um termo genérico para uma condição heterogênea, podendo ser considerada um distúrbio multissistêmico.

» Um passo a passo na abordagem multissistêmica é necessário para garantir que o melhor atendimento seja fornecido a essas crianças.

Problemas gastrointestinais e nutricionais da ECNP

» Na ECNP, a relação entre transtorno alimentar, desnutrição e crescimento deficiente é complexa. As causas são multifatoriais, incluindo os déficits nutricionais, anormalidades neuroendócrinas e influências psicossociais.

» As anormalidades cerebrais podem ocorrer antes, durante ou após o nascimento.

» O insulto neurológico primário influencia não apenas as capacidades físicas e mentais, mas também vias neurais entéricas. Assim, os principais distúrbios gastrointestinais/nutricionais incluem: salivação excessiva, disfagia (com associação pulmonar crônica, aspiração), dismotilidade gastroesofágica (refluxo gastroesofágico, náuseas, regurgitação, vômito, esvaziamento gástrico retardado), constipação crônica, dor abdominal e, especialmente, comprometendo a ingestão adequada de nutrientes.

Disfunção oromotora

» A alimentação é uma tarefa complexa que exige uso de vias motoras e sensoriais

» O desenvolvimento de movimentos oromotores precisos e sincronizados fornece a base para a alimentação e a fala. As deficiências na amplitude, velocidade, força

e coordenação fina da mandíbula, lábios, língua e bochechas podem resultar em fraqueza, rigidez, falta de coordenação ou movimentos involuntários da musculatura oral.
» É mais prevalente em crianças com sistema de classificação da função motora grosseira (GMFCS) níveis IV e V.
» Algumas características da disfunção oromotora em crianças com ECNP: sialorreia, tônus das bochechas reduzido, selamento labial fraco ou ausente, elevação reduzida e ausência de movimentos laterais da língua, mandíbula fraca, contratura da articulação temporomandibular e reflexos de mordida prolongados e exagerados.

Disfagia

» Fatores que contribuem para a disfagia podem ser das fases oral, faríngea e esofágica da deglutição.
» A fase oral da deglutição depende dos movimentos dos lábios, língua, bochechas e mandíbula.
» Controle prejudicado dessas estruturas ou persistência dos reflexos orais pode resultar em: dificuldade em adquirir o alimento da colher ou copo, sucção diminuída, mastigação prolongada, redução da propulsão anterior-posterior do bolo alimentar e derramamento anterior de comida.
» Todas essas alterações aumentam o risco de aspiração, com infecções recorrentes do trato respiratório inferior.
» Ocorre dificuldade para fazer a transição para texturas de alimentos sólidos.

Sialorreia

» Subdividida em tipos anterior (a disfunção motora-oral ocasiona o acúmulo excessivo de saliva na parte anterior da boca e sua subsequente perda pelo inadequado fechamento labial); e posterior (acúmulo de saliva na hipofaringe leva à respiração ruidosa, tosse, engasgo e vômito). Não há produção excessiva de saliva).
» A sialorreia pode ter consequências: rachadura na pele perioral, dificuldades com a mastigação e a fala, roupas e outros pertences frequentemente encharcadas, odor desagradável, dificultar as atividades sociais e infecções orais.
» Crianças com escala de classificação da função motora grossa níveis IV–V são mais propensos a apresentar sialorreia.

Higiene oral

» Na ECNP, com os movimentos limitados da língua, hipersensibilidade oral ou a persistência do reflexo de mordida, os alimentos podem-se acumular na boca. Essa depuração inadequada durante a fase oral da deglutição resulta na incapacidade de desalojar completamente os alimentos e contribuir para a má higiene oral com consequente halitose.
» O refluxo gastroesofágico contribui para os problemas da saúde bucal em decorrência de erosão dentária.

Disartria

» A produção da fala depende fortemente da estabilização da mandíbula, da mobilidade da língua e dos lábios para alcançar o posicionamento preciso para o som pretendido.

» Assim, a execução da fala está frequentemente associada ao efeito marcante na inteligibilidade da fala.

Controle deficiente da cabeça e do tronco

» O fator postural que mais afeta a capacidade de comer e beber é o controle da cabeça, pois a posição da cabeça na linha média em relação ao resto do corpo é fundamental para manter um ambiente seguro das vias aéreas.

» Se a cabeça estiver inclinada para trás, as vias aéreas estarão abertas, mas desprotegidas; inversamente, se a cabeça estiver inclinada para a frente, as vias aéreas podem obstruir, bem como dificultar a deglutição.

Doença do refluxo gastroesofágico

» O aumento do risco de doença do refluxo gastroesofágico em crianças com ECNP é devido à má postura, espasticidade, escoliose, aumento da pressão intra-abdominal e efeitos colaterais de medicamentos (anticonvulsivantes que podem aumentar as náuseas, os vômitos e a disfagia).

» Agitação e comportamento autoagressivo podem ser indício de doença do refluxo gastroesofágico.

Constipação

» A constipação é um problema frequente em crianças com ECNP e a redução da mobilidade pode contribuir para a constipação. O tratamento não é significativamente diferente daqueles das crianças normais. O picossulfato de sódio e o bisacodil são laxantes com excelentes resultados terapêuticos nessas crianças. O óleo mineral não deve ser indicado, pois há risco aumentado de aspiração pulmonar (Capítulo 21).

Dor abdominal aguda e crônica

» Pode ocorrer dor abdominal, como em crianças normais. Entretanto, são mais difíceis para diagnosticar.

Investigação

História clínica

» História detalhada do pré-natal, nascimento e do período neonatal, para identificar fatores de risco.

» Revisão da história familiar para: parentes de primeiro grau com suspeita de doença genética, deficiência intelectual/desenvolvimento, convulsões, distúrbios do

movimento, distúrbios neurocomportamentais, contraturas articulares/rigidez, tromboses/acidentes vasculares congênitos, abortos espontâneos/natimortos recorrentes, e condições neurodegenerativas de início na idade adulta.
» Avaliação do crescimento e desenvolvimento motor.
» Avaliação da coordenação e da postura.
» Triagem para deficiências associadas (visual, auditiva, atenção, comportamental, cognitiva).
» Resultados da triagem neonatal.

Classificação de ECNP

Classificação de acordo com a localização anatômica

» Monoplegia (um membro é afetado). Considerada uma forma de hemiplegia onde um membro está significativamente mais comprometido que o outro.
» Diplegia (dois membros afetados). Geralmente indica que as pernas são mais afetadas do que os braços (envolvimento dos membros inferiores com espasticidade).
» Hemiplegia (o braço e a perna em um lado do corpo são afetados).
» Triplegia (três membros são afetados, ou seja, ambos os braços e uma perna, ambas as pernas e um braço).
» Tetraplegia (os quatro membros são afetados igualmente). Também pode ser especificado como hemiplegia dupla (todos os quatro membros estão envolvidos, mas um lado do corpo é mais afetado do que o outro).

Classificação com base no tipo de déficit neuromuscular

» Espástico (com espasticidade).
» Discinético (coreoatetoide e distônico).
» Atáxico.
» Hipotônico.
» Tipo misto.

Sistema de classificação funcional

» Categoriza as crianças com ECNP de acordo com seu desempenho de funções que impactam significativamente na vida diária. O sistema de classificação funcional descreve o que as pessoas podem fazer de modo independente. O sistema de classificação da função motora grosseira (GMFCS) (Quadro 89.1).
» Sistema de classificação da função motora grosseira (GMFCS) associada à oromotora (Quadro 89.2).

Avaliação da ingestão

» Dependência para alimentar-se: Sim Não.
» Vias de administração:
  – Via oral: exclusiva parcial predominante tempo gasto.

Quadro 89.1. O sistema de classificação da função motora grosseira (*gross motor function classification system* – GMFCS) é um sistema de padrões em cinco níveis, sendo amplamente utilizado para classificar a função motora de crianças com ECNP

Nível I	Caminha sem limitações
Nível II	Caminha com limitações
Nível III	Caminha usando um dispositivo de mobilidade portátil
Nível IV	Automobilidade com limitações; pode usar mobilidade motorizada
Nível V	Transportado em cadeira de rodas manual
Distinções entre os níveis IV e V	Crianças e jovens no nível V têm limitações severas no controle de cabeça e tronco e requerem ampla tecnologia assistida e assistência física. A automobilidade é alcançada somente se a criança/jovem aprender a operar uma cadeira de rodas motorizada

Fonte: Autoria própria.

Quadro 89.2. Sistema de classificação de gravidade da ECNP segundo função motora e oromotora grosseiras

Grupo 1	Anda bem sozinho por pelo menos 6 metros e se equilibra bem
Grupo 2	Anda com apoio ou sozinho, mas com oscilações por pelo menos 3 metros, mas não anda bem sozinho por pelo menos 6 metros ou se equilibra bem
Grupo 3	Rasteja, arrasta-se ou engatinha, mas não anda
Grupo 4	Não anda, não rasteja, não se arrasta nem engatinha, não se alimenta sozinho, mas não é alimentada por sonda ou gastrostomia
Grupo 5	Não anda, não rasteja, não se arrasta nem engatinha, não se alimenta sozinho e é alimentado por sonda ou gastrostomia

Fonte: Day et al., 2007.

– Via nasogástrica: exclusiva parcial predominante.

– Gastrostomia exclusiva parcial predominante.

» Sintomas associados à alimentação: náuseas, vômitos, ruminação, tosse, engasgos, sufocação, choro/desconforto, arqueamento, recusa alimentar, irritabilidade, cianose e palidez.

» Regurgitação oral, nasal.

» Disfagia para: líquidos, pastosos, pedaços de alimentos.

Avaliação do estado nutricional

Crianças com ECNP têm risco aumentado de desnutrição. Existem diferentes maneiras de avaliar o estado nutricional em crianças com ECNP. Os métodos podem ser divididos em: a) antropometria, b) composição corporal, c) métodos para avaliar o estado ósseo, e d) métodos de laboratório. Na prática clínica, é importante observar os sinais de alerta como: sinais físicos de desnutrição, peso para idade (escore z < -2); espessura da prega cutânea tricipital (< percentil 10 para idade e sexo); gordura do braço ou área muscular (< percentil 10); baixo ganho ponderal ou peso que se alterna frequentemente.

Antropometria

» As medidas antropométricas incluem: peso corporal, altura, índice de massa corporal, perímetro cefálico, espessura da dobra cutânea do tríceps, circunferência do braço, circunferência muscular do braço. Para técnicas dessas medidas, ver Capítulo 62.

» Recomendações para a melhor forma de avaliar o crescimento de uma criança com ECNP com GMFCS tipos 4-5.
  – Os erros nas medições de peso e altura são comuns em decorrência das dificuldades para mover uma criança que tem contraturas em membros inferiores.
  – Entretanto, a medição do peso é simples. A mãe segura seu filho nos braços enquanto são pesados. Depois, pesa-se a mãe isoladamente. Esse peso é subtraído do peso do filho e mãe juntos.
  – Métodos para obter a estatura. A estatura pode ser estimada a partir da altura do joelho. A técnica e a fórmula para a estatura estimada estão no Capítulo 62.
  – O IMC deve ser usado com cautela ao avaliar pacientes com ECNP, pois há possibilidade de haver ampliação do erro ao elevar a estatura mal estimada ao quadrado.
  – A composição corporal pode ser avaliada pelas medidas da prega cutânea tricipital e da circunferência do braço. Medições repetidas ao longo do tempo são mais significativas do que uma única medida. A gordura corporal pode ser estimada pela prega cutânea do tríceps e da circunferência do braço usando várias equações.

Avaliação da desnutrição

O uso de gráficos de crescimento para ECNP é limitado, pois o padrão de crescimento de crianças com ECNP, GMFCS níveis 4-5 são frequentemente muito diferentes da população pediátrica geral.

Existem duas possibilidades:

1. Day et al. (2007). https://www.lifeexpectancy.org/articles/GrowthCharts.shtml

Construíram uma série de gráficos de altura, peso e IMC estratificados pelo GMFCS e tipo de alimentação (disponíveis no endereço acima). Descreveram o ganho de peso e altura, os percentis do peso/idade e o percentil em que há aumento do risco de morbimortalidade.

2. **Gráficos da OMS e CDC**

» O uso do gráficos de crescimento da OMS para crianças de 0 a 2 anos de idade e o gráfico de crescimento do CDC para crianças de 2 a 19 anos podem ser utilizados. https://www.cdc.gov/nchs/data/series/sr_11/sr11_246.pdf

» Muitas crianças com ECNP estarão abaixo do 5º percentil para peso/idade e comprimento/altura nesses gráficos. Os pais devem ser informados de que esses gráficos não são ideais.

» Os escores z podem ser usados para identificar mudanças mais agudas de peso e altura.

Investigação laboratorial

» Não há um único marcador representativo do estado nutricional em crianças com ECNP.

» Albumina e pré-albumina não são muito úteis como marcadores de desnutrição, pois ocorre déficit calórico e raramente proteico.

» Frequentemente têm menor ingestão de minerais, o que as predispõe a ter deficiências de ferro, zinco, cobre, selênio, vitamina D, vitamina E, ácido fólico e vitamina B12.

Diagnóstico

A Figura 89.1 mostra uma sequência para os diagnósticos que auxiliarão na definição da via e subsequente na composição da alimentação mais apropriada para ECNP níveis IV e V. O Quadro 89.3 apresenta os riscos para aspiração. A decisão da via de alimentação para a ECNP deve ser multidisciplinar.

Intervenção

» Para a grande maioria de crianças com ECNP, pode ter dificuldades que podem ser superadas por meio de adaptação dietética. Estratégia inicial deve incluir a maximização da ingestão por meio da suplementação oral, ajuste na textura e tratamento da doença do refluxo gastroesofágico, constipação, condições orais e outros problemas clínicos.

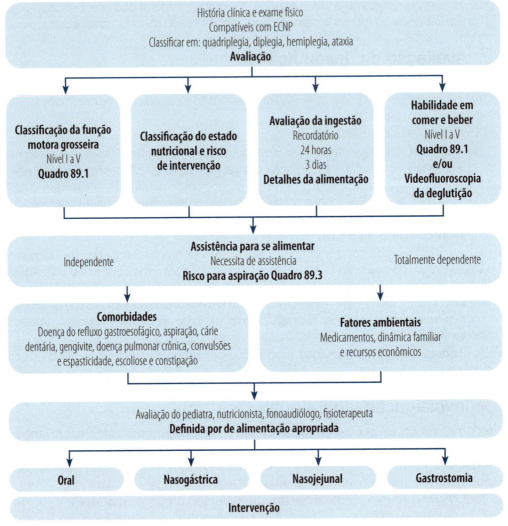

Figura 89.1. Abordagem diagnóstica da ECNP. (Fonte: Autoria própria.)

Quadro 89.3. Avaliação de risco de aspiração durante comer e beber
Incapacidade de lidar com as próprias secreções
Tosse ou sufocamento durante/após as mamadas
Deglutição retardada
Várias deglutições para um único *bolus*
Sons barulhentos/úmidos das vias aéreas superiores durante a alimentação
Qualidade de voz úmida durante/após a alimentação
Apneia durante as mamadas
Mudança na cor da mucosa oral (cianose) durante as mamadas
Mudança no ritmo respiratório (mais rápido ou mais lento ou ambos) durante as mamadas
Limpeza da garganta durante as mamadas
Inclinação da cabeça durante a alimentação
Arqueamento durante a alimentação

Fonte: Autoria própria.

» Para algumas crianças, a deficiência oromotora pode exigir alimentação por sonda ou gastrostomia para manter uma alimentação segura e eficaz.
» Alimentação por sonda gástrica ou jejunal pode ser utilizada a curto prazo. Entretanto, sua utilização a longo prazo é de difícil operacionalização. A alimentação pode ser administrada por gotejamento contínuo, *bolus* ou uma combinação de ambos. O volume da alimentação deve ser pequeno inicialmente e progressivo para se avaliar a tolerância a essa via. Monitoramento do estado nutricional é necessário para garantir que está crescendo de modo adequado. Também para evitar a sobre alimentação.

 ## Gastrostomia

Indicação

A indicação de gastrostomia é um processo compartilhado entre o pediatra e a família, com discussões em várias etapas até que todos concordem com o procedimento. A principal indicação de gastrostomia é superar o comprometimento oromotor e, consequentemente, aumentar o ganho de peso, redução no tempo de alimentação, sialorreia, episódios de engasgos, vômitos e a frequência de infecções pulmonares. Com a gastrostomia, o estresse familiar é significativamente reduzido e a qualidade de vida dos pais melhora muito.

Principais indicações:
» Deglutição clinicamente insegura.
» Incapacidade de manter o estado nutricional apenas com alimentação oral.
» Tempo de alimentação oral excessivamente longo (> 3 h/dia).
» Dependente de sonda nasogástrica.

Complicações da gastrostomia

» Eventos anestésicos adversos, laceração esofágica, pneumoperitônio, peritonite, perfuração colônica e cologástrica e formação de fístula.

» Complicações mais tardias: vazamento de estoma, infecção do local, formação de tecido de granulação ao redor do local da gastrostomia e deslocamento.

» Complicações como obstruções intestinais, hemorragia gastrointestinal, ulceração e peritonite são raras.

» A inserção da gastrostomia pode piorar a doença do refluxo gastroesofágico.

Leitura recomendada

Allen J, Zareen Z, Doyle S et al. Multi-organ dysfunction in cerebral palsy. Front Pediatr. 2021 Aug 9;9:668544. doi: 10.3389/fped.2021.668544.

Bell KL, Benfer KA, Ware RS et al. The pediatric subjective global nutrition assessment classifies more children with cerebral palsy as malnourished compared with anthropometry. J Acad Nutr Diet. 2020;120(11):1893-901. doi: 10.1016/j.jand.2020.04.012.

Brooks J, Day SM, Shavelle RM, Strauss DJ. Low weight, morbidity, and mortality in children with cerebral palsy: new clinical growth charts. Pediatrics. 2011;128:e299. doi. 10.1542/peds.2010-2801.

Day SM, Strauss DJ, Vachon PJ, Rosenbloom L, Shavelle RM, Wu YW. Growth patterns in a population of children and adolescents with cerebral palsy. Dev Med Child Neurol 2007;49:167-71.

Keogh JM, Badawi N. The origins of cerebral palsy. Curr Opin Neurol. 2006;19:129-34. doi: 10.1097/01.wco.0000218227.35560.0d.

Palisano RJ, Cameron D, Rosenbaum PL, Walter SD, Russell D. Stability of the gross motor function classification system. Dev Med Child Neurol. 2006;48:424-8.

Palisano RJ, Rosenbaum P, Bartlett D, Livingston MH. Content validity of the expanded and revised Gross Motor Function Classification System. Dev Med Child Neurol. 2008;50:744-50. https://doi.org/10.1111/j.1469-8749.2008.03089.x

Romano C, Dipasquale V, Gottrand F, Sullivan PB. Gastrointestinal and nutritional issues in children with neurological disability. Dev Med Child Neurol. 2018;60(9):892-6. doi: 10.1111/dmcn.13921.

Romano C, van Wynckel M, Hulst J et al. European Society for Paediatric Gastroenterology, Hepatology and Nutrition Guidelines for the evaluation and treatment of gastrointestinal and nutritional complications in children with neurological impairment. J Pediatr Gastroenterol Nutr. 2017;65(2):242-64. doi: 10.1097/MPG.0000000000001646.

Rosenbaum P, Eliasson A-C, Hidecker MJC, Palisano RJ. Classification in childhood disability: focusing on function in the 21st century. J Child Neurol. 2014;29:1036-1045. doi.org/10.1177/088307381453.

Rosenbaum P, Paneth N, Leviton A, Goldstein M, Bax M, Damiano D et al. A report: the definition and classification of cerebral palsy April 2006. Dev Med Child Neurol Suppl. 2007;109:8-14. doi: 10.1017/s001216220500112x.

Capítulo 90

Infecção pelo *Helicobacter pylori*

Aspectos históricos

Warren e Marshall estabeleceram, em 1982, a relação entre infecção pelo *Helicobacter pylori* (Hp) e doença ulcerosa péptica (DUP). Até então, a DUP era considerada uma condição causada por produção excessiva de ácido no estômago, ligada ao estresse e ao estilo de vida. Com a descoberta da etiologia infecciosa e o surgimento de novos inibidores de secreção ácida, houve grande impacto de melhora na morbimortalidade da DUP, evoluindo de uma abordagem frequentemente cirúrgica para o tratamento com antibióticos e inibidores de secreção ácida. Assim, em reconhecimento à contribuição científica, em 2005, Warren e Marshall foram premiados com o prêmio Nobel de Medicina.

Aspectos microbiológicos e epidemiológicos

» O Hp é uma bactéria Gram-negativa, espiralada, curvilínea, microaerofílica, produtora de urease que penetra e reside na camada de muco da superfície gástrica humana. Não invade a mucosa gástrica, multiplica-se no espaço próximo à superfície das células epiteliais e evoca resposta inflamatória crônica no hospedeiro.

» Transmissão fecal-oral, sendo o homem o principal reservatório conhecido. Tem alta prevalência, acometendo mais de 50% da população mundial. Em países em desenvolvimento, a prevalência é ainda maior, alcançando níveis acima dos 70% (Brasil 71%, Nigéria 87,7%). Nessas populações a infecção tende a ser precoce, ocorrendo desde os primeiros anos de vida.

Aspectos fisiopatológicos

São fatores que permitem o Hp sobreviver no estômago:

» Enzima urease: tampona a acidez gástrica por meio da degradação da ureia em amônia e bicarbonato.

» Flagelo: atravessa a barreira mucosa para se localizar próximo à camada epitelial menos ácida.

» Expressão de proteínas de membrana (fatores de virulência): maior adesividade (BabA, SabA, OipA), modulação imunológica (VacA), densidade bacteriana (CagA).

» A infecção pelo Hp e o padrão de resposta inflamatória do hospedeiro podem apresentar evoluções distintas:

» Resolução espontânea (rara).
» Gastrite predominantemente antral (secreção ácida geralmente elevada – predisposição para úlcera duodenal).
» Gastrite de corpo e fundo gástrico com possível evolução para atrofia gástrica (hipocloridria – predisposição para úlcera gástrica, adenocarcinoma gástrico).

História clínica

» A relação entre infecção pelo Hp e sintomas na ausência de DUP é fraca, sendo a infecção, na maioria dos casos, assintomática. Quando apresenta sintomas, manifesta-se como síndrome dispéptica (dor epigástrica, vômitos, plenitude pós-prandial, empachamento).
» A relação entre infecção pelo Hp e DUP está bem estabelecida, podendo levar ao surgimento de úlcera gástrica ou duodenal (a infecção pelo Hp é a principal etiologia de DUP em crianças), podendo evoluir para complicações hemorrágicas e cirúrgicas.
» A infecção pelo Hp, quando associada a condições especiais do hospedeiro e/ou da bactéria, pode atuar como fator de risco para câncer gástrico (MALT – linfoma, adenocarcinoma). O câncer gástrico é raro em crianças, porém, é a terceira causa de morte por câncer em adultos no mundo.
» A infecção pelo Hp pode manifestar sintomas fora do ambiente gastrointestinal. Atualmente é recomendada a triagem da infecção pelo Hp em pacientes com púrpura trombocitopênica crônica e na anemia ferropriva não responsiva ao tratamento convencional.

Investigação diagnóstica

» A infecção pelo Hp geralmente é investigada no contexto de dor abdominal crônica e dispepsia, principalmente quando presentes sinais de alerta para dispepsia orgânica (vômitos crônicos, anorexia, perda de peso, despertar noturno pela dor, dor ao acordar pela manhã, antecedente familiar de primeiro grau com DUP) ou se refratária ao tratamento inicial. Torna-se imperativa a investigação da infecção na vigência de DUP.
» O diagnóstico da infecção pelo Hp deve, necessariamente, ser feito atpor ravés de métodos invasivos (pelo menos dois métodos invasivos concordantes em positividade). Já a confirmação da erradicação da bactéria e de manifestações fora do estômago podem ser feitas por meio de testes não invasivos.

Testes invasivos

» Endoscopia digestiva alta com biópsias: a endoscopia pode contribuir com achados sugestivos da infecção pelo Hp (nodularidade antral, DUP) e também no diagnóstico diferencial. O exame histopatológico permite detectar a presença do Hp e suas repercussões, além de classificar a gastrite pelo sistema de Sydney. As biópsias devem ser obtidas da seguinte forma: 2 do corpo gástrico, 2 do antro gástrico e mais 1 para teste de urease. Se disponível, podem ser obtidas outras duas amostras para testes moleculares e cultura.

INFECÇÃO PELO *HELICOBACTER PYLORI* **533**

» É importante lembrar de suspender o uso de inibidores de bomba de prótons (IBP) 2 semanas antes, bem como não utilizar antibiótico nas 4 semanas anteriores ao procedimento. Se não for possível suspender o inibidor de secreção ácida, preferir bloqueador de receptor de histamina e suspender 2 dias antes do procedimento.
» Teste da urease: consiste em meio líquido contendo ureia e fenol vermelho. O Hp presente na amostra de biópsia, através da enzima urease, metaboliza a ureia do líquido em amônia e bicarbonato, gerando um acréscimo de pH e mudando a cor da solução de amarelo para rosa; caracterizando o teste como positivo.
» Cultura: tem alta especificidade e deve ser indicada na pesquisa do perfil de sensibilidade antimicrobiana. Infelizmente, é um exame pouco disponível em nosso meio.

Testes não invasivos

» Teste da ureia marcada (13c UBT): o paciente ingere um marcador contendo ureia com carbono 13 marcado que pode ser detectado na expiração por meio de espectrômetro de massa.
» Antígeno fecal (HpSAg): pode ser realizado por técnica de imunoensaio e imunocromatografia, tem acurácia semelhante ao 13cUBT, porém, é um teste de execução mais simples, sendo assim preferível como controle de cura.
» Sorologia: pelo método ELISA, é um teste de fácil execução, porém, não é indicado no diagnóstico da infecção pelo Hp, pois não é confiável em diferenciar infecção pregressa de infecção atual.

Tratamento

» O tratamento da infecção pelo Hp é feito com antibióticos e inibidor de secreção ácida. Idealmente, a terapia antimicrobiana deveria ser individualizada de acordo com o perfil de resistência bacteriana da amostra obtida ou da região em que reside o hospedeiro. Entretanto, em nosso meio, o acesso à cultura e antibiograma é restrito, assim como informações sobre o perfil de resistência antimicrobiana do Hp em crianças no Brasil também ainda é escasso. Dessa forma, o tratamento geralmente é indicado de maneira empírica utilizando esquemas terapêuticos de primeira e segunda linha (Quadros 90.1 e 90.2).
» O tratamento da infecção pelo Hp está indicado na presença de DUP. Se ao investigar síndrome dispéptica por meio de endoscopia e biópsias e o Hp estiver presente, mas não existir DUP, a decisão do tratamento deve ser discutida com os pais da criança levando em conta o risco-benefício do tratamento.
» Na escolha do inibidor de bomba de prótons (IBP), se possível, preferir o esomeprazol ou o rabeprazol (menos suscetíveis à degradação de metabolizadores rápidos: polimorfismo genético do CYP2C19). O IBP deve ser ingerido em jejum, com pelo menos 15 minutos de intervalo da refeição.
» Caso ocorra falha terapêutica, alternar entre os esquemas de primeira e segunda linha, após terceira tentativa sem sucesso na erradicação, buscar terapia de resgate individualizada (susceptibilidade antimicrobiana, idade, terapias disponíveis).
» A investigação de familiares dispépticos e o tratamento da infecção pelo Hp, se presente, pode melhorar a taxa de erradicação do Hp em crianças.

Quadro 90.1. Esquemas de tratamento da infecção pelo *Helicobacter pylori*

Esquemas de primeira linha (sensibilidade antimicrobiana desconhecida)
- IBP + amoxicilina + metronidazol (10 a 14 dias)
- < 8 anos: IBP + amoxicilina + metronidazol + bismuto (10 a 14 dias)
- > 8 anos: IBP + metronidazol + tetraciclina + bismuto (10 a 14 dias)

Esquemas de segunda linha:
- Terapia sequencial: IBP + amoxicilina por 5 dias seguida por IBP + claritromicina + metronidazol por 5 dias (10 dias)
- Terapia quádrupla: IBP + amoxicilina + metronidazol + claritromicina (10 a 14 dias)

Fonte: Autoria própria.

Quadro 90.2. Dose dos medicamentos utilizados no tratamento da infecção pelo *Helicobacter pylori*

Inibidores da bomba de prótons (dose referente a omeprazol ou esomeprazol) 15-24 kg: 20 mg de 12/12 horas 25-34 kg: 30 mg de 12/12 horas > 35 kg: 40 mg de 12/12 horas
Amoxicilina 15-24 kg: 500 mg de 12/12 horas 25-34 kg: 750 mg de 12/12 horas > 35 kg: 1000 mg de 12/12 horas
Claritromicina 15-24 kg: 250 mg de 12/12 horas 25-34 kg: 500 mg de manhã e 250 mg à noite > 35 kg: 500 mg de 12/12 horas
Metronidazol 15-24 kg: 250 mg de 12/12 horas 25-34 kg: 500 mg de manhã e 250 mg à noite > 35 kg: 500 mg de 12/12 horas
Bismuto < 10 anos: 262 mg de 6/6 horas > 10 anos: 524 mg de 6/6 horas

Fonte: Autoria própria.

 ## Leitura recomendada

Harris PR et al. Adaptación a la realidad de Latinoamérica de la Guía Clínica NASPGHAN/ESPGHAN 2016 sobre Diagnóstico, Prevención y tratamiento de Infección por Helicobacter pylori en Pediatría. Rev Chil Pediatr. 2020;91(5):809-27.

Hooi JKY et al. Global Prevalence of Helicobacter pylori infection: Systematic review and Meta-Analysis. Gastroenterology. 2017;153:420-9.

Jones NL et al. Joint ESPGHAN/NASPGHAN Guidelines for the Management of Helicobacter pylori in Children and Adolescents (Update 2016). JPGN. 2017;6:991-1003.

Malfertheiner P, Chan FKL, McColl KEL. Peptic ulcer disease. Lancet. 2009;374:1449-61.

Spee LAA et al. Association between Helicobacter pylori and gastrointestinal symptoms in children. Pediatrics. 2010;125(3):e651-69.

Capítulo 91

Qualidade de Vida Relacionada com a Saúde em Constipação

» Segundo a OMS, a qualidade de vida (QV) é a percepção do indivíduo de sua posição na vida no contexto da cultura e sistema de valores nos quais ele vive e em relação aos seus objetivos, expectativas, padrões e preocupações.

» Nesse contexto, a saúde se destaca como um fator importante na QV, adotando-se assim a terminologia de qualidade de vida relacionada com a saúde (QVRS), a qual se refere à percepção do indivíduo sobre a condição de sua vida diante da enfermidade e as consequências e os tratamentos referentes a ela, ou seja, como a doença afeta sua condição de vida útil.

» A constipação funcional, embora raramente relacionada com complicações potencialmente graves, está associada a grande comprometimento na QV e QVRS, em comparação com populações normais, similar a outras doenças orgânicas crônicas comuns.

» Existem diversos instrumentos para avaliar a QVRS de forma geral e poucos questionários que avaliam a QVRS de crianças com constipação funcional.

» Os resultados tanto dos estudos com questionários de QVRS gerais como específicos para constipação funcional demonstraram um efeito consistente da constipação em componentes emocionais e físicos da QVRS, podendo afetar o desenvolvimento psicossocial da criança, o relacionamento com os pais, amigos e irmãos e o sucesso na escola.

» A constipação não deve, portanto, ser considerada como condição trivial em crianças, dado o impacto na QVRS das crianças e suas famílias.

The Pediatric Functional Constipation Questionnaire – Parent Report (PedFCQuest-PR)

» É um instrumento específico, validado no português brasileiro que avalia a QVRS de crianças entre 5 a 15 anos de idade com constipação funcional. Contém 26 perguntas considerando 4 domínios: físico, comportamental, social e escolar; incluindo-se uma pergunta de saúde geral e outra do comportamento da criança. Consta de 4 opções de resposta no formato liberto com escalas de frequência, intensidade, concordância e qualidade. Esse questionário é um instrumento confiável (coeficiente alfa de Cronbach de 0,86) com alto grau de consistência interna e validade do instrumento para aplicações futuras.

» Esse questionário avalia, na perspectiva dos pais/cuidadores, a QVRS de crianças com constipação funcional.

» O questionário é autoadministrado, dirigido para os pais/cuidadores. As opções de resposta, no formato Likert, foram intercaladas com padronização para as perguntas pares e ímpares. Para a análise de somatória de pontos, os itens das perguntas pares têm que ser pontuados de forma reversa, da seguinte maneira: 0 = 3, 1 = 2, 2 = 1, 3 = 0.

» No questionário observa-se que quanto menor a pontuação, maior será o comprometimento da QVRS.

Pediatric Functional Constipation Questionnaire-Parent Form (PedFCQuest-PR)

Gamarra ACQ, Carvalho MA, Machado NC. Pediatric Functional Constipation Questionnaire-Parent Report (PedFCQuest-PR): development and validation. J Pediatr. (Rio J) 2021;13:S0021-7557(21)00068-1.

Questionário de avaliação da constipação funcional em pediatria, na perspectiva dos pais:

» Favor responder às perguntas relacionadas com o **problema do funcionamento do intestino** da criança.

» Marcar **apenas uma resposta** para cada pergunta, escolha a **melhor** resposta.

As respostas devem considerar o que aconteceu durante as últimas 4 semanas

1. **A cada quanto tempo a criança faz cocô no banheiro?**
   - 0. Todos os dias
   - 1. Três a quatro vezes por semana
   - 2. Uma a duas vezes por semana
   - 3. Menos de 1 vez por semana

2. **O cocô da criança é endurecido?**
   - 0. Extremamente
   - 1. Muito
   - 2. Pouco
   - 3. Nada

3. **A criança tem necessidade de ser lembrada para ir ao banheiro fazer cocô?**
   - 0. Nunca
   - 1. De vez em quando
   - 2. Frequentemente
   - 3. Sempre

4. **A criança faz esforço (força) para fazer cocô?**
   - 0. Sempre
   - 1. Frequentemente
   - 2. De vez em quando
   - 3. Nunca

5. **A criança tem dor para fazer cocô?**
   - 0. Não sente dor
   - 1. Pouca dor
   - 2. Dor moderada
   - 3. Muita dor

6. **A criança evita ir ao banheiro para fazer cocô ("segura o cocô")?**
   - 0. Sempre
   - 1. Frequentemente
   - 2. De vez em quando
   - 3. Nunca

7. **A criança tem sensação de que não conseguiu eliminar todo o cocô?**
   - 0. Nunca
   - 1. De vez em quando
   - 2. Frequentemente
   - 3. Sempre

8. **A criança tem dor abdominal (na barriga)?**
   0. Sempre
   1. Frequentemente
   2. De vez em quando
   3. Nunca

9. **O cocô da criança entope o vaso sanitário?**
   0. Nunca
   1. De vez em quando
   2. Frequentemente
   3. Sempre

10. **A criança suja a roupa com cocô?**
    0. Sempre
    1. Frequentemente
    2. De vez em quando
    3. Nunca

11. **A criança fica incomodada quando suja a roupa com cocô?**
    0. Nunca
    1. De vez em quando
    2. Frequentemente
    3. Sempre

12. **A criança esconde que sujou a roupa com cocô?**
    0. Sempre
    1. Frequentemente
    2. De vez em quando
    3. Nunca

13. **O apetite da criança está diminuído pelo problema de mau funcionamento do intestino?**
    0. Nada
    1. Pouco
    2. Bastante
    3. Extremamente

14. **A criança utiliza remédios (laxantes, supositórios) para melhorar o funcionamento do intestino?**
    0. Todos os dies
    1. Frequentemente
    2. De vez em quando
    3. Nunca

15. **A criança fica triste ou irritada por causa do problema de mau funcionamento do intestino?**
    0. Nada
    1. Pouco
    2. Muito
    3. Intensamente

16. **A criança é repreendida pelo problema de mau funcionamento do intestino?**
    0. Sempre
    1. Frequentemente
    2. De vez em quando
    3. Nunca

17. **O mau funcionamento do intestino atrapalha ou interfere no relacionamento da criança com os familiares?**
    0. Nada
    1. Pouco
    2. Muito
    3. Intensamente

18. **O problema do mau funcionamento do intestino da criança causa discussões ou desacordos entre as pessoas que moram na mesma casa?**
    0. Sempre
    1. Frequentemente
    2. De vez em quando
    3. Nunca

19. **Os problemas para fazer cocô prejudicam a criança para brincar, passear ou praticar esporte?**
    0. Nada
    1. Pouco
    2. Muito
    3. Intensamente

20. A criança recebe mais atenção por causa do problema do mau funcionamento do intestino?

0. Concordo
1. Concordo parcialmente
2. Discordo parcialmente
3. Discordo

21. A criança tem dificuldade em usar o banheiro fora de casa?

0. Nunca
1. De vez em quando
2. Frequentemente
3. Sempre

22. A criança sofre provocações dos colegas da escola pelo problema de mau funcionamento do intestino?

0. Sempre
1. Frequentemente
2. De vez em quando
3. Nunca

23. A criança falta à escola pelos problemas de mau funcionamento do intestino?

0. Nunca
1. De vez em quando
2. Frequentemente
3. Sempre

24. Como é o rendimento da criança na escola?

0. Muito ruim
1. Ruim
2. Bom
3. Muito bom

25. Em geral, você diria que o comportamento da criança é:

0. Muito bom
1. Bom
2. Ruim
3. Muito ruim

26. Em geral, como classificaria a saúde da criança?

0. Muito ruim
1. Ruim
2. Boa
3. Muito boa

Leitura recomendada

Gamarra ACQ, Carvalho MA, Machado NC. Pediatric Functional Constipation Questionnaire-Parent Report (PedFCQuest-PR): development and validation. J Pediatr (Rio J). 2021;13:S0021-7557(21)00068-1. doi: 10.1016/j.jped.2021.03.005.

Kovacic K, Sood MR, Mugie S, Di Lorenzo C, Nurko S, Heinz N et al. A multicenter study on childhood constipation and fecal incontinence: Effects on quality of life. J Pediatr. 2015;166(6):1482-1487.e1.

Santucci NR, Hyman PE, Karpinski A, Rosenberg A, Garguilo D, Rein LE et al. Development and validation of a childhood self-efficacy for functional constipation questionnaire. Neurogastroenterol Motil. 2018;30(3).

Silverman AH, Berlin KS, Di Lorenzo C, Nurko S, Kamody RC, Ponnambalam A et al. Measuring health-related quality of life with the parental opinions of pediatric constipation questionnaire. J Pediatr Psychol. 2015;40(8):814-24.

The WHOQOL Group. The World Health Organization Quality of Life assessment (WHOQOL): position paper from the World Health Organization. Soc Sci Med. 1995;41(10):1403-9.

Capítulo 92

Síndrome Pós-Fundoplicatura

» A doença do refluxo gastroesofágico (DRGE) pode-se manifestar com sintomas típicos, atípicos e extraesofágicos.
» O tratamento para a DRGE pode ser clínico ou cirúrgico. O tratamento cirúrgico envolve cirurgias laparoscópicas antirreflexo e o reparo de hérnia hiatal, se estiver presente.
» A cirurgia antirreflexo implica uma fundoplicatura, que é uma técnica para recriar a pressão do esfíncter esofágico inferior (EEI) envolvendo o fundo do estômago ao redor do esôfago. Existem diversas técnicas. Esse texto se concentrará na fundoplicatura à Nissen.

Indicações para fundoplicatura à Nissen

Indicações absolutas para intervenção cirúrgica no tratamento da DRGE: apneia ou síndrome da quase morte súbita secundária à DRGE, pneumonite com alterações pulmonares e esofagite com ulceração ou estenose.

Para pacientes com sintomas graves atribuídos à DRGE, associados a:
» Falha na terapia clínica otimizada.
» Pneumonias aspirativas.
» Asma relacionada com a DRGE.
» Pacientes intolerantes à terapia com inibidores da bomba de prótons.
» Pacientes com complicações da DRGE (esôfago de Barrett, estenose péptica).
» Manifestações extraesofágicas graves da DRGE (rouquidão, tosse, aspiração).
» Complicações graves associadas à DRGE como deficiência de crescimento, esofagite grave e apneia.
» Condições crônicas (doenças neurológicas graves, fibrose cística).
» Quando a causa da DRGE tem defeito anatômico subjacente (hérnia de hiato).
» Na indicação de gastrostomia para pacientes com encefalopatia crônica não progressiva, a realização de cirurgia antirreflexo é discutida.

Exames pré-operatórios para paciente com indicação de cirurgia antirreflexo

1. Esofagogastroduodenoscopia (EGD): para avaliação do grau de esofagite endoscópica e histopatológica.

2. pHmetria esofágica de 24 horas: para confirmar o diagnóstico de DRGE. Esse exame pode ser dispensado se houver uma EGD anterior mostrando esofagite classes C ou D de Los Angeles.
3. Estudo de esôfago-estômago-duodeno contrastado com bário: para avaliação pré-operatória da anatomia da junção gastroesofágica, incluindo a presença de hérnia hiatal e comprimento do esôfago intra-abdominal.

Fundoplicatura de Nissen

Envolve um envoltório do fundo gástrico de 360° em torno do esfíncter esofágico inferior. Resultados em crianças após a fundoplicatura variam: 90% de crianças submetidas ao procedimento foram descritas como tendo um resultado bem-sucedido. No entanto, crianças com comprometimento neurológico, doença respiratória crônica e transtornos de motilidade generalizada têm resultado menos favorável e maior incidência de complicações associadas à fundoplicatura.

Complicações associadas à cirurgia

Na abordagem inicial para um paciente apresentando uma possível complicação associada à fundoplicatura, sempre se deve questionar o diagnóstico que levou ao procedimento. Outros distúrbios como a síndrome dos vômitos cíclicos, esofagite eosinofílica, gastroparesia e ruminação podem ter sintomas semelhantes e, portanto, má resposta ao tratamento da DRGE.

Complicações da cirurgia

Pós-operatória imediata: infecções, lesão esplênica, lesão hepática, hérnia hiatal pós-operatória, perfuração gastroesofágica, perda da válvula, obstrução intestinal, atelectasia/pneumonia, perfurações, estenose esofágica persistente, obstrução esofágica, hérnia incisional etc.

Complicações da fundoplicatura

É importante estar atento às complicações da fundoplicatura de Nissen. Essas complicações podem-se manifestar no pós-operatório imediato ou ter uma apresentação tardia. Em algumas situações, os sintomas podem ser inespecíficos e um alto índice de suspeita é necessário para o diagnóstico. Uma "válvula" excessivamente apertada ou frouxa pode causar falha do procedimento e sintomas como:

» Sintomas recorrentes da DRGE.
» Disfagia: a disfagia pós-operatória precoce é comumente resultado de edema pós-cirúrgico ou hipomotilidade esofágica transitória. A disfagia no pós-operatório imediato pode ser tratada de forma conservadora, com a expectativa de resolução do edema transitório. Progressão bem gradual na consistência da alimentação deve ser testada. Uma "válvula excessivamente apertada" pode levar à disfagia que persiste no período pós-operatório tardio. Dilatação endoscópica progressiva pode ser testada.
» Diarreia: na lesão do nervo vago com (dismotilidade do intestino delgado, subsequente supercrescimento bacteriano, redução das secreções pancreáticas), tempo

de esvaziamento gástrico mais rápido e a acomodação reduzida do fundo reduzida contribuirão para a diarreia pós-fundoplicatura, que pode ser explosiva e, geralmente, pós-prandial.

» Flatulência: pode ser observada em pacientes que têm aerofagia. O gás passa para o intestino delgado e leva à distensão e flatulência.

Sintomas e sinais da síndrome pós-fundoplicatura

Além das complicações inerentes à cirurgia, uma série de alterações pode ocorrer na fisiologia esofagogastroduodenal e desenvolver a síndrome pós-fundoplicatura. Nesse texto está representada em quatro situações básicas apresentadas no Quadro 92.1 e na Figura 92.1.

Quadro 92.1. Síndromes pós-fundoplicatura	
1. Anormalidades na motilidade antroduodenal	
Fisiopatologia	Ausência de MMC; ↓ motilidade pós-prandial; ↓ esvaziamento gástrico Pré-cirúrgico: defeito intrínseco de motilidade Pós-cirúrgico: lesão vagal ↓↓ Esvaziamento de sólidos (lesão vagal); ↑ esvaziamento de líquidos; ↓ acomodação do fundo gástrico
Sintomas	Náuseas, ânsia de vômitos; plenitude pós-prandial, regurgitação e vômitos
Diagnóstico	Cintilografia de esvaziamento gástrico para sólidos e líquidos
Tratamento	Pró-cinéticos (domperidona, eritromicina), octreotide
2. Diminuição da acomodação gástrica	
Fisiopatologia	↓ Da câmara (fundo gástrico) pela criação da válvula antirrefluxo Esvaziamento precoce do fundo gástrico Distensão precoce e exagerada antropilórica ≅ dispepsia funcional do subtipo síndrome do desconforto pós-prandial
Sintomas	Náuseas, ânsia de vômitos, plenitude pós-prandial
Diagnóstico	Cintilografia de esvaziamento gástrico para sólidos e líquidos
Tratamento	Nitratos: isossorbida, nipride; agonistas de receptores 5-HT1: sumatriptan, buspirona
3. Hiperalgesia visceral gástrica	
Fisiopatologia	↑ Sensibilidade a estímulos pressóricos secundários à sensibilização de receptores nervosos no local da cirurgia ↑ Contratilidade antral
Sintomas	Náuseas, ânsia de vômitos, plenitude pós-prandial, dor abdominal
Diagnóstico	Estudo barométrico gástrico
Tratamento	↓ Estímulos fisiológicos; ↓ volume da dieta e ↓ ar deglutido Anticolinérgicos (diciclomina e hiosciamina); ondansetrona; octreotide Antidepressivos tricíclicos
4. Síndrome de Dumping	
Fisiopatologia	↑↑ Velocidade de esvaziamento gástrico Hiperosmolaridade duodenal ↑ Liberação do VIP Associação: dismotilidade antroduodenal, ↓ acomodação gástrica, hiperalgesia visceral e disfunção vagal
Sintomas	Náuseas, ânsia de vômitos, sudorese fria, diarreia, hiperglicemia precoce e tardia
Diagnóstico	GTT; ↑ hemoglobina glicosilada; cintilografia de esvaziamento gástrico
Tratamento	↓ Estímulos fisiológicos; ↓ volume da dieta; ↑ carboidratos complexos e gordura; octreotide

Fonte: Autoria própria.

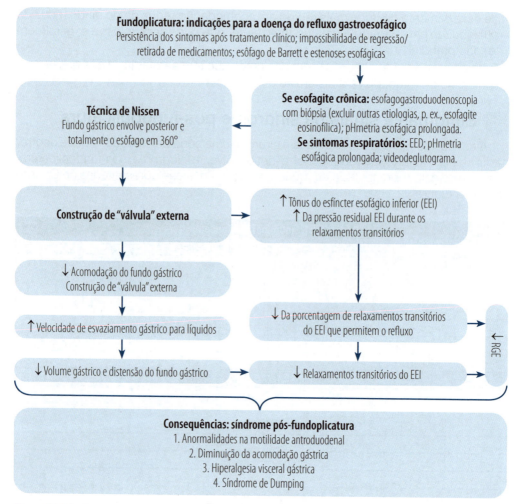

Figura 92.1. Indicações na doença do refluxo gastroesofágico e efeitos da fundoplicatura. (Fonte: Autoria própria.)

Anormalidades na motilidade antroduodenal

A maioria das crianças que são sintomáticas após a fundoplicatura tem motilidade antroduodenal anormal, com ausência de complexos motores migratórios em jejum e evidências de hipomotilidade pós-prandial. Essas anormalidades podem representar um defeito motor intrínseco anterior à cirurgia ou ser causado por lesão vagal inadvertida durante a cirurgia. A lesão do nervo vago está associada à hipomotilidade antral pós-prandial e ao retardo do esvaziamento gástrico de refeições sólidas, embora possa acelerar o esvaziamento de líquidos.

Diminuição da acomodação gástrica

Em indivíduos saudáveis, a ingestão de uma refeição está associada ao relaxamento do estômago proximal. Isso permite que o estômago proximal atue como um reservatório, com pouca mudança na pressão intragástrica (fenômeno denominado acomodação gástrica). Mudanças tônicas lentas no fundo gástrico, em seguida, direcionam os alimentos para o antro, onde as contrações fásicas reduzem o tamanho das partículas para que ocorra o esvaziamento pelo piloro.

A fundoplicatura reduz o volume do estômago, usando a maior parte do estômago proximal para criar a "válvula". Como consequência, há diminuição do estômago e do relaxamento pós-prandial, a refeição ingerida atinge e distende o estômago distal muito mais cedo do que fisiologicamente esperado. Essa distensão anormal do antro gera uma condição muito semelhante à síndrome *gas bloat*. Essa excessiva pressão no piloro é um estímulo que causa náusea e ânsia de vômito.

Hiperalgesia visceral gástrica

O termo hiperalgesia visceral é usado para descrever sensibilidade à dor intensificada em resposta a aumentos de pressão intraluminal. Sintomas como náusea, dor abdominal e plenitude pós-prandial estão associados a aumento na sensibilidade. Usando o barostato eletrônico, um limite para desconforto pós-prandial e relaxamento gástrico pós-prandial anormal foi mostrado após fundoplicatura.

Síndrome de Dumping

É um termo descritivo para um complexo de sintomas que pode ocorrer após a fundoplicatura. Caracterizado por náusea pós-prandial, ânsia de vômito, diaforese, diarreia e grandes oscilações nos níveis de glicose sérica, tanto hiperglicemia quanto hipoglicemia. Esses achados podem ser explicados pela descarga maciça de conteúdo gástrico no duodeno. As causas da síndrome de Dumping podem estar relacionadas com a dismotilidade,

acomodação gástrica prejudicada, disfunção vagal, e hiperalgesia.

A síndrome de Dumping geralmente ocorre nos primeiros meses após a fundoplicatura, mas pode ocorrer muito tardiamente após a cirurgia.

A síndrome de Dumping se classifica em Dumping precoce caracterizado por sintomas gastrointestinais e vasomotores precoces (dentro de 1 hora da ingestão da refeição) e Dumping tardio com hipoglicemia tardia (1 a 3 horas após a ingestão da refeição.

O Quadro 92.2 apresenta os principais sintomas/sinais na síndrome de Dumping precoce e tardia. O Quadro 92.3 apresenta um sistema de pontuação de gravidade da síndrome de Dumping de acordo com o de Arts. O Quadro 92.4. Síndrome de Dumping de acordo com o sistema de pontuação diagnóstica de Sigstad. Esses escores foram desenvolvidos para pacientes adultos. Entretanto, servem como um guia para a abordagem na faixa etária pediátrica.

Tratamento

Síndrome de Dumping

Tratamento dietético (Quadro 92.5)

Quadro 92.2. Síndrome de Dumping precoce e tardia

Síndrome de Dumping precoce (em 1 h após a ingestão da refeição)	Síndrome de Dumping tardio (1-3 h após ingestão da refeição)
Fadiga, tontura, hipotensão, síncope	Sudorese
Taquicardia e palpitações	Palpitações
Sudorese	Tremor
Náuseas e vômitos	Fome
Borborigmo	Confusão mental
Dor abdominal	Irritabilidade
Diarreia	Síncope
Distensão e estufamento abdominal	Fadiga
Plenitude epigástrica	Fraqueza

Fonte: Autoria própria.

Quadro 92.3. Síndrome de Dumping de acordo com o sistema de pontuação de gravidade de Arts

Síndrome de Dumping precoce	Síndrome de Dumping tardia
Sudorese	Sudorese
Rubor	Palpitações
Tontura	Fome
Palpitações	Sonolência e/ou inconsciência
Dor abdominal	Tremor
Diarreia	Irritabilidade
Distensão	
Náuseas	
Pontuação de gravidade Para cada sintoma: 0 = ausente, 1 = leve, 2 = relevante e 3 = grave (Escala de Likert) A pontuação de gravidade total é a soma das gravidades de todos os sintomas	

Fonte: Autoria própria.

Quadro 92.4. Síndrome de Dumping de acordo com o sistema de pontuação diagnóstica de Sigstad

Choque +5	Tontura +2
Desmaio (síncope), inconsciência +4	Dores de cabeça +1
Desejo de deitar ou sentar +4	Sensação de calor, suor, palidez, pele pegajosa +1
Falta de ar (dispneia) +3	Náuseas +1
Fraqueza, exaustão +3	Plenitude abdominal, meteorismo +1
Sonolência, letargia, apatia, adormecer +3	Borborigmo +1
Palpitações +3	Eructação -1
Inquietação +2	Vômito -4
Escore > 7: sugestivo de síndrome de Dumping Escore < 4: sugestivo de outros diagnósticos	

Fonte: Autoria própria.

SÍNDROME PÓS-FUNDOPLICATURA **545**

Quadro 92.5. Dieta na síndrome de Dumping		
Evitar firmemente açúcares e doces. Ingerir mais farinhas e mais gordura vegetal junto às refeições. Líquidos somente 30 min a 1 hora após alimentos sólidos		
	Permitidos	**Evitar**
Pães, cereais, arroz e macarrão	Pães, cereais não adoçados, macarrão, batata, arroz, biscoitos. Sopa (somente se ingerida de ½ a 1 hora após alimentos sólidos e à temperatura normal	Bolachas recheadas e doces, cereais adoçados, bolos com recheio ou cobertura e *waffles*
Frutas	Qualquer fruta fresca, fruta enlatada drenada, não em calda, fruta congelada não adoçada e suco puro de fruta, sem açúcar (de ½ a 1 hora após as refeições sólidas)	Frutas enlatadas em calda, fruta congelada adoçada, sucos adoçados, doces de frutas
Leite e iogurtes	Iogurte não adoçado, leite desnatado ou integral não adoçado, de ½ a 1 hora após as refeições	*Milkshake*, achocolatado no leite e iogurte adoçado
Vegetais	Todos os vegetais	
Carnes, peixes, feijões, ervilhas, ovos e queijos	Todas as carnes, pasta de amendoim, queijos, ovos e feijões e ervilhas	
Gorduras, condimentos e bebidas	Manteiga, margarina, cremes, óleos, e temperos de saladas, sal, ervas, pimentas, condimentos e bebidas sem açúcar (café e chás, ingeridos de ½ a 1 hora após alimentos sólidos)	Temperos adoçados, bebidas adoçadas (limonada, refrigerantes)
Doces e sobremesas	Gelatina sem açúcar, pudim sem açúcar, doces sem açúcar, substitutos do açúcar (adoçantes)	Açúcar, doces, chocolates, sorvetes, mel, xaropes, geleias

Fonte: Autoria própria.

Tratamento farmacológico

» **Acarbose:** inibidor alfaglucosidase. Diminui a digestão intraluminal de carboidratos no duodeno. Indicada na hipoglicemia pós-prandial na síndrome de Dumping tardia (e também melhora a síndrome de Dumping precoce). Uso em doses progressivas; iniciar com 12,5 mg em crianças. Efeitos colaterais: flatulência em alta proporção de pacientes.

» **Análogos de somatostatina**, como o octreotide. Retardam o esvaziamento gástrico; lentificam o trânsito do intestino delgado; diminuem a liberação de hormônios gastrointestinais, incluindo secreção de insulina; inibem a vasodilatação pós-prandial.

» Uso subcutâneo, 3 vezes ao dia, ou intramuscular a cada 2 a 4 semanas (dose inicial de 25 mcg a seguir titulada até o máx. 100 mcg). Efeitos colaterais: diarreia, esteatorreia, náusea, cálculo biliar, dor no local da injeção e ganho de peso. Se não houver melhora: interrupção do tratamento após 2 semanas (na aplicação subcutânea) ou 2 meses (na aplicação intramuscular).

» **Anticolinérgicos** como diciclomina, hiosciamina e propantelina. Lentificam o esvaziamento gástrico e são antiespasmódicos. A loperamida pode ser testada.

Leitura recomendada

Di Lorenzo C, Orenstein S. Fundoplication: friend or foe? J Pediatr Gastroenterol Nutr. 2002;34(2):117-24. doi:10.1097/00005176-200202000-00005.

Esposito C, Roberts A, Torra F et al. Management of gastroesophageal reflux disease in pediatric patients: a literature review. Pediatric Health Med Ther. 2015;23;6:1-8. doi: 10.2147/PHMT.S46250.

Madiwale MV, Sahai S. Nissen fundoplication: a review of complications for the pediatrician. Clin Pediatr (Phila). 2015;54(2):105-9. doi: 10.1177/0009922814540205.

Mauritz FA, van Herwaarden-Lindeboom MY, Stomp W et al. The effects and efficacy of antireflux surgery in children with gastroesophageal reflux disease: a systematic review. J Gastrointest Surg. 2011;15(10):1872-78.

Richards CA. Postfundoplication retching: Strategies for management. J Pediatr Surg. 2020;55(9):1779-95. doi:10.1016/j.jpedsurg.2020.03.032.

Rosen R, Vandenplas Y, Singendonk M et al. Pediatric Gastroesophageal Reflux Clinical Practice Guidelines: Joint Recommendations of the North American Society for Pediatric Gastroenterology, Hepatology, and Nutrition and the European Society for Pediatric Gastroenterology, Hepatology, and Nutrition. J Pediatr Gastroenterol Nutr. 2018;66(3):516-54. doi:10.1097/MPG.0000000000001889.

Scarpellini E, Arts J, Karamanolis G et al. International consensus on the diagnosis and management of dumping syndrome. Nat Rev Endocrinol. 2020;16(8):448-66. doi:10.1038/s41574-020-0357-5.

Sobrino-Cossío S, Soto-Pérez JC, Coss-Adame E et al. Post-fundoplication symptoms and complications: diagnostic approach and treatment. Revista de Gastroenterología de México. 2017;82(3):234-47.

Vavricka SR, Greuter T. Gastroparesis and Dumping syndrome: current concepts and management. J Clin Med. 2019;29;8(8):1127. doi: 10.3390/jcm8081127.

Índice Remissivo

A

AACC (American Association of Cereal Chemists), 453
Abcesso(s)
 interesfincteriano, 97
 isquiorretal, 97
 perianal (perirretal), 97
 supraelevadores, 97
Abordagem
 da criança, classificação das dificuldades alimentares, 42
 da hepatoesplenomegalia, 82
 do paciente e seus pais/cuidadores, 3
 dos pais/cuidadores e do paciente com doença funcional gastrointestinal, 308
 motivacional, 4
 pelo aspecto das fezes, 140
Acarbose, 545
Ácido(s)
 biliares, 405
 gástrico diminuído, 138
Adaptação intestinal, 218
Aderência ao tratamento, 15
Administração de medicamentos pela sonda, 493
Adolescente precoce, 13
Aerofagia, 340, 342
 diagnóstico, 342
 imagem, 341
 investigação, 341
 laboratório, 341
Albumina, 404, 450
Alérgenos alimentares, 109
Alergia(s)
 alimentar, 109

ao trigo, 186
 classificação da, 187
 secundária à proteína heteróloga da dieta, 38
Alfa-1 antitripsina fecal, 234
ALTE/BRUE, 519
Altura para a idade, 472
Amebíase intestinal e extraintestinal, 299
Aminossalicilatos, 160
Aminotransferases séricas, 402
Análogos de somatostatina, 545
Anatomia clínica, 16
Ancilostomíase, 300
Anemia(s)
 nutricionais, 19
 por deficiência
  de ferro, 19
   diagnóstico da, 21
  de folatos e vitamina B12, 20
Angiografia, 246
Ângulo de His, 192
Anormalidades na motilidade antroduodenal, 542
Ânsia de vômito, 103
Antibióticos, 160
Anticolinérgicos, 545
Anticorpo(s)
 antiendomísio, 184
 antigliadina, 184
 antipeptídeo de gliadina deaminado, 184
 antitransglutaminase tecidual, 184
Antropometria, 487, 526
Aparelho Multiplex Manometria Anorretal, 424
Apêndice cecal, 269
Apetite seletivo, 44

GASTROENTEROLOGIA PARA PEDIATRAS – FLUXOGRAMA PARA DIAGNÓSTICO EFETIVO

Apresentação, 5
Ascaridíase, 299
Ascite, 23, 248
  abordagem do paciente, 25
  classificação da, 23
  complicada, 24
  exsudativa, 23
  mecanismos fisiopatológicos, 23
  não complicada, 23
  refratária, 24
  sinais de hipertensão portal e doença
  hepática, 25
  sinais de insuficiência cardíaca, 26
  transudativa, 23
  tratamento, 29
Assoalho pélvico, 378
Atresia de vias biliares extra-hepáticas, 123
Aumento da perda de sal biliar, 138
Ausculta, 10
Autonomia enteral, 215
Avaliação
  alérgica, 210
  antropométrica, 394
  clínica da criança com diarreia aguda, 32
  da desnutrição, 527
  da hiperbilirrubinemia por BNC, 92
  da intensidade da dor abdominal, 392
  de condições especiais, 34
  do estado nutricional, 179, 394, 526
  do esvaziamento gástrico, 291
  do grau de desidratação, 34
  dos sintomas durante e após o teste
  de sobrecarga de água, 442
  endoscópica, 49
  laboratorial, 20
    em doenças hepáticas, 399
Azatioprina, 450
Azitromicina, 450

B

Baço, 9
Balantidíase, 299
Bases gerais para o atendimento, 3
Bile, 23
Bilirrubina, 88
  conjugada, 88

  indireta, 88
  não conjugada livre, 88
  total e direta, 402
Biópsia(s), 195
  endoscópicas e cirúrgicas, 291
  hepática, 86
    percutânea, 246
Bisacodil, 450
Bismuto (subsalicilato de), 450
Blastocystis hominis, 299

C

CAC (Codex Alimentarius), 453
Calprotectina fecal, 360
Candidíase, 95
Carboidratos, 140
Ceftriaxona, 450
Choro excessivo, 31
Ciclo de perpetuação da constipação, 130
Cimetidina, 450
Cine-RM (RM por vídeo), 291
Cintilografia, 49
Ciproeptadina, 450
Ciprofloxacino, 450
Cirrose descompensada aguda, 172
Cirurgia antirreflexo, 199
Cistoisosporíase, 299
Clostridioides difficile, 34
Coeficiente de absorção de gordura, 263
Colestase, 117
  em crianças maiores e adolescentes, 126
  em recém-nascidos e lactentes
  jovens, 117
  etiologia, 117
  fisiopatologia, 117
  intra-hepática por lesão
  hepatocelular, 119
Colestiramina, 450
Coleta de espécimes, 389
Cólica, 310
  características da, 311
  do lactente, 310
  investigação, 311
  tratamento, 312
Colonopatia fibrosante, 275
Colonoscopia, 234, 241, 291

ÍNDICE REMISSIVO **549**

Complacência do reto, 422
Complicações na relação médico-paciente, 4
Componentes dos leites, 464
Composição do gás no sistema digestório, 227
Comprimento
  do canal anal, 423
  do trato gastrointestinal, 215
Comprometimento de crescimento, 149
Concluindo a consulta, 15
Consistência das fezes, 414, 415
Constipação, 129, 524
  crônica, 267
  diagnóstico, 131
  educação, 134
  funcional
    em menores de 4 anos de idade, 314
    no escolar e no adolescente, 372
  história clínica e exame físico, 130
  intervenções comportamentais, 134
  intratável, 129
  investigação, 130
  manutenção, 132
  orientação alimentar, 133
  problemas no tratamento, 134
  refratária, 376
  terapia
    comportamental, 133
    dietética, 133
    farmacológica, 132
  tratamento, 132
    ambulatorial, 132
Consulta
  centrada no paciente, 5
  pediátrica, 5
Conteúdo gástrico, 192
Continência anal, 379
Contração paradoxal do esfíncter anal, 423
Controle deficiente da cabeça e do tronco, 524
Coprograma, 412
Coprologia funcional modificada, 412
Corticosteroides orais, 159
Criptosporidiose, 299
Crise celíaca, 182
Critérios de Apley, 201

D

Defeitos globais no transporte, 140
Deficiência(s)
  congênita de sucrase-isomaltase, 139
  de dissacaridases, 139
  de enzima digestiva, 137
  de ferro, 19
  de folatos e vitamina B12, 20
  de lactase, 139
  de trealase, 139
  de vitaminas, 501
  primárias, 502
  secundárias, 502
Deglutição, 46
Dependência da sonda, 493
Dermatite
  estreptocócica perianal, 95
  na área das fraldas, 94
  perianal, 95
  tóxico-irritante, 95
Desconjugação do sal biliar, 138
Desequilíbrio
  hospedeiro-parasita, 38
  imunológico, 183
Desidratação, 34, 270
Desimpactação fecal, 134, 318, 375
Desmame da alimentação da sonda, 493
Desnutrição, 67, 468, 527
  causas da, 470
  na doença hepática crônica, 178
  proteico-energética grave tratamento da, 470
Diabetes relacionado com fibrose cística, 271
Diagnóstico(s), 15
  anatômico ou topográfico, 16
  diferencial, 14
  etiológico, 16
  sindrômico, 15
Diagrama
  da espinha de peixe (Ishikawa), 14
  de Venn, 13
Diarreia, 32
  aguda, 32
    subtipos especiais de, 32
  associada a antibióticos e *Clostridioides difficile*, 34

classificação da, 32
congênitas, 143
crônica, 136
funcional, 319
    investigação, 320
    laboratório, 321
    tratamento, 321
persistente, 32, 37
Dieta(s)
de eliminação para fins diagnósticos, 111
enteral no lactente com falência
intestinal, 495
oligoalergênica, 109
Dificuldade alimentar, 41
Diminuição
da acomodação gástrica, 542
da síntese e/ou secreção de ácidos
biliares conjugados, 138
Disartria, 524
Disfagia, 46, 523
avaliação
    clínica, 46
    laboratorial, 48
tratamento, 50
Disfunção oromotora, 522
Disfunção renal, 220
Dispepsia, 51
e alimentação, 354
funcional, 51, 52, 352
    diagnóstico, 354
    fisiopatologia, 353
    investigação, 354
    mecanismos fisiopatológicos na, 52
    recomendações, 356
    subtipos de, 352
    tratamento, 54, 355
história clínica e exame físico, 52
investigação laboratorial, 54
não investigada, 51
não ulcerosa, 51
orgânica, 51, 54
sinais e sintomas de alarme, 54
Disponibilidade luminal de nutrientes
específicos, 138
Disquesia do lactente, 323
Dissacarídeos, 458

Dissincronia de liberação de enzima,
mistura inadequada, 137
Distensão abdominal, 56
aguda, 59
exame físico, 57
história clínica, 57
investigação, 57
Distúrbio(s)
alimentar não orgânico, 69
da interação cérebro-intestino, 307
da motilidade de origem
neuromuscular, 220
das náusea funcional e vômito
funcional, 344
dos ductos biliares intra-hepáticos, 120
eletrolíticos, 270
gastrointestinais, 99
hepáticos, 399
Doença(s)
celíaca, 181
    clássica, 182
    não clássica, 182
    potencial, 182
    refratária, 182
    sintomática, 182
    soronegativa, 182
    subclínica, 182
congênita do epitélio intestinal, 220
de Crohn, 157
    perianal, 98
    tratamento da, 158
de Waldmann, 234
de Wilson, 170
debilitante crônica, 67
do refluxo extraesofágico, 194
do refluxo gastroesofágico, 191, 267, 524
    diagnóstico, 193
    fisiopatologia, 191
    não erosiva, 191
    primária, 191
    refratária, 191
    secundária, 191
    sindrômica, 191
funcional gastrointestinal, 307, 308
hepática(s), 25, 175, 399
    agudas, 163
        diagnóstico da, 163

etiologias de, 164
história clínica e exame físico, 163
associada
à fibrose cística, 215, 269
à insuficiência intestinal, 219
autoimune, 170
crônica(s), 173
achados de exame físico, 174
apresentação clínica, 173
causas de, 173
desnutrição na, 178
diagnóstico de, 175
etiologia, 176
história natural da, 173
investigação, 175
prognóstico, 177
situações especiais, 174
tratamento, 178
induzida por drogas, 168
terminal pediátrica, etiologias da, 179
hepatobiliar, 269
hepatocelular, 119
inflamatória intestinal, 145
classificação da, 146
de início muito precoce, 157
desregulação na resposta
imunológica, 145
escores clínicos, 150
fatores ambientais, 146
imagem, 153
investigação, 148
laboratorial, 152
manifestações extraintestinais, 150
patogênese, 145, 146
predisposição genética, 145
perianal, 149
relacionadas com o glúten/trigo, 180, 188
vasculares do fígado, 171
Domperidona, 293, 450
Dor(es) abdominal(is)
aguda e crônica, 524
aguda e subaguda, 60
intensidade e caráter, 62
investigação, 62
plano terapêutico, 63
crônica, 201, 268, 392
erros mais frequentes, 204

história clínica e exame físico, 201
roteiro para consultas, 203
de origem orgânica ou funcional, 202
funcionais, 348
abordagem diagnóstica, 349
diagnóstico, 351
fisiopatologia, 348
história clínica e exame físico, 349
investigação, 351
mecanismos/fisiopatologia, 348
modelo biopsicossocial, 351
não especificada, 370
tratamento, 351
Dosagem de tripsinogênio
imunorreativo, 263
Ductos biliares extra-hepáticos, 120

E

Eczema anal, 95
Edema, 65
abordagem ao paciente, 66
cardíaco, 67
causas de, 67
endócrino, 67
generalizado, 66
hepático, 67
investigação, 67
localizado, 66
nefrogênico, 67
tratamento, 68
Elastase fecal, 263
Eletroestimulação transcutânea
abdominal com corrente
interferencial, 512
parassacral, 512
tibial posterior, 512
Eletroneuroestimulação transcutânea em
constipação, 511
Encaminhamento(s)
para profissional de saúde mental, 385
subtipos de, 3
Encefalopatia
bilirrubinúrica aguda, 91
crônica não progressiva, 522
hepática, 248
Encontro inicial, 5

Endoscopia, 207, 210
  digestiva, 245
  por videocápsula, 234
Endossonografia anal, 381
Enema fosfatado, 450
Enterobíase, 96, 299
Enterobius vermicularis, 96
Enterocolite, 112
  por ressonância magnética, 154
  por tomografia computadorizada, 154
Enteropatia, 113
Enteroscopia de duplo balão, 234
Eosinofilia
  no sangue periférico, 207
  secundária, 208
Eritromicina, 293, 450
Erros mais frequentes, 15
Eructação(ões), 342
  excessivas, 343
  gástrica, 342
  supragástrica, 342
Escala(s)
  afetiva de faces de dor, 393
  de Bristol, 415
  numérica
    de dor, 392
    de intensidade da dor, 443
  visual analógica (EVA), 392
Escleroterapia endoscópica, 247
Escore
  CoMiSS (*Cow's Milk-Related Symptom Score*), 407
  de Leech, 417
Esfíncter anal
  externo, 378
  interno, 378
Esofagite
  de refluxo, 191
  eosinofílica, 209
Esôfago intra-abdominal, 192
Esôfago-estômago-duodeno contrastado com bário, 195
Esofagogastroduodenoscopia, 154, 195, 234, 240, 291
Esofagogastroenterocolopatias eosinofílicas, 206
Esomeprazol, 450

Espironolactona, 451
Esplenomegalia, 81, 84, 248
  mecanismos fisiopatológicos, 82
Estado nutricional, 143, 179
Esteatócrito fecal ácido, 263
Estimulação nervosa sacral, 512
Estrongiloidíase, 300
Estudos de medicina nuclear, 234
Estudos sobre eletroneuroestimulação para constipação em crianças, 513
Esvaziamento gástrico, 192, 267, 291
Evacuação, 379
  dissinérgica, 423
Exame(s)
  da cabeça aos pés, 71
  de pHmetria, 429
  de tempo de trânsito colônico, 445, 446
  do fígado, 79
  físico, 10, 20
    do abdome, 7
    do baço, 81
    do fígado, 79
  retal, 9
Excesso de gás gastrointestinal, 228

F

Failure to thrive, 69
Falência intestinal crônica, 214
Falhas
  na abordagem do paciente, 4
  na avaliação da casuística, 4
Fase
  de processamento, 140
  luminal, 137
  mucosa (absortiva), 138
Fatores
  de risco
    para a evolução para diarreia persistente, 37
    para halitose, 75
  envolvidos na diarreia funcional, 319
  intrínseco diminuído, 138
  predisponentes para dificuldades alimentares, 42
FDA (Food and Drug Administration), 453
Fezes
  aquosas, 140

ÍNDICE REMISSIVO 553

com sangue, 140
gordurosas, 140
Fibra alimentar, 453
classificação, 453
Fibrose cística, 261, 264
atípica/não clássica, 273
manifestações no sistema
digestório, 267
reprodutivo, 271
respiratório, 270
pediátrica, 215
típica, 273
Fígado, 269
Fisiologia da deglutição, 46
Fissura anal, 96
Fluconazol, 451
Fobia alimentar, 44
FODMAPs, 458
Fontes de vitaminas, 502
Formação de halitose, 74
Fórmulas
agrupadas pela fonte de proteína e/ou
extensão da hidrólise proteica, 491
categorizadas pela faixa etária, 491
lácteas, 461, 462
para nutrição enteral artesanais ou
industrializadas, 491
Fosfatase alcalina, 403
Função de síntese hepática, 404
Fundoplicatura de Nissen, 539, 540
Furosemida, 451

G

Gamaglutamil transpeptidase, 403
Ganciclovir, 451
Gás gastrointestinal, 227
Gastroenterologia pediátrica, 409
Gastroenteropatias perdedoras de
proteínas, 231
definição, 231
demonstração e medida da perda
proteica fecal, 233
diagnóstico, 232
exames laboratoriais, 233
fisiologia e fisiopatologia, 231
investigação, 232

tratamento e prognóstico, 235
Gastrostomia, 529
Gene regulador de condutância
transmembrana da fibrose cística, 264
Giardíase, 298, 299
Glúten, 180, 181
Gradiente de albumina soro-ascite
(GASA), 24, 28, 245

H

Halitose, 74
classificação de, 74
extraoral, 76
não transmitida pelo sangue, 76
sanguínea, 77
oral, 75
patológica, 75
probióticos e, 78
Helmintos intestinais, 298
Hematêmese, 236
Hematoquezia, 236
Hemograma completo, 360
Hemoptise/hematêmese, 236
Hemorragia gastrointestinal, 236, 248
alta, 240
baixa, 241
definição da, 238
investigação, 236
major, 236
média, 241
minor, 236
por varizes esofágicas, 250
Hemorroidas, 97
Hepatite(s)
A, 166
agudas, 164
B, 166
C, 166
D, 167
E, 167
Hepatomegalia, 79, 82
em crianças com mais de 1 ano de
vida, 84
mecanismos fisiopatológicos, 80
no recém-nascido e lactente, 82
Hiato diafragmático, 192

554 GASTROENTEROLOGIA PARA PEDIATRAS – FLUXOGRAMA PARA DIAGNÓSTICO EFETIVO

Hidrólise
de substrato, 137
na borda da escova, 139
Hidróxido
de alumínio, 451
de magnésio, 451
Himenolepíase, 300
Hiperalgesia visceral gástrica, 543
Hiperbilirrubinemia, 89
conjugada, 89, 90
não conjugada, 89
por BNC, 92
em crianças maiores e
adolescentes, 92
em recém-nascidos e lactentes
jovens, 90
Hipertensão portal, 25, 243
avaliação laboratorial, 245
classificação, 244
complicações na, 248
diagnóstico, 246
fisiopatologia, 243
história clínica e exame físico, 245
não cirrótica, 252
terapia
endoscópica, 247
farmacológica, 246
tratamento, 246
Hipotonia do esfíncter esofágico
superior, 194
Histopatologia intestinal, 292
História clínica, 10, 20

I

Icterícia, 88
do leite materno, 90
fisiológica, 90
pelo "aleitamento materno
insuficiente", 90
vinculada ao leite materno, 90
Idades pré-escolares de 4 e 5 anos, 12
Íleo meconial, 268
Ileocolonoscopia, 154
Imagem do trato urinário, 291
Impactação fecal, 129
Imunobiológicos, 161

Imunodeficiência, 34
Imunomoduladores, 160
Incertezas, 15
Incontinência fecal, 378
associada à constipação ou escape
fecal, 129
funcional não retentora, 378
Índices de desnutrição, 472
Infecção(ões)
da corrente sanguínea relacionadas
com o cateter, 219
pelo *Helicobacter pylori*, 531
Infliximabe, 451
Infográfico, 498
Inspeção, 7
Instituição da nutrição enteral, 489
Insuficiência
cardíaca, 26
do crescimento, 69
hepática aguda, 172, 254
critérios diagnósticos, 254
diagnóstico, 257
etiologias, 255
fisiopatologia, 254
investigação, 255
tratamento, 257
pancreática exócrina, 261
Intensidade da dor abdominal, 392
Interferon alfa, 451
Intervalo de referência, 390
Intestino
delgado, anatomia e fisiologia
intestinal do, 216
dos recém-nascidos, 88
Intolerância
à frutose, 139
à nutrição enteral, 493
secundária a carboidratos, 38
Intussuscepção, 268
Investigação, 26
da hepatomegalia com exames
específicos, 85
da hipertensão portal, 245
em dispepsia, 52
laboratorial, 389
IOM (Institute of Medicine), 453
Isosporíase 299

L

Lactulose, 451
Lamivudina, 451
Larva migrans cutânea, 299
Leites, 461, 462
Leitura de um rótulo em busca de
orientações para alergia alimentar, 498
Lesão(ões)
  hepática induzida por drogas, 168
  ileal com má absorção de sais
  biliares, 38
  perianais, 94
Ligadura endoscópica de varizes, 247
Limiar de sensibilidade, 425
Linfa, 23
Linfangiectasia intestinal primária, 234
Linfocintilografia, 234
Linha da vida, 13
Lipase pancreática, 451
Lipídeos, 142
Líquido ascítico, 23
Lista de problemas, 14
Loperamida, 451

M

Má absorção, 136
  de macronutrientes específicos, 140
Malnutrição, 468
Mamadeira à base de carne de
frango, 465
Manifestações vasculares
cutâneas, 248
Manometria anorretal, 381, 419, 425
Marcadores
  de colestase, 402
  de lesão das células hepáticas, 401
  inflamatórios, 360
Material refluído, 192
Mebendazol, 451
Mecanismo
  de formação da aerofagia, 340
  do soluço, 99
Medicamentos
  mais usados em gastroenterologia
  pediátrica, 450
  procinéticos, 293

Medida
  da altura do joelho, 397
  da extensão do fígado, 80
Melena, 236
Mesalazina, 451
Metilprednisolona, 451
Metoclorpramida, 293
Método de van de Kamer, 263
Metotrexato, 451
Metronidazol, 451
Microbiota, 183
Microsporidiose intestinal, 300
Migrânea abdominal, 364
  critérios diagnósticos, 365
  diagnóstico, 367
  investigação, 365
    laboratorial, 366
  tratamento, 367
    farmacológico da, 368
Mimetizadores de hemorragia
gastrointestinal, 236
Mineralização óssea incompleta, 220
Mixedema, 67
Modalidades para
eletroneuroestimulação, 511
Modelo(s)
  bottom-up, 359
  de laudo de manometria anorretal, 425
  de organização das informações, 13
  top-down, 359
Monitoramento do pH esofágico, 195
Monossacarídeo, 458
Motilidade intestinal, 267, 287

N

Náusea, 102, 103
  funcional, 344, 345
Necatoríase, 300
Necessidades
  de macronutrientes e
  micronutrientes, 478
  nutricionais, 472, 489
Negligência infantil, 69
Neofobia, 41
Neomicina (sulfato), 451
Neostigmina, 293
Nitazoxanida, 452

Nutrição
  enteral, 223, 484
    complicações, 492
    contraindicações, 224, 485
    em *bolus* ou contínua, 490
    objetivos e indicações, 484
    operacionalização, 485
    vantagens, 484
  parenteral, 224
  pós-pilórica, 490
  pré-pilórica, 489

O

Obstrução
  da sonda, 492
  extra-hepática da veia porta, 252
Octreotida (acetato), 293, 452
Óleo mineral, 452
Oligossacarídeos, 458
Omeprazol, 452
Ondansetrona, 452
Organização das informações, 10
Órgão comprometido, 142

P

Pacientes, subtipos de, 3
Palpação, 8
Pâncreas, 267
Pancreatite, 277
  aguda, 277
    recorrente, 277, 284
  crônica, 277, 284
Pantoprazol, 452
Paracentese, contraindicações da, 28
Parasitas intestinais, 297
Parasitológico fecal, 360
Parasitoses intestinais, 296, 297
  e eosinofilia, 298
  helmintos, 299
  protozoários, 299
Patch teste, 440
Pediatric Functional Constipation
Questionnaire-Parent Form
(PedFCQuest-PR), 536
PEG 4000, 452
Percussão, 10

Perdas de vitamina dos alimentos, 503
Peristaltismo esofágico, 192
Peso
  para a idade, 472
  para altura, 472
Pesquisa
  de carboidratos fecais, 413
  de gorduras fecais, 413
  de leucócitos fecais, 412
pHmetria esofágica de 24 horas, 49,
195, 427
Picossulfato de sódio, 452
Plano
  de investigação e cuidados com o
  paciente, 14
  terapêutico, 449
Plasma, 23
Plicomas (*tags* cutâneas), 98
Polióis, 458
Pós-absorção, 140
Prebióticos, 458
Precisão, 390
Prednisolona, 452
Prednisona, 452
Pressão
  abdominal/pressão intragástrica, 192
  anal em repouso, 421
  de esforço para evacuar, 422
  para reter as fezes, 422
Prevenção da cólica, 313
Prick teste, 437
Primeiro(s) ano(s)
  da infância, com 2 e 3 anos, 12
  de vida, 11
Princípios da implementação do plano
terapêutico, 449
Probióticos, 37
  e halitose, 78
Proctocolite, 112
Pródromo, 102
Programa de reabilitação intestinal, 215
Prolapso retal, 98, 269
Propranolol, 452
Proteínas, 142
Prurido, 95
Pseudo-obstrução intestinal pediátrica, 287
Pseudodiarreia da constipação, 129

Q

Qualidade de vida relacionada com a saúde em constipação, 535
Queimação, 95
Quimiotripsina fecal, 263

R

Racecadotrila, 452
Radiografia
  abdominal, 381
  de tórax, 342
  simples de abdome, 85, 153, 290
    em pé e deitado, 341, 417
Ranitidina, 452
Reanimação hídrica, 282
Reatividade cruzada, 109
Recém-nascido, 11
Reflexo inibitório retoanal, 424
Refluxo, 192
  gastroesofágico, 191
Região anorretal, 378
Regurgitação, 103
  do lactente, 325
Relação médico-paciente, complicações na, 4
Relaxamento(s)
  constante, 424
  do esfíncter anal interno, 424
  transitórios do EEI, 192
Resistência da mucosa, 192
Ressonância magnética, 245, 381
Ressuscitação hemodinâmica, 239
Retocolite ulcerativa, tratamento da, 158
Ribavirina, 452
Rins, 9
RIRA, 422
Roseta da mucosa esofágica, 192
Rotulagem
  de vitaminas nos alimentos, 504
  em alergia alimentar, 497
Ruminação, 103
  do lactente e pré-escolar, 327

S

Saccharomyces boulardii, 452
Sangramento oculto, 236

Segundo ano de vida, 11
Seleção da dieta enteral, 490
Seletividade alimentar, 41
Semiologia da diarreia, 431
Sensibilidade
  ao glúten/trigo não doença celíaca, 186
  mínima, 425
Sialorreia, 523
Sinais de alerta para suspeita de dor de origem orgânica, 202
Síndrome(s)
  clínicas em parasitoses intestinais, 296
  da doença hepática crônica agudizada, 171
  da dor epigástrica, 52, 352
  da realimentação, 476, 494
    prevenção, 494
  da ruminação do escolar e adolescente, 336
  de *dumping*, 543
  de má digestão, 136
  de pseudo-obstrução intestinal crônica, 220
  de ruminação, 336
    fisiopatologia, 336
    investigação, 337
    técnicas, 338
    tratamento, 338
  de supercrescimento bacteriano no intestino delgado, 38, 301
  do desconforto pós-prandial, 52, 352
  do intestino
    curto, 215, 217, 219
    irritável, 357
      diagnóstico, 360
      investigação, 359, 360
      patogênese da, 358
      tratamento, 361
    ultracurto, 215
  dos vômitos cíclicos
    avaliação laboratorial, 331
    diagnóstico, 331
    do escolar e adolescente, 335
    do lactente e pré-escolar, 329
    fisiopatologia, 329
    investigação, 330
    medidas de suporte, 333

sintomas/sinais de alarme, 331
tratamento da, 333
hemolítico-urêmica, 34
hepatopulmonar, 248
hepatorrenal, 248
pós-fundoplicatura, 539
sintomas e sinais da, 541
Sinusopatia, 270
Sistema digestório, 19
Solubilização de gordura, 138
Soluço(s), 99
causas gastrointestinais mais
frequentes, 99
classificação, 99
história clínica e exame físico, 100
investigação, 100
laboratório, 101
tratamento, 101
Suco pancreático, 23
Sucralfato, 452
Sulfametoxazol e trimetropim, 452
Sulfassalzaina, 452
Supercrescimento bacteriano no
intestino delgado, 219, 268, 301
Suplementação da dieta com
macronutrientes, 475
Suplemento nutricional, 45
Suporte
enteral, 215
parenteral, 215

T

Técnica(s)
de manometria anorretal com cateter
de perfusão por bomba pneumo-
hidráulica, 424
para o *patch* teste, 440
Tempo
de expulsão do balão, 423
de protrombina, 245, 405
de trânsito colônico com marcadores
radiopacos, 381, 444, 291
Teníase, 300
Terapia(s)
cognitiva comportamental, 384
nutricional, 283, 471

step-down, 199
step-up, 199
Teste(s)
bioquímicos de função hepática, 245, 400
cutâneo(s)
de puntura, 437
in vivo, 439
de alergia, 207
de expulsão do balão, 425
de função pancreática
direta, 264
indireta, 263
de imunoglobulina e sérica (RAST), 439
de sobrecarga de água, 441, 442
do cloro no suor, 272
do hidrogênio no ar expirado, 291,
360, 433
do pezinho, 271
em alergia alimentar, 437
fecais, 263
H_2 no ar expirado, 433
sensorial retal, 423
Tipos de cumprimento e contato físico, 5
Tolerância oral, 109
Tomografia computadorizada, 245
com contraste, 290
Toxocaríase, 300
Trânsito
do intestino delgado com contraste
hidrossolúvel, 290
gastrointestinal total, 267
intestinal
com bário, 234
contrastado, 153
Transplante intestinal, 225
Transporte epitelial, 139
Transtorno/distúrbio alimentar, 41
Treinamento
do uso do toalete, 384
esfincteriano anal, 505
Tricuríase, 300
Trigo, arroz e milho, 180

U

Ultrassonografia
abdominal, 154, 195, 245

com fluxo Doppler, 85
  transabdominal, 381
Urina, 23
Ursodesoxicólico (ácido), 452
Uso racional de medicamentos, 283

 V

Varizes, 248, 249
Verificação da localização da sonda, 492
Vias
  de administração ne, 489
  para nutrição enteral, 224

Videofluoroscopia da deglutição, 49
Visita de 6 anos, 13
Vitaminas, 500
Volume crítico, 422, 425
Vômito(s), 102, 103
  em "borra de café", 236
  fases temporais do, 102
  funcional, 344, 345
Vulnerabilidade das crianças, 469

 Z

Zinco, 37, 452

Este livro foi impresso nas oficinas gráficas da Editora Vozes Ltda.,
Rua Frei Luís, 100 – Petrópolis, RJ.